Differential Diagnoses in Surgical Pathology: Gynecologic Tract

外科病理鉴别诊断图谱：女性生殖道

〔美〕吕塞尔·旺（Russell Vang）
〔美〕杰弗里·塞德曼（Jeffrey Seidman） 著
〔美〕安娜·叶梅利亚诺娃（Anna Yemelyanova）

杨 军 李晓梅 王 浩 **主译**

章诗伟 张 蕾 黄 波 **副主译**

北京科学技术出版社

著作权合同登记号　图字：01-2023-3311

图书在版编目（CIP）数据

外科病理鉴别诊断图谱. 女性生殖道 ／（美）吕塞尔·旺，（美）杰弗里·塞德曼，（美）安娜·叶梅利亚诺娃著；杨军，李晓梅，王浩主译. — 北京：北京科学技术出版社，2023.9
书名原文：Differential Diagnoses in Surgical Pathology: Gynecologic Tract
ISBN 978-7-5714-3137-2

Ⅰ. ①外… Ⅱ. ①吕… ②杰… ③安… ④杨… ⑤李… ⑥王… Ⅲ. ①女生殖器－病理学 Ⅳ. ① R602

中国国家版本馆 CIP 数据核字（2023）第 121845 号

注　意

本书提供了准确的药物适应证、不良反应和疗程剂量，但有可能发生改变。读者须阅读药商提供的外包装上的用药信息。作者、编辑、出版者或发行者对因使用本书信息所造成的错误、疏忽或任何后果不承担责任，对出版物的内容不做明示或隐含的保证。作者、编辑、出版者或发行者对由本书引起的任何人身伤害或财产损害不承担任何责任。

责任编辑：杨　帆	电　　话：0086-10-66135495（总编室）
责任校对：贾　荣	0086-10-66113227（发行部）
图文制作：山东新华印务有限公司	网　　址：www.bkydw.cn
责任印制：吕　越	印　　刷：北京捷迅佳彩印刷有限公司
出 版 人：曾庆宇	开　　本：889 mm×1194 mm　1/16
出版发行：北京科学技术出版社	字　　数：640 千字
社　　址：北京西直门南大街 16 号	印　　张：36.5
邮政编码：100035	版　　次：2023 年 9 月第 1 版
ISBN 978-7-5714-3137-2	印　　次：2023 年 9 月第 1 次印刷

定　　价：498.00 元

译者名单

主　译　杨　军　李晓梅　王　浩
副主译　章诗伟　张　蕾　黄　波
译　者

白清华	广州秀威科技有限公司
蔡桂举	北京清华长庚医院
郭　睿	西安交通大学第二附属医院
黄　波	辽宁省肿瘤医院
江　浩	佛山市第二人民医院
蒋　冰	辽宁省肿瘤医院
蒋光愉	广州华银康医疗集团股份有限公司
李　月	重庆大学附属涪陵医院
李巧雅	佛山市南海区第五人民医院
李荣岗	江门市中心医院
李晓梅	深圳市人民医院
李艳菊	普洱市中医医院
李易嶙	湖南省肿瘤医院
梁春燕	广州市番禺中心医院
刘　芳	佛山市第一人民医院
潘慧清	南方医科大学皮肤病医院
彭　琳	武汉市黄陂区人民医院
王　浩	广州市番禺中心医院
王　焱	南京医科大学第二附属医院
文　肖	南方医科大学皮肤病医院
吴文军	安康市汉滨区第一医院
许　辉	广州市妇女儿童医疗中心
杨　军	西安交通大学第二附属医院
于　倩	广州市番禺中心医院
袁　理	广州市妇女儿童医疗中心
曾　亮	广州市妇女儿童医疗中心
张　蕾	北京清华长庚医院
张　越	科尔沁右翼前旗人民医院
章诗伟	湖北省中西医结合医院
陈　军	广州秀威科技有限公司
陈　茜	广州秀威科技有限公司
陈兰花	江门市人民医院
储　兵	中山市人民医院
石海燕	广东省中西医结合医院

前 言

  位于女性生殖道不同解剖部位的各种病变可呈现类型多样的组织学外观。例如，一些具有多种已知变异的肿瘤引起的病变，其彼此间具有相似性，应用现有的诊断标准对女性生殖道病变进行诊断仍是具有挑战性的，经常会遇到疑难病例。

  该书为女性生殖道病变的病理学诊断和鉴别提供了一个有效解决方案。此外，每个章节中的每一小节都会提出一套具体的鉴别诊断思路，并直接将两种病变的临床病理特征和辅助检查进行对比。这种对比形式不仅反映出为什么某些病变可以与另一种病变如此相似，而且还能帮助病理学医师做出区分。

  本书的目的并非是对女性生殖道中的每一种单一病变的治疗进行描述。相反，本书更看重女性生殖道中最常见的病变的鉴别诊断，这更具有实际意义。同时，本书也对少数常见病变引起的极其困难的诊断问题进行了讨论。

  "外科病理鉴别诊断图谱"系列丛书中的这一卷，不仅能帮助病理学实习医师学习关于女性生殖道病变的病理学知识，也能供那些在常规实践中经常处理女性生殖道标本的病理学专家查阅。

吕塞尔·旺（Russell Vang）

杰弗里·塞德曼（Jeffrey Seidman）

安娜·叶梅利亚诺娃（Anna Yemelyanova）

目 录

第一章	外阴和阴道	1
第二章	子宫颈	73
第三章	子宫体（上皮病变）	147
第四章	子宫体（单纯间质及混合性上皮 – 间质病变）	231
第五章	卵巢	300
第六章	腹膜或网膜	451
第七章	输卵管和输卵管旁区	481
第八章	妊娠期滋养细胞疾病	515
索引		558

第一章
外阴和阴道

1.1 前庭乳头状瘤（处女膜处）与尖锐湿疣

1.2 尖锐湿疣与鳞状上皮乳头状瘤

1.3 尖锐湿疣与脂溢性角化病

1.4 尖锐湿疣与寻常疣

1.5 疣状癌与尖锐湿疣

1.6 伴有湿疣样结构的高级别鳞状上皮内病变（HSIL，VIN 2/3）与尖锐湿疣

1.7 HSIL，VIN 2/3与良性鳞状上皮（外阴皮肤）

1.8 分化型外阴上皮内病变（高级别VIN，单纯型）与反应性/修复性非典型增生

1.9 基底细胞癌（BCC）与基底样鳞状细胞癌

1.10 浸润性鳞状细胞癌与HSIL，VIN 2/3累及皮肤附件

1.11 浸润性鳞状细胞癌与HSIL，VIN 2/3具有卷曲结构和（或）切面方向相关性

1.12 乳房外Paget病与Paget样HSIL，VIN 2/3

1.13 原位黑色素瘤与乳房外Paget病

1.14 异位前列腺组织与原发性阴道腺癌

1.15 转移性腺癌与原发性阴道腺癌

1.16 输卵管脱垂与阴道腺癌

1.17 前庭大腺增生/腺瘤与原发性黏液癌（前庭大腺癌）

1.18 乳头状汗腺瘤与源于乳腺样腺体的外阴腺癌

1.19 纤维上皮性（中胚层间质）息肉与侵袭性血管黏液瘤

1.20 外阴淋巴水肿与侵袭性血管黏液瘤

1.21 侵袭性血管黏液瘤与血管肌成纤维细胞瘤

1.22 富于细胞性血管纤维瘤与平滑肌瘤

1.23 浅表性肌成纤维细胞瘤与平滑肌瘤

1.24 神经纤维瘤与浅表性肌成纤维细胞瘤

1.25 梭形细胞黑色素瘤与平滑肌肉瘤

	前庭乳头状瘤（处女膜处）	尖锐湿疣
年龄	年轻的育龄期女性，性活动开始时	成人和性活跃的青少年，高峰年龄 20~39 岁
部位	阴道前庭、小阴唇内侧面	外阴，黏膜及皮肤表面，阴道，较少见于宫颈
症状	一般无症状，症状可与刺激、继发感染、局部创伤等有关，偶有性交痛	一般无症状，症状可与局部刺激和创伤有关
体征	镜检时偶然发现：乳头纤细，黏膜或皮肤着色，近乎透明，呈指状，丝状突起常呈小团状，有的呈线状排列，常对称分布	乳头状、疣状或瘤状病变和菜花样突起的基底部融合；常为多发或多灶性，非对称性分布
病因学	不明，被认为是外阴正常的解剖变异	低危型 HPV 感染，6 型和 11 型最为常见
组织学	1. 分支的"绒毛状"乳头（*图 1.1.1*） 2. 外观正常，非角化鳞状上皮（*图 1.1.2*） 3. 在切向切面上可见乳头融合（*图 1.1.3*） 4. 无异型性／病毒性细胞病变效应，细胞核小而深染（*图 1.1.4*）	1. 疣状／瘤状结构；在非角化部位，乳头纤细（*图 1.1.5*） 2. 宽大的乳头状突起，尖锐或钝圆；角化过度或角化不全 3. 乳头体常在基底部融合 4. 病毒性细胞病变／挖空细胞；细胞核增大、深染，可见不规则核周空晕（*图 1.1.6 和 1.1.7*）
特殊检查	● 不需要 ● FISH 检测未发现低危型 HPV ● Ki-67 增殖活性局限于副基底层细胞	● 不需要 ● 对低危型 HPV 可做 HPV 原位杂交检测以确诊 ● Ki-67 增殖活性增高，阳性细胞散布于表皮中、上层（*图 1.1.8*）
治疗	不需要治疗，有症状的病灶可以切除	可自行消退；保守切除，免疫调节剂可用于大的持续性病变
预后	无须关注	良性；即使自行消退，复发也很常见

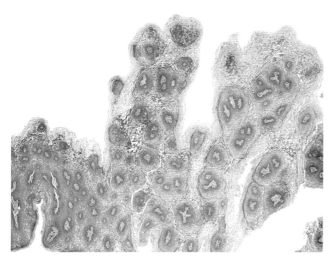

图 1.1.1　前庭乳头状瘤（处女膜处）　多分支的纤细绒毛状乳头

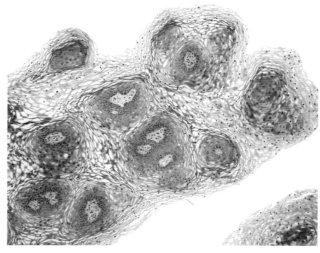

图 1.1.2　前庭乳头状瘤（处女膜处）　与图 1.1.1 为同一病例，高倍视野。前庭乳头状瘤。纤细乳头，被覆正常的非角化鳞状上皮。未见角化过度

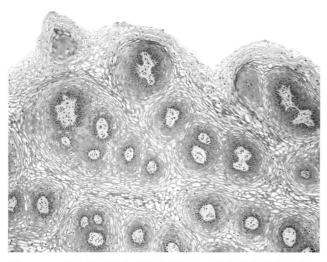

图 1.1.3　前庭乳头状瘤（处女膜处）　聚集的乳头伴有稀疏的纤维血管轴心

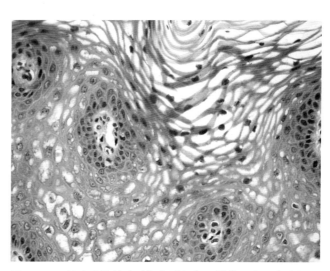

图 1.1.4　前庭乳头状瘤（处女膜处）　鳞状上皮无病毒性细胞病变（挖空细胞）

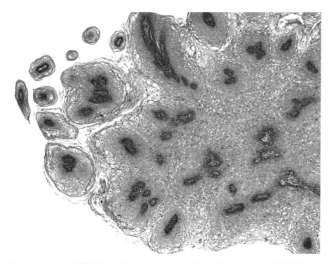

图 1.1.5　尖锐湿疣　疣状病变呈多发乳头状突起，被覆非角化鳞状上皮

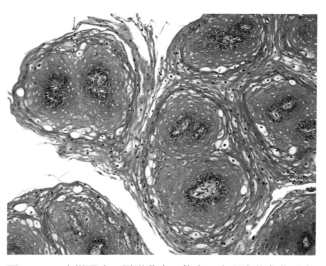

图 1.1.6　尖锐湿疣　圆形乳头，伴有一定程度的角化过度和角化不全。偶见细胞学非典型性、双核细胞

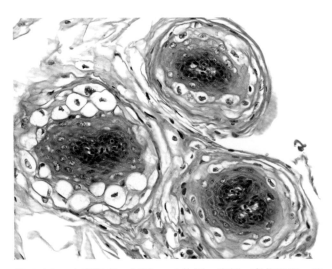

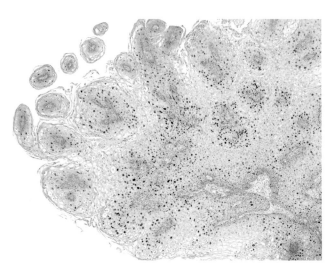

图 1.1.7　尖锐湿疣　与图 1.1.5 为同一病例，高倍视野。挖空细胞：细胞大，富含细胞质，可见典型的核周空晕，细胞核增大、深染，核膜不规则

图 1.1.8　尖锐湿疣　与图 1.1.5 为同一病例。表皮中、上层细胞 Ki-67 增殖活性增高

	尖锐湿疣	鳞状上皮乳头状瘤
年龄	成人和性活跃的青少年，高峰年龄 20~39 岁	育龄期和绝经后女性
部位	外阴，黏膜及皮肤表面，阴道，较少见于宫颈	外阴，阴道，较少见于宫颈
症状	一般无症状，症状可与局部刺激和创伤有关	一般无症状，症状可与局部刺激和创伤有关
体征	乳头状、疣状或瘤状病变和菜花样突起的基底部融合；常为多发或多灶性	息肉样生长，单发或多发
病因学	HPV 感染，6 型和 11 型最为常见	被认为是正常的解剖变异
组织学	1. 疣状 / 瘤状结构，常呈多个乳头基底部融合 *（图 1.2.1）* 2. 宽大的乳头状突起，顶端尖锐或钝圆 *（图 1.2.2）* 3. 成熟的鳞状上皮 4. 角化过度，颗粒层增厚 *（图 1.2.3）* 5. 至少局部可见挖空细胞，常见于乳头之间的皱褶处 *（图 1.2.4）* 另见章节 1.1 和 1.3	1. 伴有中央纤维血管轴心的息肉样病变 *（图 1.2.5 ~ 1.2.7）* 2. 无明显的树状分支，外形钝圆 *（图 1.2.6）* 3. 被覆成熟鳞状上皮 4. 根据部位不同，可有不同程度的角化过度；颗粒层增厚，无非典型性 5. 无细胞学非典型性，可见挖空细胞 *（图 1.2.8）*
特殊检查	● 无 ● FISH 检测证实存在低危型 HPV ● Ki-67 增殖活性增高，阳性细胞散布于表皮中、上层 *（图 1.1.8）*	● 无 ● FISH 检测未见 HPV 的证据 ● 副基底层以上未见 Ki-67 阳性细胞增加
治疗	可自行消退；保守切除，激光治疗或使用免疫调节剂治疗持续性病变	不需要特殊治疗，诊断性活检通常具有治疗作用
预后	良性；即使自行消退，复发也很常见	无须关注

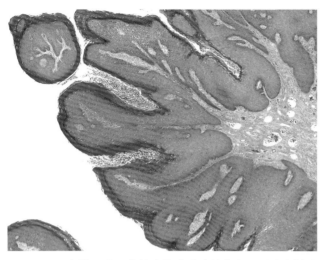

图 1.2.1　尖锐湿疣　疣状病灶多乳头状突起，顶端尖锐或钝圆

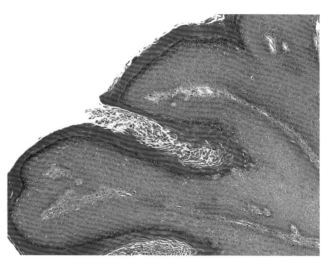

图 1.2.2　尖锐湿疣　与图 1.2.1 为同一病例，高倍视野

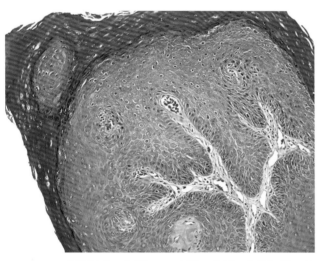

图 1.2.3　尖锐湿疣　与图 1.2.1 为同一病例，高倍视野。角化过度明显

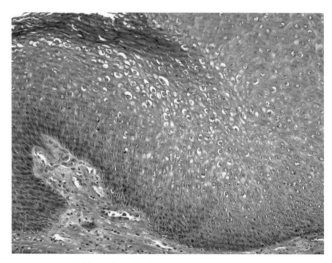

图 1.2.4　尖锐湿疣　在乳头之间的皱褶内可见局灶病毒性细胞病变 (挖空细胞)

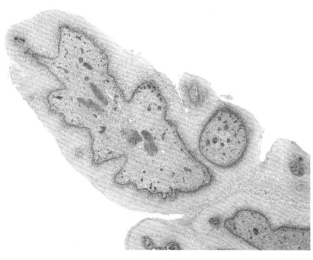

图 1.2.5　鳞状上皮乳头状瘤　伴有中央纤维血管轴心的息肉样病变

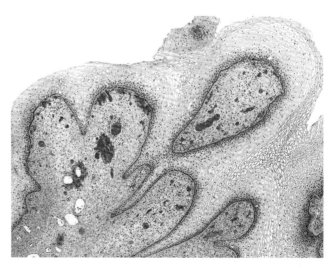

图 1.2.6　鳞状上皮乳头状瘤　与图 1.2.5 为同一病例。可见小的树状分支

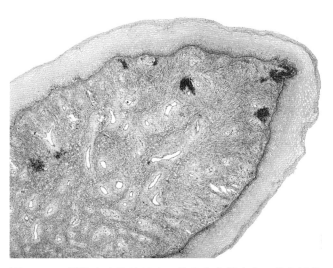

图 1.2.7 鳞状上皮乳头状瘤 单发息肉样病变，伴有纤维血管轴心，末端钝圆

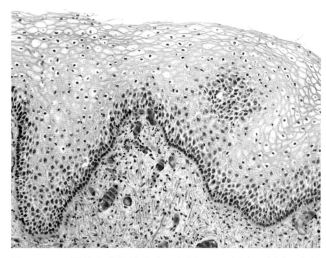

图 1.2.8 鳞状上皮乳头状瘤 与图 1.2.5 为同一病例，高倍视野。成熟的鳞状上皮缺乏细胞学非典型性

	尖锐湿疣	脂溢性角化病
年龄	成人和性活跃的青少年，高峰年龄 20~39 岁	中年及绝经后女性
部位	外阴、阴道、皮肤、黏膜表面	外阴皮肤（角化部分）
症状	常无症状，有的病例表现为瘙痒、刺激症状	常无症状，有的病例表现为瘙痒、刺激症状
体征	菜花样病变，呈肤色或白色	斑块状病变，皮肤呈蜡黄色或色素沉着伴有胶黏样外观，常多发
病因学	低危型 HPV 感染，6 型和 11 型最为常见	一般与 HPV 无关，一些孤立报告病例与 HPV6 型和 11 型感染有关
组织学	1. 复杂的疣状结构（*图 1.3.1*） 2. 表皮突棘皮化、延伸、增厚 3. 致密性角化过度，颗粒层增厚 4. 保持上皮成熟，至少局部可见挖空细胞（*图 1.3.2*） 　 另见*图 1.2.1~1.2.4、1.6.5 和 1.6.6*	1. 息肉样或乳头状结构并不少见（*图 1.3.3*） 2. 上皮增生，棘层肥厚；上皮表面凹凸不平，基底部平坦（*图 1.3.4*）；假性角质囊肿（*图 1.3.5*）；在激惹性脂溢性角化病中可见鳞状苔藓和核分裂 3. 片状角化过度；颗粒层增厚少见或缺如 4. 无病毒性细胞病变（挖空细胞）的小的单形性嗜碱性角化细胞增生（*图 1.3.6*）
特殊检查	● FISH 检测 HPV6 型和 11 型，弥漫性细胞核阳性 ● 上层上皮中 Ki-67 标记增多	● FISH 检测通常未发现 HPV ● Ki-67 标记增多
治疗	可自行消退，保守切除、激光治疗或局部使用免疫调节剂可治疗持续性病变	不需要治疗；诊断性活检通常具有治疗作用，引起不适的大病灶可以通过局部切除或激光治疗予以清除
预后	良性；虽然可自行消退，但常见复发	无须关注

第
一
章
外
阴
和
阴
道

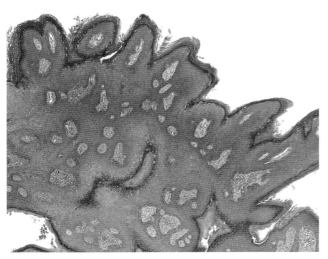

图 1.3.1 尖锐湿疣 疣状结构有多个乳头状突起

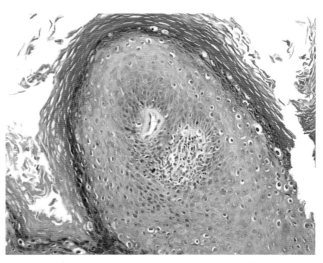

图 1.3.2 尖锐湿疣 角化过度，颗粒层增厚，鳞状上皮保持成熟。上皮表层可见挖空细胞

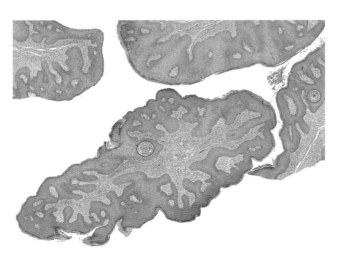

图 1.3.3 脂溢性角化病 伴有息肉样结构

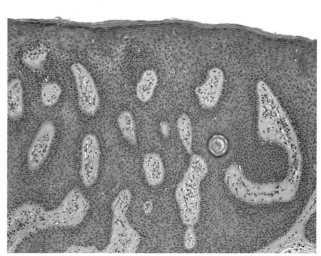

图 1.3.4 脂溢性角化病 棘层肥厚，伴有交织状表皮突起

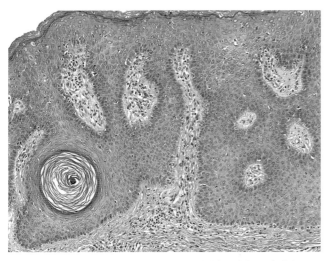

图 1.3.5 脂溢性角化病 与图 1.3.3 为同一病例，高倍视野。可见假性角质囊肿

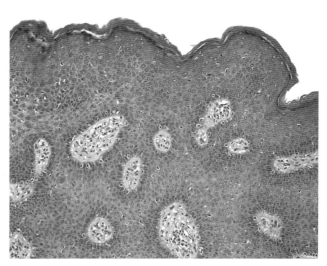

图 1.3.6 脂溢性角化病 小的单形性嗜碱性角化细胞增生。无非典型性 / 挖空细胞

	尖锐湿疣	寻常疣
年龄	成人和性活跃的青少年，高峰年龄 20~39 岁	婴幼儿和青少年；亦可见于成人。女性多于男性
部位	外阴，黏膜和皮肤表面，以及阴道和宫颈	外阴、会阴，手/手指，脚趾，膝盖
症状	通常无症状，可有与局部刺激和创伤有关的症状	通常无症状，可有与局部刺激和创伤有关的症状
体征	乳头状、疣状或无蒂病变；涂抹醋酸后变白，通常多发，儿童病例应关注是否遭受性侵犯	粗糙的角化丘疹
病因学	低危型 HPV 感染，6 型和 11 型可导致 90% 的病变	HPV 感染，2 型和 4 型可导致大多数病变
组织学	1. 复杂的分支结构，常不对称 *（图 1.4.1）* 2. 乳头状突起的顶端尖锐或钝圆；棘皮化，表皮突延伸、增厚，病变基底部不规则或扁平 3. 角化过度 4. 可见颗粒层增厚，但不如寻常疣明显 5. 至少局部病灶可见挖空细胞，通常位于乳头之间的皱褶处 *（图 1.4.2）* 另见*图 1.2.1~1.2.4*	1. 具有一定对称性的疣状结构，周围表皮突指向病变中心 *（图 1.4.3）* 2. 丝状乳头，顶端尖锐 3. 角化过度和角化不全 *（图 1.4.4）* 4. 颗粒层增厚；角质透明的角蛋白颗粒大小和形状变异 *（图 1.4.5）* 5. 挖空细胞缺乏非典型性或非常局限 *（图 1.4.6）*
特殊检查	● FISH 检测 HPV 6 型和 11 型呈弥漫性细胞核阳性 ● Ki-67 增殖活性在表皮层增高	● 一般不需要 ● HPV 分型可用于鉴别病例
治疗	可自行消退，保守切除、激光治疗或局部使用免疫调节剂可治疗持续性病变	活检通常具有治疗效果；对于广泛或持续性病变，可选择使用外用药物、冷冻治疗、激光治疗和手术切除
预后	良性；虽然可自行消退，但常见复发	良性，通常可随时间推移自行消退。当病变发生于女婴和少女外阴时，不要怀疑遭受性侵犯

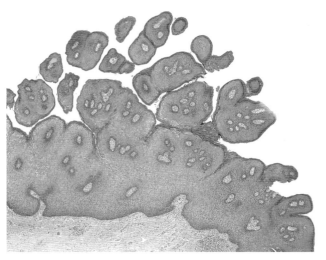

图 1.4.1　尖锐湿疣　疣状病变，伴有多发性乳头状突起，顶端尖锐或钝圆。宽基病变缺乏明显的对称性

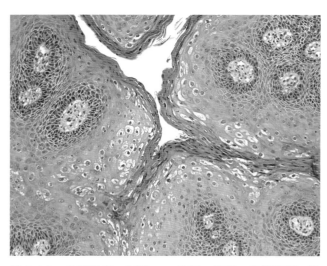

图 1.4.2　尖锐湿疣　与图 1.4.1 为同一病例，高倍视野。挖空细胞显著

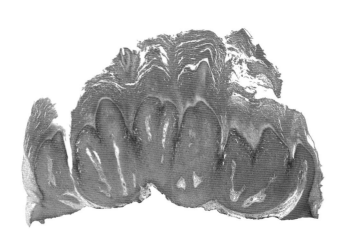

图 1.4.3　寻常疣　对称性病变，周围表皮突指向病变中心。成熟鳞状上皮明显角化过度

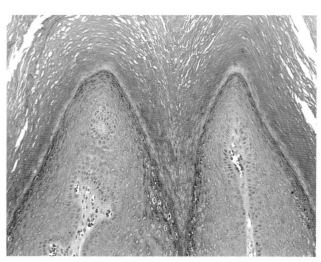

图 1.4.4　寻常疣　与图 1.4.3 为同一病例，高倍视野。丝状乳头伴明显的角化过度和角化不全

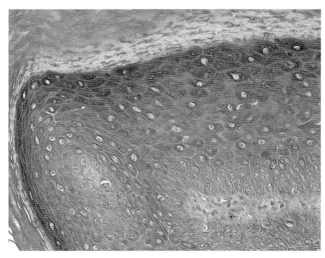

图 1.4.5　寻常疣　与图 1.4.3 为同一病例，高倍视野。显著的颗粒细胞增生和厚而致密的角化过度

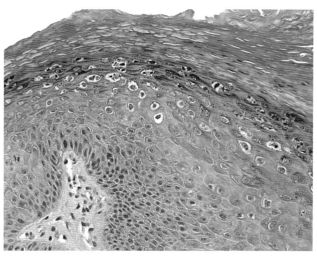

图 1.4.6　寻常疣　与图 1.4.3 为同一病例，高倍视野。可见明显的呈局灶性分布的挖空细胞

	疣状癌	尖锐湿疣
年龄	绝经后女性	成人和性活跃的青少年，高峰年龄 20~39 岁
部位	外阴，宫颈少见	外阴、阴道，宫颈少见
症状	外阴包块，症状与继发感染和局部创伤有关	与局部刺激和创伤有关
体征	宽基广泛的外生性外阴包块	外生性乳头状瘤
病因学	未知，部分病例被报道与 HPV 6 型相关，外阴棘层肥厚伴有分化变异性改变被认为是假定的前驱病变	低危型 HPV，最常见的是 6 型和 11 型
组织学	1. 向下浸润性生长模式，其内含外生性成分（*图 1.5.1~1.5.4*） 2. 显著的棘层肥厚，表皮突延伸，压迫真皮乳头；缺乏真正的纤维血管轴心（*图 1.5.3*） 3. 宽大的上皮巢，伴有推挤性浸润（*图 1.5.4*） 4. 可见角化过度及不典型的颗粒层增厚 5. 细胞学特征不明显，缺乏明显的病毒性上皮改变（*图 1.5.5*） 6. 间质呈伴有嗜酸性粒细胞的炎性浸润（*图 1.5.6*）	1. 外生性生长，复杂的树状分支（*图 1.5.7*） 2. 棘层肥厚，表皮突延伸、增厚，可见"尖刺状"乳头状突起 3. 病变的基底部可因切面原因而扁平或不规则，无浸润 4. 角化过度和颗粒层增厚 5. 至少局灶可见挖空细胞，通常位于乳头间的皱褶处（*图 1.5.8*） 6. 间质炎症不典型 另可见*图 1.1.6~1.1.8 和 1.2.1~1.2.4*
特殊检查	● 无鉴别诊断价值 ● 存在低危型 HPV，并不能排除诊断	● 无鉴别诊断价值 ● 可考虑 FISH 检测低危型 HPV
治疗	广泛 / 根治性局部切除，晚期和复发肿瘤可行放疗	对于较大的病变可采取保守治疗
预后	局部侵袭性肿瘤，罕见区域淋巴结受累及远处转移	良性，发病与局部刺激、创伤及继发感染有关

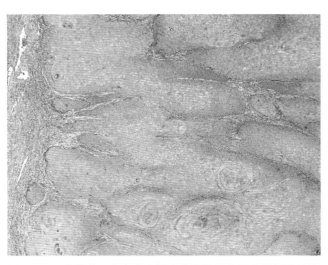

图 1.5.1　疣状癌　苍白病变具有疣状结构和推挤性间质浸润

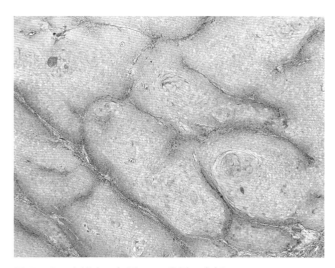

图 1.5.2　疣状癌　与图 1.5.1 为同一病例

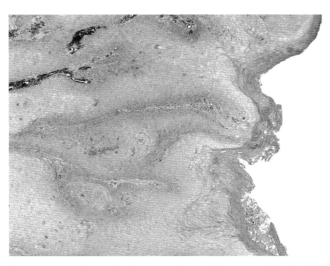

图 1.5.3　疣状癌　与图 1.5.1 为同一病例。表面成熟的扁平鳞状上皮伴角化过度

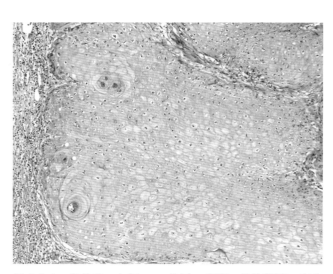

图 1.5.4　疣状癌　与图 1.5.1 为同一病例，高倍视野。宽大的上皮巢延伸入间质

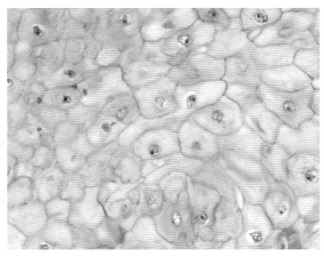

图 1.5.5　疣状癌　与图 1.5.1 为同一病例，高倍视野。成熟的角质形成细胞无细胞学非典型性

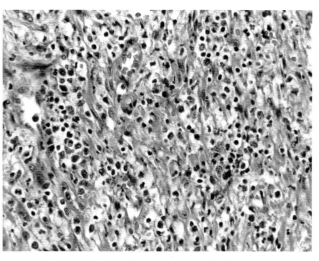

图 1.5.6　疣状癌　在深部边缘可见间质伴嗜酸性粒细胞炎性浸润

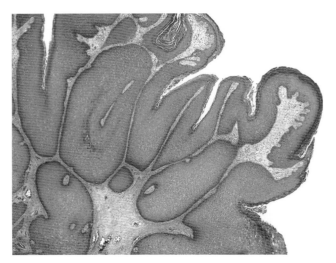

图 1.5.7　尖锐湿疣　外生性病损伴有疣状结构，显著的棘层肥厚

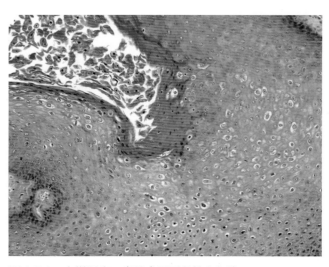

图 1.5.8　尖锐湿疣　病灶表面可见挖空细胞

	伴有湿疣样结构的高级别鳞状上皮内病变 （HSIL，VIN 2/3）	尖锐湿疣
年龄	成人，高峰年龄 45~50 岁	成人和性活跃的青少年，高峰年龄 20~39 岁
部位	外阴	外阴、阴道
症状	与局部刺激、创伤或基线免疫抑制状态有关	与局部刺激或创伤有关
体征	疣状 / 乳头状瘤样病变	疣状 / 乳头状瘤样病变
病因学	高危型 HPV 感染，以 16 型和 18 型最为常见；常见于免疫功能低下患者	低危型 HPV 感染，以 6 型和 11 型最为常见
组织学	1. 上皮不成熟 *（图 1.6.1 和 1.6.2 ）* 2. 挖空细胞数量少或缺乏，贯穿上皮全层的显著的细胞学非典型性 *（图 1.6.3 和 1.6.4 ）* 3. 上皮表层可见核分裂 *（图 1.6.5 ）*	1. 保持上皮成熟 *（图 1.6.7 ）* 2. 细胞学非典型性仅限于上皮表层 / 挖空细胞 *（图 1.6.8 ）* 3. 核分裂不常见；如果有，仅在副基底层
特殊检查	● p16 强阳性弥漫着色 *（图 1.6.6，左 ）* ● 表皮上层 Ki–67 标记增加 *（图 1.6.6，右 ）* ● FISH 检测高危型 HPV 阳性	● p16 呈斑片状阳性或阴性 ● 表皮上层 Ki–67 标记增加 ● FISH 检测低危型 HPV 阳性，未检出高危型 HPV
治疗	局部切除	对于较大的病变可行保守切除
预后	被认为是 HPV 相关鳞状细胞癌的前驱病变；如不切除，可进展为浸润癌	良性；发病与局部刺激、创伤及继发感染有关

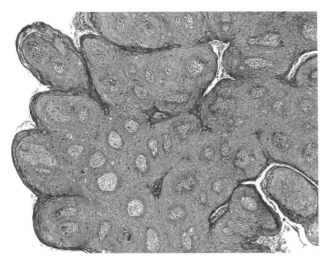

图 1.6.1　伴有湿疣样结构的高级别鳞状上皮内病变（HSIL，VIN 2/3）　伴有疣状结构的病变在低倍镜下呈蓝色，形态不成熟

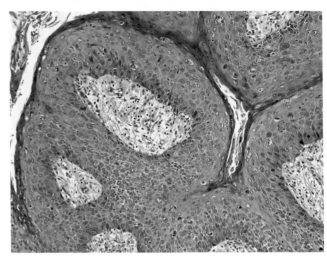

图 1.6.2　伴有湿疣样结构的高级别鳞状上皮内病变（HSIL，VIN 2/3）　与图 1.6.1 为同一病例，高倍视野。全层上皮不成熟

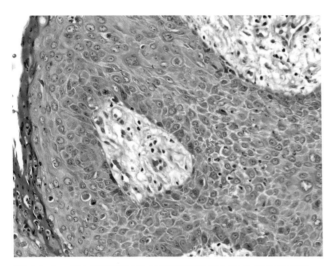

图 1.6.3　伴有湿疣样结构的高级别鳞状上皮内病变（HSIL，VIN 2/3）　与图 1.6.1 为同一病例，高倍视野。上皮不成熟和细胞非典型性显著

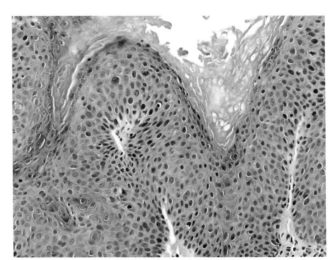

图 1.6.4　伴有湿疣样结构的高级别鳞状上皮内病变（HSIL，VIN 2/3）　贯穿全层的细胞深染和细胞学非典型性

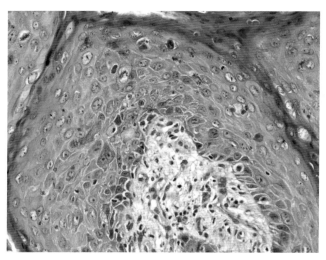

图1.6.5　伴有湿疣样结构的高级别鳞状上皮内病变（HSIL，VIN 2/3）　中、表层上皮细胞可见核分裂象

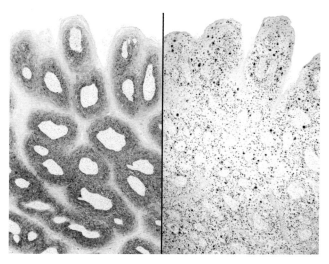

图1.6.6　伴有湿疣样结构的高级别鳞状上皮内病变（HSIL，VIN 2/3）　与图1.6.1为同一病例。至少在上皮厚度的1/3以下可见弥漫性p16表达（左）；贯穿全层上皮Ki-67染色明显增加（右）

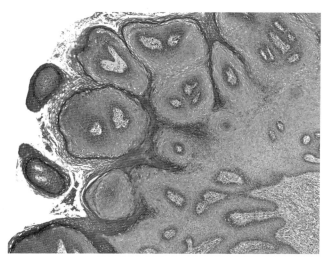

图1.6.7　尖锐湿疣　疣状病灶伴有多个乳头状突起，顶端尖锐或钝圆

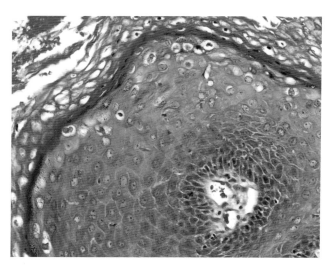

图1.6.8　尖锐湿疣　与图1.6.7为同一病例，高倍视野。上皮成熟。表面可见散在的挖空细胞

第一章　外阴和阴道

	HSIL，VIN 2/3	良性鳞状上皮（外阴皮肤）
年龄	成人，高峰年龄 45~50 岁	N/A（不适用）
部位	外阴	外阴
症状	通常无症状	N/A
体征	丘疹、斑块，可见苍白色隆起或红色色素沉着	通常没有，可见色素沉着或角化斑；常见于外阴切除伴邻近 HSIL 或浸润性鳞状细胞癌
病因学	高危型 HPV 感染，最常见的类型为 HPV16 型	N/A
组织学	1. 上皮增厚，常见棘层肥厚 2. 低倍镜下可见深染 / 嗜碱性上皮（*图 1.7.1 ~ 1.7.3*） 3. 副基底层未成熟细胞范围扩大，排列紊乱 4. 常有表面成熟；常见角化过度（*图 1.7.4 和 1.7.5*） 5. 细胞核增大、深染、轮廓不规则、无极性，通常核仁不可见（*图 1.7.6*） 6. 核分裂常见，并延伸到副基底层以上	1. 上皮增宽，偶尔可见棘层肥厚 2. 深染 / 嗜碱性上皮（*图 1.7.8 和 1.7.9*） 3. 副基底层不增厚；纵切面中可见副基底层增厚（*图 1.7.10*） 4. 保持上皮成熟；通常角化过度不明显 5. 大小均一的核，核仁小，核膜光滑（*图 1.7.11*）；偶尔可见上皮内非典型的多核细胞 6. 核分裂罕见；如果出现，通常位于副基底层
特殊检查	● p16 弥漫性强表达（斑块状），至少为上皮细胞厚度的 2/3（*图 1.7.7，左*） ● 表皮上层 Ki-67 标记增加（*图 1.7.7，右*）	● p16 呈阴性或弱表达，局灶性染色（*图 1.7.12，左*） ● Ki-67 标记仅限于副基底层（*图 1.7.12，右*）
治疗	局部切除，激光汽化	不需要
预后	被认为是 HPV 相关鳞状细胞癌的癌前病变；如不切除，可进展为浸润癌	不显著

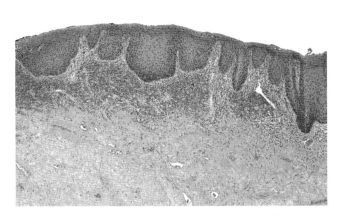

图 1.7.1 HSIL，VIN 2/3 棘层增厚，上皮角增宽

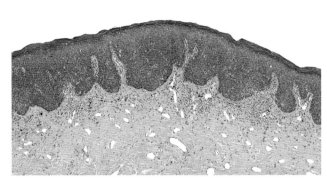

图 1.7.2 HSIL，VIN 2/3 深染 / 嗜碱性上皮伴棘层肥厚和上皮角增宽

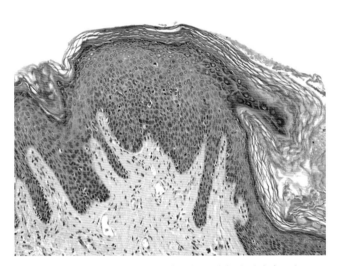

图 1.7.3 HSIL，VIN 2/3 副基底层增宽（图片中心）

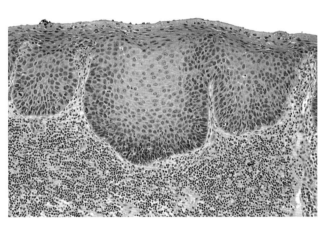

图 1.7.4 HSIL，VIN 2/3 与图 1.7.1 为同一病例，高倍视野。副基底层增宽。表皮上层细胞保持成熟

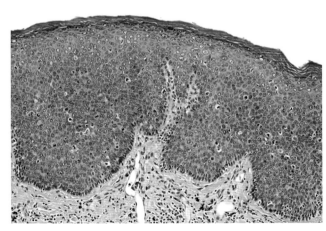

图 1.7.5 HSIL，VIN 2/3 与图 1.7.2 为同一病例，高倍视野。上皮保持成熟；但仍可见颗粒层和角质层

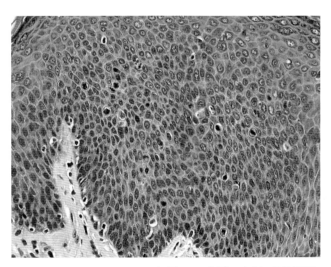

图 1.7.6 HSIL，VIN 2/3 与图 1.7.3 为同一病例，高倍视野。副基底层增厚，非典型角化细胞伴核质比增高，副基底层以上核分裂象丰富

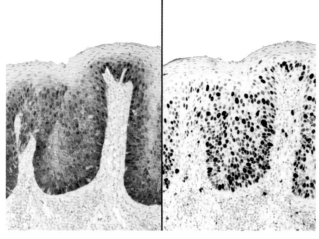

图 1.7.7　HSIL，VIN 2/3　与图 1.7.1 为同一病例。p16 在至少 2/3 厚的上皮中呈弥漫性斑片状表达（左），Ki–67 在副基底层以上细胞中表达增强（右）

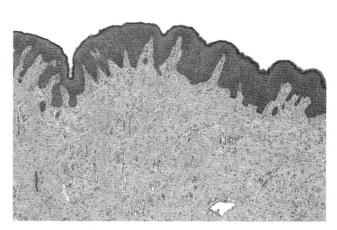

图 1.7.8　外阴切除标本中与 HSIL 毗邻的正常（非病变）皮肤　棘层肥厚，上皮角增宽，角化过度

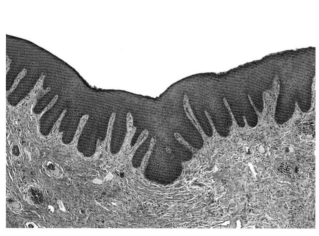

图 1.7.9　外阴切除标本中与 HSIL 毗邻的正常（非病变）皮肤　棘层肥厚，上皮角增宽，可见嗜碱性上皮

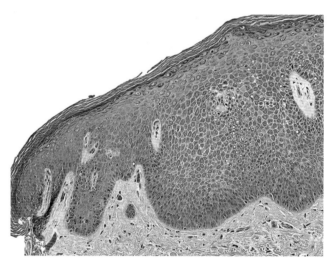

图 1.7.10　外阴切除标本中与 HSIL 毗邻的正常（非病变）皮肤　由于切面原因，副基底层增厚；未见细胞学非典型性

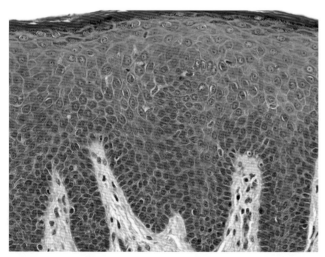

图 1.7.11　外阴切除标本中与 HSIL 毗邻的正常（非病变）皮肤　与图 1.7.9 为同一病例，高倍视野。正常上皮成熟；角化细胞缺乏细胞学非典型性

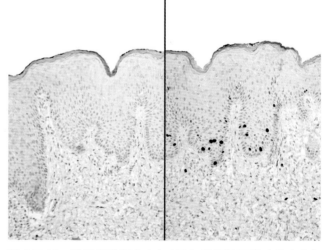

图 1.7.12　外阴切除标本中与 HSIL 毗邻的正常（非病变）皮肤　与图 1.7.8 为同一病例。p16 无表达（左），Ki–67 增殖活性仅限于副基底层（右）

	分化型外阴上皮内病变（高级别 VIN，单纯型）	反应性 / 修复性非典型增生
年龄	成人，绝经后，通常好发于 60~80 岁的老年人	成人，所有年龄阶段均可发生
部位	外阴	外阴
症状	外阴刺激及瘙痒	外阴刺激及瘙痒
体征	苔藓样外观，炎性或皮炎样改变，病变边界不清	皮肤红肿，皮炎外观；可见邻近的糜烂或溃疡
病因学	不明，*TP53* 突变可能与此有关	与基础疾病相关
组织学	1. 上皮角延长、吻合或增厚（*图 1.8.1 和 1.8.2*），可见皮肤或界面炎症 2. 不同程度的角化过度，明显的细胞间桥（*图 1.8.3*） 3. 角化异常，基底层和副基底层上皮细胞富含嗜酸性细胞质（*图 1.8.4 和 1.8.5*） 4. 基底 / 副基底层细胞核非典型性显著。可见角化不良的角化细胞（*图 1.8.6*） 5. 偶可见溃疡，尤其见于周边存在浸润癌的病例 6. 背景可见硬化性苔藓样改变	1. 常见棘层增厚，可见角化过度，真皮或界面炎症（*图 1.8.8*） 2. 不同程度的角化过度；在伴有上皮内炎症的病例中可见细胞间桥，但一般不明显（*图 1.8.9*） 3. 无异常角化或嗜酸性细胞质 4. 增大的相对均一的泡状核，核仁不明显（*图 1.8.10*） 5. 溃疡边缘上皮变薄，伴有表面渗出（*图 1.8.11*） 6. 与硬化性苔藓的相关性不强
特殊检查	● 在某些病例中，细胞核强阳性表达 p53 的角化细胞扩展至上皮中层（*图 1.8.7，左*） ● Ki-67 增殖活性不一（*图 1.8.7，右*）	● p53 标记通常限于基底层（*图 1.8.12，左*） ● 可见 Ki-67 增殖活性增加（*图 1.8.12，右*）
治疗	局部切除且确保边界清楚	治疗基础病因（真菌、细菌感染等）
预后	被认为是非 HPV 相关外阴鳞状细胞癌的癌前病变，快速进展为浸润癌	良性，预后与基础状态有关

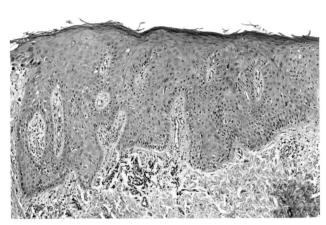

图 1.8.1　分化型外阴上皮内病变（高级别 VIN，单纯型）　明显的棘层增厚和角化过度

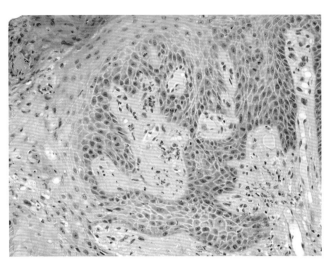

图 1.8.2　分化型外阴上皮内病变（高级别 VIN，单纯型）　上皮角延长、吻合

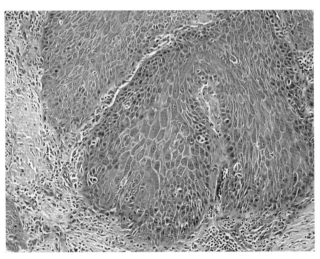

图 1.8.3　分化型外阴上皮内病变（高级别 VIN，单纯型）　上皮角增厚；细胞间桥明显。副基底层结构紊乱

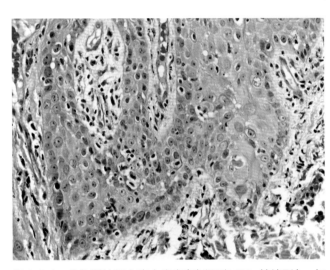

图 1.8.4　分化型外阴上皮内病变（高级别 VIN，单纯型）　与图 1.8.1 为同一病例，高倍视野。非典型副基底层细胞，核仁突出。细胞质内嗜酸性粒细胞增多（右）

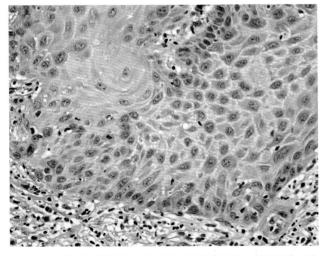

图 1.8.5　外化型外阴上皮内病变（高级别 VIN，单纯型）　非典型副基底层细胞伴有细胞质角化（嗜酸性颗粒）

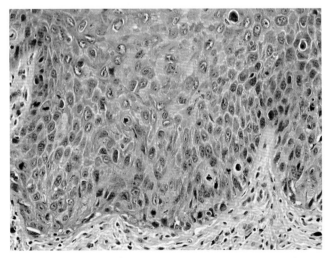

图 1.8.6　分化型外阴上皮内病变（高级别 VIN，单纯型）　基底层和副基底层呈非典型性，核分裂活跃

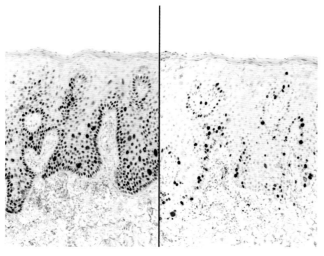

图 1.8.7　分化型外阴上皮内病变（高级别 VIN，单纯型）　与如图 1.8.1 为同一病例。p53 标记增加（左），仅轻度 Ki-67 增殖活性增加（右）

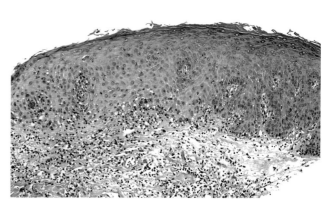

图 1.8.8　外阴皮肤反应性变化伴侵蚀　皮肤界面与真皮可见混合性炎性浸润

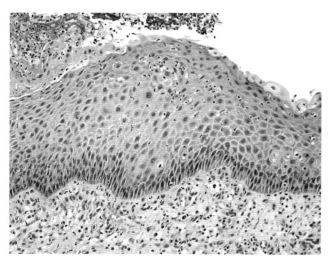

图 1.8.9　外阴皮肤反应性变化　表皮中的中性粒细胞。显著的细胞间桥。中层上皮细胞核增大和一定程度的多形性

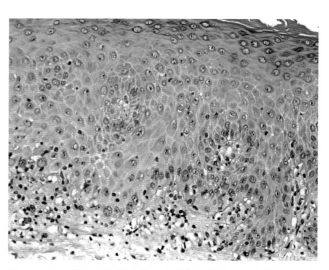

图 1.8.10　外阴皮肤反应性变化伴侵蚀性边缘　与图 1.8.8 为同一病例，高倍视野。角化细胞的细胞核均匀增大，核仁不明显

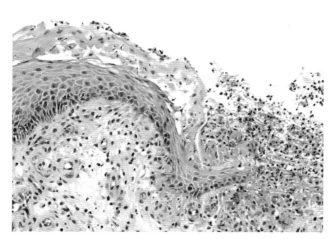

图 1.8.11　外阴皮肤溃疡边缘反应性变化　基底层和副基底层染色过度，但无明显非典型性

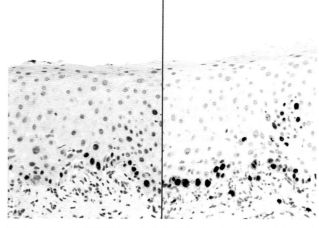

图 1.8.12　外阴皮肤反应性变化伴侵蚀　与图 1.8.8 为同一病例。基底层 / 副基底层少数细胞 p53 阳性（左），Ki-67 标记轻度增加（右）

	基底细胞癌（BCC）	基底样鳞状细胞癌
年龄	40 岁以上的成人	成人，高峰年龄在 60 岁
部位	外阴	外阴
症状	外阴疼痛、瘙痒、溃疡	外阴疼痛和（或）包块
体征	增大的结节或溃疡性病变，生长缓慢；可有色素沉着	外阴包块或隆起性斑块，偶见溃疡
病因学	皮肤病变与重度的紫外线暴露有关，外阴 BCC 的病因不明。*PTCH* 突变可能与此有关	高危型 HPV 感染；HPV16 型是最常见的病毒亚型。危险因素包括免疫抑制和吸烟
组织学	1. 被覆表皮不明显；基底样细胞巢与基底层相毗邻（*图 1.9.1 ~ 1.9.3*） 2. 可见间质裂隙和疏松 / 黏液样间质；坏死并不常见 3. 可见鳞状上皮样区域，但通常缺乏明显的角化 4. 一致的栅栏样形态（*图 1.9.4*） 5. 细胞核拉长、深染，细胞质透明（*图 1.9.5*） 6. 核分裂活跃，伴有数量不定的凋亡小体	1. 多数病例合并高级别鳞状细胞上皮内病变［HSIL，外阴上皮内病变 3（VIN 3）］ 2. 间质结缔组织增生，间质裂隙少见，可见坏死（*图 1.9.7 和 1.9.8*） 3. 浸润的癌巢中间可见明显的鳞状上皮分化和角化（*图 1.9.9*） 4. 可见周围栅栏样结构，但并非稳定的特征 5. 细胞核增大、深染，具有非典型性，伴有一定程度的多形性；细胞质致密，呈嗜酸性 6. 核分裂丰富；可见凋亡小体
特殊检查	● Ber-EP4 呈阳性（*图 1.9.6，左*） ● p16 斑片状染色 / 阴性（*图 1.9.6，右*） ● FISH 检测未检出高危型 HPV	● Ber-EP4 呈阴性或局灶阳性（*图 1.9.10，右*） ● p16 弥漫性强表达（*图 1.9.10，左*） ● FISH 检测可检出高危型 HPV
治疗	癌组织边缘清楚时可选择保守切除	广泛 / 根治性局部切除；浸润深度大于 1 mm 者可行区域淋巴结清扫
预后	局部复发不常见，淋巴结转移极其罕见	高达 24 % 的病例会复发（局部或区域淋巴结受累）；浸润深度大于 1 mm 的病例，淋巴结转移率高达 15 %

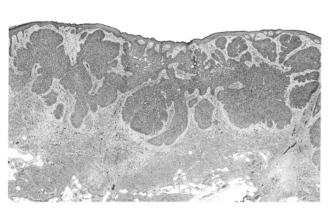

图 1.9.1　基底细胞癌（BCC）　与表皮连接的结节状生长模式。癌巢周围有疏松间质包绕

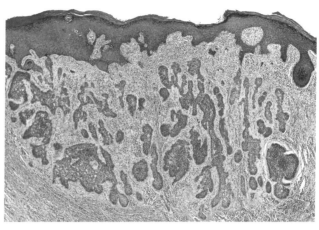

图 1.9.2　基底细胞癌（BCC）　间质内不规则上皮巢，伴有局灶上皮连接和周围间隙。表面上皮未受累

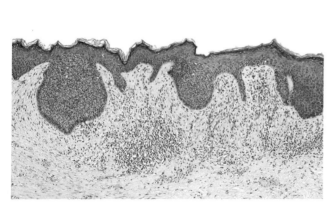

图 1.9.3　基底细胞癌（BCC）　表层生长模式。表面上皮未受累

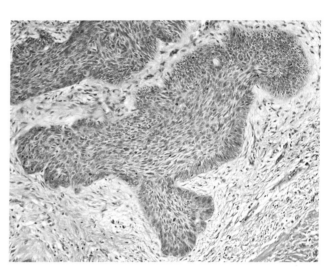

图 1.9.4　基底细胞癌（BCC）　与图 1.9.2 为同一病例，高倍视野。癌巢周边可见明显的栅栏状排列和疏松的间质

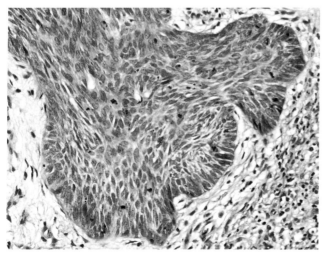

图 1.9.5　基底细胞癌（BCC）　与图 1.9.2 为同一病例，高倍视野。可见活跃的核分裂和丰富的凋亡小体

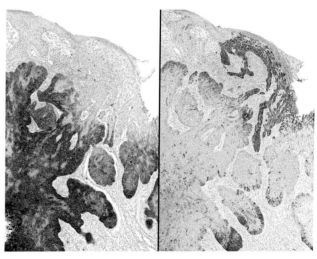

图 1.9.6　基底细胞癌（BCC）　广泛表达 Ber-EP4（左）和 p16 斑片状染色（右）

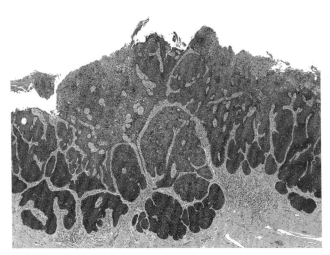

图 1.9.7　基底样鳞状细胞癌　肿瘤的浅表部位可见部分角化

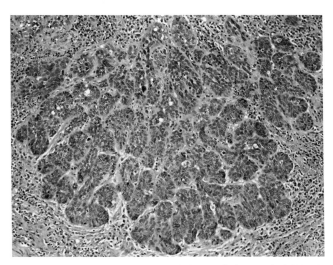

图 1.9.8　基底样鳞状细胞癌　肿瘤细胞内含少量嗜酸性细胞质和深染的细胞核，伴有一定程度的多形性

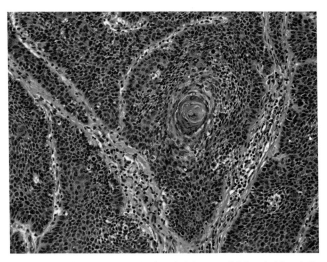

图 1.9.9　基底样鳞状细胞癌　与图 1.9.7 为同一病例，高倍视野。癌巢中央有角化珠和深染的嗜碱性细胞。基底部栅栏状排列不明显

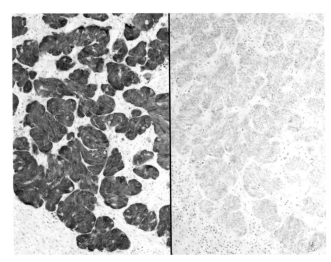

图 1.9.10　基底样鳞状细胞癌　与图 1.9.8 为同一病例。p16 弥漫性强表达（左），Ber–EP4 染色基本阴性（右）

	浸润性鳞状细胞癌	HSIL，VIN2 /3 累及皮肤附件
年龄	平均年龄 50 岁	高峰年龄 50~60 岁
部位	外阴	外阴
症状	外阴包块，病灶隆起，疼痛，出血	常无症状或可见外阴丘疹，皮肤颜色改变，有刺激症状
体征	包块性病变，隆起，息肉样病变或溃疡	丘疹、斑块；突起性病变，灰白色，色素沉着或发红
病因学	高危型 HPV 感染，HPV16 型最常见	高危 HPV 型感染，HPV16 型最常见
组织学	1. 在切面合适的切片中可显示浸润性上皮巢（图 1.10.1） 2. 间质中的上皮巢与皮肤附件相互独立 3. 间质内可见小的不规则癌巢和单个肿瘤细胞（图 1.10.2） 4. 反向分化成熟（图 1.10.3） 5. 促结缔组织增生性间质反应	1. 切向切片证据，横截面的真皮乳头 2. 组织切片中存在上皮内病变部分累及皮肤附件（图 1.10.4） 3. 巢状病变沿皮肤附件轮廓分布（图 1.10.5 ~ 1.10.8），间质中缺乏小的不规则瘤巢和单个肿瘤细胞 4. 反向分化成熟 5. 真正的消退性间质反应并不典型，但皮肤附件周围间质疏松，可见炎症表现
特殊检查	● 无鉴别诊断价值 ● 连续 H&E 染色切片常有帮助	● 无鉴别诊断价值 ● 连续 H&E 染色切片常有帮助
治疗	广泛 / 根治性局部切除；浸润深度大于 1 mm 者，应行区域淋巴结清扫	边界清楚者可行局部切除
预后	取决于分期。浅表浸润性鳞状细胞癌行单纯切除可治愈。术后高达 24 % 的病例可复发（局部或区域淋巴结受累），浸润深度大于 1 mm 的病例淋巴结转移率高达 15 %	如未经治疗可进展为浸润性鳞状细胞癌，切缘干净者可治愈，但常见复发。巨大的病变常见局部浸润癌，需充分取材

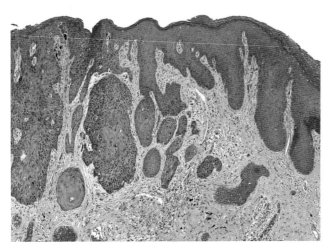

图 1.10.1　浸润性鳞状细胞癌　不规则的上皮巢伴有异常成熟和间质浸润

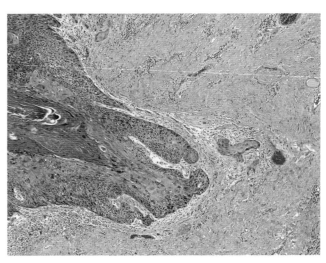

图 1.10.2　浸润性鳞状细胞癌　小的不规则癌巢伴促结缔组织增生性间质反应

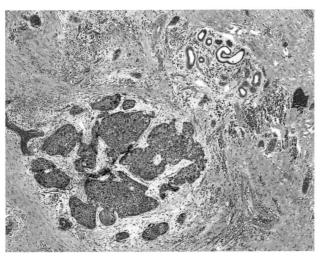

图 1.10.3　浸润性鳞状细胞癌　局部浸润癌类似邻近皮肤附件轮廓。上皮巢轮廓不规则、异常成熟和伴有间质反应均是诊断浸润癌的证据

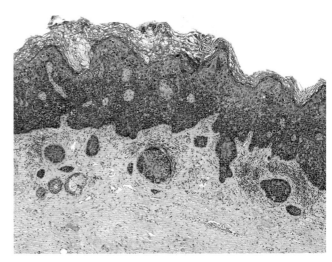

图 1.10.4　HSIL，VIN 2/3 累及皮肤附件　可见部分附件受累。间质中一些鳞状上皮巢中心的细胞质呈嗜酸性，显示上皮内病变部分保持成熟

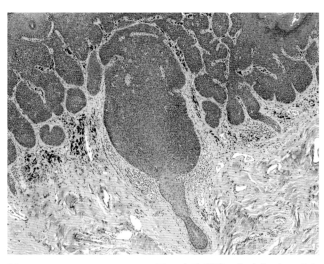

图 1.10.5 HSIL，VIN 2/3 累及皮肤附件 切向切片显示病变延伸呈滤泡样结构

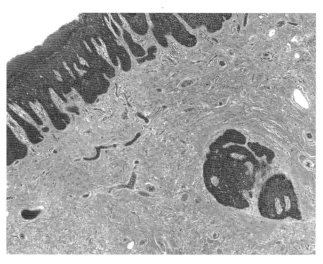

图 1.10.6 HSIL，VIN 2/3 累及皮肤附件 间质内形状不规则的上皮巢远离表面上皮内病变

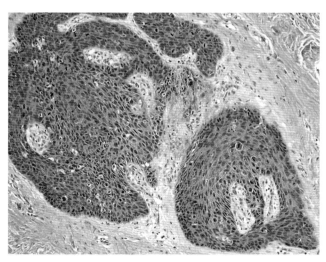

图 1.10.7 HSIL，VIN 2/3 累及皮肤附件 与图 1.10.6 为同一病例，高倍视野

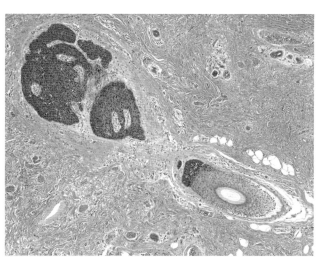

图 1.10.8 HSIL，VIN 2/3 累及皮肤附件 与图 1.10.6 为同一病例，更深层次的切向切片显示局部间质中孤立的 HSIL 累及部分毛囊

	浸润性鳞状细胞癌	HSIL，VIN 2/3 具有卷曲结构和（或）切面方向相关性
年龄	平均 50 岁	高峰年龄 45~50 岁
部位	外阴	外阴
症状	外阴包块，隆起性病灶，疼痛，出血	常无症状或有外阴丘疹，皮肤颜色改变，有刺激症状
体征	包块性病变，隆起，息肉样病变或溃疡	丘疹、斑块；可为灰白色突起，色素沉着或发红
病因学	高危型 HPV 感染，HPV16 型最常见	高危型 HPV 感染，HPV16 型最常见
组织学	1. 间质内偶见大小、形状不一的不规则浸润性鳞状上皮巢（*图 1.11.1*） 2. 反向分化成熟（*图 1.11.2*） 3. 促结缔组织增生性间质反应（*图 1.11.3*） 4. 间质内有轮廓不规则的小上皮巢和单个肿瘤细胞（*图 1.11.4*）	1. 外生性生长；切向切片证据，横切面皮肤乳头状生长（*图 1.11.5*）；间质内轮廓规则的线性排列上皮巢（*图 1.11.6*）；上皮巢融合并交错排列，伴有钝圆的轮廓（*图 1.11.7*） 2. 钝圆的细胞巢，在切向切片中间可见中等成熟的上皮角和鳞状上皮旋涡（*图 1.11.8*）；缺乏异常成熟 3. 可存在间质炎症，一般缺乏真正的结缔组织增生 4. 无间质内单个肿瘤细胞浸润
特殊检查	● 无鉴别诊断价值 ● 连续 H&E 染色切片常有帮助	● 无鉴别诊断价值 ● 连续 H&E 染色切片常有帮助
治疗	广泛 / 根治性局部切除；浸润深度大于 1 mm 者，应行区域淋巴结清扫	边缘阴性者可行局部切除
预后	取决于分期。患浅表浸润癌的病例可单独手术治愈。术后多达 24 % 的病例可复发（局部或区域淋巴结受累）；浸润深度大于 1 mm 的病例淋巴结转移率高达 15 %	如未经治疗可进展为浸润性鳞状细胞癌；手术切除，如切缘阴性，即可治愈；但常见复发。临床上明显可见的大病灶常伴有浸润癌灶，需充分取材

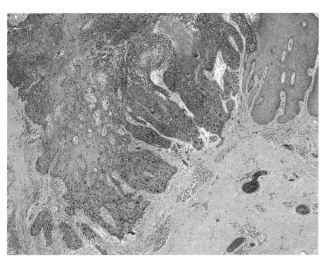

图 1.11.1　浸润性鳞状细胞癌　间质中不规则的上皮巢分布杂乱

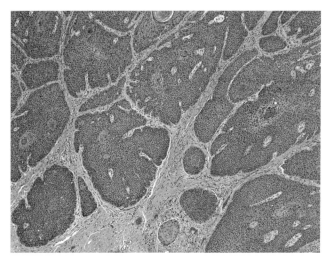

图 1.11.2　浸润性鳞状细胞癌　宽基部上皮巢，可见角化灶和一个小的嗜酸性巢在前缘，代表异常成熟

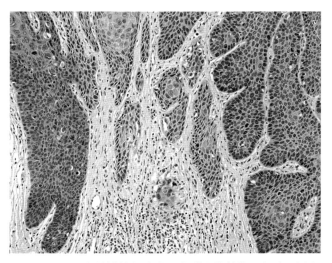

图 1.11.3　浸润性鳞状细胞癌　在增生的结缔组织中，浸润癌呈舌状延伸

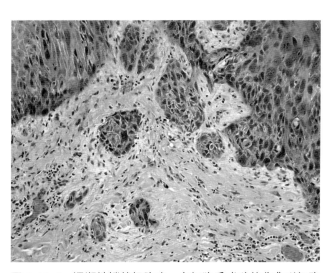

图 1.11.4　浸润性鳞状细胞癌　由细胞质嗜酸的非典型细胞组成的不规则的小细胞巢，伴有局灶性促结缔组织增生性反应

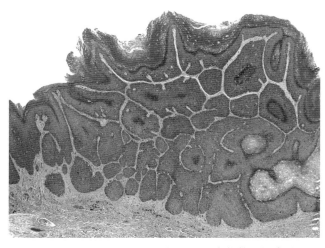

图 1.11.5　HSIL，VIN 2/3　切面可见疣状外生性病灶。上皮巢轮廓相对光滑，中心可见角质层"切入"的细胞岛

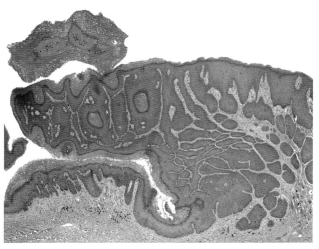

图 1.11.6　HSIL，VIN 2/3　息肉样病变。间质中的上皮巢呈线性排列

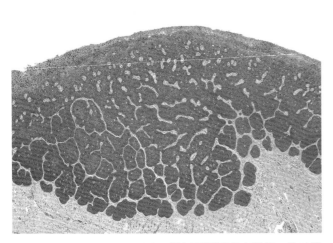

图 1.11.7 HSIL，VIN 2/3 因切面原因病变平坦，位于隆起的基质上方。上皮巢相互连通；总体上，上皮巢轮廓钝圆。连续切片有助于显示特定方向的上皮内病变

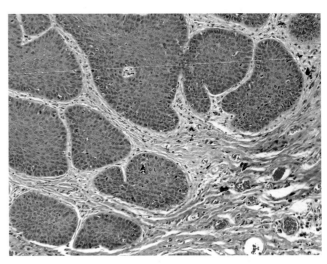

图 1.11.8 HSIL，VIN 2/3 与图 1.11.6 为同一病例，高倍视野。上皮巢钝圆，周边呈基底样栅栏状排列，缺乏周围间质反应

	乳房外 Paget 病	Paget 样 HSIL，VIN 2/3
年龄	绝经后女性，平均年龄 65 岁，偶见于育龄期女性	50~60 岁女性，年轻女性越来越常见
部位	外阴（皮肤和黏膜表面）、阴道	外阴、阴道
症状	瘙痒，疼痛	常无症状，偶尔会出现瘙痒
体征	湿疹样斑块，湿润隆起的白色或红色区域，可出现溃疡，类似皮炎	隆起的斑块状病变，苍白，肤色加深或出现色素沉着
病因学	起源细胞：多能表皮细胞或附件干细胞，Toker 细胞	高危型 HPV 感染，HPV16 型最为常见
组织学	1. 不同程度的上皮增厚 2. 基底层和副基底层内可见上皮内细胞巢或单个细胞（*图 1.12.1 和 1.12.2*） 3. 延伸至浅层表皮及附件 4. 大细胞，富含淡染的嗜碱性细胞质（*图 1.12.3*） 5. 大的泡状核，偶见突出的核仁 6. 可见核分裂象，但并不多见（*图 1.12.4*）	1. 上皮增生，棘层肥厚 2. 嗜碱性上皮内细胞巢分布于上皮全层（*图 1.12.5~1.12.7*） 3. 可见累及浅表上皮层及皮肤附件 4. 缺乏嗜酸性细胞质 5. 核质比增加，核增大、深染（*图 1.12.8 和 1.12.9*） 6. 核分裂很常见，可见于浅表上皮层
特殊检查	● p16 呈斑片状表达或阴性 ● FISH 检测检出高危型 HPV ● CK7 弥漫阳性（*图 1.13.12*） ● GCDFP–15 和 GATA–3 可呈阳性	● p16 呈弥漫强阳性（*图 1.12.10*） ● FISH 检测检出高危型 HPV（*图 1.12.10，插图*） ● CK7 可呈阳性，但常呈局灶性 ● GCDFP–15 和 GATA–3 呈阴性
治疗	局部切除，切缘很难切除干净	保守切除，切缘干净；激光汽化
预后	被认为是原位腺癌的一种形态，病程迁延缓慢；常见多灶性和复发。近 12% 的病例可发生浸润，浸润深度将决定该病预后	癌前病变，未经治疗可进展为浸润癌

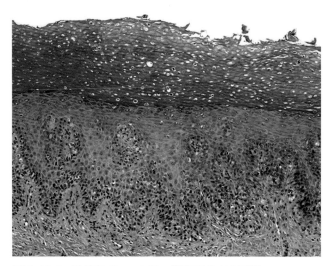

图 1.12.1　乳房外 Paget 病　伴广泛的表皮受累

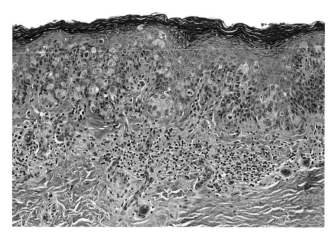

图 1.12.2　乳房外 Paget 病　伴广泛的表皮受累，上皮内细胞巢和单个细胞向上迁移

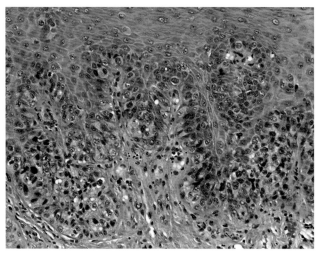

图 1.12.3　乳房外 Paget 病　与图 1.12.1 为同一病例，高倍视野。沿着真皮与表皮交界处有细胞质呈嗜碱性的细胞团

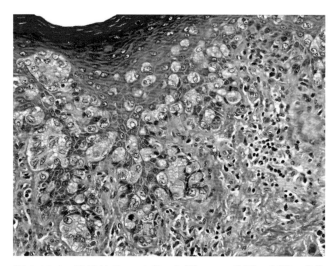

图 1.12.4　乳房外 Paget 病　与图 1.12.2 为同一病例，高倍视野。表皮内有淡染细胞巢。偶见核分裂象

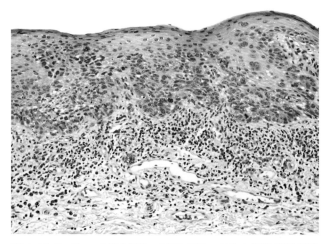

图 1.12.5　Paget 样 HSIL，VIN 2/3　表皮中细胞质嗜碱性的细胞团

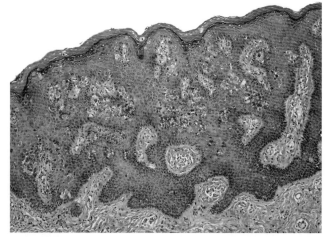

图 1.12.6　Paget 样 HSIL，VIN 2/3　表皮中细胞质呈嗜碱性的细胞簇

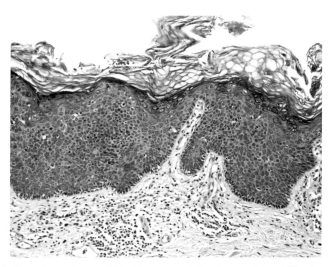

图 1.12.7　Paget 样 HSIL，VIN 2/3　细胞岛和细胞巢，细胞核深染，细胞质稀少，细胞质较周围正常角化细胞染色浅

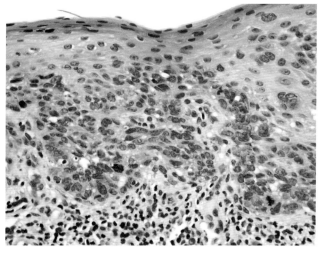

图 1.12.8　Paget 样 HSIL，VIN 2/3　与图 1.12.5 为同一病例，高倍视野

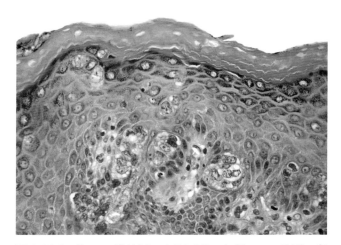

图 1.12.9　Paget 样 HSIL，VIN 2/3　与图 1.12.6 为同一病例，高倍视野。细胞簇细胞质稀少，非典型性深染的细胞核

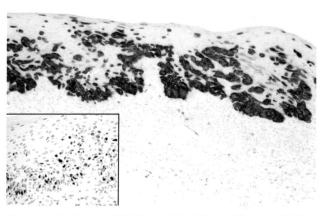

图 1.12.10　Paget 样 HSIL，VIN 2/3　与图 1.12.5 为同一病例。p16 弥漫性表达，FISH 检测显示高危型 HPV 在细胞核内的点状信号（插图）

	原位黑色素瘤	乳房外 Paget 病
年龄	40~80 岁的女性，平均年龄 60 岁	绝经后女性，平均年龄 65 岁，偶见于育龄期女性
部位	外阴、阴道	外阴（皮肤和黏膜表面）、阴道
症状	无症状，可能会出现瘙痒或流血	瘙痒，疼痛
体征	色素沉着性扁平或隆起病灶，常不对称；高达 35% 的病例病灶含黑色素	湿疹样斑块；湿润，隆起，白色或红色区；可出现溃疡；类似皮炎
病因学	源于表皮黑素细胞。外阴黑色素瘤常伴有 *NRAS* 和 *c-KIT* 突变，*BRAF* 突变少见	起源细胞：多能表皮细胞或附件干细胞，Toker 细胞
组织学	1. 非典型单个和巢状黑素细胞上皮内增生融合 *（图 1.13.1 和 1.13.2）* 2. 延伸至浅层表皮 /Paget 样扩散 *（图 1.13.3 和 1.13.4）* 3. 基底层内黑色素瘤细胞沿真皮与表皮交界处分布 4. 延伸至皮肤附件结构 *（图 1.13.5）* 5. 细胞质嗜酸或双染 6. 细胞质内可见粉尘状棕色色素颗粒，但并非恒定特征；细胞质内无黏液 *（图 1.13.6）* 7. 细胞核深染或呈泡状，核仁突出	1. 可见上皮内细胞巢或单个细胞 *（图 1.13.7 和 1.13.8）* 2. 延伸至浅层表皮 *（图 1.13.9）* 3. 部分区域可见残留的受挤压的基底层 *（图 1.13.10）* 4. 延伸至皮肤附件结构 5. 含有淡染嗜碱性细胞质的大细胞 *（图 1.13.11）* 6. 细胞质内黏液 / 分泌物空泡；色素形成少见 7. 大的泡状核，核仁突出
特殊检查	● HMB–45、Melan–A、MART1、MITF、SOX10 呈阳性 *（图 1.13.1，右）* ● CK、GCDFP–15、GATA–3 均呈阴性	● CK、CK7 均呈阳性 *（见图 1.13.12）* ● GCDFP–15、GATA–3 可呈阳性
治疗	广泛局部切除，且切缘阴性（至少 0.5 mm）	局部切除，往往难以保证切缘干净
预后	复发常见于未完全切除的病例。与浸润性恶性黑色素瘤有关	被认为是原位腺癌的一种类型，病程迁延缓慢；常见多灶性和复发。高达 12 % 的病例可发生浸润；浸润深度及肿瘤分期将决定该病预后

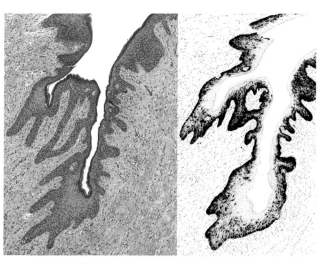

图 1.13.1　原位黑色素瘤　黑色素瘤混合性免疫组化染色（HMB–45 和酪氨酸酶）显示非典型上皮内黑素细胞增生

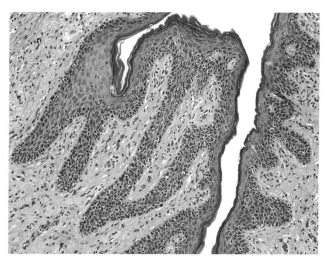

图 1.13.2　原位黑色素瘤　与图 1.13.1 为同一病例，高倍视野。非典型上皮内黑素细胞增生伴结合部融合

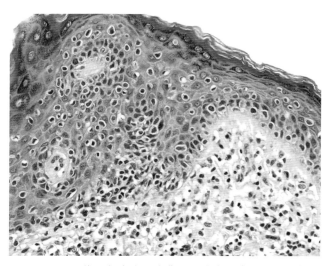

图 1.13.3　原位黑色素瘤　非典型上皮内黑素细胞增生伴结合部融合，黑素细胞向上迁移

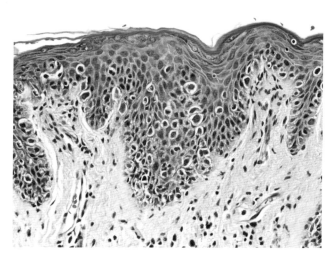

图 1.13.4　原位黑色素瘤　非典型上皮内黑素细胞增生伴结合部融合，细胞核多形性明显

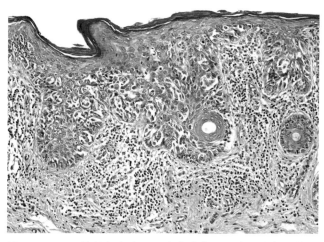

图 1.13.5　原位黑色素瘤　上皮内非典型黑素细胞巢延伸至皮肤附件结构

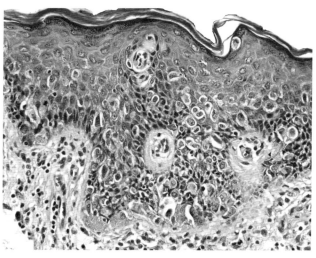

图 1.13.6　原位黑色素瘤　非典型黑素细胞，核仁突出，细胞质内含棕色色素颗粒

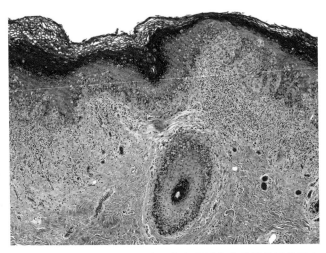

图 1.13.7　乳房外 Paget 病　伴有广泛表皮受累并延伸至皮肤附件

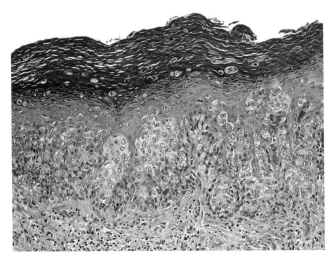

图 1.13.8　乳房外 Paget 病　与图 1.13.7 为同一病例，高倍视野。可见表皮内 Paget 细胞巢

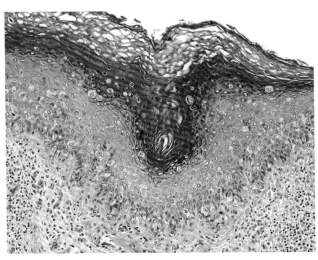

图 1.13.9　乳房外 Paget 病　与图 1.13.7 为同一病例，高倍视野。单细胞浸润角质层

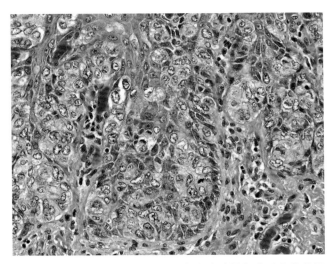

图 1.13.10　乳房外 Paget 病　富含嗜碱性细胞质和泡状核的大细胞。Paget 细胞巢下被挤压的单层基底层细胞

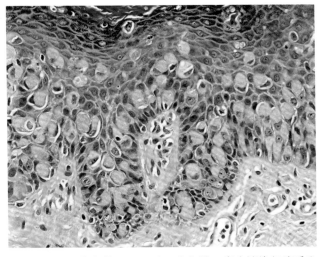

图 1.13.11　乳房外 Paget 病　大细胞，富含淡染细胞质和印戒状形态

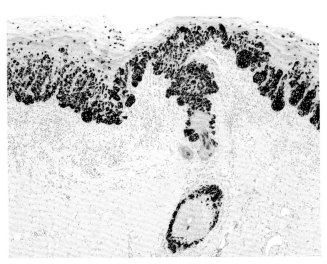

图 1.13.12　乳房外 Paget 病　与图 1.13.7 为同一病例。免疫组化染色显示大量 Paget 细胞呈 CK7 阳性

	异位前列腺组织	原发性阴道腺癌
年龄	年龄范围广；多见于绝经前女性	多见于 40~70 岁女性
部位	宫颈、阴道	阴道前上 1/3（为透明细胞癌）、阴道后壁
症状	无症状	盆腔痛，阴道排液或出血，巴氏涂片偶有异常
体征	通常偶然发现，偶见包块	阴道包块，外生性息肉样病变，溃烂或深层浸润
病因学	有观点认为是 Skene 腺体错位或宫颈腺体的化生过程	阴道初产者罕见；源于阴道的子宫内膜异位症、阴道腺疾病，部分病例与子宫内膜己烯雌酚（diethylstilbestrol，DES）暴露有关。更常见于自其他部位的转移
组织学	1. 间质内大的黏液腺体 / 腺泡增生，间质无促结缔组织增生 *(图 1.14.1)* 2. 常见明显的鳞状上皮分化 3. 可见导管样结构，大腺体伴扩展的腺腔和腺体内的乳头状折叠 *(图 1.14.2)* 4. 两层细胞；基底层由扁平细胞组成，部分腺体细胞质稀少 *(图 1.14.3)* 5. 细胞质丰富、淡染 6. 腔面细胞富含泡沫状细胞质，均一的小圆形细胞核位于基底部	1. 腺腔大，通常具有复杂的真乳头状结构 *(图 1.14.5)*，可见退变的间质 2. 源于子宫内膜异位症的子宫内膜样癌可见鳞状上皮分化 3. 缺乏明显的导管样结构，可见扩张的腺体 4. 腺体由单层细胞构成 5. 无论是宫颈型还是胃肠型细胞均可见黏液分化 *(图 1.14.6)* 6. 透明细胞癌，细胞质淡染，类似黏液分化；通常存在一定程度的细胞学非典型性（见章节 1.15）
特殊检查	● PSA 和（或）PSAP 呈阳性 *(图 1.14.4，左)*，有报道双阴性病例，CD10、AR、AMACR 呈阳性，基底层 34βE12 呈阳性 *(图 1.14.4，右)* ● PAX8、ER 和 PR 均呈阴性	● PSA、AMACR 均呈阴性 ● PAX8、ER 和 PR 呈不同程度的阳性
治疗	无须治疗	淋巴结清扫与放疗伴（不伴）化疗
预后	良性 / 非肿瘤性	预后取决于分期，DES 暴露相关肿瘤预后较好（5 年生存率为 84%，而非 DES 暴露病例 5 年生存率为 69%）。25% 的病例有复发

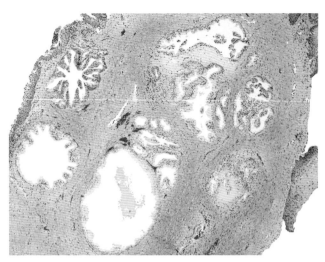

图 1.14.1　异位前列腺组织　大腺体增生，宫颈间质内一些腺体结构复杂

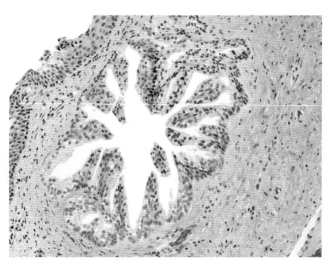

图 1.14.2　异位前列腺组织　与图 1.14.1 为同一病例，高倍视野。大腺体伴有明显的腺体内折叠

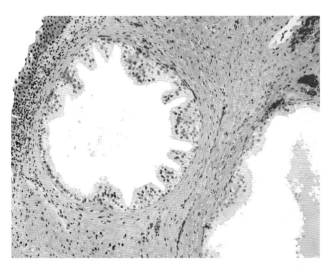

图 1.14.3　异位前列腺组织　与图 1.14.1 为同一病例，高倍视野。腺体周围可见基底层细胞

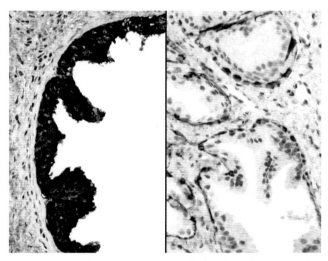

图 1.14.4　异位前列腺组织　PSA 免疫组化染色深染（左），基底层细胞 34βE12 染色阳性（右）

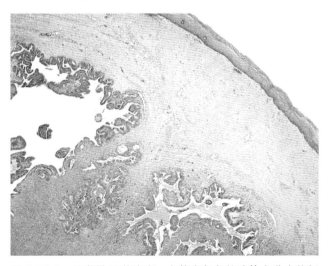

图 1.14.5　原发性阴道腺癌　由伴有复杂的腺体内乳头状折叠的大腺体组成

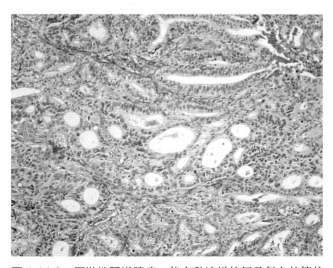

图 1.14.6　原发性阴道腺癌　伴有黏液样特征及复杂的筛状结构

	转移性腺癌	原发性阴道腺癌
年龄	大多数为绝经后老年女性	40~70 岁多见
部位	阴道、阴道穹隆	阴道前上 1/3（为透明细胞癌）、阴道后壁
症状	阴道出血、排液，排尿困难，泌尿系统症状	阴道出血、排液，排尿困难，泌尿系统症状；小肿瘤可无症状
体征	更常见的是原发性肿瘤的症状，了解既往恶性肿瘤病史对诊断至关重要	应首先排除来自其他部位的转移癌
病因学	从宫颈、子宫内膜、结 / 直肠、卵巢 / 输卵管、胰腺等原发部位直接蔓延或血行播散	子宫内 DES 暴露史、相关腺体病、子宫内膜异位症、宫颈子宫内膜异位症，中肾管残件，肠型腺瘤
组织学	1. 与既往恶性肿瘤的病理资料比较 2. 所有组织学类型的子宫内膜样癌（*图 1.15.1 和 1.15.2*） 3. 结直肠腺癌，黏液分化；偶有黏膜受累导致表面受损（*图 1.15.3 和 1.15.4*） 4. 卵巢 / 输卵管癌，通常见于复发状态，术前或放疗前辅助化疗可改变其细胞学特征（*图 1.15.5 和 1.15.6*）	1. 组织学特征与其他部位相应肿瘤的组织学类型相同 2. 透明细胞癌；管囊状、乳头状、实体性（*图 1.15.7*） 3. 子宫内膜样癌（*图 1.15.8*），可见子宫内膜异位症背景（*图 1.15.9*） 4. 黏液癌；类似宫颈型或肠型上皮，有杯状细胞 5. 中肾管癌，管状结构伴嗜酸性分泌物
特殊检查	● GYN 腺癌转移 – 现有研究无价值（除卵巢 / 输卵管浆液性癌 WT–1 呈阳性外） ● 结直肠腺癌 CK20、CDX2 均呈阳性，CK7、ER、PR、PAX8 均呈阴性	● 子宫内膜样癌，PAX8、ER、PR 均呈阳性 ● 透明细胞癌，ER、PR 均呈阴性 ● 中肾管癌，CD10、GATA–3、PAX8 均呈阳性；ER、PR 均呈阴性
治疗	手术与放疗伴（不伴）化疗	淋巴结清扫与放疗伴（不伴）化疗
预后	差，但孤立性阴道转移 / 复发，可行根治性切除（盆腔切除术可以治愈）	预后取决于分期；DES 暴露病例预后较好（5 年生存率为 84%，而非 DES 暴露病例 5 年生存率为 69%）。25% 的病例有复发

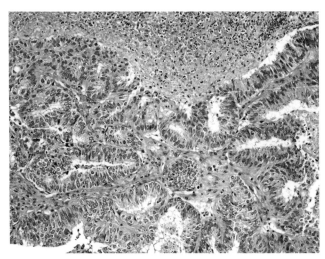

图 1.15.1　转移性子宫内膜样癌　可见坏死；这是非典型性的原发性高分化肿瘤

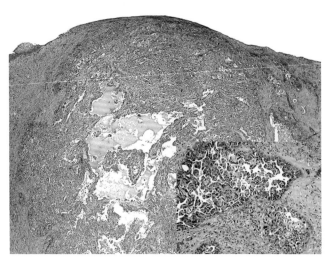

图 1.15.2　转移性子宫癌肉瘤（上皮成分）　阴道壁结节伴黏膜糜烂。高级别癌，高倍视野（插图）

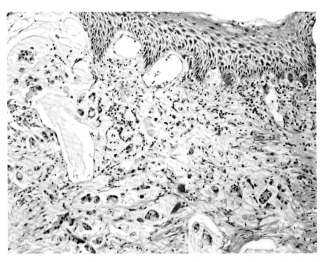

图 1.15.3　转移性阑尾黏液腺癌　鳞状上皮下方黏液中有分离的黏液上皮碎片

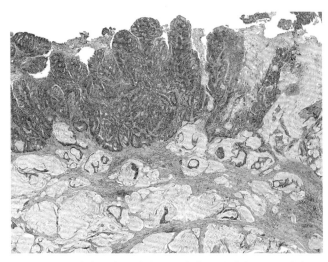

图 1.15.4　转移性直肠腺癌　肿瘤位于黏膜表面，可类似源于阴道绒毛状腺瘤的原发性阴道腺癌

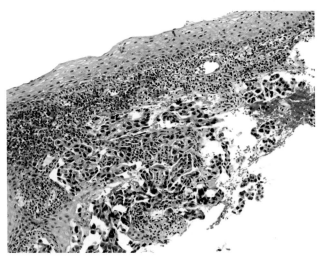

图 1.15.5　转移性腺癌　术前或放疗前辅助化疗改变了细胞学特征

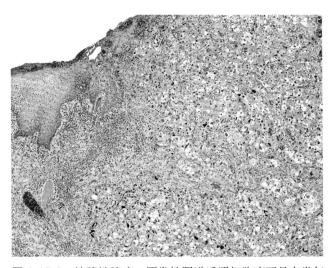

图 1.15.6　转移性腺癌　原发性阴道透明细胞癌可具有类似细胞学特征

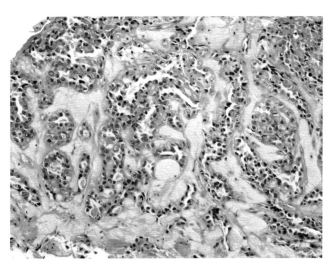

图 1.15.7　转移性腺癌　患者既往有 DES 暴露史

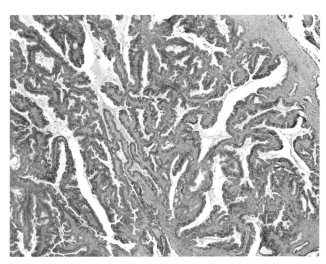

图 1.15.8　原发性阴道腺癌　源于子宫内膜异位症，伴有腺样和乳头状结构

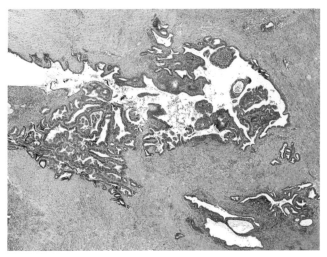

图 1.15.9　原发性阴道腺癌　与图 1.15.8 为同一病例。在阴道壁深层可见子宫内膜异位症的病灶（右下角）

	输卵管脱垂	阴道腺癌
年龄	成人，子宫切除术后数月至数年（平均 6 个月）	40~70 岁
部位	阴道顶端	阴道前上 1/3（为透明细胞癌），阴道后壁
症状	子宫切除术后状态，腹痛，阴道排液或出血，排尿困难；巴氏涂片异常	盆腔痛，阴道排液或出血，偶有巴氏涂片异常
体征	红色颗粒状结节或包块，可达 2 cm 大小；肉芽组织或恶性肿瘤外观；常因检查操作引起疼痛	阴道包块，外生性息肉，溃烂或深层浸润
病因学	阴道（更常见）或腹式子宫切除术，特别是术后并发症，如感染、腹膜关闭延迟、引流管引流	阴道初产者罕见；发生于阴道的子宫内膜异位症、阴道腺体病，部分与子宫内膜 DES 暴露有关。更常见的是来自其他部位的转移
组织学	1. 管状腺样或乳头状结构，伴有钝圆的表面或杵状皱襞（*图 1.16.1*）；在某些情况下，保留有可辨认的完整输卵管伞端（*图 1.16.2*） 2. 病变基底部可见厚壁血管及平滑肌束（*图 1.16.3*） 3. 上皮增生伴有筛状结构和腺体内折叠（*图 1.16.4*） 4. 至少局灶保留有输卵管 – 浆液分化伴纤毛和分泌细胞 5. 可表现为轻微的细胞学非典型性 6. 肉芽组织样间质，伴有含浆细胞和嗜酸性粒细胞的混合性炎性浸润（*图 1.16.5*）	1. 不规则的腺体浸润（*图 1.16.6*），无类似输卵管的组织结构 2. 厚壁血管并不典型，在阴道壁深处可见 3. 腺体拥挤（*图 1.16.7*）和筛状结构 4. 源于子宫内膜异位症的患者可见输卵管分化（*图 1.16.8*） 5. 通常存在细胞学非典型性，但为轻度 6. 可见间质退行性变和炎症，但并非恒定特征 另见章节 1.15
特殊检查	● 通常不需要 ● WT–1 免疫组化染色可用于确认输卵管 / 浆液性上皮	● WT–1 免疫组化染色阴性；除非浆液性癌，从卵巢 / 输卵管转移而来
治疗	最初的保守治疗往往不能控制症状，大多数病例需要行全输卵管切除术加阴道成形术（关闭阴道穹隆）	手术伴（不伴）淋巴结清扫与放疗伴（不伴）化疗
预后	良性	预后取决于分期；DES 暴露病例预后较好（5 年生存率为 84 %，非 DES 暴露病例 5 年生存率为 69 %）。25 % 的病例有复发

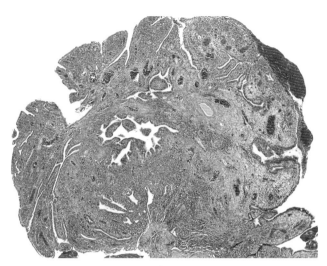

图 1.16.1　输卵管脱垂　腺体增生结节和表面钝圆的乳头状结构

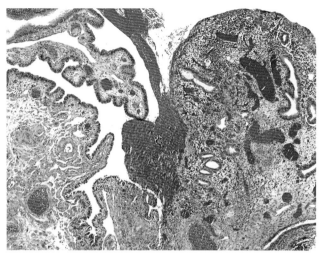

图 1.16.2　输卵管脱垂　可辨认的输卵管伞端皱襞（左）和炎性充血间质中的小腺样结构（右）

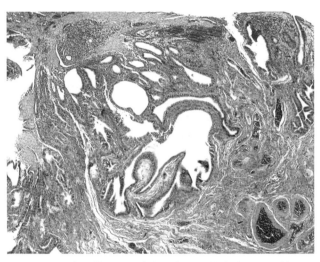

图 1.16.3　输卵管脱垂　病变深部可见较大直径的血管和平滑肌束（右下）

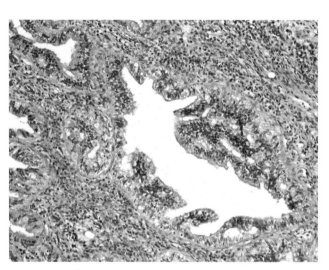

图 1.16.4　输卵管脱垂　与图 1.16.1 为同一病例，高倍视野。腺体内折叠呈筛状

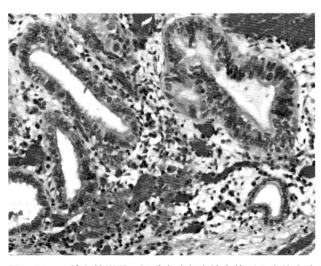

图 1.16.5　输卵管脱垂　间质内残留有输卵管型上皮的小腺体，伴浆细胞和嗜酸性粒细胞浸润

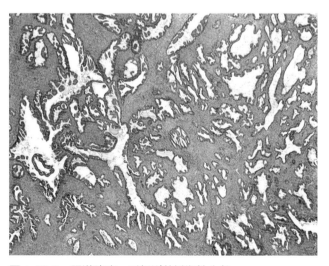

图 1.16.6　阴道腺癌　不规则的浸润性生长

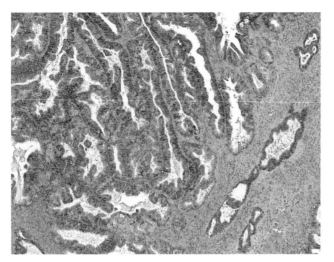

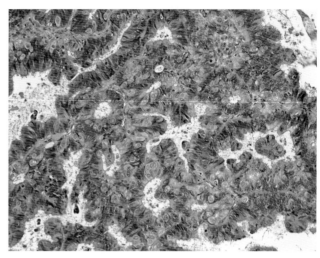

图 1.16.7　阴道腺癌　与图 1.16.6 为同一病例，高倍视野。复杂拥挤的腺体

图 1.16.8　阴道腺癌　与图 1.16.6 为同一病例，高倍视野。腺体背靠背，伴有明显的输卵管分化

	前庭大腺增生 / 腺瘤	原发性黏液癌（前庭大腺癌）
年龄	年龄范围广，多见于青壮年	大多数在 40~70 岁，平均年龄 50 岁
部位	阴道下段、前庭、外侧	阴道下段、前庭、外侧
症状	无症状或包块性病变	前庭大腺部位包块；可类似前庭大腺囊肿，疼痛和出血
体征	在某些情况下形成包块	阴道前庭包块，表面溃疡
病因学	起源于前庭大腺	常起源于前庭大腺，可能与外阴 Paget 病有关
组织学	1. 黏液腺体数量增多呈小叶状排列，增生期腺体保持导管 – 腺泡结构 *（图 1.17.1）*；腺瘤内小腺体和小腺管密集增生，导管缺如 2. 均一的腺体形成大小和形状差异不大的小叶结构；无间质反应 *（图 1.17.2）*；腺瘤由两层细胞构成，肌上皮细胞保留 3. 通常无间质促结缔组织反应 4. 在增生病变中，腺上皮具有丰富的黏液性细胞质和位于基底部的形态均一的小的淡染细胞核 *（图 1.17.3）*；在腺瘤中，立方形细胞缺乏黏液，圆形细胞核及小核仁	1. 可见边界不规则、浸润性生长模式和乳头状结构 *（图 1.17.4 和 1.17.5）* 2. 常见黏液分化，可见腺鳞样特征及腺样囊肿 3. 间质促结缔组织反应 4. 可见细胞学非典型性，但通常很轻；核分裂活性增高 *（图 1.17.6）*
特殊检查	● 增生病例无资料 ● 肌上皮标志物：p63、平滑肌肌球蛋白重链可用于标记腺瘤中的肌上皮细胞	● 癌与增生病例无资料 ● 肌上皮标志物阴性：p63，平滑肌肌球蛋白重链
治疗	局部切除疗效确切	全部或部分切除外阴加淋巴结清扫伴（不伴）放疗
预后	前庭大腺增生属良性病变；部分腺瘤病例与腺样囊性癌伴发；因此，需认真评估和充分取样	预后取决于分期；20 % 的病例可出现腹股沟 – 股淋巴结转移，50 % 以上的病例可见复发。5 年生存率为 66%~67 %

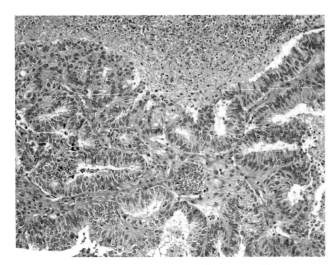

图 1.17.1　前庭大腺增生　叶状结构伴有中央导管

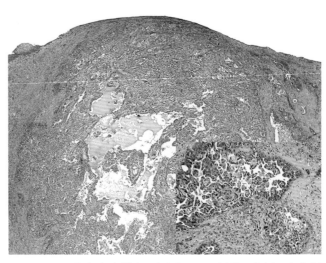

图 1.17.2　前庭大腺增生　与图 1.17.1 为同一病例，高倍视野。小叶结构由相对均一的黏液腺体组成。无间质反应

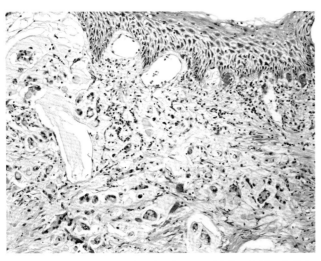

图 1.17.3　前庭大腺增生　与图 1.17.1 为同一病例，高倍视野。丰富的细胞质内黏液，位于基底部的形态均一的小细胞核

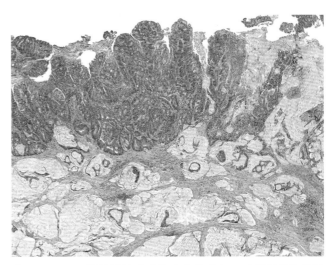

图 1.17.4　原发性黏液癌（前庭大腺癌）　不规则的腺体浸润间质。大面积乳头状结构形成

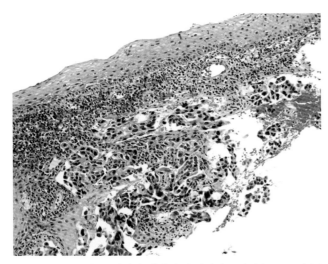

图 1.17.5　原发性黏液癌（前庭大腺癌）　与图 1.17.4 为同一病例，高倍视野

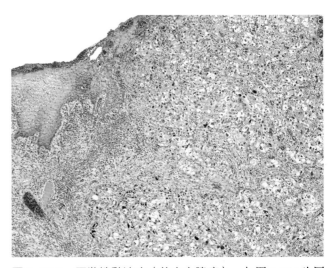

图 1.17.6　原发性黏液癌（前庭大腺癌）　与图 1.17.4 为同一病例，高倍视野。小的不规则腺体，伴有复层排列的细胞核和细胞学非典型性。周围间质呈促结缔组织增生性改变

	乳头状汗腺瘤	源于乳腺样腺体的外阴腺癌
年龄	成人	40~80 岁，大多数患者年龄在 60 岁以上
部位	外阴，阴唇外侧或阴唇之间	外阴、大阴唇
症状	常无症状，小结节，少数情况下可见表面溃疡引起的出血	包块性病变，疼痛
体征	边界清楚的结节，直径通常小于 2 cm；被覆完整表皮，溃疡少见	外阴包块，皮下结节，与 Paget 病相关时，可出现相应的皮肤变化、溃疡或类似皮炎样改变
病因学	源于生殖器的乳腺样汗腺	源于生殖器的乳腺样汗腺
组织学	1. 边界清楚，无包膜（*图 1.18.1*），复杂的乳头状结构伴有纤细的纤维血管轴心（*图 1.18.2*） 2. 通常被覆表皮完好无损 3. 均一的柱状分泌细胞，大汗腺样分化（*图 1.18.3*），缺乏非典型性或仅轻度非典型性 4. 有两层细胞，上皮细胞和肌上皮细胞（*图 1.18.4*） 5. 核分裂不常见，但可出现局灶聚集	1. 边界清楚或边界不规则 / 浸润；低级别乳头状癌：乳头状结构模式复杂，缺乏肌上皮细胞（*图 1.18.5*）或呈浸润性生长模式（*图 1.18.6 和 1.18.7*） 2. 可见上皮下扩展和表面溃疡（*图 1.18.8*） 3. 可见类似乳腺癌不同变异型的特征（*图 1.18.9 ~ 1.18.11*） 4. 缺乏肌上皮细胞 5. 核分裂活性不定
特殊检查	● 肌上皮标志物：p63、平滑肌肌球蛋白重链呈阳性 ● GATA-3 呈阳性	● 肌上皮标志物：p63、平滑肌肌球蛋白重链均呈阴性（*图 1.18.12，右*） ● GATA-3 呈阳性（*图 1.18.12，左*）
治疗	局部完整切除	全部或部分切除外阴，行淋巴结清扫；是否行化疗和放疗取决于分期
预后	良性；如切除不彻底，可局部复发。恶性转化罕见，但可随导管原位癌（DCIS）样病变或低级别叶状肿瘤进展而来	在 50 % 以上的病例可见深部浸润及区域淋巴结转移

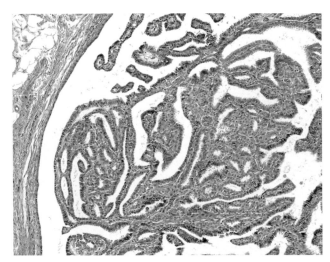

图 1.18.1 乳头状汗腺瘤 边界清楚的囊内病变伴复杂乳头状结构

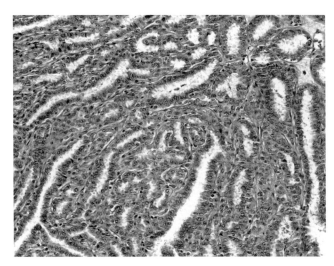

图 1.18.2 乳头状汗腺瘤 复杂的腺样结构

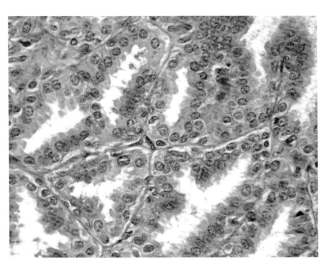

图 1.18.3 乳头状汗腺瘤 与图 1.18.1 为同一病例，高倍视野。伴有大汗腺分泌特征的立方形细胞

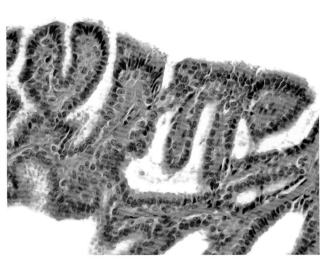

图 1.18.4 乳头状汗腺瘤 与图 1.18.1 为同一病例，高倍视野。融合的乳头状结构。可见两层细胞：管腔柱状细胞和细胞质淡染的基底层肌上皮细胞

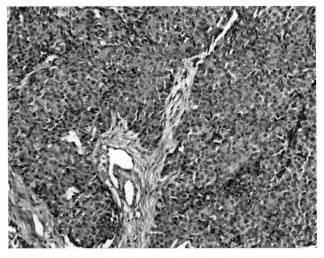

图 1.18.5 源于乳腺样腺体的外阴腺癌 乳头状（导管内）癌。相应的免疫组化染色也见于图 1.18.12

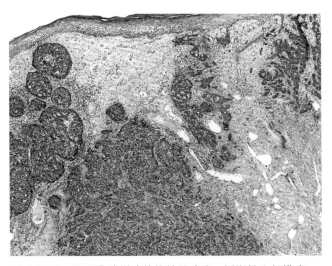

图 1.18.6 源于乳腺样腺体的外阴腺癌 浸润性生长模式

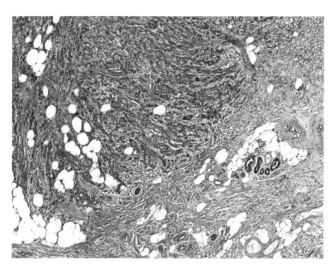

图 1.18.7 源于乳腺样腺体的外阴腺癌 浸润性生长模式。肿瘤周边可见乳腺样腺体

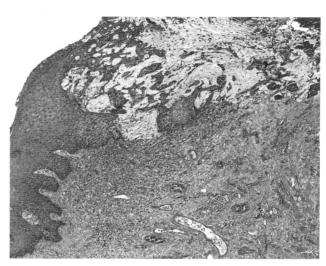

图 1.18.8 源于乳腺样腺体的外阴腺癌 通过皮肤浸润。肿瘤类似乳腺黏液癌

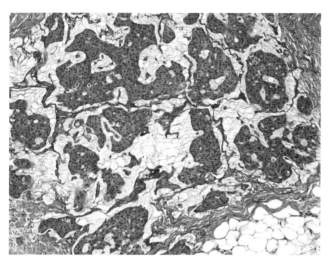

图 1.18.9 源于乳腺样腺体的外阴腺癌 与图 1.18.8 为同一病例，高倍视野。肿瘤类似乳腺黏液癌

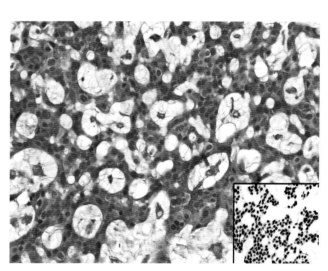

图 1.18.10 源于乳腺样腺体的外阴腺癌 GATA-3 呈阳性（插图）

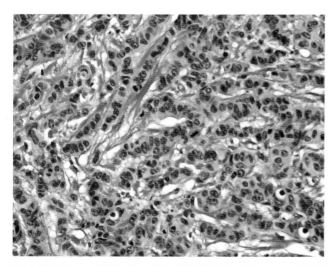

图 1.18.11 源于乳腺样腺体的外阴腺癌 与图 1.18.7 为同一病例，高倍视野。癌细胞呈单行浸润模式

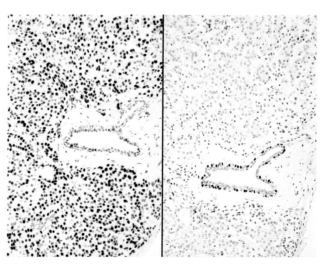

图 1.18.12 源于乳腺样腺体的外阴腺癌 与图 1.18.5 为同一病例。肿瘤细胞 GATA-3 呈阳性（左），除正常导管结构外，p63 表达缺失（右）

	纤维上皮性（中胚层间质）息肉	侵袭性血管黏液瘤
年龄	所有年龄均可发生（新生儿至 77 岁），最多见于育龄期女性，平均年龄 40 岁	青壮年，平均年龄 35 岁
部位	阴道，通常为下 1/3，侧壁；少见于外阴、宫颈	阴道、会阴、盆腔软组织
症状	常无症状	外阴单侧包块
体征	盆腔检查时偶然发现息肉样病变，通常直径小于 5 cm；妊娠期常见	边界模糊的无包膜的深在包块，通常直径大于 5 cm
病因学	未知，可能代表反应性过程；可能由激素引发	未知；有报道认为涉及 12q15 区 / 高迁移率组（HMG）蛋白 HMGA2 的易位
组织学	1. 表浅部位呈外生性息肉样病变（*图 1.19.1*） 2. 伴有中央纤维血管轴心的成纤维细胞性间质，不延伸至底层组织（*图 1.19.2*） 3. 上皮下区可见间质黏液样变 4. 小至中等直径静脉 5. 星状和多核性间质成纤维细胞（*图 1.19.3*）	1. 深在包块，部分病例延伸至上皮下区（*图 1.19.4*） 2. 弥漫性浸润性生长模式 3. 泡状细胞，疏松的黏液样间质 4. 排列杂乱，分布广泛的不同大小的血管，管腔明显（*图 1.19.5*） 5. 单形性梭形细胞，细胞核呈圆形至卵圆形（*图 1.19.6*）
特殊检查	● desmin、ER、PR 均呈阳性	● 阿尔辛蓝染色呈弱阳性 ● HMGA2 呈阳性 ● ER 和 PR 呈不同强度的阳性
治疗	诊断性息肉切除术一般可治愈	局部切除，阴性边缘难以实现；促性腺激素释放激素激动剂是一种可供选择的新兴疗法
预后	良性 / 非肿瘤性；妊娠相关息肉产后可自行消退，局部复发少见，但已有报道	局部复发多见，远处转移极为罕见

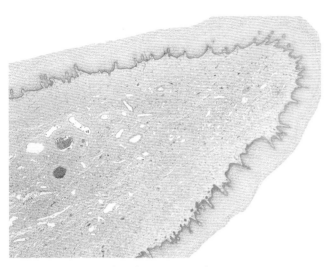

图 1.19.1　纤维上皮性（中胚层间质）息肉　疏松的上皮下间质，向病灶中心逐渐致密

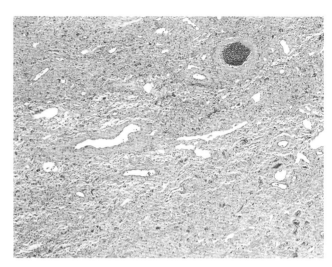

图 1.19.2　纤维上皮性（中胚层间质）息肉　中央纤维血管轴心

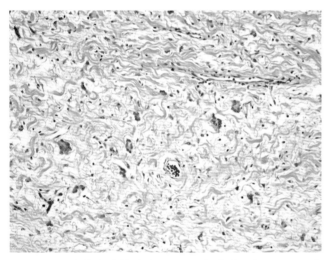

图 1.19.3　纤维上皮性（中胚层间质）息肉　与图 1.19.1 为同一病例，高倍视野。纤细的胶原基质中可见非典型成纤维细胞

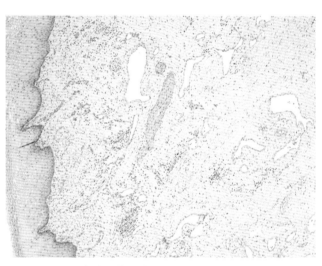

图 1.19.4　侵袭性血管黏液瘤　泡状细胞肿瘤，伴有多形性分布的血管延伸至阴道黏膜

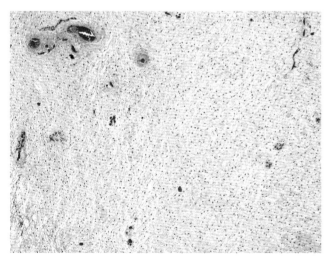

图 1.19.5　侵袭性血管黏液瘤　与图 1.19.4 为同一病例。杂乱排列，广泛分布的静脉，伴有明显的管腔，有的病例血管呈小簇状排列

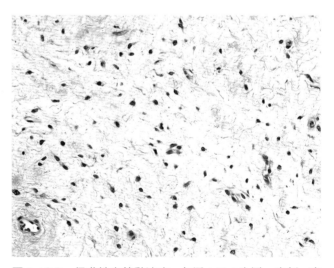

图 1.19.6　侵袭性血管黏液瘤　与图 1.19.4 为同一病例，高倍视野。血管周围胶原束呈同心圆性凝聚。淡染的瘤细胞，具有均一的圆形至卵圆形的细胞核

	外阴淋巴水肿	侵袭性血管黏液瘤
年龄	成人，通常是老年女性	青壮年，平均年龄 35 岁
部位	外阴，延伸至大腿内侧	阴道、会阴、盆腔软组织
症状	外阴双侧肿胀	外阴单侧包块
体征	外阴浅层组织肿胀，不累及深部组织	边界模糊的无包膜的深在包块，通常直径大于 5 cm
病因学	推测为慢性淋巴管阻塞，伴病态肥胖，下床活动减少；妊娠、子痫前期、感染、克罗恩病	未知；有报道认为涉及 12q15 区 / 高迁移率组（HMG）蛋白 HMGA2 的易位
组织学	1. 间质水肿，无明确的边界 *（图 1.20.1）* 2. 血管扩张迂曲，血管周围淋巴细胞浸润 *（图 1.20.2）* 3. 间质成纤维细胞淡染，细胞核拉长 *（图 1.20.3）*；可见散在的多核间质细胞	1. 浸润性生长模式，扩展至周围纤维脂肪组织 *（图 1.20.4）*；脂肪瘤样变异已被描述 2. 排列杂乱，分布广泛的不同大小的血管，管腔宽大而明显；偶见伴有"肌纤维束"的血管簇 *（图 1.20.5）* 3. 单形性梭形细胞，细胞核呈圆形至卵圆形 *（图 1.20.6）* 另见*图 1.19.4~1.19.6*
特殊检查	● 阿尔辛蓝染色呈阴性 ● HMGA2 尚未被研究	● 阿尔辛蓝染色呈弱阳性 ● HMGA2 呈阳性 ● 敏感性高，特异性低
治疗	病因治疗；单纯切除和阴茎成形术可能是必要的，通常具有治疗效应	局部切除，阴性边缘难以实现；促性腺激素释放激素激动剂是一种可供选择的新兴疗法
预后	预后与基础疾病有关	局部复发多见，远处转移极为罕见

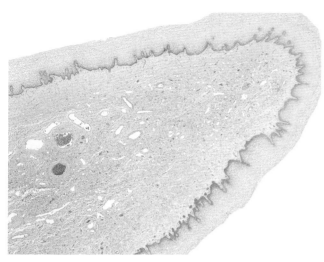

图 1.20.1　外阴淋巴水肿　上皮下及深层间质水肿/扩张伴显著血管增生

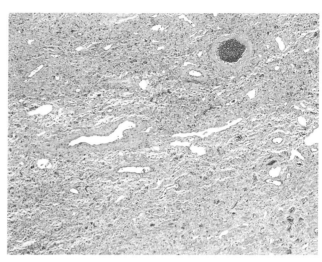

图 1.20.2　外阴淋巴水肿　血管明显增生伴血管周围慢性炎性浸润

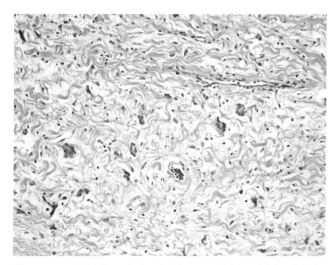

图 1.20.3　外阴淋巴水肿　与图 1.20.1 为同一病例，高倍视野。水肿间质内梭形细胞淡染

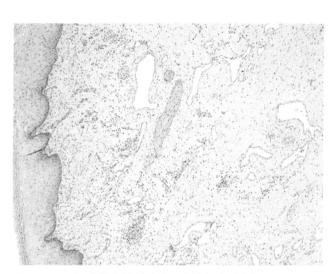

图 1.20.4　侵袭性血管黏液瘤　泡状细胞肿瘤侵入深层脂肪组织

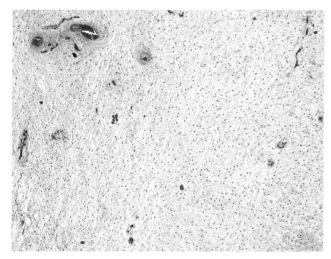

图 1.20.5　侵袭性血管黏液瘤　伴有"肌纤维束"聚集的血管簇

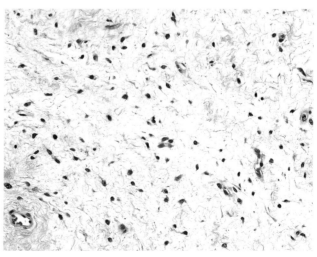

图 1.20.6　侵袭性血管黏液瘤　与图 1.20.4 为同一病例，高倍视野。细胞淡染，伴有均一的圆形至卵圆形的细胞核

	侵袭性血管黏液瘤	血管肌成纤维细胞瘤
年龄	青壮年，平均年龄 35 岁	育龄期女性，也可见于绝经后女性
部位	阴道、会阴、盆腔软组织	外阴，阴道前庭
症状	单侧外阴包块	无痛性外阴包块
体征	边界模糊的无包膜的深在包块，通常直径大于 5 cm	圆形包块，通常直径小于 5 cm；类似前庭腺囊肿
病因学	未知；有报道认为涉及 12q15 区 / 高迁移率组（HMG）蛋白 HMGA2 的易位	未知，起源于女性生殖道的上皮下基质
组织学	1. 大小通常大于 5 cm，部分病例深在包块可延伸至上皮下，弥漫性浸润性生长 2. 均一的泡状细胞肿瘤伴疏松黏液样间质 3. 偶见排列杂乱，分布广泛的不同大小的血管（*图 1.21.1*） 4. 肿瘤细胞均匀、广泛分布 5. 无血管周围硬化缘 6. 细胞核淡染呈小圆形至卵圆形 另见*图 1.19.4~1.19.6 和 1.20.4~1.20.6*	1. 通常直径小于 5 cm，预后良好的无包膜肿瘤，病灶内可见脂肪（脂肪瘤样变异） 2. 细胞性和水肿性胶原基质交替区（*图 1.21.2*） 3. 薄壁、毛细管样小到中等静脉 4. 间质细胞簇，有的分布于血管周围（*图 1.21.3*） 5. 围绕血管结构的硬化带（*图 1.21.4*） 6. 常为淡染的上皮样或浆细胞样间质细胞（*图 1.21.5*）
特殊检查	● 阿尔辛蓝染色呈弱阳性 ● HMGA2 呈阳性，敏感性高而特异性低	● HMGA2 呈阴性
治疗	局部切除，阴性边缘难以实现；促性腺激素释放激素激动剂是一种可供选择的新兴疗法	局部切除一般疗效确切
预后	局部复发多见，远处转移极为罕见	良性；虽有报道恶性转化，但极为罕见

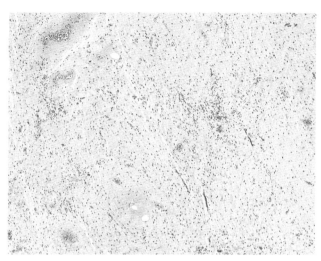

图 1.21.1　侵袭性血管黏液瘤　泡状细胞的黏液样肿瘤，伴有多形性分布的血管

图 1.21.2　血管肌成纤维细胞瘤　多形性细胞性肿瘤伴明显的薄壁血管

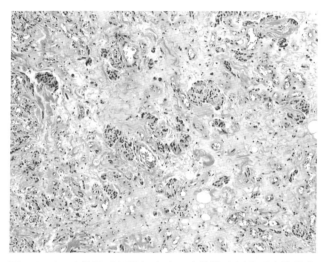

图 1.21.3　血管肌成纤维细胞瘤　水肿性胶原基质中的簇状基质细胞

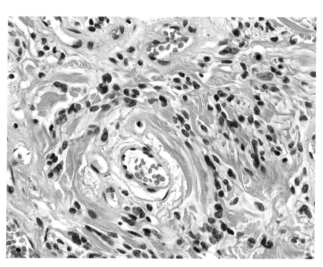

图 1.21.4　血管肌成纤维细胞瘤　与图 1.21.2 为同一病例，高倍视野。图片中心可见血管周围的硬化缘。血管周围分布着淡染的间质细胞

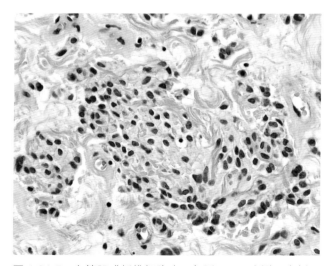

图 1.21.5　血管肌成纤维细胞瘤　与图 1.21.2 为同一病例，高倍视野。淡染的上皮样间质细胞簇

	富于细胞性血管纤维瘤	平滑肌瘤
年龄	平均年龄 54 岁	年龄范围广，大多数病例在 38~48 岁
部位	外阴，偶见于阴道、皮下组织或更表浅的真皮层	外阴或阴道（最常见于子宫，也发生于宫颈）
症状	常为无痛性包块，偶有疼痛	无痛性包块
体征	浅表外阴包块，大多数报道病例小于 3 cm	表面或深层，可类似前庭大腺囊肿；大多数报道病例小于 5 cm
病因学	尚不明确	尚不明确
组织学	1. 通常边界清楚，也可见到一些病例轮廓不规则 2. 细胞均一性明显（图 1.22.1 和 1.22.2） 3. 梭形细胞呈短束状交织排列（图 1.22.3） 4. 小到中等大小的血管分布于整个肿瘤，血管壁玻璃样变明显（图 1.22.4） 5. 嗜酸性细胞质淡染，细胞核均一，呈卵圆形或长梭形（图 1.22.5） 6. 核分裂活性不一，但通常核分裂少见 7. 通常在病变边缘可含有成熟的脂肪组织	1. 边界清楚，浸润性边缘应警惕更具侵袭性的平滑肌肿瘤 2. 大多数肿瘤细胞数量并不丰富，可见富于细胞性变异 3. 梭形细胞呈长束状交织排列（图 1.22.6） 4. 厚壁血管分布各异，偶可聚集分布（图 1.22.7）；玻璃样变（被认为是退行性变）不少见，但血管壁的玻璃样变很少 5. 嗜酸性纤维性细胞质和雪茄状细胞核（图 1.22.8） 6. 核分裂象可高达 5/ 10HPF
特殊检查	● 大多数病例 desmin 呈阴性 ● CD34（50% 的病例）呈阳性	● desmin 呈阳性 ● CD34 呈阴性（标记物可显示出血管结构）
治疗	局部切除	局部切除
预后	良性；有研究人员认为具有恶性变潜能，脂肪瘤成分最为常见	良性；有可能局部复发

图 1.22.1　富于细胞性血管纤维瘤　均一的细胞性肿瘤，内见分布不均的小到中等大小直径的血管

图 1.22.2　富于细胞性血管纤维瘤　富含细胞性梭形细胞肿瘤，具有突出的血管

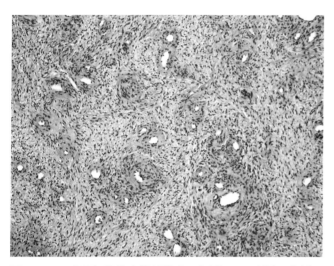

图 1.22.3　富于细胞性血管纤维瘤　与图 1.22.2 为同一病例，高倍视野。梭形细胞呈短束状交织排列

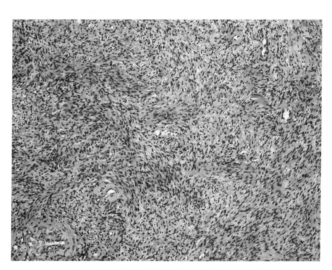

图 1.22.4　富于细胞性血管纤维瘤　与图 1.22.1 为同一病例，高倍视野。内见小到中等大小直径的血管，血管壁玻璃样变

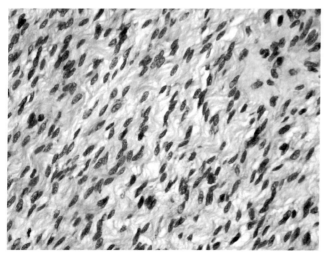

图 1.22.5　富于细胞性血管纤维瘤　与图 1.22.1 为同一病例，高倍视野。梭形细胞，伴有淡染的嗜酸性细胞质及均一的卵圆形 / 长梭形细胞核

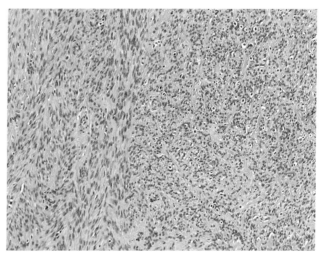

图 1.22.6　平滑肌瘤　梭形细胞呈长束状交织排列

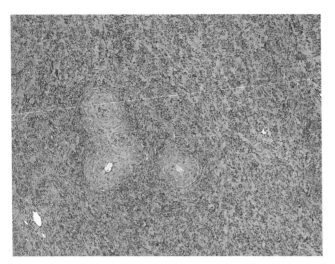

图 1.22.7　平滑肌瘤　细胞性变异。可见簇状厚壁静脉

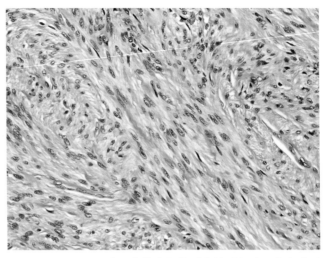

图 1.22.8　平滑肌瘤　束状交织排列的梭形细胞，伴有嗜酸性纤维性细胞质和雪茄状细胞核

	浅表性肌成纤维细胞瘤	平滑肌瘤
年龄	育龄期和绝经后女性，平均年龄 57 岁	年龄范围广，高峰年龄 38~48 岁
部位	阴道，不常见于外阴和宫颈；源于固有层浅层	可发生于外阴或阴道（最常见于子宫，也发生于宫颈）
症状	通常无症状；偶尔可有与周围结构受压有关的症状	无痛性包块
体征	局限性包块，常为单发	类似前庭大腺囊肿，大多数报道的病例小于 5 cm
病因学	不明，某些报道的病例存在 13q14 等位基因缺失，在使用他莫昔芬治疗的患者中也有报道	不明
组织学	1. 位于浅层间质的局限性无包膜结节样包块，上覆鳞状上皮（图 1.23.1） 2. 生长模式多样（图 1.23.2） 3. 花边状或筛状结构，细胞性中心区，黏液样变区（图 1.23.3） 4. 纤细的胶原样基质和宽厚的胶原纤维束（图 1.23.4）中可见梭形和星状间充质细胞 5. 核分裂不常见	1. 可见被包绕清楚的分叶状生长状态，浸润性边缘应警惕更具侵袭性的平滑肌肿瘤（图 1.23.5） 2. 大多数肿瘤细胞数量并不丰富；可见富于细胞性变异 3. 形态均一的梭形细胞呈长束状交织排列（图 1.23.6）；在细胞束横切面中，细胞呈假上皮样外观（图 1.23.7）；可见玻璃样变（被认为是退行性变）（图 1.23.8 和 1.23.9） 4. 细胞伴有嗜酸性纤维状细胞质和雪茄状细胞核（图 1.23.10） 5. 核分裂象可高达 5/10HPF
特殊检查	● desmin、ER、PR 呈阳性；SMA、MSA 呈局灶性表达 ● CD34 呈阳性	● desmin、SMA、MSA、ER、PR 呈阳性 ● 肿瘤细胞中 CD34 呈阴性（血管可作为内部阳性对照）
治疗	局部切除	局部切除
预后	良性，未见切缘阴性者术后复发报道	良性，可局部复发

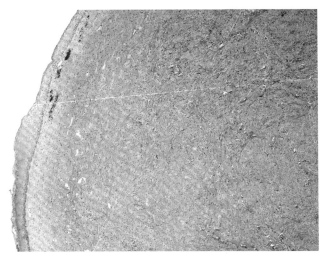

图 1.23.1　浅表性肌成纤维细胞瘤　位于上皮下间质内的局限性梭形细胞肿瘤

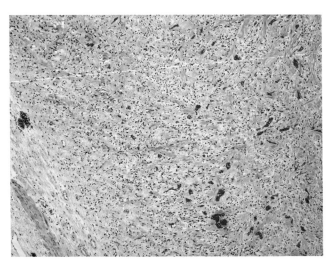

图 1.23.2　浅表性肌成纤维细胞瘤　生长模式多样

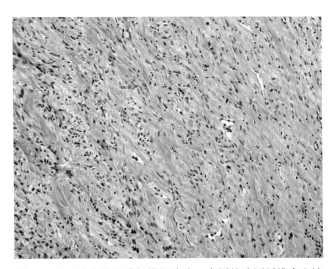

图 1.23.3　浅表性肌成纤维细胞瘤　宽厚的胶原纤维束和淡染的梭形细胞岛混杂存在

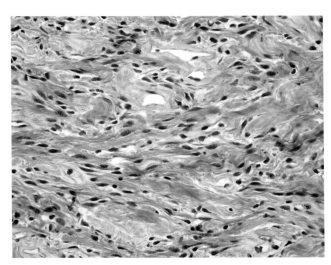

图 1.23.4　浅表性肌成纤维细胞瘤　淡染的梭形细胞和星状细胞，细胞核呈卵圆形或被拉长

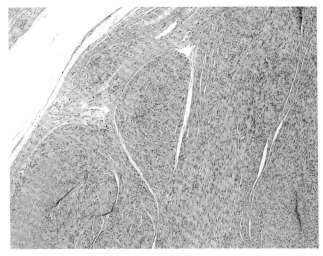

图 1.23.5　平滑肌瘤　局限性肿瘤，周边可见分叶状结构

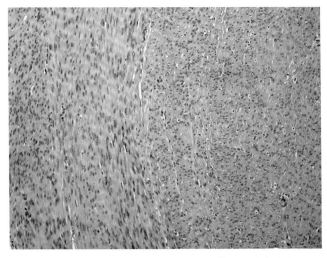

图 1.23.6　平滑肌瘤　纵向（左侧）和横向（右侧）切面显示长束状交织排列的梭形细胞

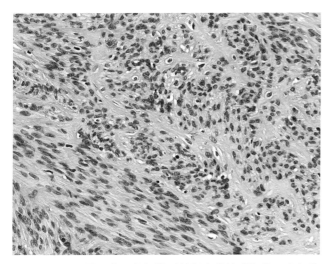

图 1.23.7 平滑肌瘤 交织排列的长束状梭形细胞。在细胞束的横切面上呈假上皮样形态

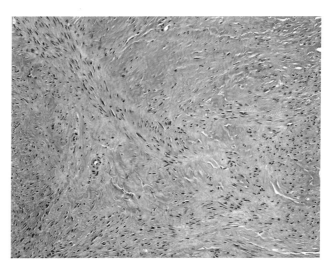

图 1.23.8 平滑肌瘤 大的几乎无细胞的玻璃样变区。在残留的细胞区，细胞仍保持束状生长模式

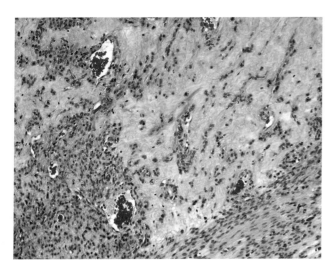

图 1.23.9 平滑肌瘤 大的玻璃样变区内被包裹的细胞呈假上皮样外观

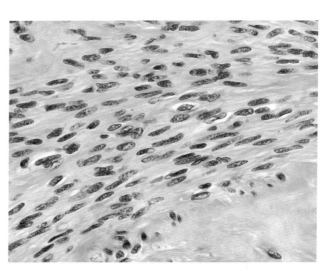

图 1.23.10 平滑肌瘤 与图 1.23.7 为同一病例，高倍视野。梭形细胞伴有嗜酸性纤维性细胞质和雪茄状细胞核

	神经纤维瘤	浅表性肌成纤维细胞瘤
年龄	散发性肿瘤在 20 岁以前不常见，肿瘤相关综合征常见于儿童和年轻人	育龄期和绝经后女性，平均年龄 57 岁
部位	常见于外阴，不常见于阴道、宫颈和其他生殖道部位；阴蒂肿瘤通常是先天性的	阴道，不常见于外阴及宫颈；起源于固有层浅层
症状	无痛，外观不雅；症状可能与局部刺激或创伤有关；妊娠期可出现泌尿系统症状和阴道梗阻	通常无症状，偶尔可有与周围结构受压有关的症状
体征	实性结节状生长，在儿童人群中，可能与外生殖器畸形混淆。其他神经纤维瘤体征（牛奶咖啡斑等）	局限性包块，常为单发
病因学	可能为散发或与神经纤维瘤 I 型（常染色体显性遗传性疾病，伴外显率近 100 %）有关	不明，某些报道的病例存在 13q14 单等位基因缺失；在使用他莫昔芬治疗的患者中也有报道
组织学	1. 缺乏明显的包膜，顶端被覆表皮 *（图 1.24.1）*；可包裹皮肤附件结构，上皮增生 2. 相对均匀的细胞性肿瘤，随机分布的梭形细胞成束排列 *（图 1.24.2）*；可见模糊的车辐状排列 3. 纵向切面呈波浪状形态 *（图 1.24.3）*，菲薄的胶原蛋白束与肿瘤细胞混合存在 *（图 1.24.4）* 4. 细胞核小、深染；有的两头呈锥形或尖锐*（图 1.24.5）* 5. Wagner–Meissner 样小体	1. 位于浅层间质中的局限性无包膜结节样包块，上覆鳞状上皮 *（图 1.24.7）* 2. 生长模式多样 *（图 1.24.8）* 3. 花边状或筛状结构，细胞性中心区，黏液样变区 4. 可见梭形和星状间充质细胞，具有纤细的胶原样基质和宽厚的胶原纤维束 *（图 1.24.9 和 1.24.10）* 5. 无 Wagner–Meissner 样小体
特殊检查	● 肌源性标记 CD34、ER 和 PR 呈阴性 ● S100 呈阳性 *（图 1.24.6）*	● desmin、CD34、ER、PR 呈阳性；SMA、MSA 局灶性表达 ● S100 呈阴性
治疗	有肿瘤增大症状的可保守切除	局部切除
预后	良性，可能发生恶变（应质疑快速增长的肿瘤）	良性，无切缘阴性者术后复发的报道

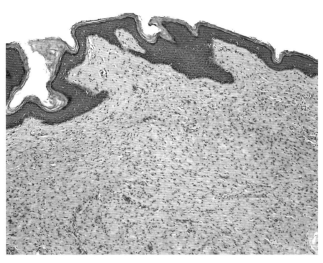

图 1.24.1　神经纤维瘤　中等量的细胞性肿瘤，表面被覆增生的上皮

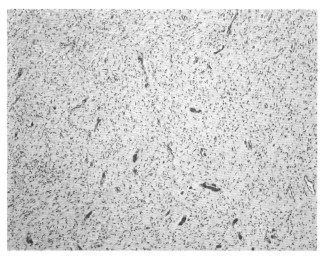

图 1.24.2　神经纤维瘤　形态均一的梭形细胞肿瘤，伴有随机分布的小血管

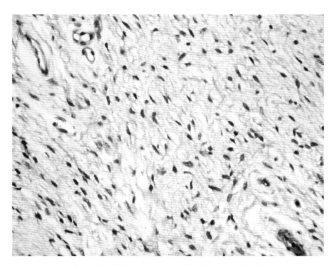

图 1.24.3　神经纤维瘤　波浪状排列的梭形细胞束

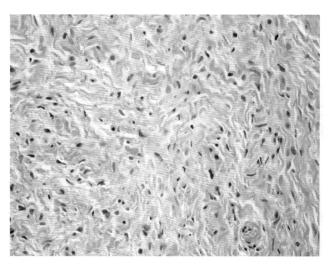

图 1.24.4　神经纤维瘤　可见局部胶原化

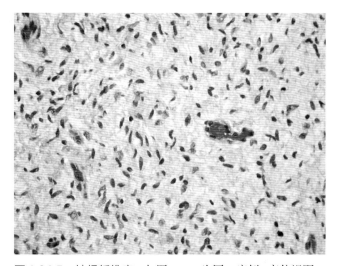

图 1.24.5　神经纤维瘤　与图 1.24.2 为同一病例，高倍视野。梭形细胞，带有锥形 / 尖锐的深染细胞核

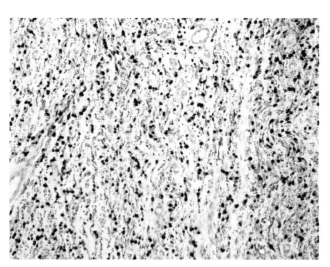

图 1.24.6　神经纤维瘤　肿瘤细胞中 S100 弥漫性表达

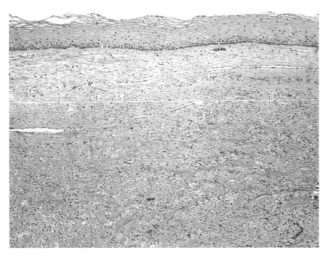

图 1.24.7　浅表性肌成纤维细胞瘤　上皮下间质内局限性梭形细胞肿瘤

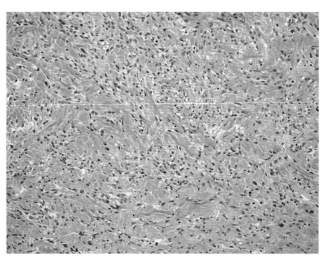

图 1.24.8　浅表性肌成纤维细胞瘤　富于细胞区和胶原区的生长模式多样

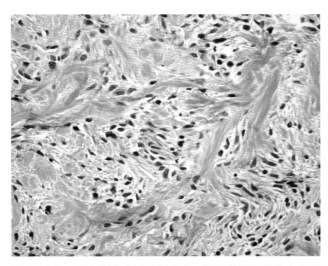

图 1.24.9　浅表性肌成纤维细胞瘤　宽厚的胶原纤维束将淡染的梭形细胞分割成岛状

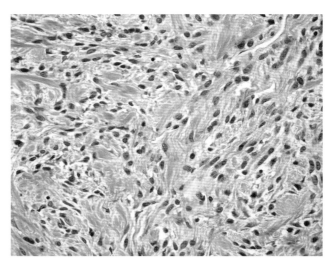

图 1.24.10　浅表性肌成纤维细胞瘤　与图 1.24.8 为同一病例，高倍视野。淡染的梭形细胞和星状细胞，细胞核细长

	梭形细胞黑色素瘤	平滑肌肉瘤
年龄	年龄范围广（40~90岁），更常见于绝经后女性	年龄范围广（40~90岁），大多数女性发病年龄在40岁以上
部位	阴道（更常见于下 1/3，前壁，侧壁），外阴	阴道（最常见于后壁），外阴
症状	阴道出血、排液，包块性病变	包块增大，阴道或直肠出血，性交困难
体征	息肉样或扁平性病变，可有溃疡，通常有色素沉着	阴道或外阴包块，大部分直径大于 3 cm
病因学	源于异常迁移的黑素细胞，可见 *NRAS* 突变和 *c-KIT* 突变，*BRAF* 突变不常见（外阴黑色素瘤）	不明，源于平滑肌组织
组织学	1. 细胞性肿瘤呈实性、巢状、小梁状结构（*图 1.25.1 和 1.25.2*） 2. 可见坏死（*图 1.25.3*） 3. 细胞呈实性片状、巢状和束状排列，可见上皮样和梭形细胞样形态（*图 1.25.3~1.25.6*） 4. 色素多少不等（*图 1.25.4*） 5. 淡染的嗜双色至嗜酸性细胞质（*图 1.25.4，1.25.6 和 1.25.7*） 6. 深染的多形性细胞核，常见显著的多个红色核仁（*图 1.25.7*） 7. 病灶周边可见原位黑色素瘤	1. 由显著非典型性细胞构成的分隔束（*图 1.25.9*） 2. 常见坏死，从有活性的肿瘤区突然过渡到坏死区 3. 梭形细胞在纵切面呈束状，核分裂明显；横切面呈假上皮样（*图 1.25.10*）；也可见上皮样形态 4. 色素缺失 5. 富含纤细的嗜酸性细胞质（*图 1.25.11*） 6. 细胞核多形性明显，染色质粗糙；偶见核仁明显的细胞（*图 1.25.11*） 7. 无上皮内成分或前驱病变
特殊检查	● S100 呈阳性（最敏感），Melan-A、酪氨酸酶、HMB-45 和 MITF 呈不同程度阳性（*图 1.25.8*） ● desmin 和（或）其他平滑肌标记物呈阴性 ● ER 和 PR 呈阴性	● 黑素细胞标记物呈阴性 ● desmin（*图 1.25.12*，左）和（或）其他平滑肌标记物呈阳性 ● ER、PR 呈不同程度阳性（*图 1.25.12*，右）
治疗	根治性切除；在无法切除时，主要采用放疗	根治性切除伴（不伴）辅助化疗和放疗
预后	预后取决于分期，但通常预后差；平均生存期为 20 个月；5 年生存率接近 20 %	总体 5 年生存率小于 50 %。局部复发和远处转移（肺）常见

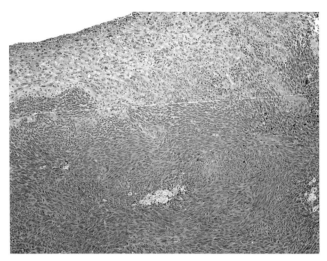

图 1.25.1　外阴黑色素瘤　细胞性肿瘤伴有表面溃疡及梭形细胞区

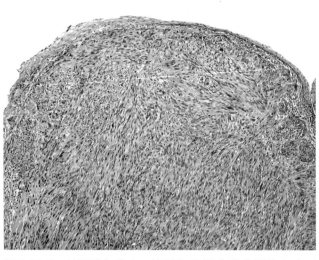

图 1.25.2　外阴黑色素瘤　梭形细胞肿瘤形成鳞状上皮下结节

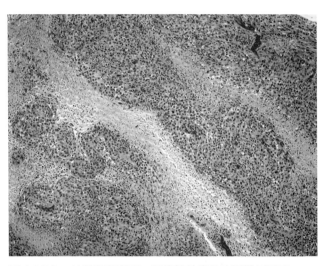

图 1.25.3　外阴黑色素瘤　细胞性肿瘤呈地图样坏死区

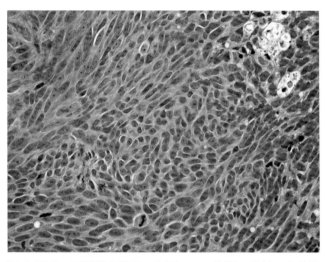

图 1.25.4　外阴黑色素瘤　与图 1.25.1 为同一病例，高倍视野。核仁突出的非典型梭形细胞，核分裂象丰富。局灶性细胞质中有细小的黑色素颗粒（右上）

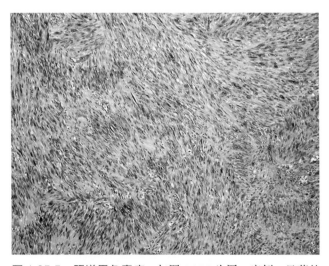

图 1.25.5　阴道黑色素瘤　与图 1.25.2 为同一病例，显著的多形性细胞核。非典型梭形细胞束状分布

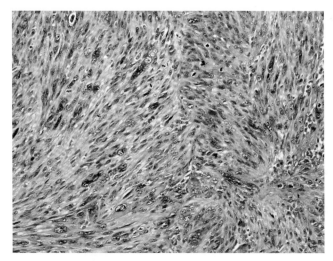

图 1.25.6　阴道黑色素瘤　与图 1.25.2 为同一病例，高倍视野。显著的多形性细胞核，核分裂象丰富

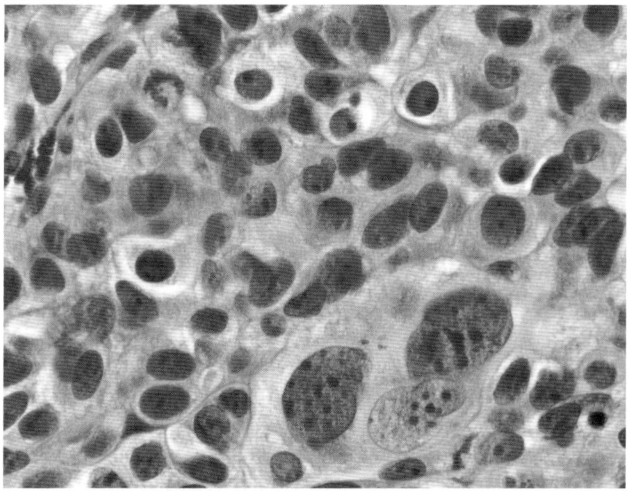

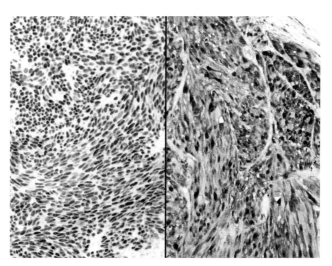

图 1.25.7　外阴黑色素瘤　与图 1.25.3 为同一病例，高倍视野。多形性细胞核显著，深染，有多个突出的核仁

图 1.25.8　黑色素瘤　MITF（左）和 S100（右）弥漫性表达

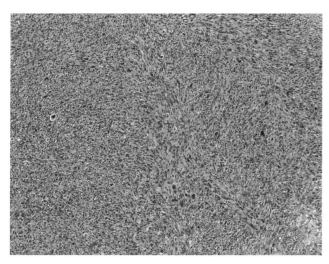

图 1.25.9　外阴平滑肌肉瘤　细胞性肿瘤由成片分布的梭形细胞构成

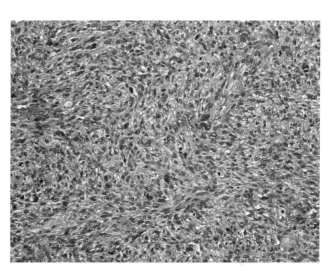

图 1.25.10　外阴平滑肌肉瘤　与图 1.25.9 为同一病例，高倍视野。细胞性肿瘤由成束的梭形细胞构成

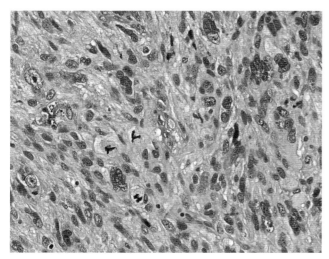

图 1.25.11　外阴平滑肌肉瘤　与图 1.25.9 为同一病例，高倍视野。核异型性和多形性明显，偶见核仁突出的细胞。核分裂活跃

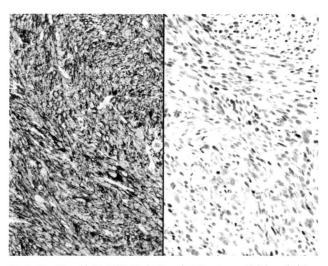

图 1.25.12　外阴平滑肌肉瘤　与图 1.25.11 为同一病例。desmin 弥漫性表达（左），部分细胞表达 ER（右）

参考文献

1.1~1.6

Aguilera-Barrantes I, Magro C, Nuovo gJ. Verruca vulgaris of the vulva in children and adults: a nonvenereal type of vulvar wart. *Am J Surg Pathol*. 2007;31:529–535.

Bai H, Cviko A, granter S, et al. I mmunophenotypic and viral (human papillomavirus) correlates of vulvar seborrheic keratosis. Hum Pathol. 2003;34:559–564.

Brisigotti M, Moreno A, Murcia C, et al. Verrucous carcinoma of the vulva. A clinicopathologic and i mmunohistochemical study of five cases. Int J Gynecol Pathol. 1989;8:1–7.

Li J, Ackerman AB. "Seborrheic keratoses" that contain human pap- illomavirus are condylomata acuminata. Am J Dermatopathol.

1994;16:398–405; discussion 406–398.

Maniar KP, Ronnett BM, Vang R, et al. Coexisting high-grade vul- var intraepithelial neoplasia (VIN) and condyloma acuminatum: independent lesions due to different HPV types occurring in i mmunocompromised patients. Am J Surg Pathol. 2013;37:53–60.

Moyal-Barracco M, Leibowitch M, Orth g. Vestibular papillae of the vulva. Lack of evidence for human papillomavirus etiology. Arch Dermatol. 1990;126:1594–1598.

Nascimento AF, granter SR, Cviko A, et al. Vulvar acanthosis with altered differentiation: a precursor to verrucous carcinoma? Am J Surg Pathol. 2004;28:638–643.

Potkul RK, Lancaster WD, Kurman RJ, et al. Vulvar condylomas and squamous vestibular micropapilloma. Differences in appear- ance and response to treatment. J Reprod Med. 1990;35:1019–1022.

Tumors of the vulva. In: Kurman RJ, Ronnett BM, Sherman ME, et al., eds. Atlas of Tumor Pathology, 4th series, Fasc 13. Tumors of the Cervix, Vagina, and Vulva. Washington, DC: Armed Forces Institute of Pathology; 2010:67–237.

Wilkinson EJ. Premalignant and malignant tumors of vulva. In: Kurman RJ, Ellenson LH, Ronnett BM, eds. Blaustein's Pathology of the Female Genital Tract. 6th ed. New York, NY: Springer;2011:55–99.

Wilkinson EJ, Massoll NA. Benign diseases of the vulva. In: Kurman RJ, Ellenson LH, Ronnett BM, eds. Blaustein's Pathology of the Female Genital Tract. 6th ed. New York, NY: Springer;2011:5–47.

1.7

Darragh TM, Colgan TJ, Thomas Cox J, et al. The lower anogenital squamous terminology standardization project for HPV-associated lesions: background and consensus recommendations from the College of American Pathologists and the American Society for Colposcopy and Cervical Pathology. Int J Gynecol Pathol. 2013;32:76–115.

Del Pino M, Rodriguez-Carunchio L, Ordi J. Pathways of vulvar intraepithelial neoplasia and squamous cell carcinoma. Histopathology. 2013;62:161–175.

Hoevenaars BM, van der Avoort IA, de Wilde PC, et al. A panel of p16(ink4a), mib1 and p53 proteins can distinguish between the 2 pathways leading to vulvar squamous cell carcinoma. Int J Cancer. 2008;123:2767–2773.

van de Nieuwenhof HP, van der Avoort IA, de Hullu JA. Review of squamous premalignant vulvar lesions. Crit Rev Oncol Hematol.2008;68:131–156.

1.8

Chiesa-Vottero A, Dvoretsky PM, Hart WR. Histopathologic study of thin vulvar squamous cell carcinomas and associated cutaneous lesions: a correlative study of 48 tumors in 44 patients with anal- ysis of adjacent vulvar intraepithelial neoplasia types and lichen sclerosus. Am J Surg Pathol. 2006;30:310–318.

Del Pino M, Rodriguez-Carunchio L, Ordi J. Pathways of vulvar intraepithelial neoplasia and squamous cell carcinoma. Histopathology. 2013;62:161–175.

Hoevenaars BM, van der Avoort IA, de Wilde PC, et al. A panel of p16(ink4a), mib1 and p53 proteins can distinguish between the 2 pathways leading to vulvar squamous cell carcinoma. Int J Cancer. 2008;123:2767–2773.

van de Nieuwenhof HP, van der Avoort IA, de Hullu JA. Review of squamous premalignant vulvar lesions. Crit Rev Oncol Hematol.2008;68:131–156.

van de Nieuwenhof HP, Bulten J, Hollema H, et al. Differentiated vulvar intraepithelial neoplasia is often found in lesions, previ- ously diagnosed as lichen sclerosus, which have progressed to vulvar squamous cell carcinoma. Mod Pathol. 2011;24:297–305. Yang B, Hart WR. Vulvar intraepithelial neoplasia of the simplex (differentiated) type: a clinicopathologic study including analysis of HPV and p53 expression. Am J Surg Pathol. 2000;24:429–441.

1.9

Elwood H, Kim J, Yemelyanova A, et al. Basal cell carcinomas of the vulva: high-risk human papillomavirus DNA detection, p16 and Ber-EP4 expression. Am J Surg Pathol. 2014;38:542–547.

Mulvany NJ, Rayoo M, Allen Dg. Basal cell carcinoma of the vulva:a case series. Pathology. 2012;44:528–533.

1.10 和 1.11

Abdel-Mesih A, Daya D, Onuma K, et al. Interobserver agreement for assessing invasion in stage 1a vulvar squamous cell carci- noma. Am J Surg Pathol. 2013;37:1336–1341.

Tumors of the vulva. In: Kurman RJ, Ronnett BM, Sherman ME, et al., eds. Atlas of Tumor Pathology, 4th series, Fasc 13. Tumors of the Cervix, Vagina, and Vulva. Washington, DC: Armed Forces Institute of Pathology; 2010:67–237.

Wilkinson EJ. Premalignant and malignant tumors of vulva. In: Kurman RJ, Ellenson LH, Ronnett BM, eds. Blaustein's Pathology of the Female Genital Tract. 6th ed. New York, NY: Springer;2011:55–99.

1.12 和 1.13

Cai Y, Sheng W, Xiang L, et al. Primary extrama mmary paget's disease of the vulva: the clinicopathological features and treatment outcomes in a series of 43 patients. Gynecol Oncol.2013;129:412–416.

De la garza Bravo mm, Curry JL, Torres-Cabala CA, et al. Pigmented extrama mmary Paget disease of the thigh mimicking a melano- cytic tumor: report of a case and review of the literature. J Cutan Pathol. 2014;41:529–535.

Fabrizi g, Zannoni gF, Lopez LI, et al. Melanocytic dysplasia and multiple melanoma of the vulva. Eur J Gynaecol Oncol.2002;23:323–324.

Higgins HW II, Lee KC, galan A, et al. Melanoma in situ: part II.

Histopathology, treatment, and clinical management. J Am Acad Dermatol. 2015;73:193–203.

Raju RR, goldblum JR, Hart WR. Pagetoid squamous cell carcinoma in situ (pagetoid Bowen's disease) of the external genitalia. Int J Gynecol Pathol. 2003;22:127–135.

Sadownik LA, Crawford RI. Post-surgical treatment of melanoma in situ of the vulva with imiquimod. J Obstet Gynaecol Can.2010;32:771–774.

Shaco-Levy R, Bean SM, Vollmer RT, et al. Paget disease of the vulva: a histologic study of 56 cases correlating pathologic fea- tures and disease course. Int J Gynecol Pathol. 2010;29:69–78.

Terlou A, Blok LJ, Helmerhorst TJ, et al. Premalignant epithelial disorders of the vulva: squamous vulvar intraepithelial neopla- sia, vulvar Paget's disease and melanoma in situ. Acta Obstet Gynecol Scand. 2010;89:741–748.

Vincent J, Taube JM. Pigmented extrama mmary Paget disease of the abdomen: a potential mimicker of melanoma. Dermatol Online J. 2011;17:13.

1.14 和 1.15

DeMars LR, Van Le L, Huang I, et al. Primary non-clearcell adeno- carcinomas of the vagina in older DES-exposed women. Gynecol Oncol. 1995;58:389–392.

Ebrahim S, Daponte A, Smith TH, et al. Primary mucinous adenocar- cinoma of the vagina. Gynecol Oncol. 2001;80:89–92.

Frank SJ, Deavers MT, Jhingran A, et al. Primary adenocarcinoma of the vagina not associated with diethylstilbestrol (des) expo- sure. Gynecol Oncol. 2007;105:470–474.

Halat S, Eble JN, grignon DJ, et al. Ectopic prostatic tissue: his- togenesis and histopathological characteristics. Histopathology.2011;58:750–758.

Mazur MT, Hsueh S, gersell DJ. Metastases to the female genital tract. Analysis of 325 cases. Cancer. 1984;53:1978–1984.

McCluggage Wg, ganesan R, Hirschowitz L, et al. Ectopic prostatic tissue in the uterine cervix and vagina: report of a series with a detailed i mmunohistochemical analysis. Am J Surg Pathol.2006;30:209–215.

Mudhar HS, Smith JH, Tidy J. Primary vaginal adenocarcinoma of intestinal type arising from an adenoma: case report and review of the literature. Int J Gynecol Pathol. 2001;20:204–209.

Ng HJ, Aly EH. Vaginal metastases from colorectal cancer. Int J Surg. 2013;11:1048–1055.

Nucci MR, Ferry JA, Young RH. Ectopic prostatic tissue in the uter- ine cervix: a report of four cases and review of ectopic prostatic tissue. Am J Surg Pathol. 2000;24:1224–1230.

Staats PN, Clement PB, Young RH. Primary endometrioid adenocar- cinoma of the vagina: a clinicopathologic study of

18 cases. Am J Surg Pathol. 2007;31:1490–1501.

Staats PN, McCluggage Wg, Clement PB, et al. Primary intesti- nal-type glandular lesions of the vagina: clinical, pathologic, and i mmunohistochemical features of 14 cases ranging from benign polyp to adenoma to adenocarcinoma. Am J Surg Pathol.2014;38:593–603.

1.16

Ouldamer L, Caille A, Body g. Fallopian tube prolapse after hyster- ectomy: a systematic review. PLoS One. 2013;8:e76543.

Silverberg Sg, Frable WJ. Prolapse of fallopian tube into vaginal vault after hysterectomy. Histopathology, cytopathology, and dif- ferential diagnosis. Arch Pathol. 1974;97:100–103.

Staats PN, Clement PB, Young RH. Primary endometrioid adenocar- cinoma of the vagina: a clinicopathologic study of 18 cases. Am J Surg Pathol. 2007;31:1490–1501.

Wheelock JB, Schneider V, goplerud DR. Prolapsed fallopian tube masquerading as adenocarcinoma of the vagina in a postmeno- pausal woman. Gynecol Oncol. 1985;21:369–375.

1.17 和 1.18

Chamlian DL, Taylor HB. Primary carcinoma of Bartholin's gland.

A report of 24 patients. Obstet Gynecol. 1972;39:489–494.

Kazakov DV, Spagnolo DV, Kacerovska D, et al. Lesions of anogenital ma mmary-like glands: an update. Adv Anat Pathol. 2011;18:1–28. Koenig C, Tavassoli FA. Nodular hyperplasia, adenoma, and ade- nomyoma of Bartholin's gland. Int J Gynecol Pathol. 1998;17:289–294.

Meeker JH, Neubecker RD, Helwig EB. Hidradenoma papilliferum.Am J Clin Pathol. 1962;37:182–195.

Santos LD, Kennerson AR, Killingsworth MC. Nodular hyperplasia of Bartholin's gland. Pathology. 2006;38:223–228.

Wilkinson EJ. Premalignant and malignant tumors of vulva. In: Kurman RJ, Ellenson LH, Ronnett BM, eds. Blaustein's Pathology of the Female Genital Tract. 6th ed. New York, NY: Springer;2011:55–99.

1.19~1.21

Dahiya K, Jain S, Duhan N, et al. Aggressive angiomyxoma of vulva and vagina: a series of three cases and review of literature. Arch Gynecol Obstet. 2011;283:1145–1148.

Fadare O, Brannan SM, Arin-Silasi D, et al. Localized lymphedema of the vulva: a clinicopathologic study of 2 cases and a review of the literature. Int J Gynecol Pathol. 2011;30:306–313.

Fetsch JF, Laskin WB, Lefkowitz M, et al. Aggressive angiomyx- oma: a clinicopathologic study of 29 female patients. Cancer.1996;78:79–90.

Laskin WB, Fetsch JF, Tavassoli FA. Angiomyofibroblastoma of the female genital tract: analysis of 17 cases including a lipomatous variant. Hum Pathol. 1997;28:1046–1055.

McCluggage Wg, Connolly L, McBride HA. Hmga2 is a sensitive but not specific i mmunohistochemical marker of vulvovaginal aggressive angiomyxoma. Am J Surg Pathol. 2010;34:1037–1042. McCluggage Wg, Nielsen gP, Young

RH. Massive vulval edema secondary to obesity and i mmo-bilization: a poten-tial mimic of aggressive angiomyxoma. Int J Gynecol Pathol.2008;27:447–452.

Miettinen M, Wahlstrom T, Vesterinen E, et al. Vaginal polyps with pseudosarcomatous features. A clinicopathologic study of seven cases. Cancer. 1983;51:1148–1151.

Nielsen gP, Rosenberg AE, Young RH, et al. Angiomyofibro-blastoma of the vulva and vagina. Mod Pathol. 1996;9:284–291.

Nucci MR, Young RH, Fletcher CD. Cellular pseudosarcoma-tous fibroepithelial stromal polyps of the lower female genital tract: an underrecognized lesion often misdiagnosed as sar-coma. Am J Surg Pathol. 2000;24:231–240.

Ockner DM, Sayadi H, Swanson PE, et al. genital angiomy-ofibro- blastoma. Comparison with aggressive angiomyxoma and other myxoid neoplasms of skin and soft tissue. Am J Clin Pathol.1997;107:36–44.

Rabban JT, Dal Cin P, Oliva E. Hmga2 rearrangement in a case of vulvar aggressive angiomyxoma. Int J Gynecol Pathol.2006;25:403–407.

Silverman JS, Albukerk J, Tamsen A. Comparison of angi-omyofi- broblastoma and aggressive angiomyxoma in both sexes: four cases composed of bimodal CD34 and fac-tor xiiia positive den- dritic cell subsets. Pathol Res Pract. 1997;193:673–682.

Sims SM, Stinson K, McLean FW, et al. Angiomyofibroblasto-ma of the vulva: a case report of a pedunculated variant and review of the literature. J Low Genit Tract Dis. 2012;16:149–154.

Steeper TA, Rosai J. Aggressive angiomyxoma of the female pelvis and perineum. Report of nine cases of a distinctive type of gyne- cologic soft-tissue neoplasm. Am J Surg Pathol. 1983;7:463–475. Sutton BJ, Laudadio J. Aggressive angio-myxoma. Arch Pathol Lab Med. 2012;136:217–221.

Vang R, Connelly JH, Ha mmill HA, et al. Vulvar hypertrophy with lymphedema. A mimicker of aggressive angiomyxoma. Arch Pathol Lab Med. 2000;124:1697–1699.

1.22~1.24

gutmann DH, Aylsworth A, Carey JC, et al. The diagnostic evalu- ation and multidisciplinary management of neurofibro-matosis 1 and neurofibromatosis 2. JAMA. 1997;278:51–57.

Laskin WB, Fetsch JF, Tavassoli FA. Superficial cervico-vaginal myofibroblastoma: fourteen cases of a distinctive mesenchymal tumor arising from the specialized subepi-thelial stroma of the lower female genital tract. Hum Pathol. 2001;32:715–725.

Magro g, Caltabiano R, Kacerovska D, et al. Vulvovaginal myofibro- blastoma: expanding the morphological and i mmu-nohistochemi- cal spectrum. A clinicopathologic study of 10 cases. Hum Pathol.2012;43:243–253.

Mandato VD, Santagni S, Cavazza A, et al. Cellular angio-fibroma in women: a review of the literature. Diagn Pathol. 2015;10:114. McCluggage Wg, ganesan R, Hirschowitz L, et al. Cellular angiofi- broma and related fibromatous lesions of the vulva: report of a series of cases with a morphological spectrum wider than previ-ously described. Histopathology. 2004;45:360–368.

Nielsen gP, Rosenberg AE, Koerner FC, et al. Smooth-muscle tumors of the vulva. A clinicopathological study of 25 cases and review of the literature. Am J Surg Pathol. 1996;20:779–793.

Nucci MR, granter SR, Fletcher CD. Cellular angiofibroma: a benign neoplasm distinct from angiomyofibroblastoma and spindle cell lipoma. Am J Surg Pathol. 1997;21:636–644.

Schoolmeester JK, Fritchie KJ. genital soft tissue tumors. J Cutan Pathol. 2015;42:441–451.

1.25

Aulmann S, Sinn HP, Penzel R, et al. Comparison of mo-lecular abnormalities in vulvar and vaginal melanomas. Mod Pathol.2014;27:1386–1393.

Benda JA, Platz CE, Anderson B. Malignant melanoma of the vulva:a clinical-pathologic review of 16 cases. Int J Gynecol Pathol.1986;5:202–216.

gonzalez-Bugatto F, Anon-Requena MJ, Lopez-guerrero MA, et al.

Vulvar leiomyosarcoma in Bartholin's gland area: a case report and literature review. Arch Gynecol Obstet. 2009;279:171–174. Mills AM, Longacre TA. Smooth muscle tumors of the female geni-tal tract. Surg Pathol Clin. 2009;2:625–677.

Nielsen gP, Rosenberg AE, Koerner FC, et al. Smooth-muscle tumors of the vulva. A clinicopathological study of 25 cases and review of the literature. Am J Surg Pathol. 1996;20:779–793.

Ordonez Ng. Value of melanocytic-associated i mmunohisto-chemi- cal markers in the diagnosis of malignant melanoma: a review and update. Hum Pathol. 2014;45:191–205.

Ragnarsson-Olding BK, Kanter-Lewensohn LR, Lagerlof B, et al.

Malignant melanoma of the vulva in a nationwide, 25-year study of 219 Swedish females: clinical observations and his-topatho- logic features. Cancer. 1999;86:1273–1284.

Rouzbahman M, Kamel-Reid S, Al Habeeb A, et al. Malignant mel- anoma of vulva and vagina: a histomorphological review and mutation analysis—a single-center study. J Low Genit Tract Dis.2015;19:350–353.

Seifried S, Haydu LE, Quinn MJ, et al. Melanoma of the vulva and vagina: principles of staging and their relevance to man-agement based on a clinicopathologic analysis of 85 cases. Ann Surg Oncol. 2015;22:1959–1966.

第二章
子宫颈

2.1 低级别鳞状上皮内病变（LSIL）与不能诊断的非典型鳞状上皮

2.2 LSIL与HSIL

2.3 乳头状未成熟鳞状上皮化生（未成熟尖锐湿疣）与乳头状鳞状细胞癌

2.4 HSIL消退与未成熟鳞状上皮化生

2.5 HSIL与移行细胞化生/萎缩

2.6 HSIL与非典型未成熟鳞状上皮化生

2.7 HSIL累及宫颈腺体与浅表浸润性鳞状细胞癌

2.8 腺样基底细胞上皮瘤与HSIL累及宫颈腺体

2.9 HSIL与产黏液的复层上皮内病变（SMILE）

2.10 SMILE与被覆黏液上皮的鳞状上皮化生

2.11 膀胱尿路上皮癌上皮内播散累及宫颈与HSIL

2.12 宫颈原位腺癌（AIS）与输卵管子宫内膜样化生

2.13 旺炽型AIS与普通型浸润性高分化腺癌伴AIS结构

2.14 宫颈腺癌与微腺体增生

2.15 恶性腺瘤［微偏腺癌（MDA）］与宫颈腺体叶状增生（LEGH）

2.16 子宫内膜样癌继发性累及宫颈（宫颈间质浸润）与子宫内膜样癌继发性累及宫颈（局限于宫颈黏膜）

2.17 普通型浸润性宫颈腺癌与子宫内膜的子宫内膜样腺癌继发性累及宫颈（FIGO 1级）

2.18 中肾管增生（增生的中肾管残件）与子宫内膜的子宫内膜样腺癌继发性累及宫颈

2.19 中肾管增生（增生的中肾管残件）与普通型浸润性宫颈腺癌

2.20 子宫内膜的子宫内膜样腺癌继发性累及宫颈（FIGO 3级）与低分化宫颈鳞状细胞癌或腺鳞癌

2.21 胎盘部位结节/斑块与鳞状细胞癌（高分化，角化）

2.22 鳞状细胞癌与神经内分泌癌

2.23 胚胎性横纹肌肉瘤（葡萄簇样型）与炎性良性宫颈息肉

	低级别鳞状上皮内病变（LSIL）	不能诊断的非典型鳞状上皮
年龄	年龄范围广，从青少年到绝经后女性	年龄范围广，从青少年到绝经后女性
部位	子宫颈，移行带，宫颈阴道部	子宫颈，移行带，宫颈阴道部
症状	无	无
体征	巴氏涂片异常，高危型 HPV 检出率不定，醋酸白改变或其他阴道镜检查结果异常	巴氏涂片异常，阴道镜检查结果异常
病因	低危型和高危型 HPV	各种情况，鳞状上皮的糖原化通常正常
组织学	1. 通常可见上皮增厚 2. 副基底层增宽，可见副基底层排列轻微紊乱 *（图 2.1.1 和 2.1.2）* 3. 中间层、表层细胞细胞核增大 *（图 2.1.3）*，偶尔在上、下 1/3 处可见核分裂 *（图 2.1.2）* 4. 表层细胞核周细胞质透亮和细胞核增大（挖空细胞）*（图 2.1.1~2.1.4）* 5. 细胞核深染，核膜不规则 *（图 2.1.5）*，核仁突出，但不典型 6. 非典型挖空细胞通常局限于明显的局灶性病变内	1. 上皮不同程度增厚 2. 副基底层呈静息状态，核分裂不常见 *（图 2.1.6）* 3. 细胞成熟正常，从副基底层到上皮表面细胞核逐渐缩小 *（图 2.1.7）* 4. 具有透亮的细胞质和核周"空晕"的细胞，细胞核大小正常 5. 可见囊泡状染色质和突出的核仁，特别是在伴有上皮内炎症或小的深染细胞核的病例中 *（图 2.1.8）* 6. 弥漫性边界不清的区域内细胞质透亮
特殊检查	• 无特殊鉴别诊断价值 • 副基底层和中间层细胞 Ki-67 增殖指数增加，偶见表层细胞 Ki-67 增殖指数增加 • 在一些病变中 p16 呈弥漫性斑块状表达或斑片状至阴性染色	• 无特殊鉴别诊断价值 • Ki-67 增殖指数一般偏低，可见轻度升高 • p16 呈阴性或弱阳性、局灶性 / 斑片状表达
治疗	无须治疗，可重复宫颈细胞学检查和阴道镜检查予以随访	无须治疗；如存在潜在的宫颈炎，可予以治疗
预后	大多数患者无须干预即可自发消退，携带高危型 HPV 的病变可进展为持续感染和高级别鳞状上皮内病变	无须关注

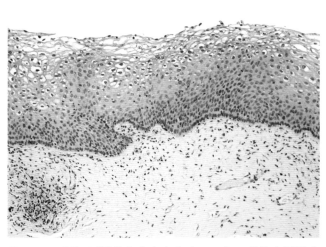

图 2.1.1　低级别鳞状上皮内病变（LSIL）　副基底层增宽和显著的非典型挖空细胞

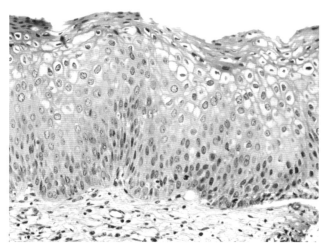

图 2.1.2　低级别鳞状上皮内病变（LSIL）　中间层细胞细胞核增大，副基底层细胞排列紊乱，偶见核分裂

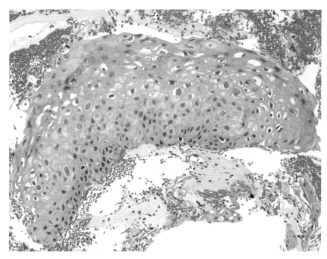

图 2.1.3　低级别鳞状上皮内病变（LSIL）　细胞核增大、深染，一些细胞质透亮

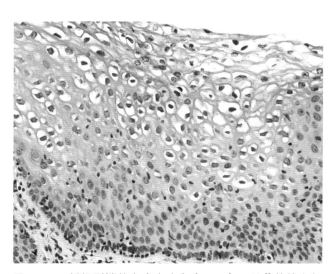

图 2.1.4　低级别鳞状上皮内病变（LSIL）　显著的挖空细胞样改变

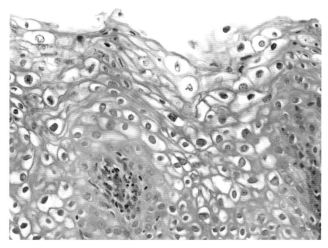

图 2.1.5　低级别鳞状上皮内病变（LSIL）　高倍视野。细胞核增大、深染，核膜不规则

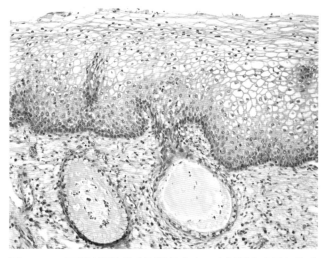

图 2.1.6　不能诊断的非典型鳞状上皮　中间层和表层细胞弥漫性细胞质透亮。细胞核深染但无增大

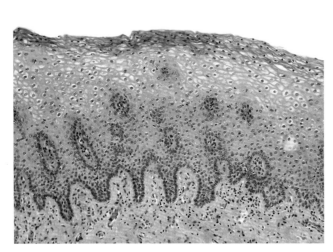 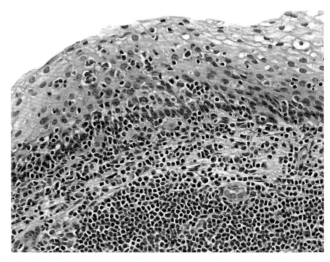

图 2.1.7   不能诊断的非典型鳞状上皮   由于切片斜切，副基底层显得很宽。中间层细胞呈轻度均匀增大

图 2.1.8   不能诊断的非典型鳞状上皮   伴有鳞状上皮黏膜炎。细胞核增大，核膜光滑，核仁小

	LSIL	HSIL
年龄	年龄范围广，从青少年到绝经后女性	年龄范围广，从青少年到绝经后女性
部位	子宫颈，移行带，宫颈阴道部	子宫颈，移行带，宫颈阴道部
症状	无症状	无症状
体征	巴氏涂片异常，高危型 HPV 检出率不定，醋酸白试验或阴道镜检查结果异常	巴氏涂片异常，通常能检出高危型 HPV，醋酸白试验或阴道镜检查结果异常
病因学	低危型和高危型 HPV	高危型 HPV，16 型和 18 型最常见
组织学	1. 上皮成熟障碍；可见副基底层增宽（图 2.2.1），切向切片更明显（图 2.2.2） 2. 中间层和表层细胞核增大、深染 3. 表层细胞的核周细胞质透亮，细胞核增大（挖空细胞）（图 2.2.3） 4. 细胞核增大、深染、轮廓不规则，但核质比不增高（图 2.2.4） 5. 偶见上皮下 1/3 的核分裂活性增高	1. 除表层角质形成细胞层外，上皮成熟度缺失（图 2.2.5） 2. 未成熟的副基底层样细胞扩展到至少 2/3 的上皮厚度（图 2.2.6） 3. 副基底层排列紊乱，细胞核极向不同（图 2.2.7 和 2.2.8） 4. 细胞核增大、深染，细胞质少至中等，核质比增大（图 2.2.7） 5. 中间层可见核分裂象（图 2.2.8）
特殊检查	● p16 呈阴性、斑片状或弥漫性阳性表达，p16 弥漫性斑块状表达并不能排除 LSIL 的诊断 ● 副基底层和中间层 Ki-67 表达增加，表层中的一些细胞也可表达 Ki-67	● p16 呈强的弥漫性斑块状表达 ● Ki-67 在上皮全层表达显著增加
治疗	无须治疗，可重复宫颈细胞学检查和阴道镜检查予以随访	宫颈切除、宫颈环形电切术或宫颈锥切术，年轻女性应密切随访
预后	大多数患者在未干预情况下会自发消退，携带高危 HPV 的病例可发展为持续感染和高级别鳞状上皮内病变	如不治疗，有些病例会进展为浸润癌

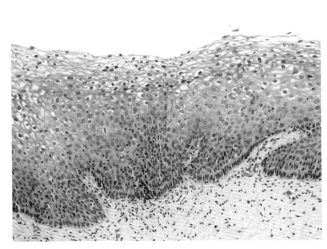

图 2.2.1　LSIL　副基底层增宽和显著的非典型挖空细胞

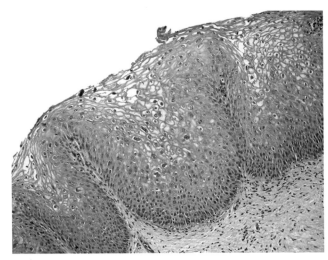

图 2.2.2　LSIL　间质乳突周围副基底层增宽，存在成熟障碍，有显著的挖空细胞改变

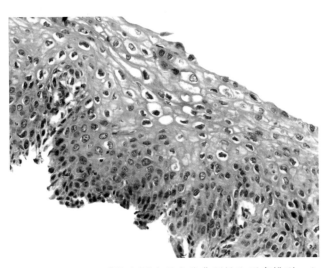

图 2.2.3　LSIL　副基底层表现出非典型性和无序排列。上皮上 2/3 存在成熟障碍

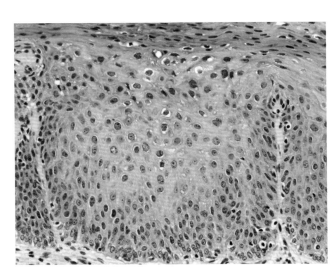

图 2.2.4　LSIL　无明显的挖空细胞。中间层细胞核增大。局限于副基底层的未成熟细胞核质比增加

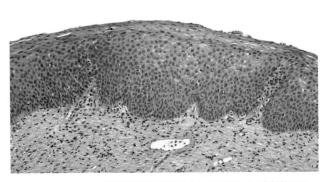

图 2.2.5　HSIL　副基底层明显扩大至超过上皮厚度的 2/3。表层上皮成熟障碍

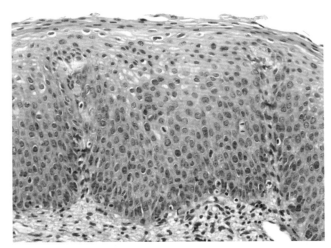

图 2.2.6　HSIL　非典型副基底样细胞延伸至中间层。在副基底层上方可见核分裂

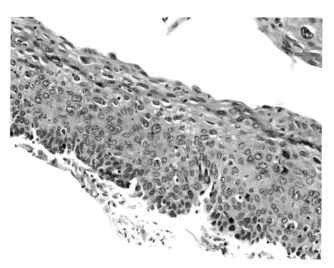

图 2.2.7　HSIL　上皮全层存在显著的非典型细胞核，但细胞中仍保留中等量的嗜酸性细胞质

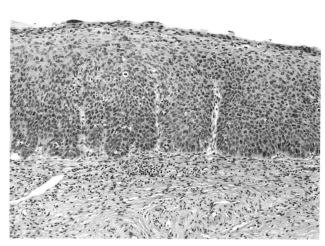

图 2.2.8　HSIL　非典型性未成熟细胞增生，伴明显的排列紊乱，并累及超过上皮层厚度的 2/3。中间层可见核分裂

	乳头状未成熟鳞状上皮化生（未成熟尖锐湿疣）	乳头状鳞状细胞癌
年龄	22~41 岁	43~80 岁，高峰年龄 50~60 岁
部位	子宫颈，通常位于宫颈管近端（高位）	子宫颈，阴道
症状	通常无症状	晚期患者可有阴道出血、阴道排液、全身症状和腹痛
体征	巴氏涂片异常，阴道镜检查异常	巴氏涂片异常，阴道镜检查异常，宫颈包块
病因学	多数有低危型（6 型和 11 型）HPV 感染	高危型 HPV（16 型最常见）感染
组织学	1. 乳头状小叶表面被覆未成熟鳞状上皮细胞（*图 2.3.1~2.3.3*） 2. 无下层宫颈间质浸润，可扩展至宫颈腺体 3. 核质比有所增加（*图 2.3.3*） 4. 细胞核均一淡染，可见小核仁（*图 2.3.4*） 5. 副基底层缺乏或罕见核分裂象	1. 乳头状小叶表面被覆未成熟鳞状上皮细胞（*图 2.3.6 和 2.3.7*） 2. 存在浸润（除非是原位乳头状鳞状细胞癌），侵袭性成分具有典型的鳞状细胞癌形态。必须彻底检查病灶基底部以评估是否存在浸润和浸润深度 3. 核质比增加 4. 非典型核伴有不同程度的多形性；染色质深染（*图 2.3.8 和 2.3.9*） 5. 上层上皮细胞核分裂活跃（*图 2.3.10*）
特殊检查	● p16 呈斑片状或阴性着色（*图 2.3.5，左*） ● Ki-67 增殖活性低或缺失（*图 2.3.5，右*） ● 原位杂交未检出高危型 HPV，可检出低危型 HPV	● p16 弥漫性强阳性表达 ● 上皮全层 Ki-67 增殖活性升高 ● 原位杂交可检出高危型 HPV，但敏感性不理想，可出现假阴性病例
治疗	对于位于宫颈管高位的病变，可能需要进行切除 / 锥形电切术才能确诊（以确保完全切除病灶）	锥形电切术用以评估肿瘤的范围 / 浸润深度；后续治疗取决于肿瘤分期，包括改良根治性子宫切除术或放疗及化疗
预后	良性，被认为是未成熟尖锐湿疣的一种变异；然而，部分病例可与 HSIL 共存	与分期相关

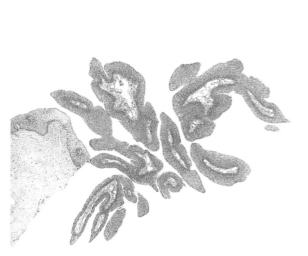

图 2.3.1   乳头状未成熟鳞状上皮化生   多个脱落的乳头状碎片。在分散的碎片中未见扩展至宫颈间质（左）

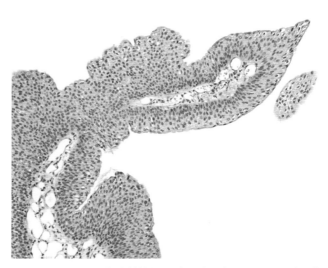

图 2.3.2   乳头状未成熟鳞状上皮化生   与图 2.3.1 为同一病例，高倍视野。乳头被覆未成熟细胞

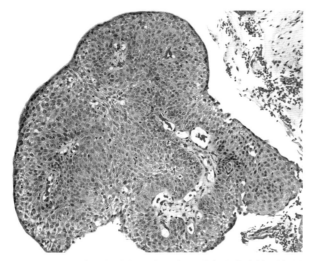

图 2.3.3   乳头状未成熟鳞状上皮化生   融合的乳头被覆复层未成熟上皮细胞

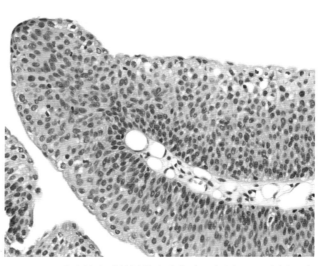

图 2.3.4   乳头状未成熟鳞状上皮化生   与图 2.3.1 为同一病例，高倍视野。乳头小叶被覆单一的未成熟细胞，伴有轻度非典型性；未见核分裂

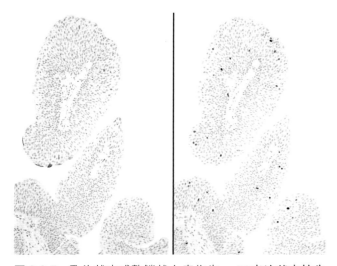

图 2.3.5   乳头状未成熟鳞状上皮化生   p16 表达基本缺失（左），Ki-67 增殖指数非常低（右）

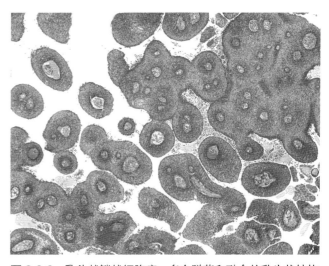

图 2.3.6   乳头状鳞状细胞癌   多个脱落和融合的乳头状结构

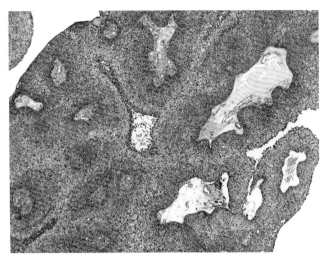

图 2.3.7　乳头状鳞状细胞癌　融合的乳头状结构被覆复层未成熟上皮

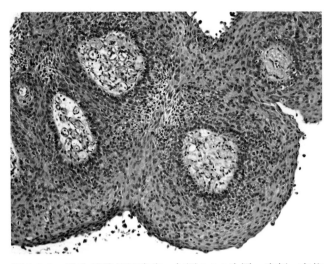

图 2.3.8　乳头状鳞状细胞癌　与图 2.3.6 为同一病例，高倍视野。复层上皮显示出紊乱和活跃的核分裂

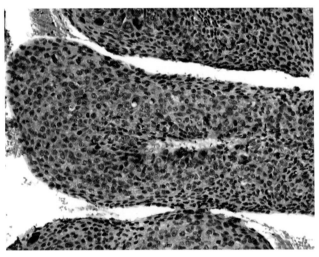

图 2.3.9　乳头状鳞状细胞癌　上皮增厚，核质比增高、细胞核具有多形性

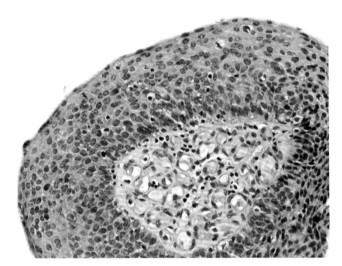

图 2.3.10　乳头状鳞状细胞癌　表层细胞核质比和核分裂中度增高

	HSIL 消退	未成熟鳞状上皮化生
年龄	年龄范围广，从青少年到绝经后女性	年龄范围广，年轻的育龄期女性更常见
部位	子宫颈，移行带，宫颈阴道部	子宫颈，移行带
症状	无症状	无症状或有阴道排液
体征	巴氏涂片异常，通常能检出高危型 HPV，醋酸白试验或阴道镜检查结果异常	巴氏涂片异常者通常会进行阴道镜检查和宫颈活检；高危型 HPV 感染可被偶然发现，阴道镜检查可发现异常
病因学	高危型 HPV，16 型和 18 型最常见	子宫颈移行带的正常演变
组织学	1. 除表层角质细胞层外，上皮成熟度缺失；病变可累及子宫颈腺体 *（图 2.4.1~2.4.3）* 2. 未成熟的副基底样细胞扩增至上皮厚度的 2/3 以上 *（图 2.4.2）* 3. 副基底层排列紊乱，细胞核极向不同 4. 细胞核增大、深染，核膜不规则；核质比增大 *（图 2.4.4）* 5. 中间层和表层细胞可见核分裂象	1. 上皮成熟度缺失，病变通常累及宫颈腺体 *（图 2.4.5~2.4.7）* 2. 未成熟副基底样细胞扩展 3. 副基底层细胞核保持有序排列 *（图 2.4.6）* 4. 细胞核轻度增大；细胞核呈圆形，染色质细腻分散，核仁不明显；核质比轻度增加 *（图 2.4.7）* 5. 副基底层偶见核分裂象
特殊检查	● p16 呈强的弥漫性斑块状表达 ● 上皮全层 Ki-67 标记显著增加	● p16 呈局灶性 / 斑片状或阴性着色 *（图 2.4.8，左）* ● Ki-67 增殖活性不定，但通常增加不明显 *（图 2.4.8，右）*
治疗	宫颈切除、宫颈环形电切术或宫颈锥切术；可考虑对年轻女性进行密切随访	无须治疗
预后	如不治疗，有些病例会进展为浸润癌	良性 / 正常变异，应根据其他发现（既往巴氏涂片异常、检出高危型 HPV）实施宫颈癌筛查

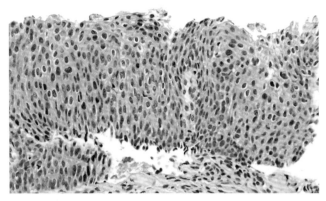

图 2.4.1　HSIL 消退　全层未成熟细胞增殖伴有化生性形态。细胞保留中等量细胞质。细胞核增大、深染，有一定程度的多形性

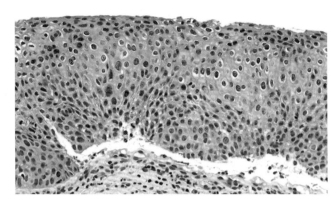

图 2.4.2　HSIL 消退　化生型

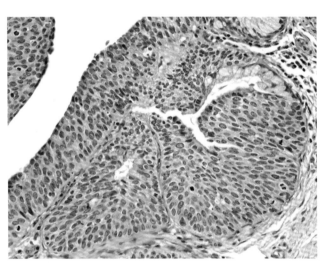

图 2.4.3　HSIL 消退　伴宫颈管腺受累

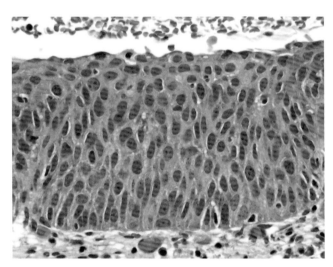

图 2.4.4　HSIL 消退　非典型细胞伴有一定程度的多形性，细胞核极向不同

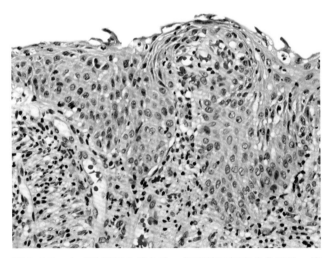

图 2.4.5　未成熟鳞状上皮化生　细胞核呈轻度非典型性，核质比有所增加

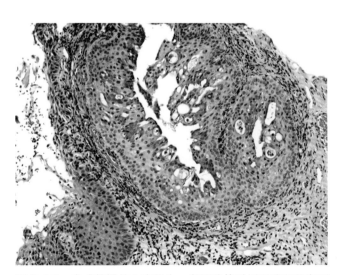

图 2.4.6　未成熟鳞状上皮化生　宫颈腺体受累后残留的宫颈腺上皮

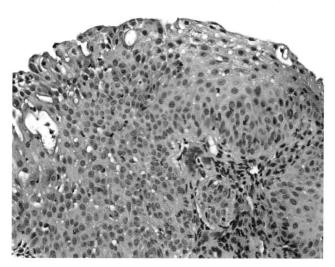
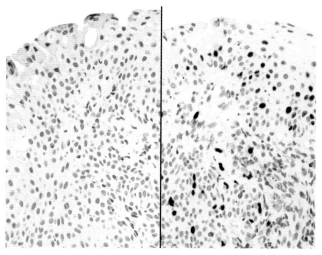

图 2.4.7　未成熟鳞状上皮化生　增厚的上皮由细胞核均一、细胞质量适中的未成熟细胞组成

图 2.4.8　未成熟鳞状上皮化生　与图 2.4.7 为同一病例。p16 基本上不表达（左），Ki-67 标记有所增加（右）

	HSIL	移行细胞化生 / 萎缩
年龄	年龄范围广，从青少年到绝经后女性	绝经后女性，平均年龄 60~68 岁
部位	子宫颈，移行带，宫颈阴道部，阴道	移行带，宫颈阴道部，偶见于阴道
症状	无症状	无症状或有阴道排液
体征	巴氏涂片异常，常检出高危型 HPV，醋酸白试验或阴道镜检查结果异常	巴氏涂片异常，可偶见高危型 HPV 感染，阴道镜检查偶见异常
病因学	高危型 HPV，16 型和 18 型最常见	不明，与萎缩有关
组织学	1. 除表层角质形成细胞层外（某些病例），上皮成熟度缺失；角质形成细胞可呈梭形化 *（图 2.5.1 和 2.5.2）* 2. 未成熟副基底样细胞扩展到至少上皮厚度的 2/3 *（图 2.5.3）* 3. 副基底层排列紊乱，细胞核极向不同 *（图 2.5.4）* 4. 细胞核增大、深染，细胞质稀少；核质比增大 *（图 2.5.4）* 5. 中间层和表层细胞可见核分裂象	1. 涉及上皮全层 *（图 2.5.5 和 2.5.6）* 2. 类似尿路上皮的未成熟副基底样细胞 *（图 2.5.7）* 3. 可见细胞核极向杂乱 4. 细胞核轻度增大，呈均一的卵圆形至梭形，深染，偶见核沟；核膜光滑 *（图 2.5.8）* 5. 无核分裂象
特殊检查	● p16 呈强的弥漫性斑块状表达 ● Ki-67 标记在上皮全层显著增加	● p16 呈斑片状着色或阴性 *（图 2.5.9，左）* ● Ki-67 增殖活性低或缺失 *（图 2.5.9，右）*
治疗	宫颈切除、宫颈环形电切术或宫颈锥切术；年轻女性可考虑密切随访	无须治疗
预后	如不治疗，有些病例会进展为浸润癌	良性

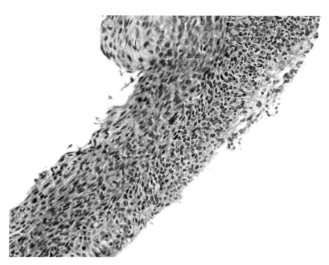

图 2.5.1 HSIL 未成熟细胞占据上皮全层。非典型鳞状细胞呈梭形化。偶见显著增大的细胞核

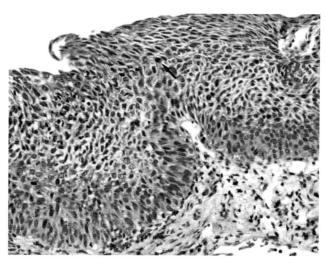

图 2.5.2 HSIL 全层非典型未成熟上皮细胞，中间层偶见核分裂象（箭头）

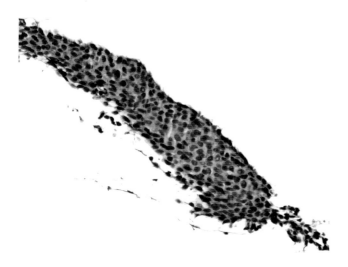

图 2.5.3 HSIL 宫颈管搔刮样本内缺乏间质的方向欠佳的上皮碎片，其中可见消退的高级别鳞状上皮内病变

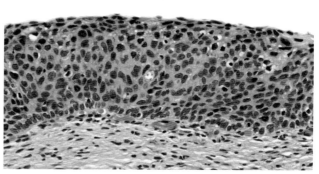

图 2.5.4 HSIL 伴有非典型性的、深染的、不同程度的多形细胞核的细胞充满上皮全层

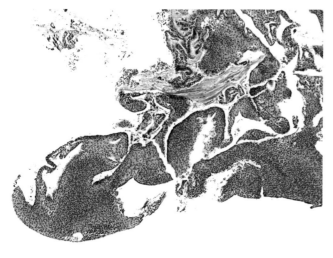

图 2.5.5 移行细胞化生 / 萎缩 斜切的宫颈管搔刮样本中的细胞碎片

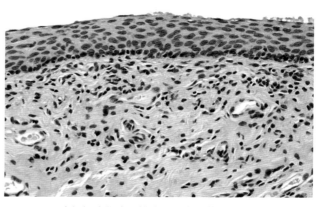

图 2.5.6 移行细胞化生 / 萎缩 上皮变薄，呈嗜碱性

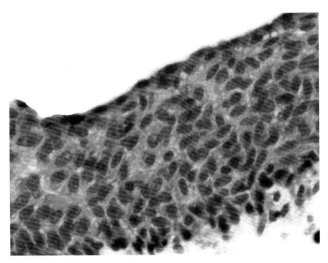

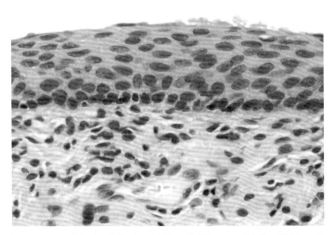

图 2.5.7　移行细胞化生 / 萎缩　与图 2.5.5 为同一病例，高倍视野。轻度深染的细胞核排列紊乱，核质比增大；核膜光滑，染色质正常。未见核分裂

图 2.5.8　移行细胞化生 / 萎缩　与图 2.5.6 为同一病例，高倍视野。细胞核轻度深染、伸长，偶见核沟

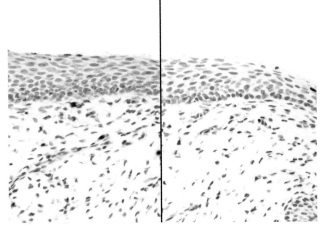

图 2.5.9　移行细胞化生 / 萎缩　与图 2.5.6 为同一病例。不表达 p16（左），缺乏 Ki-67 标记（右）

	HSIL	非典型未成熟鳞状上皮化生
年龄	年龄范围广，从青少年到绝经后女性；但消退型在老年女性中更为常见	年龄范围广
部位	子宫颈，移行带	子宫颈，移行带
症状	通常无症状	通常无症状
体征	巴氏涂片异常，常检出高危型 HPV，醋酸白试验或阴道镜检查结果异常	巴氏涂片异常，通常检出高危型 HPV，阴道镜检查结果异常
病因学	高危型 HPV，16 型和 18 型最常见	并非特定的生物学实体；是一种形态学上并不明确的病变，不能明确诊断与 HSIL 相关
组织学	1. 深染的上皮碎片；在有些病例中，除了表层角质形成细胞外，上皮成熟缺失 2. 未成熟的副基底样细胞扩展到至少 2/3 上皮厚度（*图 2.6.1 和 2.6.2*） 3. 副基底层细胞排列紊乱，细胞核无极向（*图 2.6.3*） 4. 细胞核大、深染，核膜不规则；核质比增大（*图 2.6.2 和 2.6.4*） 5. 中表层细胞可见核分裂象	1. 上皮成熟缺失，上皮出现化生 2. 未成熟的副基底样细胞扩展（*图 2.6.6 和 2.6.7*） 3. 可见一些细胞排列紊乱 4. 细胞核的特征与 HSIL 有关，但并不明确（*图 2.6.8*） 5. 副基底层细胞可见核分裂象，无异常形态
特殊检查	● p16 呈强的弥漫性块状表达（*图 2.6.5，左*） ● Ki-67 标记在上皮全层显著增加（*图 2.6.5，右*）	● p16 呈不同程度的表达（*图 2.6.9，左*）；如弥漫强阳性表达，则强烈支持 HSIL ● Ki-67 表现出不同程度的增殖活性（*图 2.6.9，右*）
治疗	宫颈切除、宫颈环形电切术或宫颈锥切术	密切随访，重复宫颈细胞学检查和阴道镜检查联合活检或宫颈切除
预后	如不进行治疗，部分病例会进展为浸润癌	在随访标本中，部分病例被诊断为 HSIL

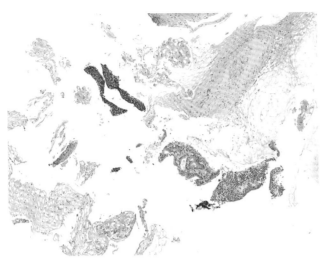

图 2.6.1　HSIL　宫颈管搔刮样本中消退的排列紊乱的深染组织碎片

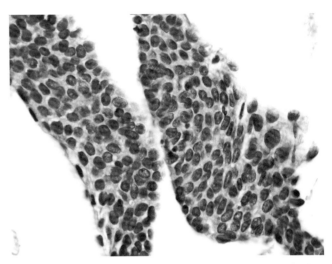

图 2.6.2　HSIL　与图 2.6.1 为同一病例，高倍视野。全层上皮未成熟，上皮碎片中的深染的非典型细胞核，排列极向轻度紊乱，缺乏基底间质

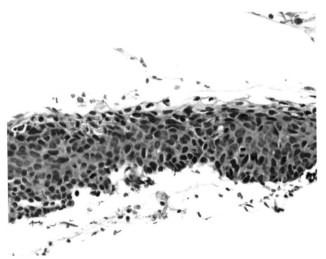

图 2.6.3　HSIL　增生的未成熟细胞排列紊乱，细胞核深染，具有非典型性

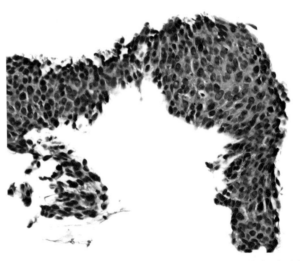

图 2.6.4　HSIL　脱落的上皮碎片，虽然有些斜切或取样不满意，但其未成熟的表现和非典型的程度支持诊断为 HSIL

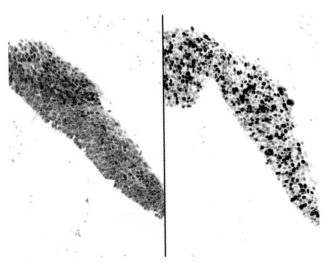

图 2.6.5　HSIL　与图 2.6.1 为同一病例。p16 弥漫性表达（左），Ki-67 标记在上皮全层显著增加（右）

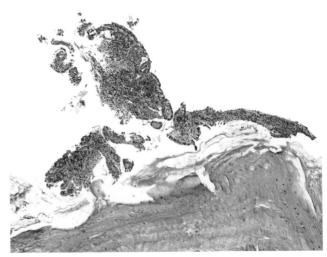

图 2.6.6　非典型未成熟鳞状上皮化生　宫颈管搔刮样本中细胞核深染的鳞状上皮碎片

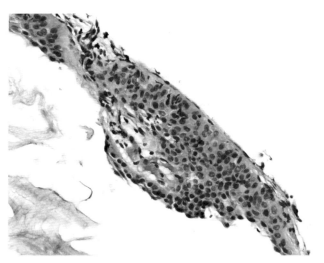

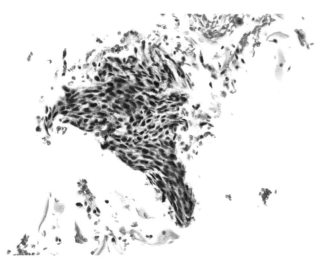

图 2.6.7 非典型未成熟鳞状上皮化生 与图 2.6.6 为同一病例，高倍视野。形态特征与 HSIL 有关

图 2.6.8 非典型未成熟鳞状上皮化生 脱落的斜切或取样不满意的非典型未成熟鳞状上皮碎片。该碎片在免疫组化染色切片中被耗尽，不能排除 HSIL

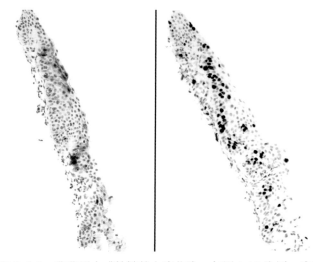

图 2.6.9 非典型未成熟鳞状上皮化生 与图 2.6.7 为同一病例。与图 2.6.5 相比较，p16 呈斑片状表达（左），Ki-67 标记有所增加（右）

	HSIL 累及宫颈腺体	浅表浸润性鳞状细胞癌
年龄	年龄范围广，从青少年到绝经后女性	高峰年龄 40~55 岁
部位	子宫颈，移行带，宫颈阴道部	子宫颈，移行带
症状	无症状	阴道出血或阴道排液
体征	巴氏涂片异常，通常可检出高危型 HPV，醋酸白试验或阴道镜检查结果异常	巴氏涂片异常，阴道镜检查结果异常，通常看不到临床上可见的宫颈病变
病因学	高危型 HPV，16 型和 18 型最常见	高危型 HPV，16 型和 18 型最常见
组织学	1. 表面通常存在 HSIL 2. 轮廓钝圆的病变细胞巢 *（图 2.7.1 和 2.7.2）* 3. 附近常可见正常 / 未受累的宫颈腺体，可见部分腺体受累 *（图 2.7.2 和 2.7.3）* 4. 腺体内的病变细胞伴有与表面病变相似的特征；受累腺体中心可见部分成熟的细胞，但在周边无反常成熟现象 *（图 2.7.4）* 5. 腺体周围可见疏松间质，但无真正的促结缔组织增生性反应	1. 常见伴或不伴宫颈管腺体受累的 HSIL 背景 *（图 2.7.5~2.7.8）* 2. 间质中有形状不规则的小细胞巢和单个细胞 *（图 2.7.5~2.7.8）* 3. 病变附近可见正常的宫颈腺体 4. 可见反常成熟现象 *（图 2.7.5）* 5. 可见间质的促结缔组织增生性反应 *（图 2.7.5）*
特殊检查	● 无鉴别诊断价值	● 无鉴别诊断价值
治疗	宫颈切除、宫颈环形电切术或宫颈锥切术；在宫颈腺体广泛受累的情况下，可能需要扩大切除才能获得阴性切缘	无血管淋巴浸润的浅表浸润癌可行宫颈切除，早期病例可行改良根治性子宫切除伴（不伴）淋巴结清扫，晚期病例行放疗及化疗
预后	如不进行治疗，部分病例会进展为浸润癌	5 年生存率约 95%（浅表浸润性鳞状细胞癌）

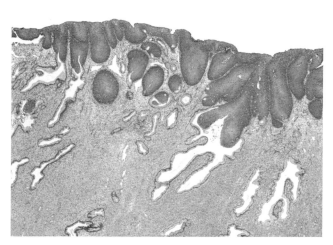

图 2.7.1　HSIL 累及宫颈腺体　轮廓钝圆的病变上皮巢

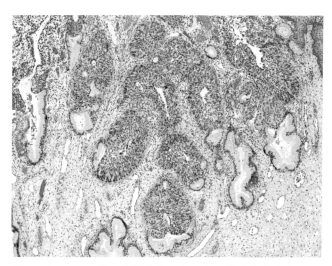

图 2.7.2　HSIL 累及宫颈腺体　在部分受累腺体的深部可见残留的正常宫颈腺上皮

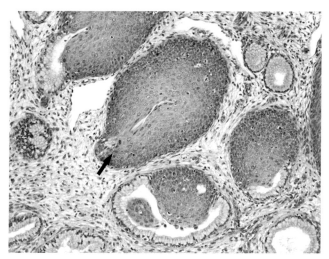

图 2.7.3　HSIL 累及宫颈腺体　与图 2.7.1 为同一病例，高倍视野。轮廓光滑的非典型上皮巢，残留的腺上皮（箭头）证实腺体受累

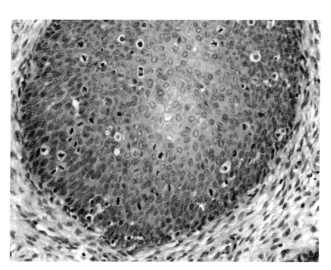

图 2.7.4　HSIL 累及宫颈腺体　与图 2.7.1 为同一病例，高倍视野。非典型上皮形成的圆形细胞巢，表面特征与 HSIL 相似，注意大量的核分裂象

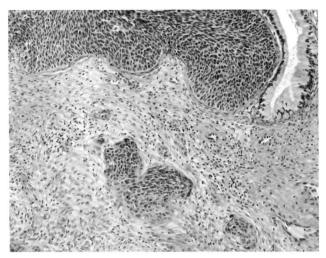

图 2.7.5　浅表浸润性鳞状细胞癌　间质中不规则的鳞状上皮巢（底部），显示嗜酸性细胞质（反常成熟）。注意周围的间质反应，与宫颈腺体内轮廓光滑的扁平的嗜碱性细胞巢相比（上部）

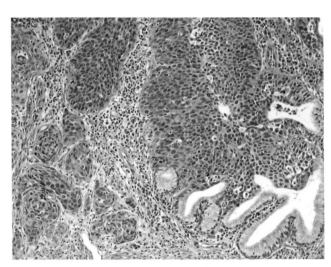

图 2.7.6　浅表浸润性鳞状细胞癌　间质内不规则的癌巢（图内左侧），与累及宫颈腺体的 HSIL（图内右侧）对比

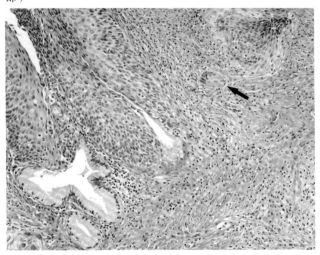

图 2.7.7　浅表浸润性鳞状细胞癌　小的嗜酸性癌巢（箭头）与邻近的 HSIL 累及宫颈腺体（左侧）

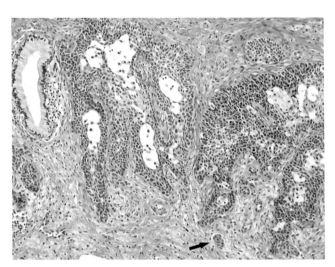

图 2.7.8　浅表浸润性鳞状细胞癌　源自 HSIL 累及宫颈腺体的微小嗜酸性癌巢（箭头）

	腺样基底细胞上皮瘤	HSIL 累及宫颈腺体
年龄	年龄范围广，绝经后女性更常见，平均年龄 64~71 岁	年龄范围广，从青少年到绝经后女性
部位	子宫颈	子宫颈，移行带
症状	无症状	无症状
体征	巴氏涂片异常，或因其他适应证在子宫切除术中偶然发现	巴氏涂片异常，阴道镜检查结果异常
病因学	高危型 HPV，尤其是 HSIL 或鳞状细胞癌相关病例	高危型 HPV
组织学	1. 位于浅层或深层宫颈间质（*图 2.8.1*） 2. 小基底细胞瘤巢，周边细胞呈明显的栅栏样排列（*图 2.8.2 和 2.8.3*） 3. 与邻近宫颈腺体无相关性，瘤巢周围间质疏松（*图 2.8.3*） 4. 常见腺体／腺泡样分化（*图 2.8.4*），瘤巢中央可见鳞状上皮分化 5. 均一的轻度非典型基底样细胞，细胞质透亮（*图 2.8.3~2.8.5*） 6. 核分裂通常少见	1. 分布于宫颈腺体内（*图 2.8.6*） 2. 鳞状细胞巢常扩展并累及腺体，导致受累腺体大小超过邻近宫颈腺体；轮廓平滑（*图 2.8.7*） 3. HSIL 类似黏膜表面看到的延伸至先前存在的宫颈管腺体（*图 2.8.8*）的病变，可见部分腺体受累（*图 2.8.9*） 4. 可见与此相关的邻近原位腺癌，未见真性腺样分化 5. 非典型细胞，细胞核增大、深染，细胞质嗜酸（*图 2.8.9 和 2.8.10*） 6. 核分裂通常活跃
特殊检查	无鉴别诊断价值；但有些研究表明，缺乏高危型 HPV 感染和 p16 表达的孤立小病灶与浸润癌无关	无鉴别诊断价值
治疗	行宫颈切除以排除其他成分（腺样基底细胞癌、鳞状细胞癌等）	宫颈切除、宫颈环形电切术或宫颈锥切术
预后	良性，但可能与 HSIL 或浸润癌有关	如不进行治疗，部分病例会进展为浸润癌

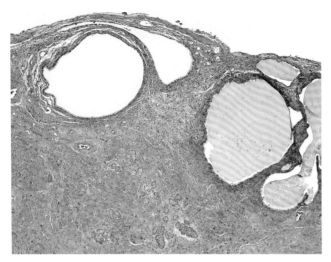

图 2.8.1　腺样基底细胞上皮瘤　正常宫颈管腺体水平以下间质中的嗜碱性上皮细胞巢增生

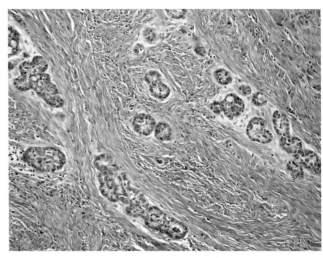

图 2.8.2　腺样基底细胞上皮瘤　富基底样上皮巢，周边呈栅栏样排列

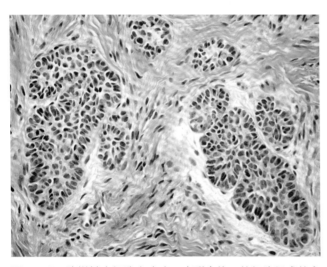

图 2.8.3　腺样基底细胞上皮瘤　由形态均一的细胞组成的实性基底细胞样细胞巢

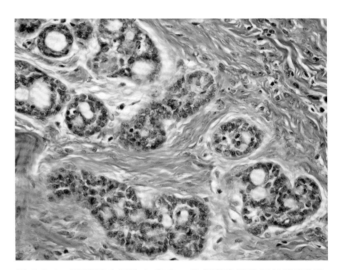

图 2.8.4　腺样基底细胞上皮瘤　具有囊腺样特征的基底细胞样细胞巢

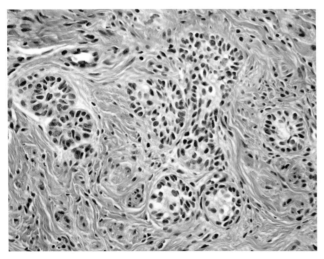

图 2.8.5　腺样基底细胞上皮瘤　细胞质透明的基底细胞样细胞巢

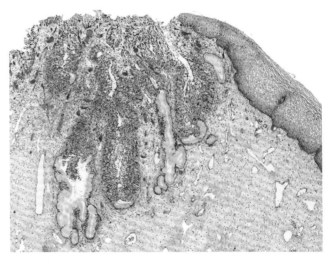

图 2.8.6　HSIL 累及宫颈腺体　注意腺体深部残留的宫颈管腺上皮

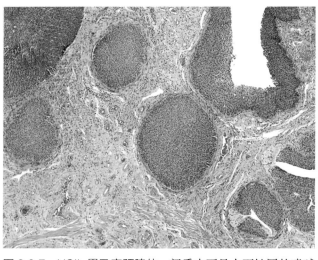

图 2.8.7　HSIL 累及宫颈腺体　间质中可见大而钝圆的嗜碱性细胞巢，可见残留的宫颈腺上皮（右下）

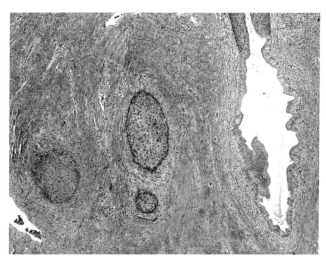

图 2.8.8　HSIL 累及宫颈腺体　邻近宫颈管腺体的上皮巢轮廓平滑

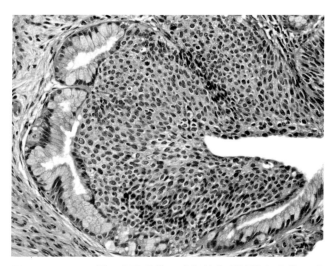

图 2.8.9　HSIL 累及宫颈腺体　残留的宫颈管腺上皮位于受累腺体周边

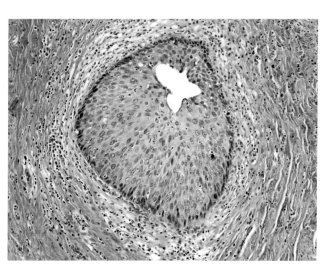

图 2.8.10　HSIL 累及宫颈腺体　高倍视野，细胞具有非典型细胞核和中等量嗜酸性细胞质

	HSIL	产黏液的复层上皮内病变（SMILE)
年龄	年龄范围广，从青少年到绝经后女性	23~57 岁，平均 34 岁
部位	子宫颈，移行带	子宫颈，移行带
症状	无症状	无症状
体征	巴氏涂片异常，高危型 HPV 检出率不定，醋酸白试验或阴道镜检查结果异常	巴氏涂片异常，阴道镜检查结果异常
病因学	高危型 HPV，16 型和 18 型最常见	高危型 HPV，源于宫颈移行带的储备细胞
组织学	1. 位于表面或延伸至宫颈管腺体 *(图 2.9.1~2.9.3)* 2. 由未成熟细胞组成的复层上皮，细胞核质比增大；表层鳞状细胞成熟 3. 可破坏表面或宫颈管腺体内残留的正常宫颈管腺体柱状上皮 *(图 2.9.1 和 2.9.3)* 4. 细胞核增大、深染，核膜不规则；核质比增大 *(图 2.9.3)* 5. 中间层和表层出现核分裂，可见凋亡小体	1. 位于表面上皮内或延伸至宫颈管腺体 *(图 2.9.4~2.9.6)* 2. 复层上皮伴有含黏液的柱状细胞 *(图 2.9.6 和 2.9.7)* 3. 含有黏液性细胞质的柱状细胞分布于上皮全层 *(图 2.9.6 和 2.9.7)* 4. 部分细胞核增大，有非典型性 *(图 2.9.8)* 5. 可有核分裂，但不常见；可见凋亡小体
特殊检查	● p63 阳性 ● 病变区域黏液卡红染色阴性，表面残留的正常宫颈管腺体细胞可呈阳性	● p63 阴性，某些病例中的基底层细胞除外 ● 黏液卡红染色可用于凸显上皮全层的黏液性细胞质
治疗	宫颈切除、宫颈环形电切术或宫颈锥切术	宫颈切除或宫颈锥切术
预后	如不进行治疗，部分病例会进展为浸润癌	被认为是原位腺癌的一种变异型，通常与 HSIL 和普通型原位腺癌相关；合并浸润癌的风险高于 HSIL。复层产黏液的癌已被描述

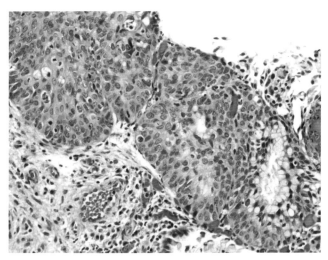

图 2.9.1　HSIL　复层未成熟上皮由含中等量嗜酸性细胞质的细胞组成，注意残留的正常宫颈管腺上皮（右）

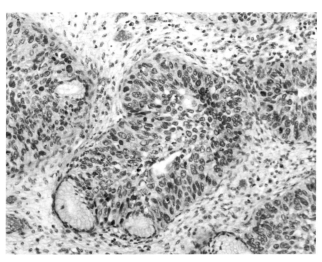

图 2.9.2　HSIL　由病变细胞构成的基底样细胞癌巢深部可见残留的腺上皮

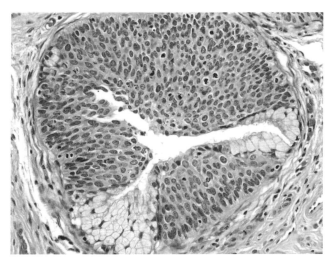

图 2.9.3　HSIL　病变细胞含有中等量嗜酸性细胞质和深染的卵圆形细胞核

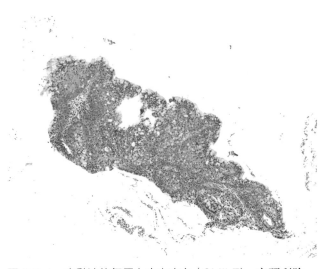

图 2.9.4　产黏液的复层上皮内病变（SMILE）　宫颈刮除，低倍镜下可见富于细胞的黏膜碎片

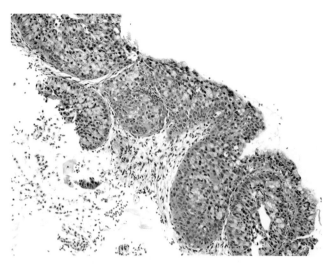

图 2.9.5　产黏液的复层上皮内病变（SMILE）　上皮内增生细胞含有淡染的细胞质

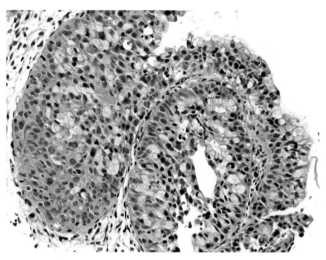

图 2.9.6　产黏液的复层上皮内病变（SMILE）　与图 2.9.5 为同一病例，高倍视野。表面上皮内可见含有淡染的黏液性细胞质的细胞，并延伸至宫颈管腺体中

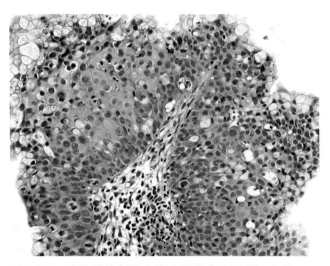

图 2.9.7　产黏液的复层上皮内病变（SMILE）　与图 2.9.4 为同一病例，高倍视野。病变细胞的细胞核呈圆形——部分深染，另一些则染色质细腻

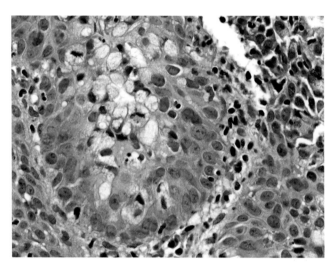

图 2.9.8　产黏液的复层上皮内病变（SMILE）　含有淡染的黏液性细胞质的细胞分布于复层上皮内，在细胞巢中心可见核分裂象

	SMILE	被覆黏液上皮的鳞状上皮化生
年龄	23~57 岁，平均 34 岁	年龄范围广，育龄期女性更常见
部位	子宫颈，移行带	子宫颈，移行带
症状	无症状	无症状
体征	巴氏涂片异常，阴道镜检查结果异常	巴氏涂片异常，因阴道镜检查结果异常而活检
病因学	高危型 HPV，源于宫颈移行带的储备细胞	宫颈移行带的正常演变
组织学	1. 位于表面上皮或延伸至宫颈管腺体 *(图 2.10.1~2.10.3)* 2. 复层上皮，含黏液性细胞质的柱状细胞分布于上皮全层 *(图 2.10.3)* 3. 部分细胞核增大，有非典型性 *(图 2.10.4)* 4. 可有核分裂，但不常见；可见凋亡小体	1. 位于表面上皮或延伸至宫颈管腺体 *(图 2.10.6 和 2.10.7)* 2. 由含大量嗜酸性细胞质的未成熟角质形成细胞组成复层上皮，表面上皮层内可见残留的宫颈管腺上皮 *(图 2.10.8 和 2.10.9)* 3. 细胞核呈圆形、轻度增大、居中、淡染 *(图 2.10.8 和 2.10.9)* 4. 核分裂象不常见，未见凋亡小体
特殊检查	● p16 呈强的弥漫性表达 *(图 2.10.5，左)* ● Ki-67 增殖活性增高 *(图 2.10.5，右)*	● p16 呈斑片状或阴性着色 *(图 2.10.10)* ● Ki-67 增殖活性低或轻度增高，主要位于副基底层
治疗	宫颈切除或宫颈锥切术	无须治疗
预后	被认为是原位腺癌的一种变异型，通常与 HSIL 和普通型原位腺癌相关；合并浸润癌的风险高于 HSIL。复层产黏液的癌已被描述	良性

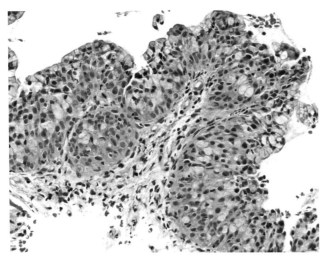

图 2.10.1   SMILE   含有黏液的细胞分布于复层上皮全层

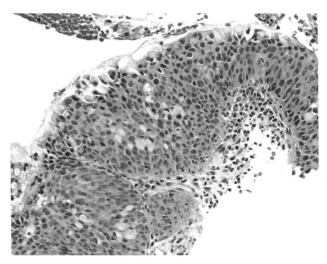

图 2.10.2   SMILE   含有黏液性细胞质的细胞散在分布于复层上皮内

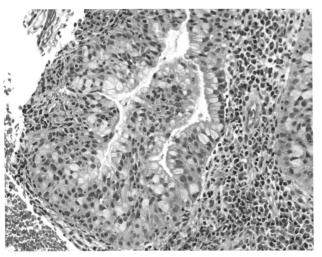

图 2.10.3   SMILE   累及宫颈管腺体

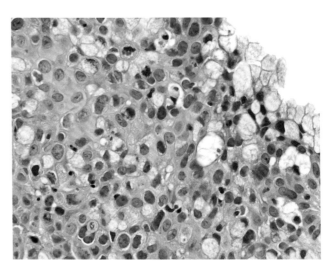

图 2.10.4   SMILE   病变细胞含有黏液性细胞质，非典型细胞核呈圆形，染色质深染或细腻

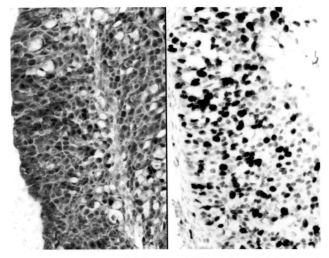

图 2.10.5   SMILE   与图 2.10.1 为同一病例。病变细胞显示 p16 弥漫性表达（左）和 Ki-67 增殖活性高（右）

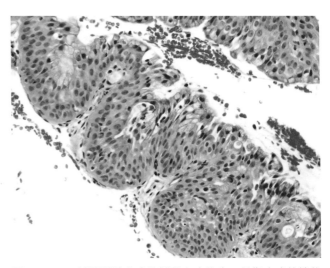

图 2.10.6   被覆黏液上皮的鳞状上皮化生   早期未成熟鳞状上皮化生，表现为宫颈管黏液上皮下淡染的未成熟的储备层样细胞的增生

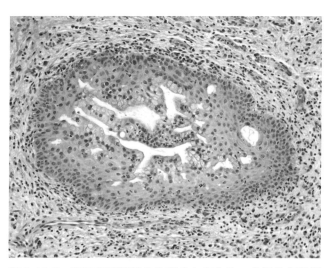

图 2.10.7　累及宫颈管腺体的鳞状上皮化生　残留的宫颈管腺上皮位于中心。淡染的复层上皮显示朝向受累腺体中心方向的不同程度的成熟，注意小而圆的均一的细胞核，未见核分裂

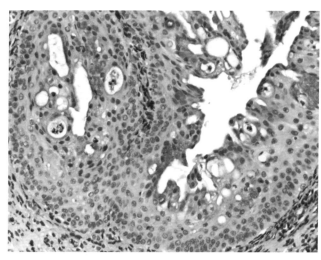

图 2.10.8　累及宫颈管腺体的鳞状上皮化生　宫颈管腺上皮下淡染的未成熟角质形成细胞增生

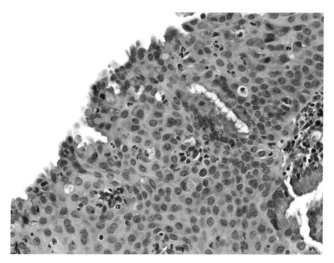

图 2.10.9　鳞状上皮化生　由于侧切片或包埋方向欠佳，一些具有嗜碱性黏液性细胞质的宫颈管细胞和一个宫颈管腺体似乎被包裹在未成熟鳞状上皮中

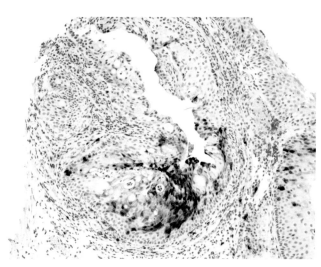

图 2.10.10　累及宫颈管腺体的鳞状上皮化生　与图 2.10.9 为同一病例。p16 呈斑片状表达

	膀胱尿路上皮癌上皮内播散累及宫颈	HSIL
年龄	数据有限,大多数报告病例发生于绝经后女性	年龄范围广,从青少年到绝经后女性
部位	子宫颈,阴道	子宫颈,阴道
症状	阴道出血、阴道排液	无症状
体征	有尿路上皮癌病史,通常发生在宫颈受累诊断前数年,巴氏涂片异常	巴氏涂片异常,通常能检出高危型 HPV,醋酸白试验或阴道镜检查结果异常
病因学	危险因素包括吸烟、接触化学品、有放疗史或环磷酰胺化疗史	高危型 HPV,16 型和 18 型最常见
组织学	1. 鳞状上皮黏膜层内可见片状、巢状分布的上皮样细胞,Paget 样播散 *(图 2.11.1 和 2.11.2)* 2. 可见脱落的单个和微乳头样聚集的细胞 *(图 2.11.3)* 3. 细胞核深染,可见凋亡小体和散在的核分裂象 *(图 2.11.4)*	1. 除了最表层的角质形成细胞层外,上皮成熟缺失;病变可累及子宫颈腺体 2. 未成熟的副基底细胞样细胞在基本完整的复层鳞状上皮层内扩展至上皮厚度的至少 2/3 以上 *(图 2.11.6 ~ 2.11.8)* 3. 细胞核增大、深染,核膜不规则;核质比增加,中表层细胞可见核分裂象 *(图 2.11.7 和 2.11.8)*
特殊检查	● CK20 呈阳性 ● 大多数情况下,GATA-3 呈弥漫性中等至强阳性表达 *(图 2.11.5)* ● 原位杂交检测高危型 HPV 阴性 ● p16 在尿路上皮病变中均呈弥漫性表达,因此并无鉴别诊断价值	● CK20 呈阴性 ● GATA-3 表达弱或缺失(数据有限) ● 原位杂交检测高危型 HPV 阳性(可出现假阴性结果) ● p16 呈弥漫性强阳性表达
治疗	按照晚期 / 复发性尿路上皮癌治疗	宫颈切除、宫颈环形电切术或宫颈锥切术
预后	常见包括远隔部位的多次复发,预后不良	如不进行治疗,部分病例会进展为浸润癌

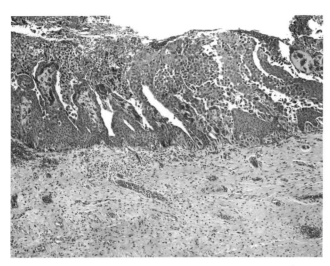

图 2.11.1　膀胱尿路上皮癌上皮内播散累及宫颈　上皮层遭破坏，细胞间黏附性缺失

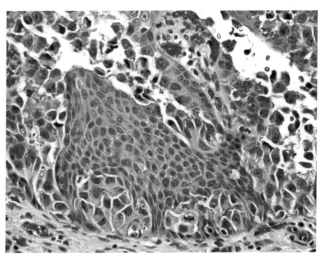

图 2.11.2　膀胱尿路上皮癌上皮内播散累及宫颈　与图 2.11.1 为同一病例，高倍视野。淡染的鳞状上皮内的单个和巢状癌细胞具有细胞学非典型性

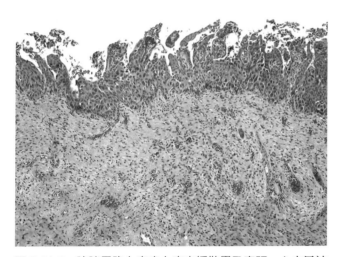

图 2.11.3　膀胱尿路上皮癌上皮内播散累及宫颈　上皮层被破坏和假乳头状形态

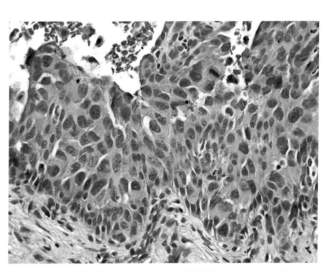

图 2.11.4　膀胱尿路上皮癌上皮内播散累及宫颈　与图 2.11.1 为同一病例，高倍视野。细胞核增大伴有非典型性，含中等量嗜酸性细胞质，类似 HSIL；基底层细胞核小且一致；请与图 2.11.8 对比

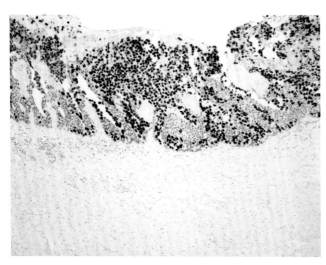

图2.11.5　膀胱尿路上皮癌上皮内播散累及宫颈　与图2.11.1为同一区域。免疫组化 GATA-3 染色，尿路上皮细胞核呈强阳性，背景中的角质形成细胞弱表达

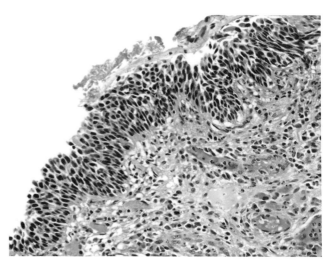

图2.11.6　HSIL　组成深染上皮的形态一致的细胞在上皮表面表现出一定程度的扭曲

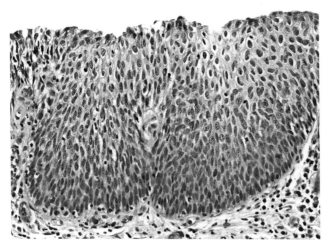

图2.11.7　HSIL　非典型上皮明显增厚，未成熟细胞占上皮厚度的 2/3；部分表面上皮细胞成熟阻滞

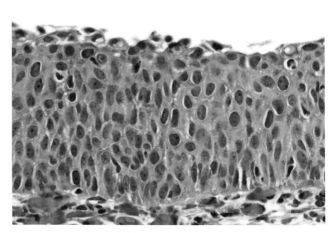

图2.11.8　HSIL　包括基底层在内的全层上皮均未成熟和呈非典型性

2.12 宫颈原位腺癌（AIS）与输卵管子宫内膜样化生

	宫颈原位腺癌（AIS）	输卵管子宫内膜样化生
年龄	育龄期女性，平均年龄 39 岁	育龄期女性，偶见于绝经后女性
部位	宫颈管内膜	宫颈管内膜
症状	通常无症状，可出现阴道出血或阴道排液	无症状
体征	通常为显微镜下改变，巴氏涂片异常 / 意义不明确的非典型腺上皮细胞	通常为显微镜下改变，可形成小息肉样病变
病因学	高危型 HPV，16 型和 18 型最常见	激素刺激（怀孕、口服避孕药、激素替代疗法）
组织学	1. 正常宫颈腺体中分布的深染腺体（图 2.12.1） 2. 部分受累腺体表现为从病变上皮骤变为正常上皮（图 2.12.2 和 2.12.3） 3. 不同程度的细胞质黏液样变，可见杯状细胞分化（图 2.12.4）；一般未见纤毛 4. 细胞核深染，假复层排列（图 2.12.5） 5. 常见凋亡小体 6. 常见核分裂，通常位于细胞质顶端（图 2.12.5）	1. 宫颈间质中的深染腺体分布于正常宫颈腺体中（图 2.12.6） 2. 通常涉及整个腺体（图 2.12.7 和 2.12.8） 3. 柱状细胞的细胞类型涵盖输卵管上皮；可见纤毛细胞（图 2.12.9 和 2.12.10） 4. 细胞核淡染 5. 无凋亡小体 6. 核分裂罕见
特殊检查	● p16 呈弥漫性强阳性表达 ● ER 和 PR 表达缺失或减少 ● Ki-67 增殖活性增加	● p16 呈斑片状表达，通常广泛 ● 通常保留 ER/PR 表达 ● Ki-67 标记轻度增加
治疗	宫颈切除并保证切缘阴性，希望保留生育能力或行单纯子宫切除的女性，应排除浸润癌	无须治疗
预后	可进展为浸润性宫颈腺癌	良性 / 非肿瘤性

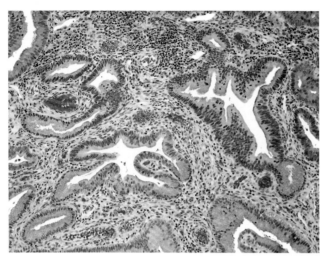

图2.12.1 宫颈原位腺癌（AIS） 宫颈管黏膜内深染的宫颈管腺体与正常腺体混杂存在

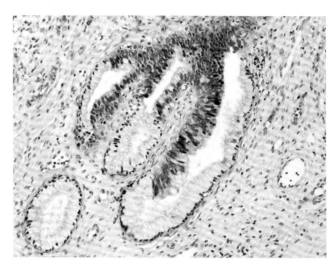

图2.12.2 宫颈原位腺癌（AIS） 部分腺体受累伴有从病变上皮突然向正常上皮骤变。AIS中假复层排列的细胞核增大、深染，偶见凋亡小体

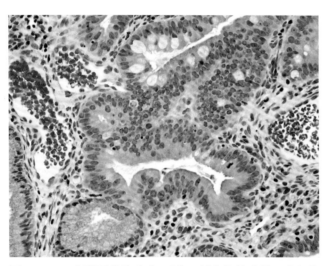

图2.12.3 宫颈原位腺癌（AIS） 部分腺体受累，残留的部分正常腺体（左下）和AIS，偶见核分裂象和局灶杯状细胞分化（上）

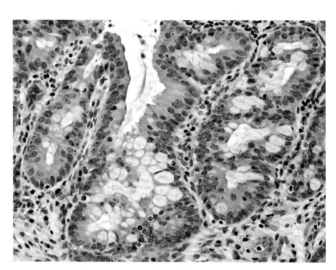

图2.12.4 宫颈原位腺癌（AIS） 杯状细胞分化，细胞核相对淡染，有些呈假复层排列

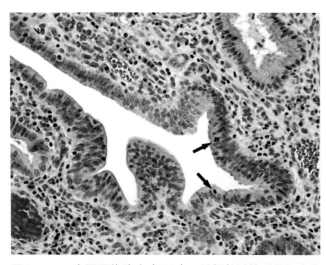

图2.12.5 宫颈原位腺癌（AIS） 呈假复层排列的细胞核深染，伴有顶端核分裂（箭头），请与图2.12.9对比

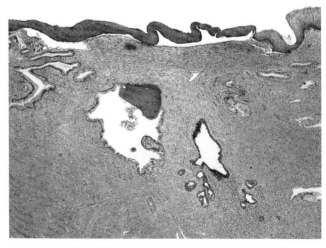

图2.12.6 输卵管子宫内膜样化生 宫颈锥切术的HSIL样本，伴局灶的宫颈管腺体受累；局灶腺体深染（中间偏右）

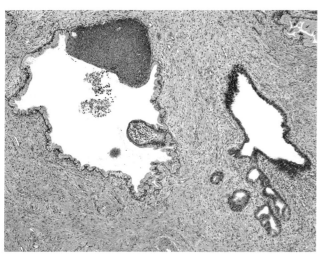

图2.12.7 输卵管子宫内膜样化生 与图2.12.6为同一病例，高倍视野。与左侧局部被 HSIL 累及的淡染正常宫颈管上皮相比较，深染上皮累及整个腺体（右）

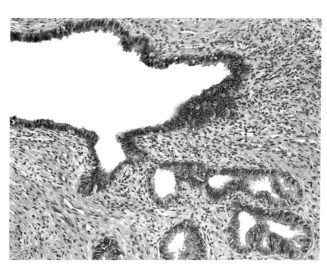

图2.12.8 输卵管子宫内膜样化生 与图2.12.1为同一病例，高倍视野

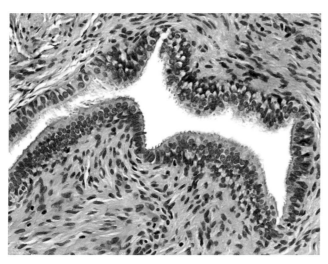

图2.12.9 输卵管子宫内膜样化生 在某些区域高柱状上皮细胞无序排列形成假复层样形态。注意突出的纤毛，核分裂缺乏

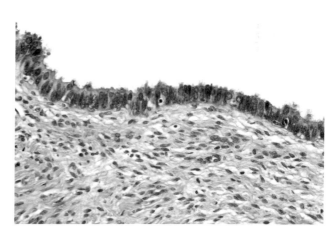

图2.12.10 输卵管子宫内膜样化生 与图2.12.8为同一病例，高倍视野。高柱状上皮再现了输卵管中的细胞类型，可见纤毛细胞

2.13 旺炽型 AIS 与普通型浸润性高分化腺癌伴 AIS 结构

	旺炽型 AIS	普通型浸润性高分化腺癌伴 AIS 结构
年龄	育龄期女性，中位年龄 39 岁	平均年龄 50 岁
部位	宫颈管内膜	子宫颈、移行带、宫颈管
症状	通常无症状或有阴道出血及阴道排液	阴道出血及阴道排液
体征	通常显微镜下可见，巴氏涂片异常 / 意义不明确的非典型腺上皮细胞	巴氏涂片异常，通常无临床可见病变或宫颈包块
病因学	高危型 HPV，16 型和 18 型最常见	高危型 HPV，原位腺癌是前兆
组织学	1. 正常宫颈腺体间分布的深染腺体（*图 2.13.1~2.13.4*） 2. 部分受累腺体伴有从病变上皮到正常上皮的骤变（*图 2.13.1 和 2.13.5*） 3. 正常的腺体和 AIS 很少扩展至厚壁血管	1. 从黏膜或间质浅表层延伸至宫颈肌壁深层的复杂性腺样增生（*图 2.13.6*）可见原位腺癌背景（*图 2.13.7*） 2. 分叶状排列的明显拥挤的腺体呈筛状结构（*图 2.13.7~2.13.10*）；病变腺体位于宫颈阴道部鳞状上皮下方（*图 2.13.7 和 2.13.9*） 3. 肿瘤性腺体靠近厚壁血管（*图 2.13.11*）
特殊检查	● 无鉴别诊断价值	● 无鉴别诊断价值
治疗	宫颈锥切术要保证切缘阴性，对希望保留生育能力或行单纯子宫切除的女性，应排除浸润癌	对希望保留生育能力的女性可行切缘阴性的宫颈锥切或子宫切除，伴（或不伴）盆腔淋巴结清扫
预后	有切缘呈阴性的患者，切除后仍可复发	取决于分期，行宫颈锥切术的 IA1 期病例也可复发

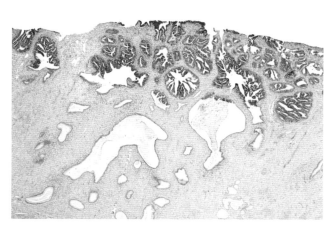

图 2.13.1　旺炽型 AIS　累及黏膜浅表层，一些腺体部分受累。总体分布与先前存在的宫颈管腺体一致

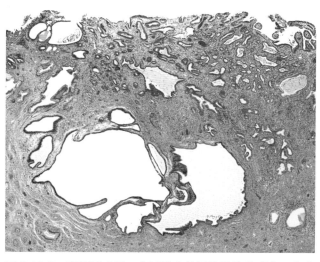

图 2.13.2　旺炽型 AIS　广泛增生的深染腺体的形状、大小与相邻的正常宫颈腺体相似，无法明确诊断为浸润

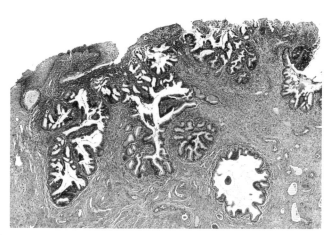

图 2.13.3　旺炽型 AIS　大的深染的腺体伴有腺体内皱褶，可见累及的旺炽型 AIS。注意具有相似结构的正常宫颈腺体（右下）

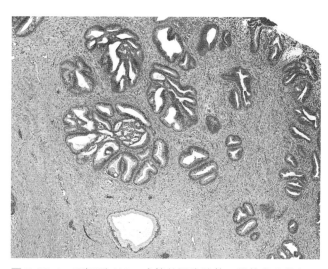

图 2.13.4　旺炽型 AIS　成簇的深染腺体，腺体分布类似正常的宫颈腺体

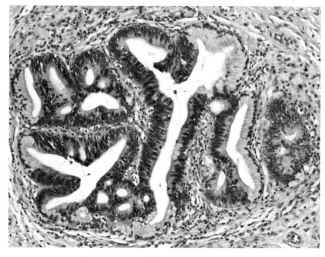

图 2.13.5　旺炽型 AIS　高倍视野，部分受累腺体被证实为旺炽型 AIS（无浸润）

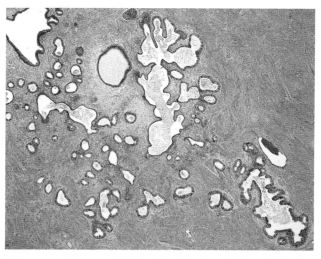

图 2.13.6　普通型浸润性高分化腺癌伴 AIS 结构　单纯性腺体以楔形病灶的形式伸入宫颈间质。局部未见正常的宫颈腺体。这种微妙的浸润模式只能在低倍镜下观察到

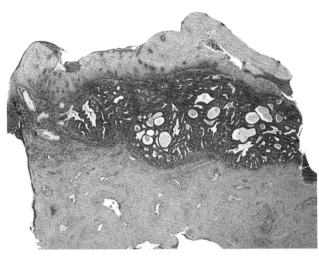

图 2.13.7　普通型浸润性高分化腺癌伴 AIS 结构　宫颈阴道部黏膜下复杂 / 拥挤的腺体呈小叶状增生

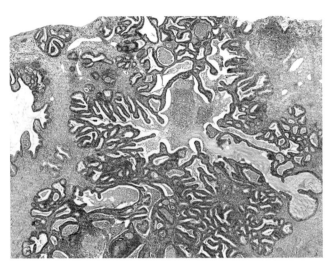

图 2.13.8　普通型浸润性高分化腺癌伴 AIS 结构　病变局部可呈 AIS 表现，明显拥挤的腺体（右下）与浸润癌的表现一致。注意腺腔内乳头状增生

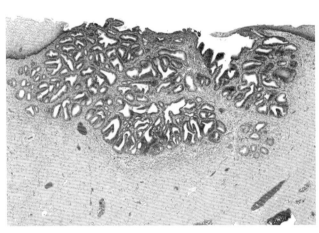

图 2.13.9　普通型浸润性高分化腺癌伴 AIS 结构　宫颈阴道部黏膜撕裂伴有小中型腺体复杂增生。腺体的增生深度、拥挤程度、轻度的排列紊乱、不同的大小和形状，以及在增生基础上的炎症反应均支持浸润的判断；然而，这种浸润模式可能与观察者之间的多水平的分歧有关

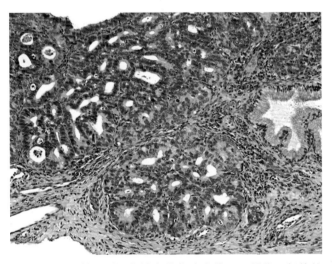

图 2.13.10　普通型浸润性高分化腺癌伴 AIS 结构　拥挤的背靠背腺体与间质浸润程度一致。注意正常宫颈腺体的大小和形状（右）

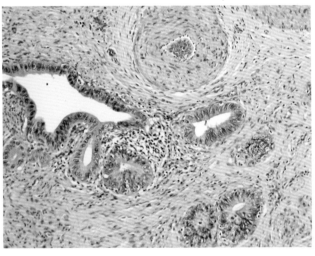

图 2.13.11　普通型浸润性高分化腺癌伴 AIS 结构　单纯性腺体不伴有邻近厚壁血管的间质反应

	宫颈腺癌	微腺体增生
年龄	平均年龄 50 岁	育龄期女性
部位	子宫颈、移行带、宫颈管	子宫颈、移行带、宫颈管内膜
症状	阴道出血及排液，盆腔痛	通常无症状，宫颈息肉病例可出现阴道出血
体征	巴氏涂片异常，通常无临床可见病变或宫颈包块；桶状宫颈	宫颈息肉或小而易碎的包块
病因学	高危型 HPV，原位腺癌是前驱病变	与孕激素暴露有关（妊娠或外源性）
组织学	1. 筛状和乳头状/绒毛腺管状增生（图2.14.1~2.14.3） 2. 邻近区域可见 HSIL 或腺鳞癌成分 3. 含有不同含量黏液性细胞质的柱状细胞 4. 细胞核卵圆形至长梭形，染色质深染或细腻；假复层常见（图2.14.4~2.14.6） 5. 核分裂丰富，通常位于细胞质顶端（图2.14.4和2.14.5）；可见凋亡小体 6. 可见炎症反应，但并非恒定特征；可见促结缔组织增生	1. 腺体紧密，呈筛状排列；可见腺腔内乳头状内折（图2.14.8~2.14.12） 2. 储备细胞增生或鳞状上皮化生，并累及腺上皮（图2.14.8） 3. 立方形至低柱状细胞含细胞质空泡（图2.14.11和2.14.12） 4. 细胞核小而均一，圆形至卵圆形；可见小核仁 5. 核分裂罕见，也可见核分裂活性增加的病例的报道（后者需行免疫组化检测）；凋亡小体不常见 6. 间质和上皮内常见急、慢性炎症浸润，可见间质玻璃样变
特殊检查	● p16 呈弥漫性表达（图2.14.7，左） ● Ki-67 增殖活性显著增高（图2.14.7，右） ● 原位杂交检测可检出高危型 HPV	● p16 呈斑片状或局灶性表达 ● Ki-67 增殖活性轻度增高（阳性的炎症细胞可能会产生标记指数增高的假象） ● 原位杂交检测未检出高危型 HPV
治疗	取决于分期，早期可考虑选择宫颈切除术以保留生育能力，中、晚期行子宫切除术或放化疗	通常无须治疗；对于有症状的病例，活检/息肉切除术通常可以治愈
预后	取决于分期，行 IA1 期宫颈冷刀锥切术病例可复发	良性

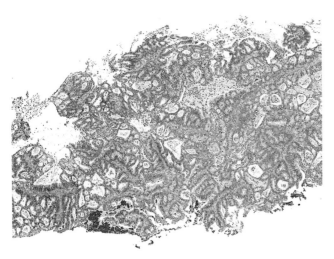

图 2.14.1　宫颈腺癌　宫颈管刮除标本。旺炽型增生的淡染上皮伴筛状结构

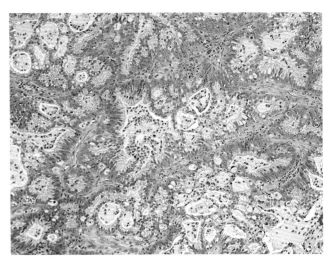

图 2.14.2　宫颈腺癌　与图 2.14.1 为同一病例，高倍视野。有些病例与炎症有关

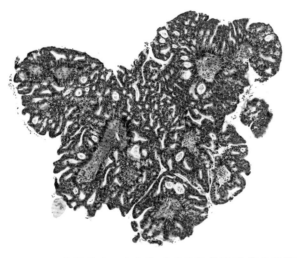

图 2.14.3　宫颈腺癌　密集的嗜碱性腺体增殖碎片伴筛状结构

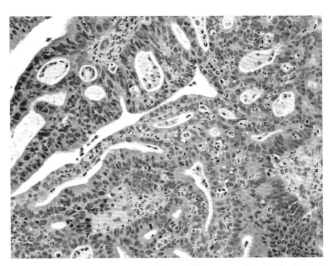

图 2.14.4　宫颈腺癌　炎性筛状腺体增生。除上皮内中性粒细胞外，还要注意核分裂和凋亡小体

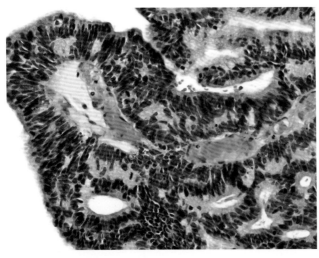

图 2.14.5　宫颈腺癌　与图 2.14.3 为同一病例，高倍视野。柱状细胞伴有假复层细胞核和核分裂象

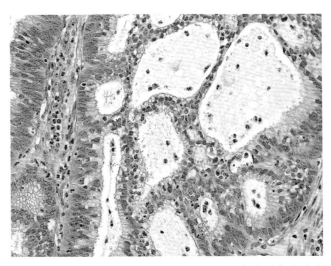

图 2.14.6　宫颈腺癌　柱状至立方形细胞，部分透亮的黏液性细胞质。细胞核呈非典型性，可见多个核仁和凋亡小体

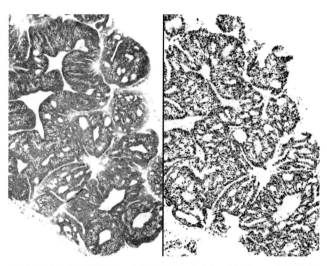

图 2.14.7　宫颈腺癌　与图 2.14.1 为同一病例。p16 呈弥漫性表达（左），Ki-67 增殖活性显著增高（右）

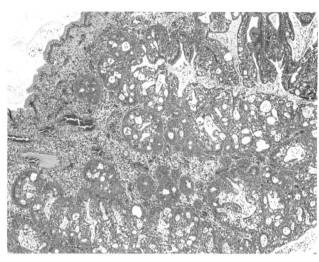

图 2.14.8　微腺体增生　复杂性腺体增生，伴有筛状结构和显著的储备细胞层或早期鳞状上皮化生

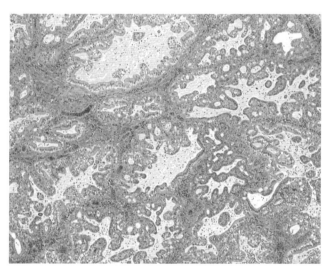

图 2.14.9　微腺体增生　宫颈息肉，腺体拥挤伴管腔内乳头状皱褶和局灶筛状生长

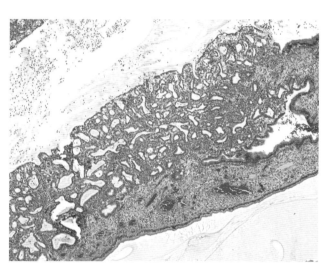

图 2.14.10　微腺体增生　不同形态的密集小腺体的带状增生

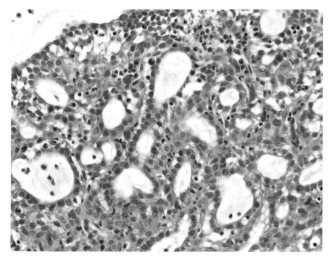

图 2.14.11　微腺体增生　与图 2.14.10 为同一病例，高倍视野。立方形细胞，细胞核呈圆形，大小一致，细胞质空泡化；无核分裂

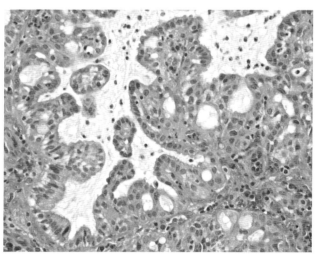

图 2.14.12　微腺体增生　与图 2.14.9 为同一病例，高倍视野。腺腔内有乳头状突起，细胞形态单一、细胞核淡染、缺乏核分裂

	恶性腺瘤［微偏腺癌（MDA）］	宫颈腺体叶状增生（LEGH）
年龄	育龄期和绝经后女性；平均年龄 42 岁	育龄期女性
部位	宫颈	宫颈
症状	常无症状，部分患者出现阴道出血、阴道排液、疼痛	一般无症状，可出现阴道排液、阴道出血
体征	无症状，或有包块形成样病变，桶状宫颈	通常无症状，偶见包块形成样病变，影像学显示为囊性改变
病因学	不明，可能与波伊茨 – 耶格综合征有关 有报道称有 *STK11* 突变，MDA 属于家族性胃肠型宫颈腺癌，与 HPV 无关	特发性；可能与波伊茨 – 耶格综合征有关，宫颈腺体叶状增生被认为是 MDA 的前驱病变
组织学	1. 不规则腺体侵犯宫颈间质；未见小叶结构 2. 浸润性生长模式（*图 2.15.1 和 2.15.2*） 3. 腺体增生可延伸至宫颈深层间质（*图 2.15.3*） 4. 大小不等的成角腺体（*图 2.15.4*） 5. 腺体可有黏液样（胃型）上皮 6. 细胞学非典型性通常很轻微（*图 2.15.5*），但一般至少局部存在；细胞核通常稍大，呈圆形，染色质浅或细，核仁明显 7. 核分裂象不常见，但可看到	1. 拥挤的宫颈管腺体数量增多，呈叶状排列（*图 2.15.6*） 2. 小叶轮廓钝圆，与周围的宫颈间质分界清楚（*图 2.15.7*） 3. 增生仅限于宫颈浅层和中层间质 4. 腺体大小不一，有些呈囊性扩张（*图 2.15.8*） 5. 腺体有显著的黏液性细胞质或偶见内衬淡染的黏液（*图 2.15.9 和 2.15.10*） 6. 细胞学非典型性极轻微或不存在（*图 2.15.9 和 2.15.10*），非典型性 LEGH 已有报道 7. 通常缺乏核分裂象
特殊检查	● PAX2 表达缺失 ● 有报告 ER 和 PR 表达缺乏	● 有报道保留 PAX2 表达 ● 在良性宫颈腺体增生中，ER/PR 表达偶尔丢失
治疗	取决于分期；手术、化疗和放疗	无须治疗，通常因其他原因在子宫切除术中偶然发现
预后	侵袭性过程；常见盆腔和腹腔内复发，通常会致死。总生存率小于 30%	良性，一些病例与 MDA 和波伊茨 – 耶格综合征有关

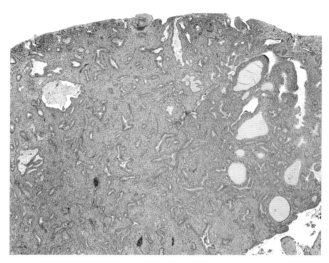

图 2.15.1　恶性腺瘤［微偏腺癌（MDA）］　宫颈浅层和深层间质内弥漫性浸润性生长

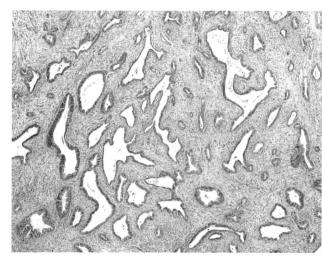

图 2.15.2　恶性腺瘤［微偏腺癌（MDA）］　不规则、成角、形状不一的腺体浸润间质。注意缺乏明显的间质反应

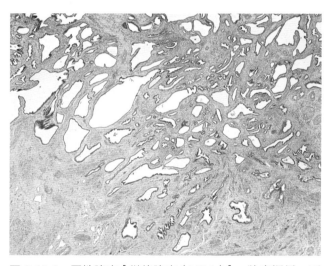

图 2.15.3　恶性腺瘤［微偏腺癌（MDA）］　肿瘤深层，不规则浸润性轮廓

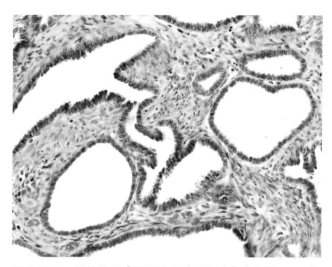

图 2.15.4　恶性腺瘤［微偏腺癌（MDA）］　与图 2.15.2 为同一病例，高倍视野。不规则腺体内衬细胞，细胞核均一、淡染

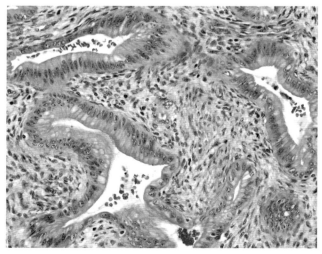

图 2.15.5　恶性腺瘤［微偏腺癌（MDA）］　与图 2.15.1 为同一病例，高倍视野。成角的腺体内衬非典型性黏液上皮

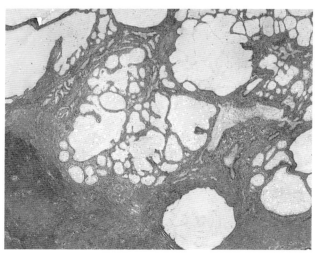

图 2.15.6　宫颈腺体叶状增生（LEGH）　宫颈管腺体数量显著，呈叶状排列

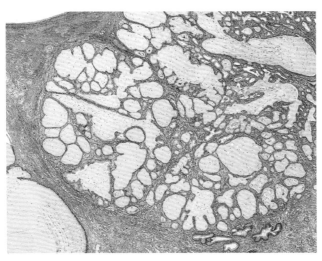

图 2.15.7　宫颈腺体叶状增生（LEGH）　位于宫颈浅层和中层间质内增大的轮廓钝圆的小叶

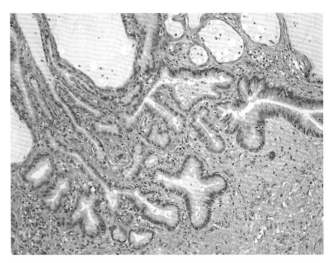

图 2.15.8　宫颈腺体叶状增生（LEGH）　小叶内小腺体囊性扩张

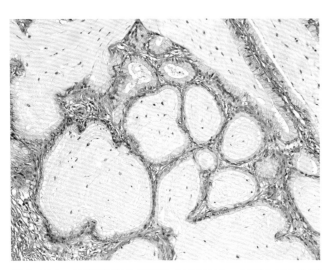

图 2.15.9　宫颈腺体叶状增生（LEGH）　与图 2.15.8 为同一病例，高倍视野。囊性扩张的腺体，内衬稀薄、淡染的黏液上皮

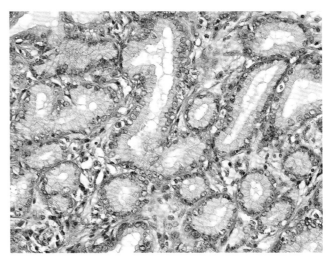

图 2.15.10　宫颈腺体叶状增生（LEGH）　与图 2.15.8 为同一病例，高倍视野。不同区域，小而拥挤的腺体，内衬淡染的黏液上皮

2.16 子宫内膜样癌继发性累及宫颈（宫颈间质浸润）与子宫内膜样癌继发性累及宫颈（局限于宫颈黏膜）

	子宫内膜样癌继发性累及宫颈 （宫颈间质浸润）	子宫内膜样癌继发性累及宫颈 （局限于宫颈黏膜）
年龄	与各种亚型子宫内膜样癌的年龄分布相同	与各种亚型子宫内膜样癌的年龄分布相同
部位	宫颈	宫颈
症状	阴道出血	阴道出血
体征	部分病例可见宫颈包块，子宫肌层包块或子宫下段包块，伴有高级别、深肌层浸润和血管淋巴管侵犯	子宫肌层包块或子宫下段包块
病因学	与相应的各亚型子宫内膜样癌相同	与相应的各亚型子宫内膜样癌相同
组织学	1. 杂乱无章的浸润性生长（*图 2.16.1 和 2.16.2*） 2. 不同深度的宫颈间质浸润，包括宫颈深层间质 3. 可见从子宫深肌层连续扩散至宫颈壁浅层（*图 2.16.3*） 4. 可见不规则的腺体轮廓，广泛的乳头状结构，大面积的筛状和实体状生长	1. 病变腺上皮遵循正常宫颈管腺体的分布模式 2. 通常局限于黏膜浅层（*图 2.16.4 和 2.16.5*） 3. 肿瘤性腺体不存在于正常宫颈腺体水平以下（*图 2.16.6*） 4. 腺体轮廓钝圆（*图 2.16.6*），可见部分腺体内乳头状或筛状结构
特殊检查	● 无鉴别诊断价值	● 无鉴别诊断价值
治疗	根据肿瘤分期，行辅助阴道近距离放疗和（或）盆腔放疗	取决于分期，宫颈管腺体受累不影响分期
预后	Ⅱ期子宫内膜样癌患者的 5 年生存率为 69%	同 Ⅰ 期子宫内膜样癌，5 年生存率为 88%

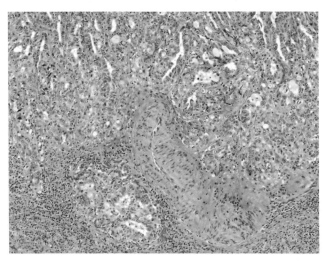

图2.16.1　子宫内膜样癌继发性累及宫颈（宫颈间质浸润）　显著拥挤的腺体浸润厚壁血管周围间质

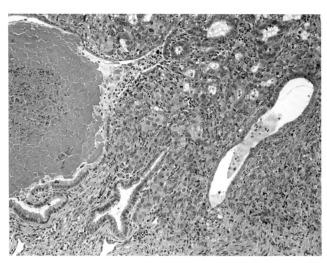

图2.16.2　子宫内膜样癌继发性累及宫颈（宫颈间质浸润）　拥挤的小腺体浸润正常宫颈腺体间的间质

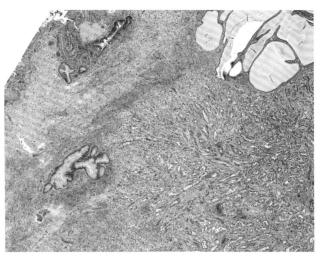

图2.16.3　子宫内膜样癌继发性累及宫颈（宫颈间质浸润）　浸润性肿瘤前沿从子宫体延伸至宫颈深层间质。宫颈浅层黏膜未受累

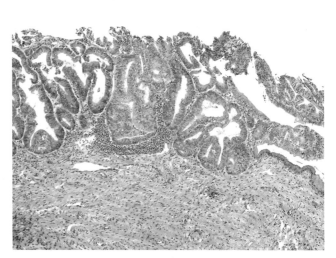

图2.16.4　子宫内膜样癌继发性累及宫颈（局限于宫颈黏膜）　受累腺体轮廓钝圆。图片右侧局部可见正常宫颈管黏膜

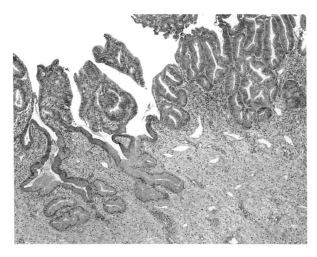

图2.16.5　子宫内膜样癌继发性累及宫颈（局限于宫颈黏膜）　浅层宫颈腺上皮被子宫内膜样癌替代。延伸至浅层间质的宫颈管腺体未受累

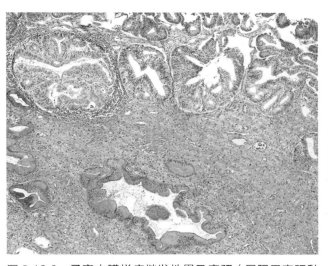

图2.16.6　子宫内膜样癌继发性累及宫颈（局限于宫颈黏膜）　在宫颈管黏膜浅层，圆形癌巢呈小灶筛状生长

	普通型浸润性宫颈腺癌	子宫内膜的子宫内膜样癌继发性累及宫颈（FIGO 1 级）
年龄	平均年龄 50 岁	年龄范围广，平均年龄 63 岁
部位	宫颈、移行带、宫颈管	宫颈黏膜和间质
症状	阴道出血，阴道排液，盆腔痛	阴道异常出血，晚期患者的盆腔痛或压迫和腹胀
体征	巴氏涂片异常，无临床可见病变或有宫颈包块，桶状宫颈	非周期性阴道出血。全身症状有肥胖、糖尿病、多囊卵巢综合征；MRI 或超声检查显示子宫内膜条带状增厚、子宫内膜包块或宫颈包块；巴氏涂片异常；检查发现宫颈包块
病因学	高危型 HPV，AIS 是一种前驱病变	无拮抗的雌激素刺激；*PTEN*、*PIK3CA*、*KRAS*、*CTNNB1*、*ARID1A* 体细胞突变；遗传性综合征、林奇综合征和多发性错构瘤综合征
组织学	1. 有宫颈包块或无肉眼可见病变 2. 从黏膜或浅层间质延伸到宫颈壁深层的复杂性腺体增生，可见 AIS 背景 *(图 2.17.1)* 3. 明显拥挤的筛状腺体，呈分叶状排列或弥漫性浸润性生长 *(图 2.17.2 ~ 2.17.4)* 4. 柱状细胞，伴有含量不等的黏液性细胞质；细胞核呈卵圆形至长梭形，染色质深染或细腻；通常呈假复层排列 5. 核分裂丰富，通常位于细胞质顶端；可见凋亡小体 *(图 2.17.5 和 2.17.6)*	1. 子宫体或子宫下段包块 2. 腺体增生累及宫颈黏膜和（或）宫颈间质 *(图 2.17.7 ~ 2.17.9)*；可见从子宫深肌层连续扩散，不累及宫颈壁浅层 3. 大小或形状不一的腺体内衬柱状细胞 *(图 2.17.10)*；筛状和实体性生长，可见乳头状结构 4. 细胞核圆形至卵圆形；可见假复层排列 *(图 2.17.11)* 5. 核分裂活性不定，凋亡小体不常见
特殊检查	● 呈 p16 弥漫性表达 ● ER 或 PR 表达减少或缺失 ● 原位杂交检测可检出高危型 HPV	● p16 呈斑片状或局灶性表达 *(图 2.17.12，左)* ● ER 或 PR 通常呈强的弥漫性表达 *(图 2.17.12，右)* ● 原位杂交检测未检出高危型 HPV
治疗	取决于分期，子宫切除术或化疗	子宫切除术联合双侧输卵管 - 卵巢切除、盆腔和主动脉周围淋巴结切除，阴道近距离放疗伴（或不伴）化疗
预后	取决于分期	FIGO Ⅱ 期患者的 5 年生存率为 69%

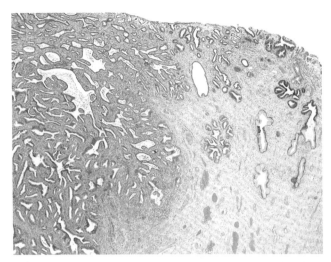

图 2.17.1　普通型浸润性宫颈腺癌　从浅层黏膜延伸至宫颈间质的不规则浸润性腺体增生。背景中可见原位腺癌（右）

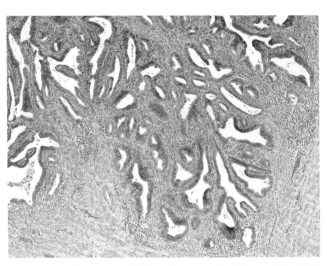

图 2.17.2　普通型浸润性宫颈腺癌　不规则成角腺体浸润宫颈间质

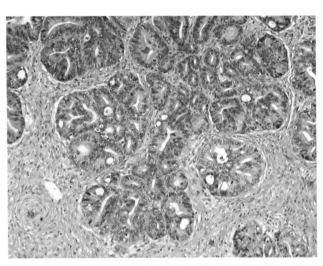

图 2.17.3　普通型浸润性宫颈腺癌　宫颈深层间质中呈分叶状排列的拥挤的腺体

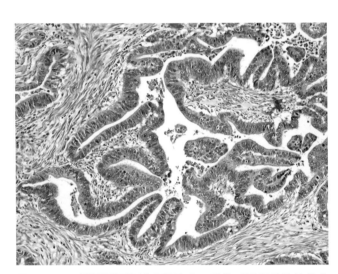

图 2.17.4　普通型浸润性宫颈腺癌　形状不规则的腺体伴有腺腔内上皮乳头状内折

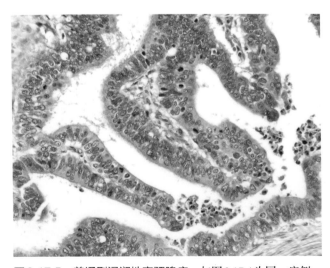

图2.17.5　普通型浸润性宫颈腺癌　与图2.17.4为同一病例，高倍视野。注意多个核分裂

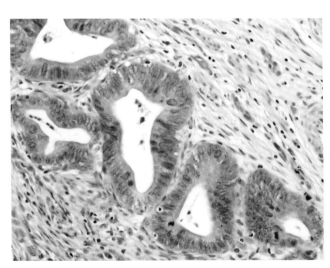

图2.17.6　普通型浸润性宫颈腺癌　与图2.17.1为同一病例，高倍视野。形状不规则的腺体，伴有顶端核分裂，偶见凋亡小体

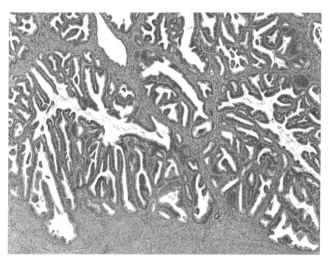

图 2.17.7　子宫内膜的子宫内膜样腺癌继发性累及宫颈（FIGO 1 级）　形状不规则的腺体浸润宫颈深层间质

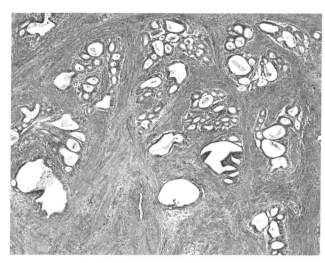

图 2.17.8　子宫内膜的子宫内膜样腺癌继发性累及宫颈（FIGO 1 级）　宫颈深层间质内呈筛状生长的癌巢

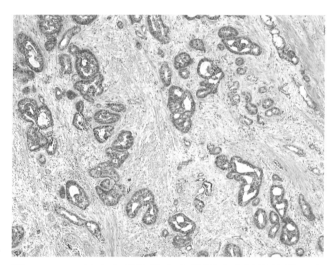

图 2.17.9　子宫内膜的子宫内膜样腺癌继发性累及宫颈（FIGO 1 级）　小的筛状癌巢和单个腺体

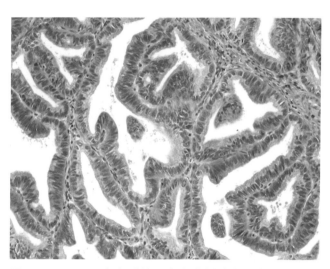

图 2.17.10　子宫内膜的子宫内膜样腺癌继发性累及宫颈（FIGO 1 级）　与图 2.17.7 为同一病例，高倍视野。形状不规则的腺体内衬柱状细胞；未见明显的核分裂或凋亡小体

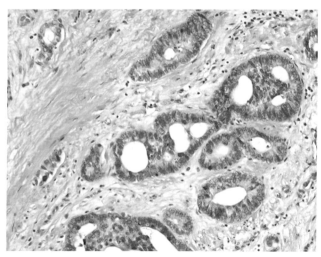

图 2.17.11　子宫内膜的子宫内膜样腺癌继发性累及宫颈（FIGO 1 级）　与图 2.17.9 为同一病例，高倍视野。筛状生长的小腺体，缺乏核分裂

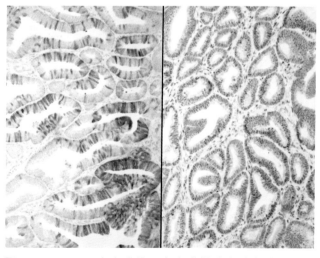

图 2.17.12　子宫内膜的子宫内膜样腺癌继发性累及宫颈（FIGO 1 级）　与图 2.17.7 为同一病例。p16 呈斑片状表达（左），ER 保留弥漫性表达（右）

2.18 中肾管增生（增生的中肾管残件）与子宫内膜的子宫内膜样腺癌继发性累及宫颈

	中肾管增生（增生的中肾管残件）	子宫内膜的子宫内膜样腺癌继发性累及宫颈
年龄	育龄期与绝经后女性	年龄范围广，平均年龄 63 岁
部位	通常为宫颈深层间质，偶见于宫颈浅层间质，外侧（9 点和 3 点方向）	宫颈黏膜和间质
症状	无症状	阴道异常出血，晚期患者可有盆腔痛或压迫感和腹胀
体征	在子宫切除或宫颈锥切术大标本中偶然发现，巴氏涂片很少发现异常	非周期性阴道出血。全身症状有肥胖、糖尿病、多囊卵巢综合征；MRI 或超声检查发现子宫内膜条带状增厚、子宫内膜包块或宫颈包块；巴氏涂片异常；检查发现宫颈包块
病因学	中肾管的胚胎残余，后续增生	无拮抗的雌激素刺激；*PTEN*、*PIK3CA*、*KRAS*、*CTNNB1*、*ARID1A* 体细胞突变；遗传性综合征、林奇综合征和多发性错构瘤综合征
组织学	1. 宫颈间质深层的腺体增生；正常宫颈黏膜不明显 *（图 2.18.1）*；局限性病灶，通常小于 5 mm，被认为是非增生性残件 2. 可见中央导管样结构，周围的小管簇状聚集成局限性小叶 *（图 2.18.2 和 2.18.3）* 3. 圆形小管内衬立方形细胞，管腔内有嗜酸性分泌物 *（图 2.18.4）* 4. 均一的圆形细胞核，即使未表现出非典型性，也极轻微 *（图 2.18.5）* 5. 核分裂罕见 6. 无间质反应	1. 腺体增生累及宫颈黏膜和（或）宫颈间质 2. 缺乏正常的组织结构，呈弥漫性浸润性生长 *（图 2.18.6）* 3. 大小或形状不一的腺体内衬柱状细胞；筛状和实体性生长，可见乳头状结构 *（图 2.18.7 和 2.18.8）* 4. 呈圆形至卵圆形的增大的非典型细胞核，常见假复层排列 *（图 2.18.9）* 5. 核分裂活性不定 6. 可见间质反应
特殊检查	● ER 和 PR 阴性 ● CD10 呈腔缘着色，钙调蛋白阳性，GATA-3 强阳性 ● PAX2 呈强的弥漫性表达 ● Ki-67 增殖活性低	● 通常 ER 或 PR 强表达 ● 通常 CD10 和 GATA-3 呈阴性（偶见弱的局灶着色） ● 大多数病例 PAX2 呈阴性 ● Ki-67 增殖活性增加
治疗	无须治疗	子宫切除术联合双侧输卵管-卵巢切除、盆腔和主动脉周围淋巴结切除，阴道近距离放疗伴（或不伴）化疗
预后	良性，罕见发生中肾管增生背景下的中肾管癌	FIGO Ⅱ期患者的 5 年生存率为 69%

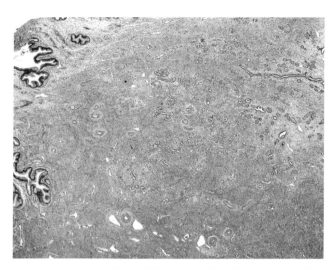

图 2.18.1 中肾管增生（增生的中肾管残件） 宫颈间质深层内小腺体增生。图片左侧可见正常宫颈腺体

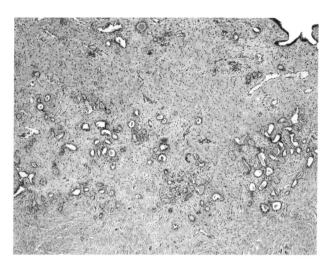

图 2.18.2 中肾管增生（增生的中肾管残件） 宫颈间质内小腺体增生，其中一些腺腔内有嗜酸性分泌物。注意，这种增生呈模糊的线性排列，与宫颈管表面平行

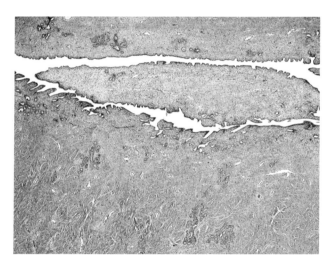

图 2.18.3 中肾管增生（增生的中肾管残件） 宫颈间质侧面深层显示一个中央导管，伴有沿导管长轴排列的小簇状或分叶状腺体

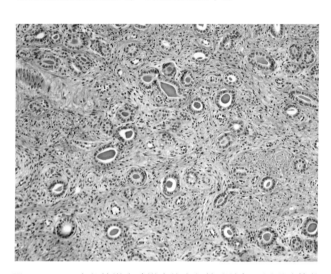

图 2.18.4 中肾管增生（增生的中肾管残件） 圆形腺体伴有典型的致密嗜酸性分泌物

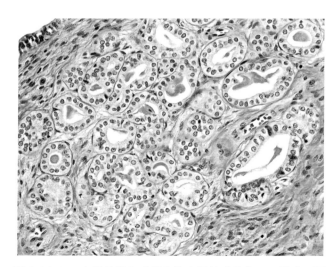

图 2.18.5 中肾管增生（增生的中肾管残件） 一簇小而圆且拉长的腺体内衬立方形细胞，形态均一的圆形细胞核，腺腔内有分泌物

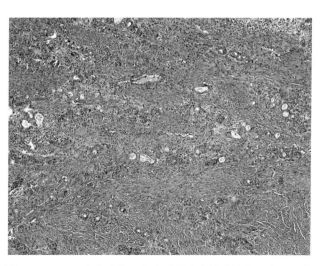

图 2.18.6 子宫内膜的子宫内膜样腺癌继发性累及宫颈 宫颈间质深层小而密集的腺体增生

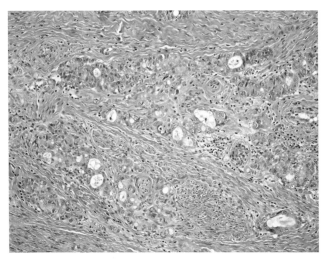

图 2.18.7　子宫内膜的子宫内膜样腺癌继发性累及宫颈　与图 2.18.6 为同一病例，高倍视野。筛状腺体呈小簇状线性排列

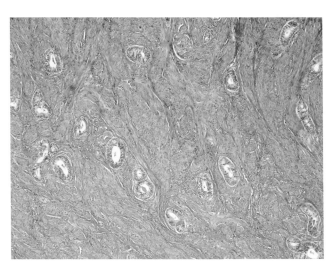

图 2.18.8　子宫内膜的子宫内膜样腺癌继发性累及宫颈　单个腺体侵袭型

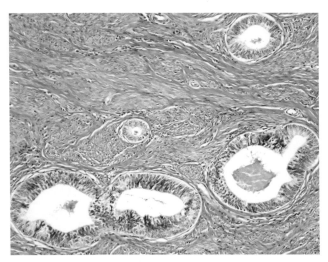

图 2.18.9　子宫内膜的子宫内膜样腺癌继发性累及宫颈　与图 2.18.8 为同一病例，高倍视野。腺体内衬柱状细胞，细胞核呈假复层排列；注意偶见腺腔内分泌物

	中肾管增生（增生的中肾管残件）	普通型浸润性宫颈腺癌
年龄	育龄期与绝经后女性	平均年龄 50 岁
部位	通常为宫颈间质深层，偶见于宫颈间质浅层，侧面（3 点方向和 9 点方向）	宫颈、移行带、宫颈管
症状	无症状	阴道出血、阴道排液、盆腔痛
体征	在子宫切除或宫颈锥切术大标本中偶然发现，巴氏涂片很少异常	巴氏涂片异常，无临床可见病变或有宫颈包块，桶状宫颈
病因学	中肾管的胚胎残余	高危型 HPV，AIS 是一种癌前病变
组织学	1. 宫颈间质深层的腺体增生；可延伸到浅层宫颈间质，尤其是在宫颈锥切术术后（*图 2.19.1 和 2.19.2*） 2. 可见中央导管状结构，小管和腺体位于边缘模糊的局限性小叶内（*图 2.19.3 和 2.19.4*） 3. 圆形腺腔内衬立方形细胞，管腔内有嗜酸性分泌物 4. 细胞核呈圆形，伴有轻微非典型性（*图 2.19.5 和 2.19.6*） 5. 核分裂和凋亡小体罕见 6. 无间质反应	1. 从黏膜或浅层间质延伸到宫颈壁深层的复杂性腺体增生，可见 AIS 背景 2. 明显拥挤的筛状腺体，呈分叶状排列或弥漫性浸润性生长（*图 2.19.7 和 2.19.8*） 3. 柱状细胞伴有含量不等的黏液性细胞质 4. 卵圆形至长梭形的细胞核，染色质深染或细腻，有多个核仁；通常呈假复层排列（*图 2.19.9 和 2.19.10*） 5. 核分裂丰富，通常位于细胞质顶端（*图 2.19.9 和 2.19.10*）；凋亡小体可见 6. 常见间质结缔组织增生
特殊检查	● p16 呈斑片状表达 ● CD10 呈腔缘着色，GATA-3 强阳性 ● PAX2 强表达 ● PAX8 呈强的弥漫性表达 ● Ki-67 增殖活性低 ● 原位杂交检测未检出高危型 HPV	● p16 呈弥漫性表达 ● CD10 和 GATA-3 通常呈阴性（偶见弱的局灶着色） ● PAX2 通常呈阴性 ● PAX8 通常表达减弱 ● Ki-67 增殖活性显著增加 ● 原位杂交检测可检出高危型 HPV
治疗	无须治疗	取决于分期；子宫切除术或放化疗
预后	良性，罕见发生中肾管增生背景下的中肾管癌	取决于分期；行宫颈冷刀锥切术的 IA1 期病例可复发

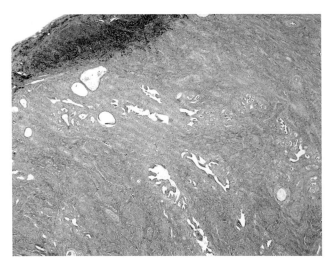

图 2.19.1　中肾管增生（增生的中肾管残件）　行宫颈锥切术后的改变。腺体增生，保持一定程度的分叶状生长并延伸至浅层黏膜

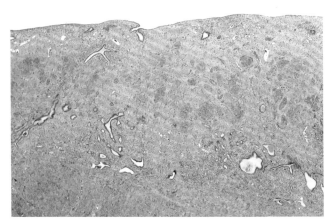

图 2.19.2　中肾管增生（增生的中肾管残件）　行宫颈锥切术后的改变，宫颈黏膜萎缩。宫颈间质深层呈线性排列的小腺体增生

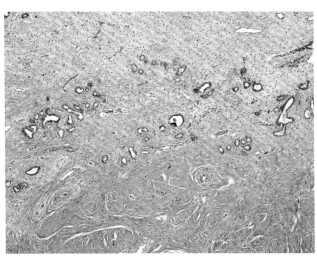

图 2.19.3　中肾管增生（增生的中肾管残件）　小的圆形和管状或细长的腺体呈线性增生

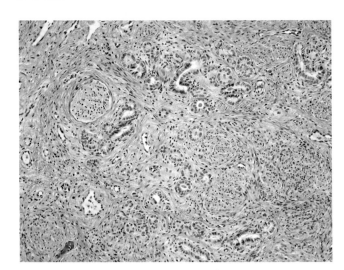

图 2.19.4　中肾管增生（增生的中肾管残件）　在神经附近可见成簇的圆形的小腺体，部分腺体腔内有分泌物（左）

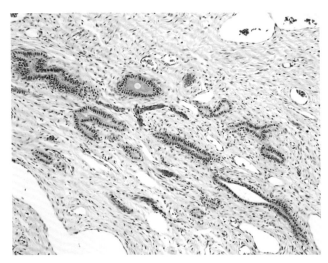

图 2.19.5　中肾管增生（增生的中肾管残件）　小的细长腺体，内衬淡染的低柱状至立方形细胞

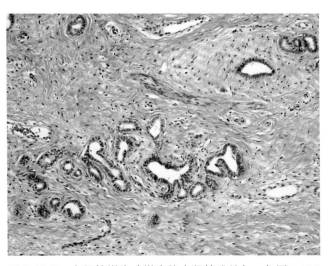

图 2.19.6　中肾管增生（增生的中肾管残件）　与图 2.19.3 为同一病例，高倍视野。淡染的低柱状至立方形细胞

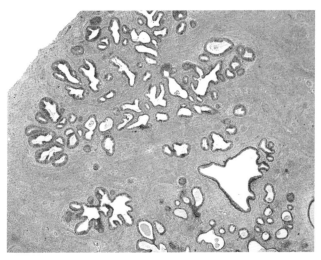

图 2.19.7　普通型浸润性宫颈腺癌　弥漫性浸润性生长，大小和形状不一的腺体。这种微妙的浸润性生长模式在低倍镜下最易观察

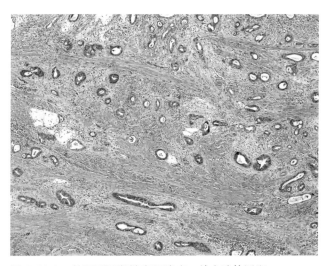

图 2.19.8　普通型浸润性宫颈腺癌　单个腺体浸润

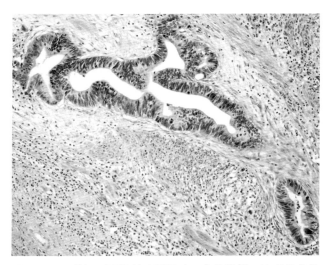

图 2.19.9　普通型浸润性宫颈腺癌　高倍视野。注意伴有核分裂和凋亡小体的柱状细胞，有间质反应

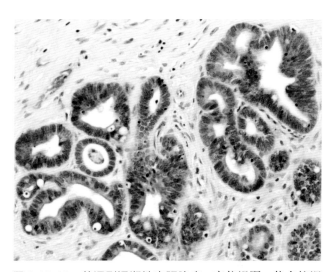

图 2.19.10　普通型浸润性宫颈腺癌　高倍视野。伴有核深染和凋亡小体的柱状细胞

	子宫内膜的子宫内膜样腺癌继发性 累及宫颈（FIGO 3 级）	低分化宫颈鳞状细胞癌或腺鳞癌
年龄	57~64 岁	高峰年龄 40~55 岁
部位	宫颈黏膜和宫颈间质	宫颈、移行带、宫颈管
症状	阴道异常出血，晚期患者出现盆腔痛或压迫感和腹胀	阴道出血、阴道排液、盆腔痛
体征	非周期性阴道出血。全身症状有肥胖、糖尿病、多囊卵巢综合征；MRI 或超声检查发现子宫内膜条带状增厚、子宫内膜包块或宫颈包块；巴氏涂片异常；体检发现宫颈包块	巴氏涂片异常，无临床可见病变或有宫颈包块，桶状宫颈
病因学	无拮抗的雌激素刺激；*PTEN*、*PIK3CA*、*KRAS*、*CTNNB1*、*ARID1A* 体细胞突变；遗传性综合征、林奇综合征和多发性错构瘤综合征	高危型 HPV，高级别鳞状上皮的病变和原位腺癌是癌前病变，AIS 很少见
组织学	1. 子宫体或子宫下段包块 2. 肿瘤性增生累及宫颈黏膜和（或）宫颈间质；可见从子宫深肌层的连续扩散，不累及浅层宫颈壁；宫颈无癌前病变 3. 实体性生长伴局灶性腺体形成（*图 2.20.1 和 2.20.2*）；残留腺体残件通常可见于瘤巢周边 4. 圆形至卵圆形的非典型细胞核，鳞状上皮化生区细胞核相对温和（*图 2.20.3 和 2.20.4*） 5. 核分裂活性不定	1. 有宫颈包块或无肉眼病变 2. 从黏膜或浅层间质延伸到宫颈壁深层的复杂性腺体增生，可见 AIS 或 HSIL 背景 3. 通常在实体性区或邻近的腺癌（腺鳞癌）成分中可见形状不一的实体性细胞巢（*图 2.20.6*），细胞具有少量至中等量的嗜酸性细胞质或局灶性腺样分化（*图 2.20.7 和 2.20.8*） 4. 实体性区呈明显的非典型性和多形性（鳞状细胞成分）（*图 2.20.9*） 5. 核分裂象与凋亡小体丰富（*图 2.20.9*）
特殊检查	● p16 呈斑片状或局灶表达（*图 2.20.5*） ● ER 或 PR 通常呈强的弥漫性表达 ● 原位杂交检测未检出高危型 HPV	● p16 呈弥漫性表达 ● ER 或 PR 表达减少或缺失 ● 原位杂交检测可检出高危型 HPV
治疗	子宫切除术联合双侧输卵管 – 卵巢切除、盆腔和主动脉周围淋巴结切除，阴道近距离放疗伴（或不伴）化疗	取决于分期，子宫切除术或化疗和放疗
预后	FIGO II 期患者的 5 年生存率为 69%	取决于分期

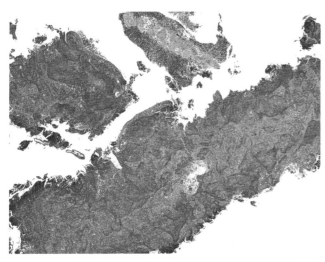

图 2.20.1 子宫内膜的低分化子宫内膜样腺癌继发性累及宫颈（FIGO 3 级） 宫颈管搔刮样本中的肿瘤碎片类似宫颈鳞状细胞癌的浸润性生长

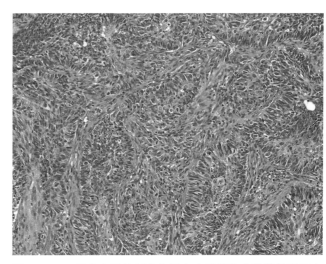

图 2.20.2 子宫内膜的低分化子宫内膜样腺癌继发性累及宫颈（FIGO 3 级） 与图 2.20.1 为同一病例，高倍视野。周围有呈栅栏状排列的肿瘤细胞岛

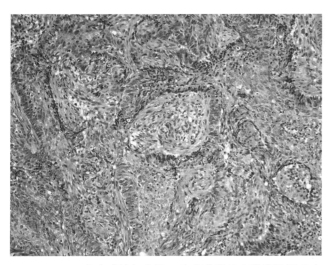

图 2.20.3 子宫内膜的低分化子宫内膜样腺癌继发性累及宫颈（FIGO 3 级） 与图 2.20.1 为同一病例。肿瘤细胞岛中间有轻度鳞状细胞分化

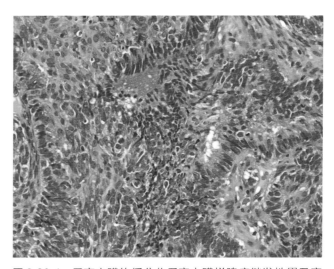

图 2.20.4 子宫内膜的低分化子宫内膜样腺癌继发性累及宫颈（FIGO 3 级） 与图 2.20.1 为同一病例，高倍视野。癌巢周围的细胞保持柱状形态。中央区呈轻度鳞状细胞分化，富含嗜酸性细胞质，细胞核呈圆形至卵圆形。注意，残留腺体形成支持腺癌诊断

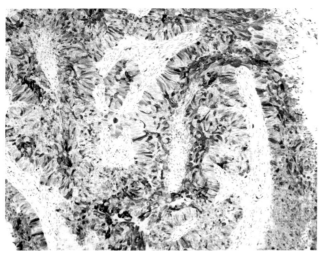

图 2.20.5 子宫内膜的低分化子宫内膜样腺癌继发性累及宫颈（FIGO 3 级） 与图 2.20.1 为同一病例，高倍视野。p16 呈斑片状表达支持子宫内膜起源诊断

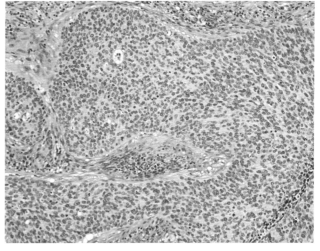

图 2.20.6 低分化宫颈鳞状细胞癌 淡染的癌巢呈弥漫性实体性生长

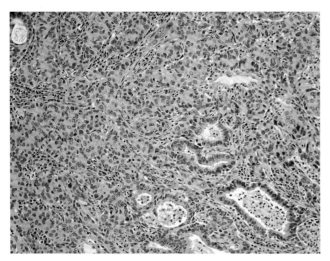

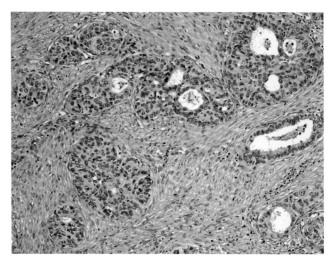

图 2.20.7 低分化宫颈鳞状细胞癌或腺鳞癌 鳞状细胞癌呈弥漫性实体性和巢状生长伴腺样分化（右下）

图 2.20.8 低分化宫颈鳞状细胞癌或腺鳞癌 伴有鳞状和腺样特征的癌巢

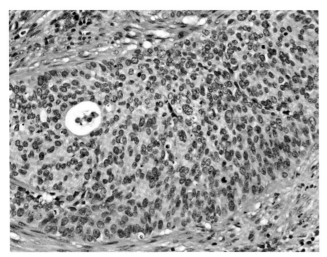

图 2.20.9 低分化宫颈鳞状细胞癌或腺鳞癌 与图 2.20.6 为同一病例，高倍视野。细胞具有嗜酸性细胞质和多形性卵圆形细胞核

	胎盘部位结节 / 斑块	鳞状细胞癌（高分化，角化）
年龄	通常为育龄期女性，偶尔见于妊娠结束数年后的老年女性	平均年龄 49 岁
部位	子宫内膜或宫颈黏膜，偶见于输卵管和卵巢	宫颈、移行带
症状	无特殊症状，偶尔伴有阴道出血；通常在子宫内膜或宫颈内膜刮除样本中偶然发现	阴道出血
体征	无特殊体征，通常在子宫内膜或宫颈内膜刮除样本中偶然发现，无包块，胎盘部位斑块大于 1 cm，可同时出现巴氏涂片异常	阴道出血，巴氏涂片异常，宫颈包块
病因学	源于先前妊娠产生的绒毛膜型中间滋养细胞	高危型 HPV
组织学	1. 边界清晰的结节或斑块（*图 2.21.1*），可同时出现鳞状上皮内病变 2. 单个细胞和成簇病变细胞被大量透明间质分隔（*图 2.21.2*），宫颈标本中可见间质炎症（*图 2.21.3*） 3. 可见坏死，但不常见 4. 细胞密度低（*图 2.21.4*） 5. 上皮细胞核增大、深染、模糊（*图 2.21.5*）（已描述了胎盘部位 / 斑块的非典型性形式） 6. 富含嗜酸性到稀少、透亮的细胞质，核周有双嗜性至嗜碱性细胞质（*图 2.15.5*） 7. 核分裂象少，常缺失	1. 单个细胞、细胞簇和大的形状不规则巢状和片状肿瘤细胞（*图 2.21.7 和 2.21.8*），表面可见高级别鳞状上皮内病变 2. 常见间质结缔组织增生；可见间质纤维化；间质玻璃样变并不典型（*图 2.21.8*） 3. 癌巢内常见坏死；可见单个致密的嗜酸性 / 坏死的角质形成细胞（*图 2.21.8*） 4. 呈中等至高等细胞密度 5. 上皮细胞核呈圆形至卵圆形，具有中度至重度非典型性；染色质呈泡状或深染（*图 2.21.9*） 6. 细胞质稀少的细胞区和局灶具有角化迹象的大量致密嗜酸性细胞质的病灶（*图 2.21.10*） 7. 通常核分裂活性增加
特殊检查	● p16 呈阴性或斑片状表达（*图 2.21.6，左*） ● CK18 呈强的弥漫性表达（*图 2.21.6，右*） ● 高分子量细胞角蛋白（CK5/6）呈阴性或局灶性表达 ● 原位杂交检测未检出高危型 HPV	● p16 呈强的弥漫性表达 ● CK18 呈阴性或弱 / 局灶性表达 ● 高分子量细胞角蛋白（CK5/6）阳性 ● 原位杂交检测可检出高危型 HPV
治疗	无针对典型性胎盘部位结节 / 斑块的特殊治疗；对于非典型性胎盘部位结节 / 斑块，推荐进一步的临床评估和随访（如刮宫样本诊断）	取决于分期；无血管淋巴管浸润的浅表浸润病例可行宫颈切除术，早期病例行根治性子宫切除术伴（或不伴）淋巴结切除术，晚期病例行放疗和化疗
预后	典型胎盘部位结节 / 斑块不值得关注，14% 的非典型性胎盘部位结节 / 斑块可与并发或继发恶性妊娠滋养细胞疾病有关	取决于分期，ⅠA 期病例的 5 年生存率为 95%~99%，并且随着分期的增加逐渐下降

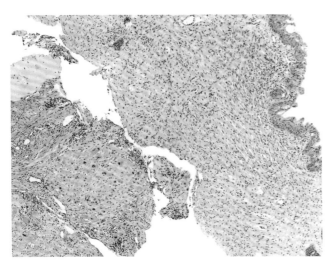

图 2.21.1　胎盘部位结节 / 斑块　宫颈管搔刮样本。成簇细胞富含嗜酸性细胞质，细胞核不规则增大、深染（左下）。注意相关间质玻璃样变

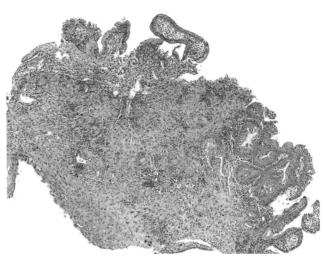

图 2.21.2　胎盘部位结节 / 斑块　宫颈间质内富含嗜酸性细胞质的细胞增生

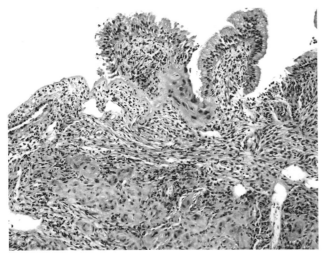

图 2.21.3　胎盘部位结节 / 斑块　与图 2.21.2 为同一病例，高倍视野。成簇的非典型性细胞，细胞核不规则增大、深染，嗜酸性细胞质致密，部分接近宫颈黏膜表面

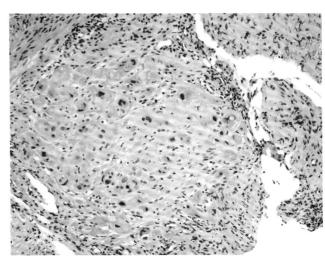

图 2.21.4　胎盘部位结节 / 斑块　与图 2.21.1 为同一病例，高倍视野。宫颈间质内富含嗜酸性细胞质的细胞增生

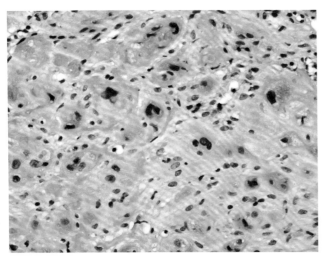

图 2.21.5　胎盘部位结节 / 斑块　与图 2.21.1 为同一病例，高倍视野。细胞富含嗜酸性细胞质，细胞核深染、呈非典型性。注意核周双嗜性细胞质

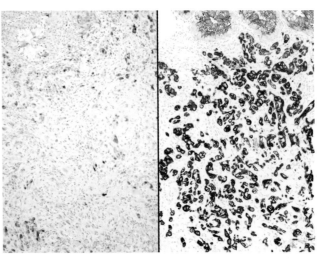

图 2.21.6　胎盘部位结节 / 斑块　与图 2.21.2 为同一病例。p16 呈局灶斑片状表达（左）；CK18 呈弥漫性表达（右）

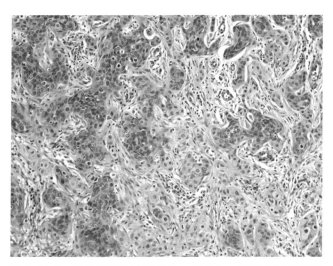

图 2.21.7 鳞状细胞癌（高分化，角化） 间质中不规则浸润的癌巢

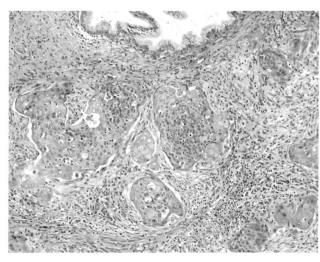

图 2.21.8 鳞状细胞癌（高分化，角化） 反应性间质中的浸润癌巢。癌巢周边细胞质角化（反常成熟），而中心可见更多未成熟的细胞

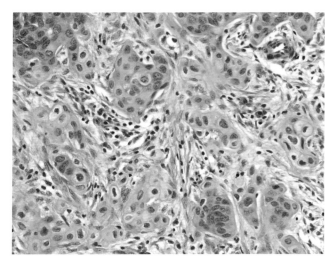

图 2.21.9 鳞状细胞癌（高分化，角化） 与图 2.21.7 为同一病例，高倍视野。细胞呈中度非典型性，细胞核呈相对均一的圆形至卵圆形，部分细胞细胞质稀少，部分细胞富含嗜酸性细胞质

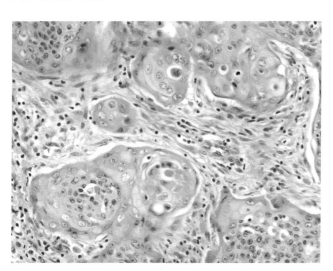

图 2.21.10 鳞状细胞癌（高分化，角化） 与图 2.21.8 为同一病例，高倍视野。细胞质致密、呈粉色或橙色，显示细胞质角化形成。注意角化不良细胞

	鳞状细胞癌	神经内分泌癌
年龄	高峰年龄 40~55 岁	年龄范围广；高峰年龄 36~42 岁
部位	宫颈、移行带	子宫颈、移行带
症状	巴氏涂片异常，阴道出血或阴道排液	巴氏涂片异常，阴道出血，副肿瘤综合征
体征	阴道镜检结果异常，宫颈包块	阴道镜检结果异常，宫颈包块，桶状宫颈
病因学	高危型 HPV，大多数病例由 16 型和 18 型引发	大多数病例由高危型 HPV 引发
组织学	1. 片状、巢状和单个肿瘤细胞（*图 2.22.1 和 2.22.2*） 2. 可见大的癌巢的中心坏死，但并非恒定特征（*图 2.22.3*） 3. 具有基底细胞样形态的病例可显示周边细胞栅栏状排列 4. 鳞状细胞分化，致密的嗜酸性细胞质；可见角化（*图 2.22.4 和 2.22.5*） 5. 细胞核深染或染色质粗大；可见多核细胞；可见多个核仁，但通常并不突出（*图 2.22.6*） 6. 可见凋亡小体，但并非恒定特征 7. 核分裂活性不定 8. 表面可见高级别鳞状上皮内病变成分，可与宫颈腺癌共存	1. 巢状、岛状、小梁状或弥漫性生长（*图 2.22.7 和 2.22.8*） 2. 显著的坏死（在大细胞变异型中呈地图样） 3. 显著的外围栅栏状排列（大细胞变异型）（*图 2.22.9*） 4. 小细胞变异型：细胞形态均一，细胞质稀少，细胞挤压破碎明显。大细胞变异型：富含嗜酸性或双嗜性细胞质 5. 小细胞变异型：细胞核深染、染色质细密分散（椒盐状）、细胞核挤压（*图 2.22.10*）。大细胞变异型：明显多形性的泡状细胞核，核仁显著（*图 2.22.11*） 6. 大量凋亡小体（小细胞变异型） 7. 核分裂活跃 8. 常与宫颈腺癌共存（原位或浸润性）（*图 2.22.7*）
特殊检查	● 神经内分泌标记物（CgA、Syn）呈阴性或非常局灶性表达 ● p40、p63 阳性（*图 2.22.2，插图*）	● 神经内分泌标记物（CgA、Syn、CD56）阳性，小细胞癌罕见阴性（*图 2.22.12，A：CgA；B：CD56*） ● 大多数病例 p40、p63、CK5/6 阴性；低分子量角蛋白阳性（*图 2.22.12，C：CK5/6；D：p40*） ● TTF-1 可呈阳性（小细胞型）
治疗	取决于分期；无血管淋巴管浸润的浅表浸润病例可行宫颈切除，早期病例行根治性子宫切除伴（或不伴）淋巴结切除，晚期病例行放疗和化疗	早期病例行根治性子宫切除术伴（或不伴）淋巴结切除；晚期病例行放疗和化疗
预后	取决于分期；FIGO ⅠA 期病例的 5 年生存率为 95%~99%，且随着分期的增加而逐渐下降	各期病例均预后不良

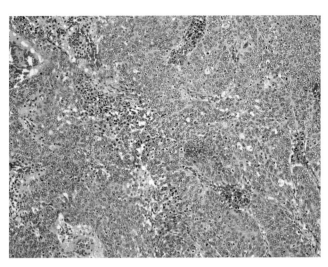

图 2.22.1　鳞状细胞癌　弥漫成片分布的肿瘤细胞

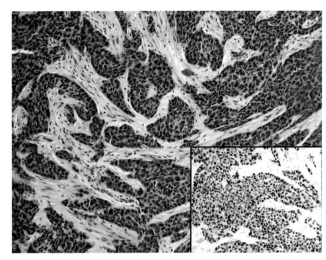

图 2.22.2　鳞状细胞癌　不规则和成角的嗜碱性巢状和岛状癌细胞。p40 免疫组化染色呈强阳性（插图）

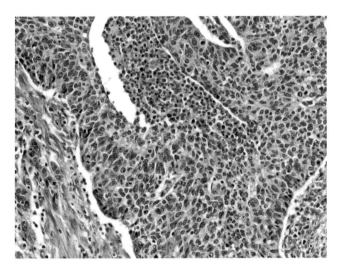

图 2.22.3　鳞状细胞癌　宽大的实体性癌巢伴中心坏死

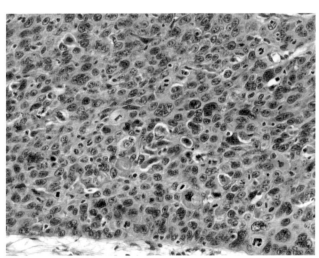

图 2.22.4　鳞状细胞癌　非典型细胞弥漫成片分布，伴有显著的多形性细胞核和中等量嗜酸性细胞质。注意致密的嗜酸性角化不良细胞和少数核分裂

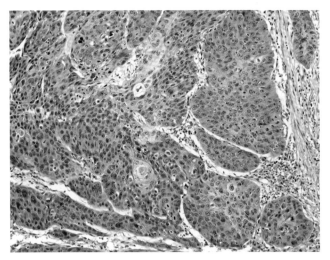

图 2.22.5　鳞状细胞癌　浸润的癌巢。注意鳞状细胞分化和局灶角化

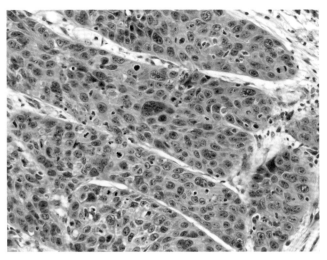

图 2.22.6　鳞状细胞癌　非典型细胞，伴有显著的多形性细胞核和多个核仁

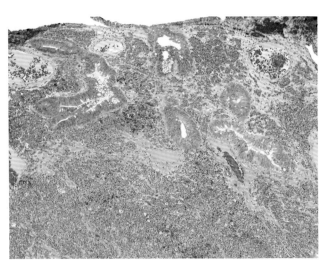

图 2.22.7　神经内分泌癌　小细胞变异型。嗜碱性细胞弥漫成片分布。注意靠近表面的宫颈管腺癌成分

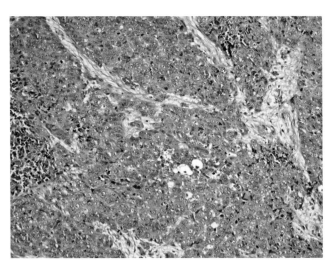

图 2.22.8　神经内分泌癌　大细胞变异型。癌巢由具有嗜酸性细胞质和大细胞核的细胞组成

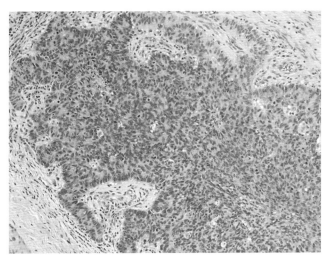

图 2.22.9　神经内分泌癌　大细胞变异型。岛状生长模式和花环状结构，注意周围细胞呈栅栏状排列

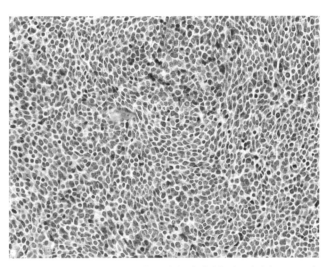

图 2.22.10　神经内分泌癌　小细胞变异型。与图 2.22.7 为同一病例，高倍视野。单一性肿瘤细胞，细胞核挤压

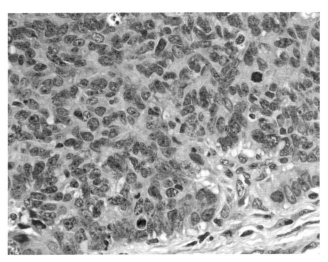

图 2.22.11　神经内分泌癌　大细胞变异型。与图 2.22.9 为同一病例，高倍视野。显著的非典型性增大的细胞核，染色质粗糙，偶见突出的核仁

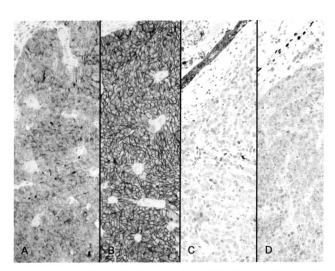

图 2.22.12　神经内分泌癌　大细胞变异型。与图 2.22.9 为同一病例。免疫组化染色，CgA（A）和 CD56（B）呈弥漫阳性；p40（D）和 CK5/6（C）呈阴性。注意作为对照对象的变薄的宫颈鳞状上皮 p40 和 CK5/6 呈阳性

	胚胎性横纹肌肉瘤（葡萄簇样型）	炎性良性宫颈息肉
年龄	常见于女性婴幼儿；亦可见于成年女性，平均年龄为44岁	成人，最常见于40~60岁女性；罕见于儿童和青少年
部位	宫颈、阴道（儿童病例）、子宫内膜	宫颈、移行带、宫颈管
症状	阴道出血	无症状或性交后出血、阴道排液
体征	宫颈息肉/从宫颈口脱出的包块	通常呈小息肉样生长，巨大息肉亦有报道，通常为单发
病因学	源自肌原性祖细胞；已报道有各种基因拷贝数改变，特别是涉及11号染色体	常见于多胎妊娠
组织学	1. 形成层：表面上皮下细胞丰富的间质 *（图2.23.1和2.23.2）* 2. 水肿性的细胞稀疏的间质伴灶状富于细胞区 *（图2.23.3）* 3. 由非典型未成熟细胞组成的密集的细胞群，细胞质稀少，可见凋亡小体 *（图2.23.4）*；部分病例可见带状细胞和横纹 *（图2.23.5）* 4. 富于细胞区核分裂活跃 5. 常见异源性成分（软骨）	1. 表面糜烂伴肉芽组织样间质改变和上皮下炎症 *（图2.23.7~2.23.9）* 2. 致密或水肿的间质，伴有成簇的厚壁血管 *（图2.23.8）* 3. 分布多样的混合性炎症细胞浸润，未见骨骼肌细胞的形态学特征 *（图2.23.10）* 4. 未见核分裂 5. 未见软骨成分
特殊检查	● desmin、MSA、myogenin和MYOD1呈阳性*（图2.23.6）* ● 富于细胞区CD45呈阴性 ● Ki-67增殖指数在富于细胞区/原始肌样区增高 ● 富于细胞区ER/PR表达缺失	● myogenin和MYOD1呈阴性，间质中可见desmin和actin表达 *（图2.23.11）* ● 浸润的炎症细胞CD45阳性 ● Ki-67标记可见于炎症细胞 ● 富于细胞区ER/PR呈阳性
治疗	手术，多用化疗	活检通常会完全切除病灶且具有治愈性
预后	儿童的5年生存率为70%~90%；尽管数据有限，在一些报道中，成人预后不良，5年生存率小于30%	良性

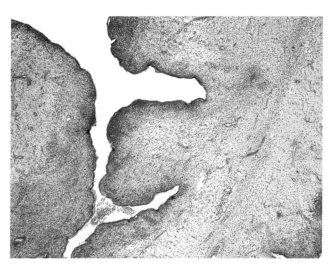

图 2.23.1　胚胎性横纹肌肉瘤（葡萄簇样型）　息肉样病变伴有水肿的表面上皮下间质（形成层）和富于细胞区

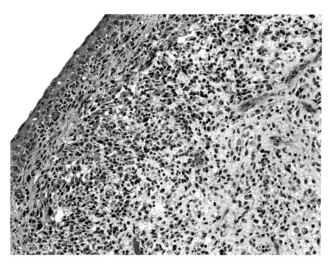

图 2.23.2　胚胎性横纹肌肉瘤（葡萄簇样型）　形成层，高倍视野

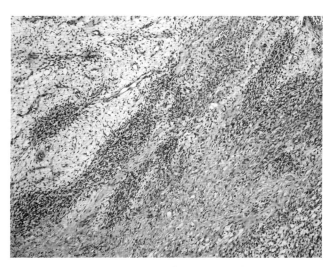

图 2.23.3　胚胎性横纹肌肉瘤（葡萄簇样型）　水肿性间质伴有富于细胞区

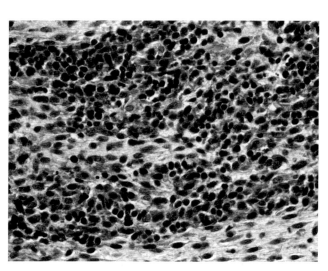

图 2.23.4　胚胎性横纹肌肉瘤（葡萄簇样型）　与图 2.23.3 为同一病例，高倍视野。富于细胞区由未成熟细胞构成，细胞核深染，核分裂活跃

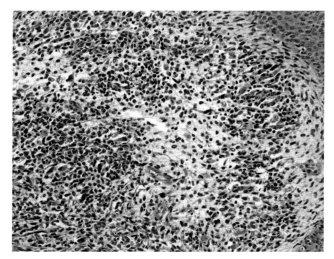

图 2.23.5　胚胎性横纹肌肉瘤（葡萄簇样型）　注意散在的横纹肌母细胞

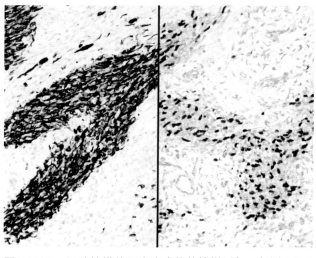

图 2.23.6　胚胎性横纹肌肉瘤（葡萄簇样型）　与图 2.23.3 为同一病例。肿瘤细胞 desmin（左）和 myogenin（右）阳性

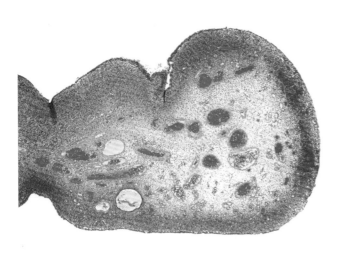

图 2.23.7　炎性良性宫颈息肉　轴心有扩张的血管

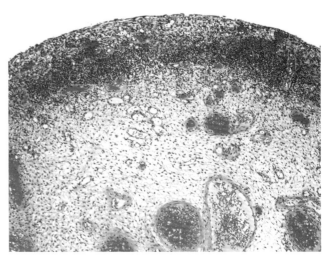

图 2.23.8　炎性良性宫颈息肉　与图 2.23.7 为同一病例，高倍视野。表面致密区及其下层炎症区类似形成层

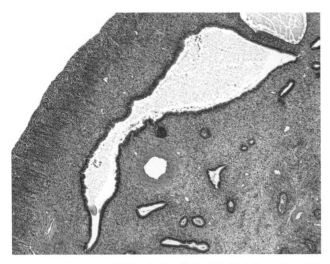

图 2.23.9　炎性良性宫颈息肉　伴有腺体扩张中心可见厚壁血管

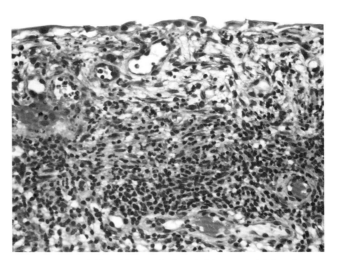

图 2.23.10　炎性良性宫颈息肉　与图 2.23.7 为同一病例，高倍视野。变薄和局部糜烂的表皮下可见混合性炎症细胞浸润

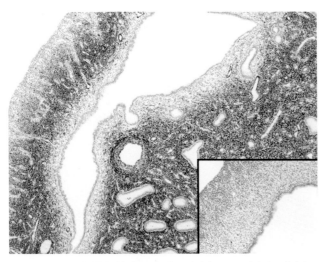

图 2.23.11　炎性良性宫颈息肉　与图 2.23.9 为同一病例。息肉间质 desmin 阳性，但在类似形成层的上皮下区呈阴性；未见 myogenin 表达（插图）

参考文献

2.1 和 2.2

Darragh TM, Colgan TJ, Thomas Cox J, et al. The lower anogenital squamous terminology standardization project for HPV-associated lesions: background and consensus recommendations from the college of American Pathologists and the American Society for Colposcopy and Cervical Pathology. Int J Gynecol Pathol. 2013;32:76–115.

Keating JT, Ince T, Crum CP. Surrogate biomarkers of HPV infection in cervical neoplasia screening and diagnosis. Adv Anat Pathol.2001;8:83–92.

McCluggage WG. Premalignant lesions of the lower female genital tract: cervix, vagina and vulva. Pathology. 2013;45:214–228.

Resnick M, Lester S, Tate JE, et al. Viral and histopathologic correlates of MN and MIB-1 expression in cervical intraepithelial neoplasia. Hum Pathol. 1996;27:234–239.

Tumors of the cervix. In: Kurman RJ, Ronnett BM, Sherman ME, Wilkinson EJ, eds. Atlas of Tumor Pathology, 4th series, fasc 13. Tumors of the Cervix, Vagina, and Vulva. Washington, DC: Armed Forces Institute of Pathology; 2010:68–105.

Wright TC, Ronnett BM, Kurman RJ, et al. Precancerous lesions of the cervix. In: Kurman RJ, Ellenson LH, Ronnett BM, eds. Blaustein's Pathology of the Female Genital Tract. 6th ed. New York: Springer; 2011:208–225.

2.3

Brinck U, Jakob C, Bau O, et al. Papillary squamous cell carcinoma of the uterine cervix: report of three cases and a review of its classification. Int J Gynecol Pathol. 2000;19:231–235.

Kang GH, Min K, Shim YH, et al. Papillary immature metaplasia of the uterine cervix: a report of 5 cases with an emphasis on the differential diagnosis from reactive squamous metaplasia, highgrade squamous intraepithelial lesion and papillary squamous cell carcinoma. J Korean Med Sci. 2001;16:762–768.

Randall ME, Andersen WA, Mills SE, et al. Papillary squamous cell carcinoma of the uterine cervix: a clinicopathologic study of nine cases. Int J Gynecol Pathol. 1986;5:1–10.

Trivijitsilp P, Mosher R, Sheets EE, et al. Papillary immature metaplasia (immature condyloma) of the cervix: a clinicopathologic analysis and comparison with papillary squamous carcinoma. Hum Pathol. 1998;29:641–648.

Ward BE, Saleh AM, Williams JV, et al. Papillary immature metaplasia of the cervix: a distinct subset of exophytic cervical condyloma associated with HPV-6/11 nucleic acids. Mod Pathol. 1992;5:391–395.

2.4~2.6

Crum CP, Egawa K, Fu YS, et al. Atypical immature metaplasia (AIM). A subset of human papilloma virus infection of the cervix. Cancer. 1983;51:2214–2219.

Egan AJ, Russell P. Transitional (urothelial) cell metaplasia of the uterine cervix: morphological assessment of 31 cases.

Int J Gynecol Pathol. 1997;16:89–98.

Geng L, Connolly DC, Isacson C, et al. Atypical immature metaplasia (AIM) of the cervix: is it related to high-grade squamous intraepithelial lesion (HSIL)? Hum Pathol. 1999;30:345–351.

Kong CS, Balzer BL, Troxell ML, et al. P16ink4a immunohistochemistry is superior to HPV in situ hybridization for the detection of high-risk HPV in atypical squamous metaplasia. Am J Surg Pathol. 2007;31:33–43.

Park JJ, Genest DR, Sun D, et al. Atypical immature metaplastic-like proliferations of the cervix: diagnostic reproducibility and viral (HPV) correlates. Hum Pathol. 1999;30:1161–1165.

Regauer S, Reich O. Ck17 and p16 expression patterns distinguish (atypical) immature squamous metaplasia from high-grade cervical intraepithelial neoplasia (CIN III). Histopathology. 2007;50:629–635.

Skapa P, Robova H, Rob L, et al. P16(ink4a) immunoprofiles of squamous lesions of the uterine cervix—implications for the reclassification of atypical immature squamous metaplasia. Pathol Oncol Res. 2013;19:707–714.

Weir MM, Bell DA, Young RH. Transitional cell metaplasia of the uterine cervix and vagina: an underrecognized lesion that may be confused with high-grade dysplasia. A report of 59 cases. Am J Surg Pathol. 1997;21:510–517.

2.7

Darragh TM, Colgan TJ, Thomas Cox J, et al. The lower anogenital squamous terminology standardization project for HPV-associated lesions: background and consensus recommendations from the college of American Pathologists and the American Society for Colposcopy and Cervical Pathology. Int J Gynecol Pathol. 2013;32:76–115.

Tumors of the cervix. In: Kurman RJ, Ronnett BM, Sherman ME, Wilkinson EJ, eds. Atlas of Tumor Pathology, 4th series, fasc 13. Tumors of the Cervix, Vagina, and Vulva. Washington, DC: Armed Forces Institute of Pathology; 2010:105–121.

Witkiewicz AK, Wright TC, Ferenczy A, et al. Carcinoma and other tumors of the cervix. In: Kurman RJ, Ellenson LH, Ronnett BM, eds. Blaustein's Pathology of the Female Genital Tract. 6th ed. New York: Springer; 2011:254–261.

2.8

Brainard JA, Hart WR. Adenoid basal epitheliomas of the uterine cervix: a reevaluation of distinctive cervical basaloid lesions currently classified as adenoid basal carcinoma and adenoid basal hyperplasia. Am J Surg Pathol. 1998;22:965–975.

Goyal A, Wang Z, Przybycin CG, et al. Application of p16 immunohistochemistry and RNA in situ hybridization in the classification of adenoid basal tumors of the cervix. Int J Gynecol Pathol. 2016;35:82–91.

Hart WR. Symposium part II: special types of adenocarcinoma of the uterine cervix. Int J Gynecol Pathol. 2002;21:327–346.

Parwani AV, Smith Sehdev AE, Kurman RJ, et al. Cervical adenoid basal tumors comprised of adenoid basal epithelioma associated with various types of invasive carcinoma: clinicopathologic features, human papillomavirus DNA detection, and p16 expression. Hum Pathol. 2005;36:82–90.

Russell MJ, Fadare O. Adenoid basal lesions of the uterine cervix: evolving terminology and clinicopathological concepts. Diagn Pathol. 2006;1:18.

2.9 和 2.10

Boyle DP, McCluggage WG. Stratified mucin-producing intraepithelial lesion (SMILE): report of a case series with associated pathological findings. Histopathology. 2015;66:658–663.

Lastra RR, Park KJ, Schoolmeester JK. Invasive stratified mucin-producing carcinoma and stratified mucin-producing intraepithelial lesion (smile): 15 cases presenting a spectrum of cervical neoplasia with description of a distinctive variant of invasive adenocarcinoma. Am J Surg Pathol. 2016;40:262–269.

Park JJ, Sun D, Quade BJ, et al. Stratified mucin-producing intraepithelial lesions of the cervix: adenosquamous or columnar cell neoplasia? Am J Surg Pathol. 2000;24:1414–1419.

2.11

Chang A, Amin A, Gabrielson E, et al. Utility of GATA3 immunohistochemistry in differentiating urothelial carcinoma from prostate adenocarcinoma and squamous cell carcinomas of the uterine cervix, anus, and lung. Am J Surg Pathol. 2012;36:1472–1476.

Chen ME, Pisters LL, Malpica A, et al. Risk of urethral, vaginal and cervical involvement in patients undergoing radical cystectomy for bladder cancer: results of a contemporary cystectomy series from M.D. Anderson Cancer Center. J Urol. 1997;157:2120–2123.

Gailey MP, Bellizzi AM. Immunohistochemistry for the novel markers glypican 3, pax8, and p40 (ΔNp63) in squamous cell and urothelial carcinoma. Am J Clin Pathol. 2013;140:872–880.

Reyes MC, Park KJ, Lin O, et al. Urothelial carcinoma involving the gynecologic tract: a morphologic and immunohistochemical study of 6 cases. Am J Surg Pathol. 2012;36:1058–1065.

Schwartz LE, Khani F, Bishop JA, et al. Carcinoma of the uterine cervix involving the genitourinary tract: a potential diagnostic dilemma. Am J Surg Pathol. 2016;40:27–35.

2.12 和 2.14

Abi-Raad R, Alomari A, Hui P, et al. Mitotically active microglandular hyperplasia of the cervix: a case series with implications for the differential diagnosis. Int J Gynecol Pathol. 2014;33:524–530.

Biscotti CV, Hart WR. Apoptotic bodies: a consistent morphologic feature of endocervical adenocarcinoma in situ. Am J Surg Pathol. 1998;22:434–439.

Cameron RI, Maxwell P, Jenkins D, et al. Immunohistochemical staining with mib1, bcl2 and p16 assists in the distinction of cervical glandular intraepithelial

neoplasia from tubo-endometrial metaplasia, endometriosis and microglandular hyperplasia. Histopathology. 2002;41:313–321.

Heller DS, Nguyen L, Goldsmith LT. Association of cervical microglandular hyperplasia with exogenous progestin exposure. J Low Genit Tract Dis. 2016;20:162–164.

Moritani S, Ioffe OB, Sagae S, et al. Mitotic activity and apoptosis in endocervical glandular lesions. Int J Gynecol Pathol. 2002;21:125–133.

Nucci MR. Pseudoneoplastic glandular lesions of the uterine cervix: a selective review. Int J Gynecol Pathol. 2014;33:330–338.

O'Neill CJ, McCluggage WG. P16 expression in the female genital tract and its value in diagnosis. Adv Anat Pathol. 2006;13:8–15.

Young RH, Scully RE. Atypical forms of microglandular hyperplasia of the cervix simulating carcinoma. A report of five cases and review of the literature. Am J Surg Pathol. 1989;13:50–56.

2.13

Diaz De Vivar A, Roma AA, Park KJ, et al. Invasive endocervical adenocarcinoma: proposal for a new pattern-based classification system with significant clinical implications: a multi-institutional study. Int J Gynecol Pathol. 2013;32:592–601.

Parra-Herran C, Taljaard M, Djordjevic B, et al. Pattern-based classification of invasive endocervical adenocarcinoma, depth of invasion measurement and distinction from adenocarcinoma in situ: interobserver variation among gynecologic pathologists. Mod Pathol. 2016;29(8):879–992 (Epub ahead of print).

Roma AA. Patterns of invasion of cervical adenocarcinoma as predicators of outcome. Adv Anat Pathol. 2015;22:345–354.

Wheeler DT, Kurman RJ. The relationship of glands to thick-wall blood vessels as a marker of invasion in endocervical adenocarcinoma. Int J Gynecol Pathol. 2005;24:125–130.

Zaino RJ. Glandular lesions of the uterine cervix. Mod Pathol. 2000;13:261–274.

Zaino RJ. Symposium part I: adenocarcinoma in situ, glandular dysplasia, and early invasive adenocarcinoma of the uterine cervix. Int J Gynecol Pathol. 2002;21:314–326.

2.15

Jones MA, Young RH, Scully RE. Diffuse laminar endocervical glandular hyperplasia. a benign lesion often confused with adenoma malignum (minimal deviation adenocarcinoma). Am J Surg Pathol. 1991;15:1123–1129.

Jones MA, Young RH. Endocervical type a (noncystic) tunnel clusters with cytologic atypia. A report of 14 cases. Am J Surg Pathol. 1996;20:1312–1318.

Hart WR. Symposium part II: special types of adenocarcinoma of the uterine cervix. Int J Gynecol Pathol. 2002;21:327–346.

Maruyama R, Nagaoka S, Terao K, et al. Diffuse laminar endocervical glandular hyperplasia. Pathol Int. 1995;45:283–286.

Nucci MR. Pseudoneoplastic glandular lesions of the uterine cervix: a selective review. Int J Gynecol Pathol. 2014;33:330–338.

Nucci MR, Clement PB, Young RH. Lobular endocervical glandular hyperplasia, not otherwise specified: a clinicopathologic analysis of thirteen cases of a distinctive pseudoneoplastic lesion and comparison with fourteen cases of adenoma malignum. Am J Surg Pathol. 1999;23:886–891.

2.16

Tambouret R, Clement PB, Young RH. Endometrial endometrioid adenocarcinoma with a deceptive pattern of spread to the uterine cervix: a manifestation of stage IIb endometrial carcinoma liable to be misinterpreted as an independent carcinoma or a benign lesion. Am J Surg Pathol. 2003;27:1080–1088.

Witkiewicz AK, Wright TC, Ferenczy A, et al. Carcinoma and other tumors of the cervix. In: Kurman RJ, Ellenson LH, Ronnett BM, eds. Blaustein's Pathology of the Female Genital Tract. 6th ed. New York: Springer; 2011:273–280.

Zaino RJ, Abendroth C, Yemelyanova A, et al. Endocervical involvement in endometrial adenocarcinoma is not prognostically significant and the pathologic assessment of the pattern of involvement is not reproducible. Gynecol Oncol. 2013;128:83–87.

2.17 和 2.20

Ansari-Lari MA, Staebler A, Zaino RJ, et al. Distinction of endocervical and endometrial adenocarcinomas: immunohistochemical p16 expression correlated with human papillomavirus (HPV) DNA detection. Am J Surg Pathol. 2004;28:160–167.

O'Neill CJ, McCluggage WG. P16 expression in the female genital tract and its value in diagnosis. Adv Anat Pathol. 2006;13:8–15.

Staebler A, Sherman ME, Zaino RJ, et al. Hormone receptor immunohistochemistry and human papillomavirus in situ hybridization are useful for distinguishing endocervical and endometrial adenocarcinomas. Am J Surg Pathol. 2002;26:998–1006.

Yemelyanova A, Ji H, Shih Ie M, et al. Utility of p16 expression for distinction of uterine serous carcinomas from endometrial endometrioid and endocervical adenocarcinomas: Immunohistochemical analysis of 201 cases. Am J Surg Pathol. 2009;33:1504–1514.

2.18 和 2.19

Ferry JA, Scully RE. Mesonephric remnants, hyperplasia, and neoplasia in the uterine cervix. A study of 49 cases. Am J Surg Pathol. 1990;14:1100–1111.

Howitt BE, Emori MM, Drapkin R, et al. Gata3 is a sensitive and specific marker of benign and malignant mesonephric lesions in the lower female genital tract. Am J Surg Pathol. 2015;39:1411–1419.

McCluggage WG, Oliva E, Herrington CS, et al. CD10 and calretinin staining of endocervical glandular lesions, endocervical stroma and endometrioid adenocarcinomas of the uterine corpus: CD10 positivity is characteristic of, but not specific for, mesonephric lesions and is not specific for endometrial stroma. Histopathology. 2003;43:144–150.

Nucci MR. Pseudoneoplastic glandular lesions of the uterine cervix: a selective review. Int J Gynecol Pathol. 2014;33:330–338.

Rabban JT, McAlhany S, Lerwill MF, et al. Pax2 distinguishes benign mesonephric and mullerian glandular lesions of the cervix from endocervical adenocarcinoma, including minimal deviation adenocarcinoma. Am J Surg Pathol. 2010;34:137–146.

Roma AA, Goyal A, Yang B. Differential expression patterns of GATA3 in uterine mesonephric and nonmesonephric lesions. Int J Gynecol Pathol. 2015;34:480–486.

Seidman JD, Tavassoli FA. Mesonephric hyperplasia of the uterine cervix: a clinicopathologic study of 51 cases. Int J Gynecol Pathol. 1995;14:293–299.

2.21

Huettner PC, Gersell DJ. Placental site nodule: a clinicopathologic study of 38 cases. Int J Gynecol Pathol. 1994;13:191–198.

Kalhor N, Ramirez PT, Deavers MT, et al. Immunohistochemical studies of trophoblastic tumors. Am J Surg Pathol. 2009;33:633–638.

Mao TL, Seidman JD, Kurman RJ, et al. Cyclin E and p16 immunoreactivity in epithelioid trophoblastic tumor—an aid in differential diagnosis. Am J Surg Pathol. 2006;30:1105–1110.

Shih IM, Seidman JD, Kurman RJ. Placental site nodule and characterization of distinctive types of intermediate trophoblast. Hum Pathol. 1999;30:687–694.

Shih IM, Kurman RJ. The pathology of intermediate trophoblastic tumors and tumor-like lesions. Int J Gynecol Pathol. 2001;20:31–47.

Young RH, Kurman RJ, Scully RE. Placental site nodules and plaques. A clinicopathologic analysis of 20 cases. Am J Surg Pathol. 1990;14:1001–1009.

2.22

Albores-Saavedra J, Martinez-Benitez B, Luevano E. Small cell carcinomas and large cell neuroendocrine carcinomas of the endometrium and cervix: polypoid tumors and those arising in polyps may have a favorable prognosis. Int J Gynecol Pathol. 2008;27:333–339.

Eichhorn JH, Young RH. Neuroendocrine tumors of the genital tract. Am J Clin Pathol. 2001;115(suppl):S94–S112.

Gardner GJ, Reidy-Lagunes D, Gehrig PA. Neuroendocrine tumors of the gynecologic tract: a society of gynecologic oncology (sgo) clinical document. Gynecol Oncol. 2011;122:190–198.

Houghton O, McCluggage WG. The expression and diagnostic utility of p63 in the female genital tract. Adv Anat Pathol. 2009;16:316–321.

McCluggage WG, Kennedy K, Busam KJ. An immunohistochemical study of cervical neuroendocrine carcinomas: neoplasms that are commonly TTF1 positive and which may express ck20 and p63. Am J Surg Pathol. 2010;34:525–532.

Rouzbahman M, Clarke B. Neuroendocrine tumors of the gynecologic tract: select topics. Semin Diagn Pathol. 2013;30:224–233.

2.23

Amesse LS, Taneja A, Broxson E, et al. Protruding giant cervical polyp in a young adolescent with a previous rhabdomyosarcoma. J Pediatr Adolesc Gynecol. 2002;15:271–277.

Bernal KL, Fahmy L, Remmenga S, et al. Embryonal rhabdomyosarcoma (sarcoma botryoides) of the cervix presenting as a cervical polyp treated with fertility-sparing surgery and adjuvant chemotherapy. Gynecol Oncol. 2004;95:243–246.

Daya DA, Scully RE. Sarcoma botryoides of the uterine cervix in young women: a clinicopathological study of 13 cases. Gynecol Oncol. 1988;29:290–304.

Dehner LP, Jarzembowski JA, Hill DA. Embryonal rhabdomyosarcoma of the uterine cervix: a report of 14 cases and a discussion of its unusual clinicopathological associations. Mod Pathol. 2012;25:602–614.

Ferguson SE, Gerald W, Barakat RR, et al. Clinicopathologic features of rhabdomyosarcoma of gynecologic origin in adults. Am J Surg Pathol. 2007;31:382–389.

Khalil AM, Azar GB, Kaspar HG, et al. Giant cervical polyp. A case report. J Reprod Med. 1996;41:619–621.

Li RF, Gupta M, McCluggage WG, et al. Embryonal rhabdomyosarcoma (botryoid type) of the uterine corpus and cervix in adult women: report of a case series and review of the literature. Am J Surg Pathol. 2013;37:344–355.

Lippert LJ, Richart RM, Ferenczy A. Giant benign endocervical polyp: report of a case. Am J Obstet Gynecol. 1974;118:1140–1141.

第三章
子宫体（上皮病变）

3.1　月经期子宫内膜与无排卵相关性子宫内膜间质崩解/功能失调性子宫出血

3.2　假性腺体拥挤与子宫内膜增生

3.3　复杂性非典型增生与无非典型性的复杂性增生（伴或不伴化生性改变）

3.4　子宫内膜增生/癌伴有分泌性分化与分泌期子宫内膜

3.5　孕激素治疗有效的子宫内膜增生症/癌与分泌/妊娠期子宫内膜

3.6　复杂性非典型增生与FIGO 1级子宫内膜样癌

3.7　活检/刮除样本中伴有化生性分化的FIGO 1级子宫内膜样癌碎片与化生

3.8　FIGO 1级子宫内膜样癌伴明显鳞状上皮分化与FIGO 2级子宫内膜样癌

3.9　子宫内膜样癌伴乳头状结构与子宫内膜浆液性癌

3.10　子宫内膜样癌伴小的无绒毛性乳头与子宫内膜浆液性癌

3.11　子宫内膜样癌与浆液性癌伴腺样结构

3.12　浆液性上皮内癌与良性子宫内膜样组织伴反应性/退行性非典型性

3.13　高级别神经内分泌癌与FIGO 3级子宫内膜样癌

3.14　子宫内膜样癌伴透明细胞与透明细胞癌

3.15　阿-斯反应与透明细胞癌

3.16　子宫内膜样癌伴性索样结构和玻璃样变与恶性苗勒管混合瘤（MMMT；癌肉瘤）

3.17　高级别子宫内膜样癌（FIGO 3级子宫内膜样癌/浆液性癌）与MMMT

3.18　去分化癌与MMMT/FIGO 3级子宫内膜样癌

3.19　中肾管腺癌与子宫内膜样癌

3.20　子宫内膜样癌累及不规则的子宫内膜-肌层交界区与子宫内膜样癌伴浅表肌层浸润

3.21　子宫内膜样癌累及子宫腺肌病与子宫内膜样癌伴肌层浸润

3.22　子宫内膜样癌伴假性血管侵犯与子宫内膜样癌伴真性淋巴-血管间隙侵犯（LVSI）

3.23　子宫活检/刮宫样本中卵巢/输卵管高级别浆液性癌的微小和脱落碎片与原发性子宫内膜浆液性癌

3.24　转移性非妇科癌伴腺样结构累及子宫内膜与子宫内膜的子宫内膜样癌

3.25　宫颈低分化鳞状细胞癌继发性累及子宫体与原发性FIGO 3级子宫内膜样癌

3.26　子宫内膜活检/刮除术中：宫颈普通型高分化腺癌继发性累及子宫内膜与原发性FIGO 1级子宫内膜样癌

3.1 月经期子宫内膜与无排卵相关性子宫内膜间质崩解 / 功能失调性子宫出血

	月经期子宫内膜	无排卵相关性子宫内膜间质崩解 / 功能失调性子宫出血
年龄	育龄期女性	育龄期女性，当与排卵不相关时，在围绝经期更常见
部位	子宫内膜	子宫内膜
症状	周期性阴道出血	不规则阴道出血，通常在月经中期
体征	阴道出血	阴道出血；轻度子宫内膜增厚 / 条纹状增厚（小于 10 mm）
病因学	正常 / 生理性	无排卵周期、卵泡衰竭、不能进展至黄体期、多囊卵巢综合征，偶有凝血功能障碍
组织学	1. 子宫内膜破碎明显，失去正常结构；广泛出血；弥漫性间质撕裂，密集的前蜕膜细胞聚集并混有血液及炎症细胞，包括大量中性粒细胞*（图 3.1.1~3.1.3）* 2. 分泌衰竭的破碎状子宫内膜腺体呈条索状*（图 3.1.4）* 3. 片状合体样化生 4. 常见纤维素样渗出	1. 不定形的组织碎片伴内膜下间质聚集（早期间质崩解）或间质球浓染*（图 3.1.5~3.1.7）* 2. 子宫内膜腺体伴有间期、增生期（通常并不典型）或分泌早期子宫内膜特点*（图 3.1.5~3.1.7）* 3. 可见上皮化生性改变（嗜酸性、乳头状、合体样、输卵管化生）*（图 3.1.8）* 4. 在持续出血病例的间质中可见纤维血栓*（图 3.1.6）*
特殊检查	● 无鉴别诊断价值	● 无鉴别诊断价值
治疗	不明确	针对病因治疗，周期性雌激素 / 孕激素疗法
预后	不值得关注	良性，但会影响生育能力；如症状持续存在，应考虑重新取样

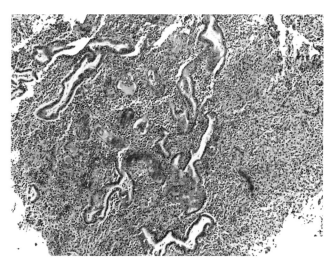

图 3.1.1　月经期子宫内膜　子宫内膜撕裂明显，失去正常结构，伴有广泛的间质出血

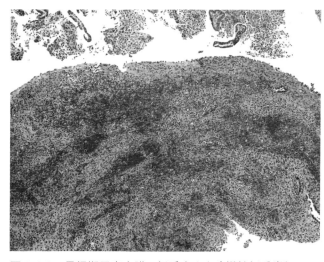

图 3.1.2　月经期子宫内膜　间质出血和弥漫性间质崩解

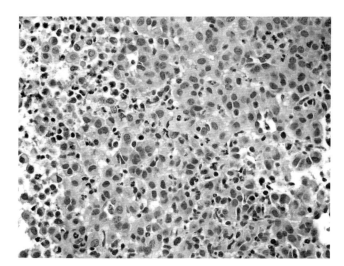

图 3.1.3　月经期子宫内膜　簇状前蜕膜细胞有炎症细胞（含大量中性粒细胞）

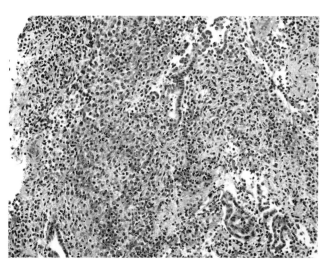

图 3.1.4　月经期子宫内膜　弥漫性间质崩解伴分泌晚期腺体碎裂

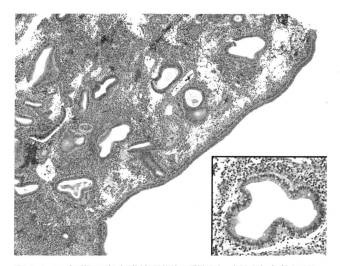

图 3.1.5　间期子宫内膜伴早期间质撕裂　插图为高倍视野。一些腺体细胞有核下空泡，表明正在发生分泌期变化

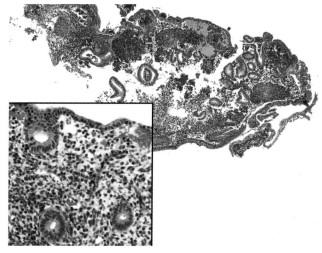

图 3.1.6　增生期子宫内膜伴间质撕裂（间质球）和子宫内膜表面上皮下的纤维蛋白　插图为高倍视野。子宫内膜样背景，增生腺体伴有核分裂

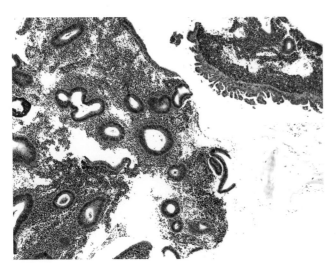

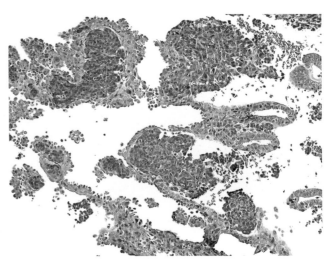

图 3.1.7　杂乱无章的增生期子宫内膜伴有早期间质崩解　密
集的表层下间质和表面上皮化生性改变（图片右上角碎片）

图 3.1.8　子宫内膜间质撕裂　间质球被上皮包绕，上皮细胞
有明显嗜酸性化生性改变

	假性腺体拥挤	子宫内膜增生
年龄	任何年龄，育龄期女性更常见	育龄期和绝经后女性
部位	子宫内膜	子宫内膜
症状	阴道异常出血通常是子宫内膜活检的指征	阴道异常出血
体征	无特殊体征	全身症状有肥胖、糖尿病、多囊卵巢综合征；超声检查显示子宫内膜条纹状增厚
病因学	不适用	无拮抗的雌激素刺激；体细胞 *PTEN*、*KRAS*、*CTNNB1* 突变，遗传性综合征、林奇综合征和多发性错构瘤综合征
组织学	1. 组织扭曲，伴有"腺型""套叠"和腺体周围间质撕裂 *(图 3.2.1~3.2.3)* 2. 子宫内膜间质撕裂和相关的组织碎片 *(图 3.2.4)* 3. 鳞状或桑葚样化生非常罕见 4. 无细胞学非典型性的子宫内膜腺体，类似不拥挤的子宫内膜样背景 *(图 3.2.5)* 5. 可能存在上皮化生性改变	1. 相对完整的子宫内膜碎片中腺体聚集，不同大小的复杂的形状不规则的扩张腺体 *(图 3.2.6 和 3.2.7)* 2. 可见子宫内膜间质撕裂，但组织破碎并不影响对结构的评估 3. 可伴有鳞状上皮化生 *(图 3.2.8)* 4. 可见细胞学非典型性 5. 可见上皮化生
特殊检查	● 无鉴别诊断价值	● 无鉴别诊断价值
治疗	无	非典型增生患者可行激素（孕激素）治疗或子宫切除术（无生育需求者）
预后	无预后意义；然而，如果症状持续存在，应重复子宫内膜取样	取决于是否存在细胞学非典型性，高达 40% 的复杂非典型增生病例可合并子宫内膜样癌

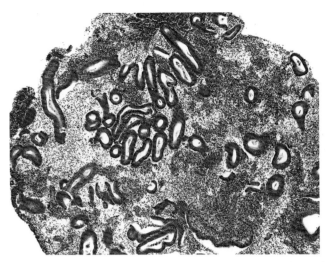

图 3.2.1 假性腺体拥挤 增生性子宫内膜有小管状腺体。由于间质撕裂，腺体与间质的比值增加

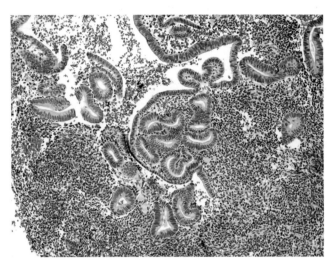

图 3.2.2 假性腺体拥挤 由于间质撕裂，成形的腺体病灶位于子宫内膜表面（图中心）下方。注意血液外渗

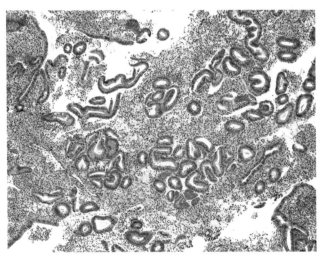

图 3.2.3 假性腺体拥挤 增生性子宫内膜。间质撕裂形成少数腺体与间质的比值增加的病灶。腺体小，保留管状结构

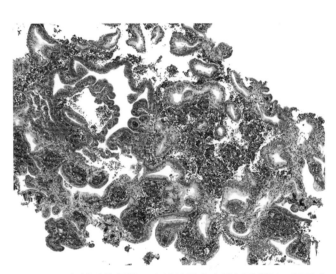

图 3.2.4 假性腺体拥挤 广泛的子宫内膜间质崩解，间质球和显著的上皮化生性改变。少数腺体因间质崩解而出现背靠背现象

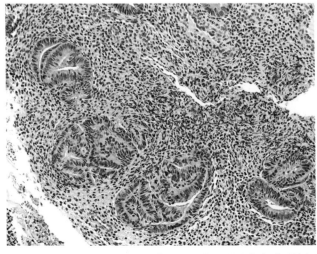

图 3.2.5 假性腺体拥挤 "套叠"和挤压是子宫内膜活检组织腺体变形最常见的假象

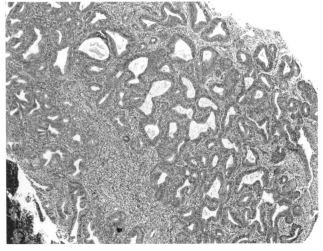

图 3.2.6 子宫内膜增生 腺体与间质的比值增加。子宫内膜腺体大小和形状不一

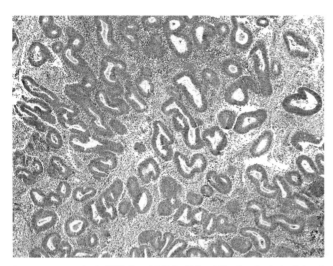 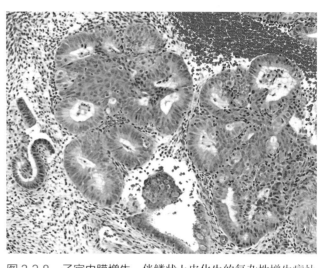

图 3.2.7　子宫内膜增生　尽管部分间质撕裂，但大部分间质结构完整。腺体拥挤，形态不规则；有些呈囊性扩张

图 3.2.8　子宫内膜增生　伴鳞状上皮化生的复杂性增生病灶

第三章　子宫体（上皮病变）

	复杂性非典型增生	无非典型性的复杂性增生（伴或不伴化生性改变）
年龄	年龄范围广，平均年龄为 53 岁	年龄范围广，最常见于围绝经期女性
部位	子宫内膜	子宫内膜
症状	阴道异常出血	阴道异常出血
体征	非周期性阴道出血 症状有肥胖、糖尿病、多囊卵巢综合征，超声检查子宫内膜条纹状增厚	全身症状有肥胖、糖尿病和多囊卵巢综合征；超声检查显示子宫内膜条纹状增厚
病因学	无拮抗的雌激素刺激；*PTEN*、*KRAS*、*CTNNB1* 体细胞突变，遗传性综合征、林奇综合征和多发性错构瘤综合征	无拮抗的雌激素刺激
组织学	1. 与非增生性/无非典型性子宫内膜腺体（如果存在）相比较，非典型增生的子宫内膜腺体染色淡（*图 3.3.1*） 2. 增大的圆形泡状核；复层排列（*图 3.3.2*），极性丧失 3. 核仁通常不明显（*图 3.3.3*），但偶见 4. 存在化生性改变时（尤其是输卵管/纤毛），可见钝圆、增大、呈复层排列及带核仁的泡状液（*图 3.3.4*）	1. 低倍镜下子宫内膜腺体呈嗜碱性（*图 3.3.1*） 2. 细胞核深染、增大，垂直于基底膜（*图 3.3.2*） 3. 核仁不明显（除非伴有化生性改变） 4. 存在化生性改变（尤其是输卵管/纤毛）时，难以评估非典型性 5. 细胞核钝圆，部分细胞核增大，偶见核仁；但染色质分布均匀（*图 3.3.5 和 3.3.6*）
特殊检查	● 无鉴别诊断价值	● 无鉴别诊断价值
治疗	子宫切除术或孕激素治疗（如需保留生育能力）	采用孕激素治疗控制出血，随访时附加子宫内膜活检以排除非典型增生
预后	相当比例（20%~40%）术前活检诊断为子宫内膜复杂性非典型增生的病例在子宫切除标本中被证明为癌	进展为癌的概率很低（1%~3%）；但仍推荐重复进行子宫内膜活检的随访方法，尤其对于症状持续的患者

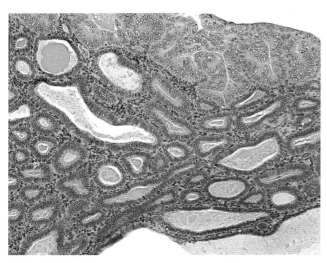

图 3.3.1　复杂性非典型增生　相较于无非典型性的深染嗜碱性腺体，非典型增生（图片上方）的腺体淡染

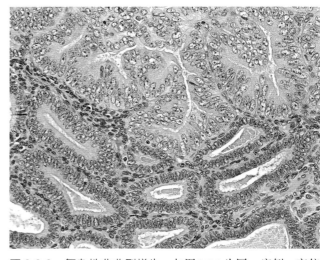

图 3.3.2　复杂性非典型增生　与图 3.3.1 为同一病例，高倍视野。非典型性腺体（顶部）伴有细胞核增大、钝圆、复层排列及泡状核，可见核仁。跟无非典型性腺体中与基底膜垂直排列的增大的嗜碱性细胞核对比（图片底部）

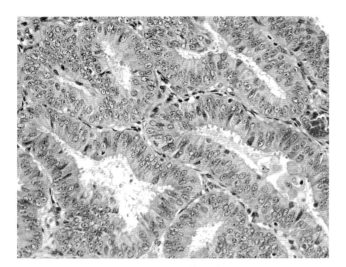

图 3.3.3　复杂性非典型增生　腺体背靠背，细胞核增大、钝圆，复层排列，偶见核仁

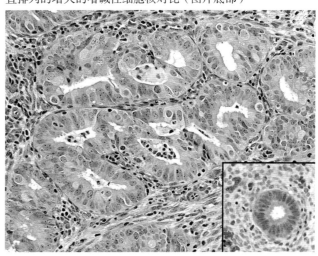

图 3.3.4　复杂性非典型增生伴输卵管化生性改变　细胞核增大，但不明显，常有多个核仁。与子宫内膜背景中的正常增生的子宫内膜腺体（插图）相比较

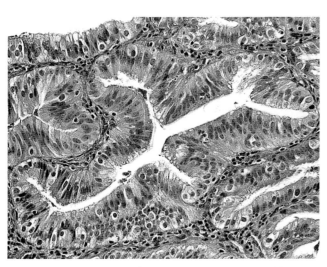

图 3.3.5　复杂性增生伴输卵管化生性改变　在这种情况下，难以评估非典型性。无明确的非典型性

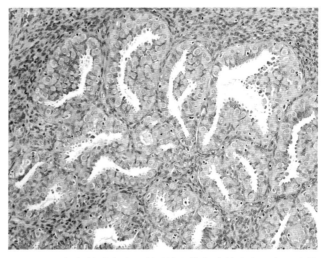

图 3.3.6　复杂性增生伴显著的输卵管化生性改变　在这种情况下，难以评估非典型性。无明确的非典型性

	子宫内膜增生 / 癌伴有分泌性分化	分泌期子宫内膜
年龄	年龄范围广,从 30 岁到绝经后女性	育龄期女性
部位	子宫内膜	子宫内膜
症状	阴道异常出血	阴道异常出血
体征	肥胖、糖尿病、多囊卵巢综合征、产生雌激素的卵巢肿瘤	月经量过多通常是子宫内膜活检的指征
病因学	无拮抗的性雌激素刺激。*PTEN*、*PIK3CA*、*ARID1A*、和 *KRAS* 体细胞突变。林奇综合征(错配修复基因的胚系突变)和多发性错构瘤综合征(*PTEN* 的胚系突变)	生理变化;月经过多,可能是由卵巢周期紊乱、黏膜下平滑肌瘤等引起的
组织学	1. 与子宫内膜背景相比,不同区域密集腺体的形态不同 2. 结构紊乱:腺体长轴指向不同的方向,可出现萌芽、分支状腺体和鹿角状腺体 *(图 3.4.1 和 3.4.2)* 3. 拥挤的增生腺体可无分泌期变化 *(图 3.4.3)*,癌症病例中可见筛状或融合腺体 4. 细胞核特征与背景中的子宫内膜腺体细胞核不同,非典型增生和癌均可见细胞学非典型性 *(图 3.4.4)* 5. 核分裂可见,但经常罕见	1. 弥漫的拥挤的子宫内膜腺体伴呈分泌期改变的形态相对一致的腺体和间质 *(图 3.4.5)* 2. 拥挤的不规则子宫内膜腺体,长轴彼此平行 *(图 3.4.6)* 3. 偶见并不拥挤的无活性腺体,无分泌期改变(基底部) 4. 细胞核小、均质、淡染 *(图 3.4.7)* 5. 核分裂象罕见(通常不存在)
特殊检查	● 无鉴别诊断价值 ● 有些研究者建议使用 Ki-67 标记;腺体 Ki-67 增殖指数较高	● 无鉴别诊断价值 ● 有些研究者建议使用 Ki-67 标记;腺体 Ki-67 增殖指数低 *(图 3.4.5,插图)*
治疗	建议在月经周期的第一阶段重复取样,以进一步评估和确定是否存在细胞学非典型性	如果担心有潜在的子宫内膜增生病变,建议在月经周期的第一阶段重复取样;并对潜在疾病进行治疗
预后	如果存在细胞学非典型性,则并发子宫内膜样癌的风险增加	不值得关注,可与潜在疾病有关

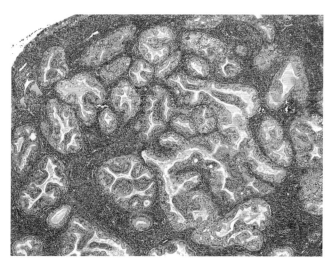

图 3.4.1　复杂性增生伴分泌期改变　腺体随意排列，形态不规则，大小不一

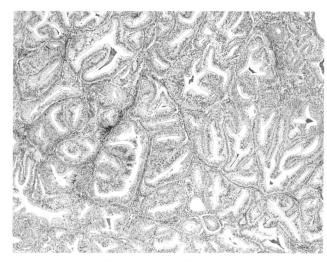

图 3.4.2　复杂性增生伴广泛分泌期改变　明显拥挤的子宫内膜腺体，形态不规则

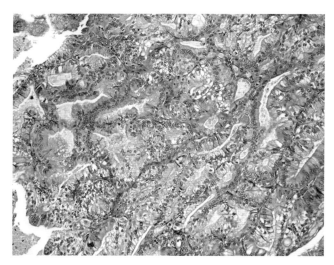

图 3.4.3　子宫内膜样癌伴广泛分泌期改变　子宫内膜腺体融合。包括从分泌早期（有核下和核上空泡）到分泌中期的变化

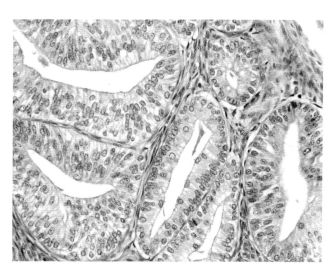

图 3.4.4　复杂性非典型增生伴广泛分泌期改变　与图 3.4.2 为同一病例，高倍视野。细胞核复层排列，染色质呈空泡状。偶见核仁

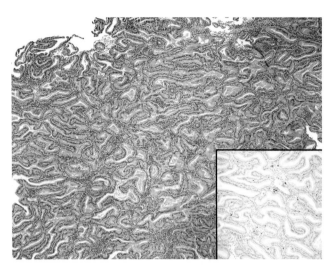

图 3.4.5　分泌期子宫内膜　拥挤的子宫内膜腺体，大小和形状无显著改变。Ki-67 增殖指数基本为零（插图）

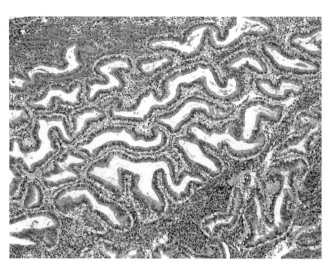

图 3.4.6　分泌早期子宫内膜　不规则的拥挤的子宫内膜腺体，长轴彼此平行。注意，形态一致的核下空泡提示为分泌早期

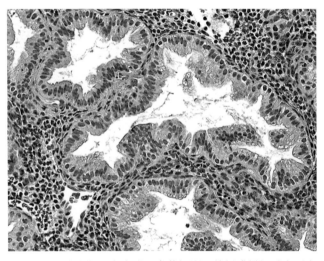

图 3.4.7　分泌期子宫内膜　高倍视野。前蜕膜样间质中形态不规则的腺体，位于基底部的小而圆的细胞核

	孕激素治疗有效的子宫内膜增生症 / 癌	分泌 / 妊娠期子宫内膜
年龄	绝经前女性，偶见于绝经后女性	育龄期女性
部位	子宫内膜	子宫内膜
症状	不适用，可据子宫内膜活检结果予以随访	阴道异常出血
体征	既往有子宫内膜增生症 / 子宫内膜样癌病史，正在采用孕激素治疗；全身体征有肥胖、糖尿病、多囊卵巢综合征及产雌激素的卵巢肿瘤	月经量过多通常是子宫内膜活检的指征；自然（罕见人工）流产，尿 / 血清 β-hCG 阳性
病因学	无拮抗的雌激素刺激。*PTEN*、*PIK3CA*、*ARID1A* 和 *KRAS* 体细胞突变。林奇综合征（错配修复基因的胚系突变）和多发性错构瘤综合征（*PTEN* 的胚系突变）	生理变化，由卵巢周期紊乱、黏膜下平滑肌瘤等引起的月经过多
组织学	1. 通常可见在子宫内膜间质广泛蜕膜样变区中的极少数非活跃腺体（类似蜕膜 / 妊娠期子宫内膜）（*图 3.5.1*） 2. 增生腺体数量不等、大小不一，不规则腺体和小腺体扩张 *图 3.5.2* 3. 筛状、乳头状、实体性增生腺体，通常伴有明显的鳞状上皮分化 *图 3.5.2~3.5.5* 4. 细胞核小而圆，染色质粗糙或存在持续的细胞学非典型性 5. 核分裂象罕见	1. 弥漫的拥挤的子宫内膜腺体，伴有呈分泌期改变的形态相对一致的腺体和间质；偶见无分泌改变的非拥挤的非活化腺体（基底部）（*图 3.5.6*）；间质蜕膜样变区（如妊娠期子宫内膜） 2. 腺体大小相对一致 3. 拥挤的不规则腺体，长轴彼此平行 *图 3.5.7*；或为高分泌腺体（妊娠期子宫内膜）；未见实体性生长、乳头状结构和鳞状上皮分化 4. 细胞核小、均质、淡染 5. 核分裂罕见（通常缺失），另见 *图 3.4.5~3.4.7*
特殊检查	● 无鉴别诊断价值	● 无鉴别诊断价值
治疗	继续孕激素治疗或行子宫切除术	如尿 / 血清 β-hCG 阴性，且担心潜在的子宫内膜增生症，建议在月经周期的第一阶段重复活检；治疗基础疾病
预后	子宫内膜增生症 / 癌的治愈率为 40%	不值得关注，可与基础病变有关

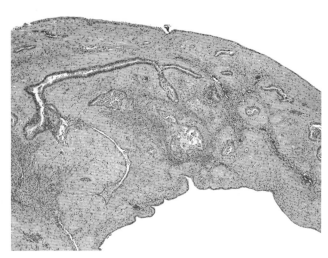

图 3.5.1　非活化的蜕膜样子宫内膜　符合外源性孕激素治疗效果，伴局灶残留腺体增生

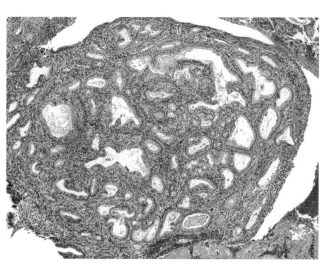

图 3.5.2　孕激素治疗有效的子宫内膜增生症 / 癌　与图 3.5.1 为同一病例的不同区域。残留子宫内膜增生。复杂的背靠背排列的腺体大小和形状不一

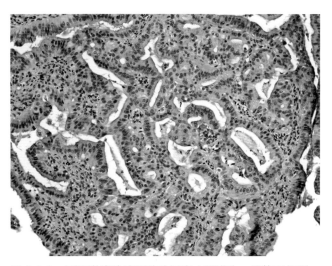

图 3.5.3　受孕激素治疗影响的子宫内膜增生　腺体不规则、融合，管腔内可见分泌物

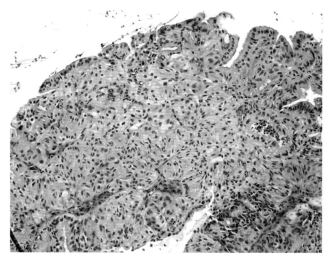

图 3.5.4　受孕激素治疗影响的残留子宫内膜样癌病灶　腺体呈实体性增生，但细胞核小而淡染。此类与治疗相关的实体性生长并不会提高 FIGO 分级

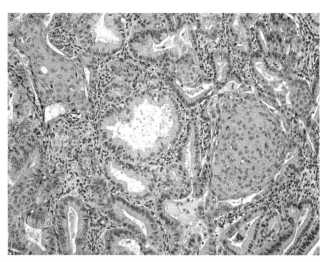

图 3.5.5 　受孕激素治疗影响的子宫内膜增生　拥挤的腺体伴有分泌期改变和局灶鳞状上皮分化。注意，小细胞位于腺上皮基底部

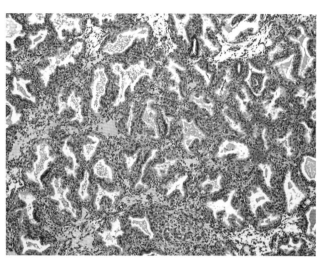

图 3.5.6 　分泌期子宫内膜　子宫内膜腺体拥挤，大小和形状无明显变化。少数小的非活化腺体可作为参照（图片右上）

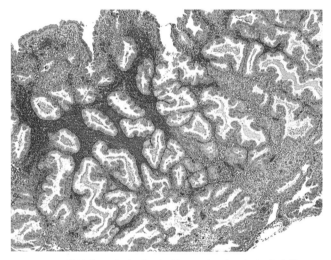

图 3.5.7 　分泌期子宫内膜　拥挤的不规则子宫内膜腺体，长轴彼此平行。前蜕膜样间质与分泌中期至晚期的腺体改变相同步

	复杂性非典型增生	FIGO 1 级子宫内膜样癌
年龄	年龄范围广，平均年龄为 53 岁	年龄范围广，平均年龄为 63 岁
部位	子宫内膜	子宫内膜
症状	阴道异常出血	阴道异常出血，晚期患者可出现盆腔痛或压迫症状和腹胀
体征	非周期性阴道出血，全身体征有肥胖、糖尿病、多囊卵巢综合征，超声检查子宫内膜条纹状增厚	非周期性阴道出血，全身体征有肥胖、糖尿病、多囊卵巢综合征，MRI 或超声检查发现子宫内膜条纹状增厚或子宫内膜包块，巴氏涂片异常
病因学	无拮抗的雌激素刺激。*PTEN*、*KRAS*、*CTNNB1* 体细胞突变；遗传性综合征、林奇综合征和多发性错构瘤综合征	无拮抗的雌激素刺激
组织学	1. 被间质包绕的拥挤的背靠背腺体 *(图 3.6.1)* 2. 可见小灶筛状生长区（小于 2 mm）*(图 3.6.2)* 3. 在拥挤的腺体之间可见被压缩的正常子宫内膜间质 4. 缺乏大量含真正纤维血管轴心的乳头状结构，可见腺体内的皱褶 5. 圆形的、拥挤的腺体碎片	1. 腺体融合，无间质 *(图 3.6.3)* 2. 筛状生长区（大于 2 mm）*(图 3.6.4)* 3. 不同程度的促结缔组织反应性炎性间质（该标准不能用于息肉性病变）*(图 3.6.5)* 4. 复杂的乳头状结构 5. 腺体狭长折叠，无间质（活检 / 刮宫）*(图 3.6.6)*
特殊检查	● 无鉴别诊断价值	● 无鉴别诊断价值
治疗	子宫切除或孕激素治疗（如需保留生育能力）	子宫切除及双侧输卵管 – 卵巢切除伴（或不伴）盆腔和主动脉周围淋巴结清扫 孕激素治疗适用于有保留生育能力需求的患者（MRI 或经阴道超声检查显示肿瘤仅限于子宫内膜，且在影像学检查中无可疑 / 转移性病变）
预后	相当比例（20%~40%）合并复杂性非典型增生（术前子宫内膜活检诊断）的患者子宫切除活检确诊为癌	取决于分期，I A 期肿瘤的 5 年生存率为 95%

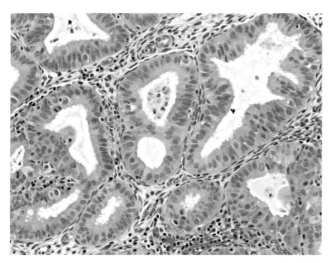

图 3.6.1   复杂性非典型增生   背靠背排列的腺体形状不规则，周围子宫内膜间质基本正常

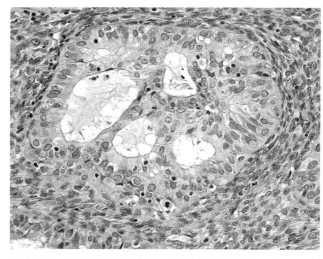

图 3.6.2   复杂性非典型增生   局灶筛状腺体（小于 1 mm）

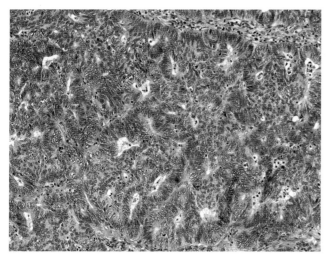

图 3.6.3   FIGO 1 级子宫内膜样癌   腺体融合，无间质

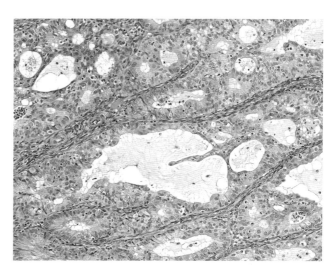

图 3.6.4   FIGO 1 级子宫内膜样癌   筛状生长区（大于 2 mm）

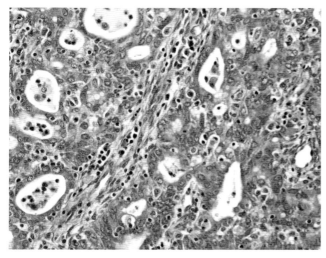

图 3.6.5   FIGO 1 级子宫内膜样癌   伴炎症细胞浸润的纤维性间质，小腺体部分融合

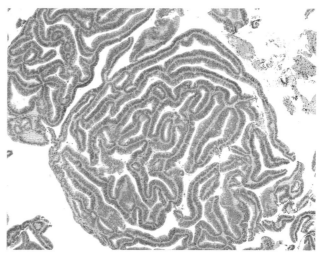

图 3.6.6   FIGO 1 级子宫内膜样癌   子宫内膜刮除标本，狭长的相互连接的腺体碎片，缺少间质

	活检／刮除样本中伴有化生性分化的 FIGO 1 级子宫内膜样癌碎片	化生
年龄	年龄范围广，平均年龄为 63 岁	通常见于育龄期女性，偶见于绝经后女性
部位	子宫内膜	子宫内膜
症状	阴道异常出血，晚期患者可出现盆腔痛或压迫症状和腹胀	阴道异常出血
体征	非周期性阴道出血；全身体征有肥胖、糖尿病、多囊卵巢综合征；MRI 或超声检查发现子宫内膜条纹状增厚或子宫内膜包块；巴氏涂片异常	阴道异常出血
病因学	无拮抗的雌激素刺激。*PTEN*、*PIK3CA*、*KRAS*、*CTNNB1*、*ARID1A* 体细胞突变；遗传性综合征，林奇综合征和多发性错构瘤综合征	通常与雌激素相对过量有关或与子宫内膜间质撕裂有关，也可能与宫内节育器有关
组织学	1. 腺体融合，无间质 *（图 3.7.1 和 3.7.2）*；筛状生长 2. 不同程度的促结缔组织反应性炎性间质（该标准不能用于息肉性病变） 3. 复杂的乳头状结构 *（图 3.7.3 和 3.7.4）* 4. 可见细胞学非典型性，通常较轻 *（图 3.7.5）* 5. 可见核分裂，但并非恒定特征	1. 通常累及子宫内膜表面 *（图 3.7.6）*；无真正的腺体融合；纵切面可见成片的类似筛状化生上皮，但通常并不广泛 *（图 3.7.7 和 3.7.8）* 2. 常见间质撕裂，但无促结缔组织反应性间质 *（图 3.7.6 和 3.7.9）* 3. 小灶可见乳头状生长，但缺乏发育良好的纤维血管轴心 *（图 3.7.10）* 4. 可见轻度细胞学非典型性 *（图 3.7.10）* 5. 核分裂象少见
特殊检查	● 无鉴别诊断价值	● 无鉴别诊断价值
治疗	子宫切除及双侧输卵管 – 卵巢切除伴（或不伴）盆腔和主动脉周围淋巴结清扫。孕激素治疗适用于有保留生育能力需求的患者（MRI 或经阴道超声检查显示肿瘤仅限于子宫内膜的肿瘤，且在影像学检查中无可疑／转移性病变）	无须处理，必要时对症治疗
预后	取决于分期，ⅠA 期肿瘤的 5 年生存率为 95%	良性病变；如果症状持续存在，建议重复子宫内膜活检以排除癌前病变

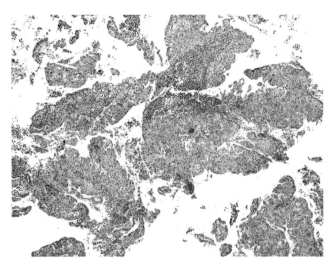

图 3.7.1　子宫内膜样癌伴广泛化生性改变　腺体增生、融合，伴部分筛状形态；常见相关炎症反应

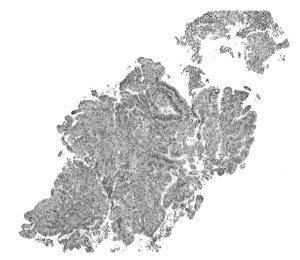

图 3.7.2　子宫内膜样癌伴广泛化生性改变和分泌期改变

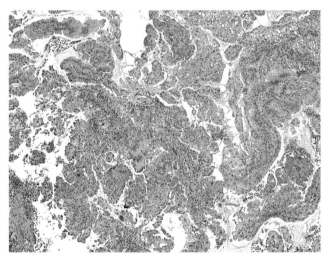

图 3.7.3　子宫内膜样癌伴化生性改变　可见长乳头状结构伴发育良好的纤维血管轴心

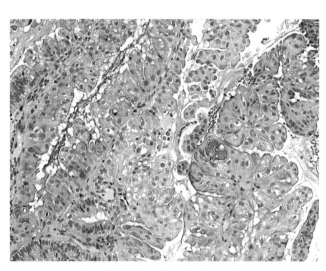

图 3.7.4　子宫内膜样癌伴化生性改变　与图 3.7.3 为同一病例，高倍视野。乳头状结构被覆上皮细胞，富含嗜酸性细胞质和空泡状染色质。细胞核小而淡染

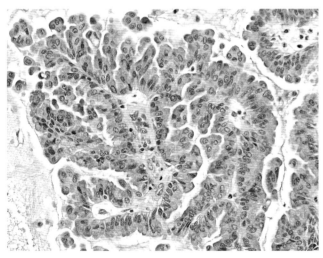

图 3.7.5　子宫内膜样癌伴化生性改变　显著的乳头状结构伴黏液分化，脱落的细胞簇，轻度非典型性的泡状核

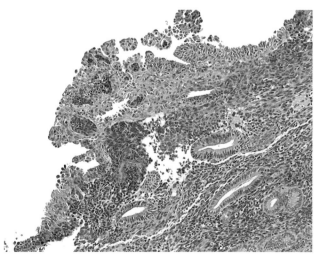

图 3.7.6　增生性子宫内膜伴局灶子宫内膜间质撕裂　覆盖塌陷的上皮下间质的表面上皮呈明显的嗜酸性和乳头状化生改变。可见脱落的乳头状细胞簇

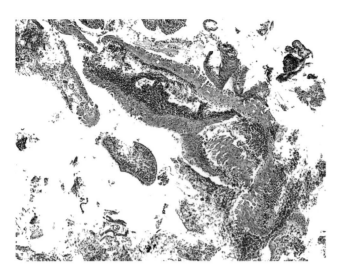

图 3.7.7　子宫内膜组织碎片伴明显的上皮化生性改变

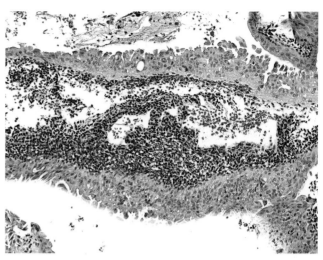

图 3.7.8　子宫内膜组织碎片伴明显的上皮化生性改变　与图 3.7.7 为同一病例。高倍视野，表面上皮均匀、增厚，呈嗜酸性

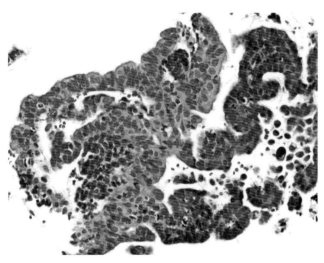

图 3.7.9　子宫内膜间质撕裂伴相应表面上皮化生性改变　细胞核呈复层排列，注意细胞表面的纤毛

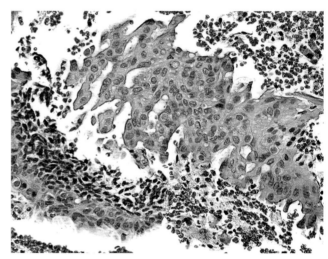

图 3.7.10　子宫内膜组织碎片伴明显的上皮化生性改变　与图 3.7.7 为同一病例，高倍视野。脱落的纵向嗜酸性上皮碎片可见假乳头状结构。注意，缺乏纤维血管轴心。细胞核相对一致，呈轻度非典型性

	FIGO 1 级子宫内膜样癌伴明显鳞状上皮分化	FIGO 2 级子宫内膜样癌
年龄	年龄范围广，从 30 岁到绝经后女性；高峰年龄 55~65 岁	年龄范围广，从 30 岁到绝经后女性；高峰年龄 55~65 岁
部位	子宫内膜	子宫内膜
症状	阴道出血	阴道出血
体征	阴道异常出血或绝经后异常出血，全身体征有肥胖、糖尿病、多囊卵巢综合征、产生雌激素的卵巢肿瘤	子宫异常出血或绝经后异常出血，体征有肥胖、糖尿病、多囊卵巢综合征、产生雌激素的卵巢肿瘤
病因学	无拮抗的雌激素刺激。*PTEN*、*PIK3CA*、*ARID1A* 和 *KRAS* 体细胞突变。林奇综合征（错配修复基因的胚系突变）和多发性错构瘤综合征（*PTEN* 的胚系突变）	无拮抗的雌激素刺激。*PTEN*、*PIK3CA*、*ARID1A* 和 *KRAS* 体细胞突变。林奇综合征（错配修复基因的胚系突变）和多发性错构瘤综合征（*PTEN* 的胚系突变）
组织学	1. 实体性（鳞状上皮）区与腺样区稍有不同，通常更嗜酸或淡染 *（图 3.8.1 和 3.8.2）* 2. 鳞状上皮区通常被腺样区包围 3. 鳞状上皮区的细胞含有中等至丰富的嗜酸性细胞质；细胞膜清晰 *（图 3.8.3）* 4. 核质比未见增大 5. 通常细胞学非典型性较轻 *（图 3.8.4）* 6. 可见角化 *（图 3.8.3）*	1. 实体性区和腺样区染色无差异 *（图 3.8.5）* 2. 实体性区分布各异，通常位于癌巢边缘 3. 实体性区和腺样区细胞质的量和性质类似，细胞边界不清 *（图 3.8.6）* 4. 核质比见增大 5. 实体性区和腺样区细胞核特征类似 *（图 3.8.7）* 6. 实体性非鳞状上皮区无角化
特殊检查	● 鳞状上皮区 p63 染色阳性（某些专家观点）	● 实体性非鳞状上皮区 p63 染色阴性（某些专家观点）
治疗	子宫切除联合双侧输卵管 – 卵巢切除伴（或不伴）盆腔和主动脉周围淋巴结清扫。对想要保留生育能力的患者可考虑使用孕激素治疗（适用于 MRI 或经阴道超声检查显示肿瘤仅限于子宫内膜，且影像学检查无可疑／转移性病变的患者）；另外，取决于分期（参见 FIGO 2 级子宫内膜样癌）	子宫切除联合双侧输卵管 – 卵巢切除伴（或不伴）盆腔和主动脉周围淋巴结清扫。ⅠA 期肿瘤通常仅进行手术即可治愈；ⅠB 期肿瘤应辅助阴道近距离放疗，对有不良危险因素的患者可伴（或不伴）盆腔放疗；Ⅲ、Ⅳ 期肿瘤可进行化疗伴（或不伴）盆腔放疗和阴道近距离放疗
预后	取决于分期；5 年生存率：Ⅰ 期肿瘤为 90%，Ⅱ 期肿瘤为 30%~50%，Ⅲ ~ Ⅳ 期肿瘤为 20%	取决于分期；5 年生存率：Ⅰ 期肿瘤为 90%，Ⅱ 期肿瘤为 30%~50%，Ⅲ ~ Ⅳ 期肿瘤为 20%

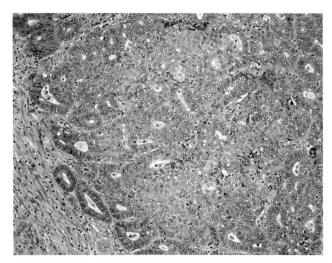

图 3.8.1   FIGO 1 级子宫内膜样癌伴鳞状上皮分化   鳞状上皮区（中心）较周围嗜碱性的腺样区淡染

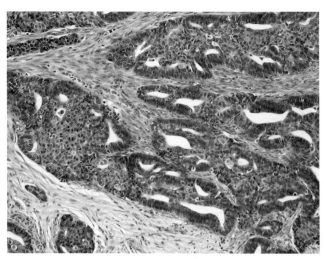

图 3.8.2   FIGO 1 级子宫内膜样癌伴鳞状上皮分化   癌巢中心的鳞状上皮区较周围嗜碱性腺体更为嗜酸

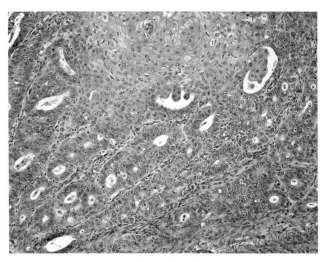

图 3.8.3   FIGO 1 级子宫内膜样癌伴鳞状上皮分化   鳞状上皮区淡染（顶部），局灶有嗜酸性角化物。鳞状上皮区细胞细胞质丰富，边界清楚

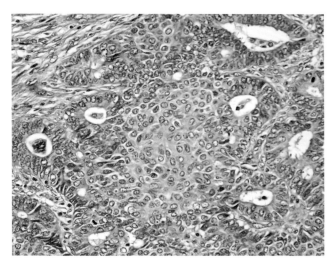

图 3.8.4   FIGO 1 级子宫内膜样癌伴鳞状上皮分化   高倍视野，中心区域鳞状细胞富含淡染的粉色细胞质，细胞核细长，偶见核沟。形成腺体的腺细胞呈柱状，伴有圆形的泡状核

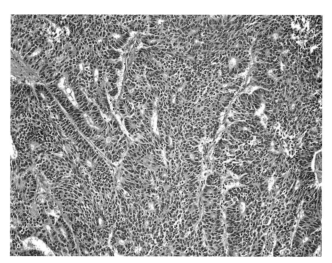

图 3.8.5 FIGO 2 级子宫内膜样癌 低倍镜下实体性区和腺样区着色类似

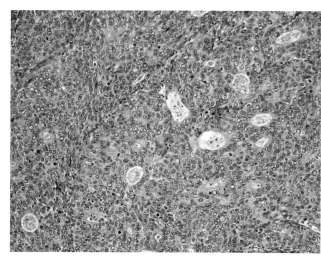

图 3.8.6 FIGO 2 级子宫内膜样癌 主要呈实体性生长，该区偶有腺体，管腔呈圆形。实体性区和腺样区细胞相同

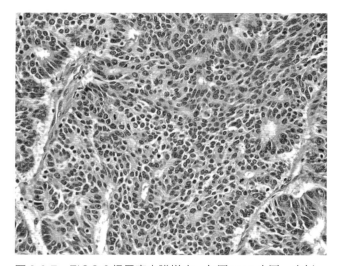

图 3.8.7 FIGO 2 级子宫内膜样癌 与图 3.8.5 为同一病例，高倍视野。实体性区和腺样区的肿瘤细胞核类似

3.9 子宫内膜样癌伴乳头状结构与子宫内膜浆液性癌

	子宫内膜样癌伴乳头状结构	子宫内膜浆液性癌
年龄	年龄范围广，从 30 岁到绝经后女性；平均年龄 63 岁	绝经后女性，主要发生在 60 岁以上
部位	子宫内膜	子宫内膜
症状	阴道出血	绝经后出血
体征	肥胖、糖尿病、多囊卵巢综合征和产生雌激素的卵巢肿瘤	常表现为晚期疾病亚临床症状
病因学	无拮抗的雌激素刺激。*PTEN*、*PIK3CA*、*ARID1A* 和 *KRAS* 体细胞突变。林奇综合征（错配修复基因的胚系突变）和多发性错构瘤综合征（*PTEN* 的胚系突变）	几乎普遍存在 *TP53* 体细胞突变；*PIK3CA*、*FBXW7*、*PPP2R1A* 体细胞突变；可能与 *BRCA1/2* 突变有关
组织学	1. 子宫内膜增生性背景 2. 乳头状结构顶端上皮表面光滑（*图 3.9.1 和 3.9.2*） 3. 可见鳞状上皮分化和（或）化生性特征（黏液性、输卵管性等）（*图 3.9.3*） 4. 轻度至中度细胞学非典型性（*图 3.9.4*），泡状染色质，均一的小核仁，核分裂少见 5. 背景相对干净	1. 萎缩型子宫内膜背景，浆液性上皮内癌；通常累及子宫内膜息肉 2. 乳头状结构边缘呈不规则的扇形（*图 3.9.5 和 3.9.6*） 3. 通常无鳞状上皮、黏液分化 4. 细胞学分级为高级别；核分裂活跃（*图 3.9.7*） 5. 背景中可见细胞碎片（*图 3.9.5*）
特殊检查	● p53 呈局灶弱表达 ● p16 呈斑片状表达 ● ER 和 PR 呈阳性 ● 某些病例可见 *PTEN* 缺失	● p53 呈弥漫强阳性或完全缺失； ● p16 呈强的弥漫性表达； ● ER 和 PR 经常弱表达或不表达； ● *PTEN* 保留
治疗	子宫切除和双侧输卵管 – 卵巢切除伴（或不伴）淋巴结清扫。根据肿瘤分期选择辅助化疗伴（或不伴）放疗	子宫切除和双侧输卵管 – 卵巢切除伴（或不伴）淋巴结清扫。进行腹膜活检，根据肿瘤分期决定伴（或不伴）辅助化疗和伴（或不伴）放疗
预后	预后取决于肿瘤分期、分级和患者年龄。对于浸润深度小于 1/2 肌层的低度恶性肿瘤，患者生存率不受影响	较子宫内膜样癌预后更差；已报道的所有分期的 5 年生存率为 38%，Ⅰ期的 5 年生存率为 53%~57%

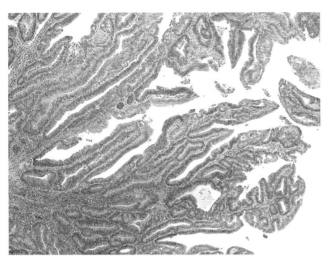

图 3.9.1　FIGO 1 级子宫内膜样癌伴有乳头状 / 绒毛腺管状结构　乳头状结构轮廓光滑

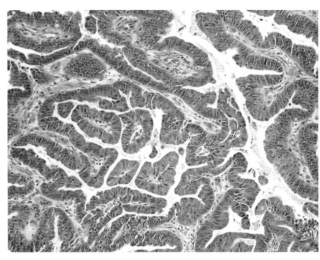

图 3.9.2　FIGO 1 级子宫内膜样癌伴乳头状结构　乳头状结构轮廓稍不规则，管腔边界相对平滑

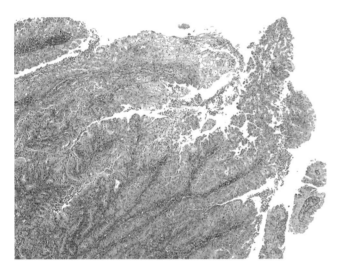

图 3.9.3　FIGO 1 级子宫内膜样癌伴有乳头状结构　表面广泛性化生性分化（鳞状上皮和嗜酸性）

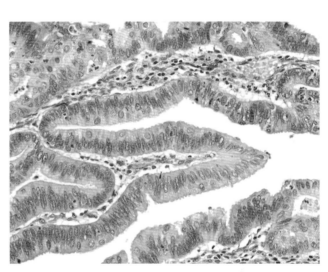

图 3.9.4　FIGO 1 级子宫内膜样癌伴有乳头状 / 绒毛状结构　与图 3.9.1 为同一病例，高倍视野。乳头状结构由柱状细胞排列组成，基底部细长的细胞核与基底膜垂直排列。细胞呈轻度非典型性

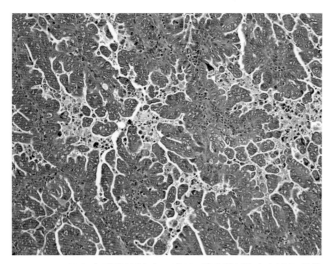

图 3.9.5　子宫内膜浆液性癌　明显不规则的管腔边界和脱落的细胞团。注意背景中的细胞碎片

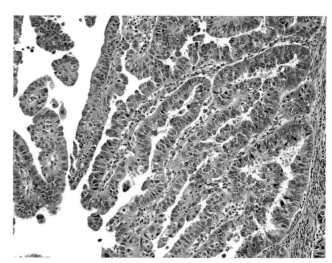

图 3.9.6　子宫内膜浆液性癌　管腔边缘呈不规则的扇形，偶尔可见脱落的细胞团

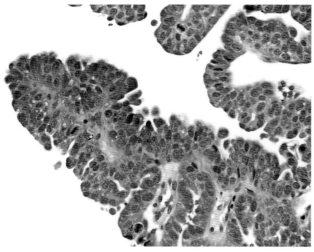

图 3.9.7　子宫内膜浆液性癌　高倍视野，乳头状结构边缘不规则，被覆非典型性细胞，细胞核具有多形性，偶见核仁。核分裂常见

	子宫内膜样癌伴小的无绒毛性乳头	子宫内膜浆液性癌
年龄	年龄范围广，平均年龄 63 岁（部分与典型子宫内膜样癌相同）	绝经后，平均年龄 60 岁
部位	子宫内膜	子宫内膜
症状	阴道出血	绝经后出血，晚期患者可出现盆腔痛、腹胀
体征	肥胖、糖尿病、多囊卵巢综合征和产生雌激素的卵巢肿瘤	常表现为疾病晚期亚临床症状
病因学	无拮抗的雌激素刺激。*PTEN*、*PIK3CA*、*ARID1A* 和 *KRAS* 体细胞突变。林奇综合征（错配修复基因的胚系突变）和多发性错构瘤综合征（*PTEN* 的胚系突变）	几乎普遍存在 *TP53* 体细胞突变；*PIK3CA*、*FBXW7*、*PPP2R1A* 体细胞突变；可能与 *BRCA1/2* 突变有关
组织学	1. 可见子宫内膜增生性背景和典型子宫内膜样癌区 2. 通常无腺体融合 3. 化生性改变的细胞出芽，构成了腺体内或腺体表面的小乳头 *（图 3.10.1~3.10.3）* 4. 细胞呈非典型性，细胞核呈圆形、轻度增大、核仁小；核质比低 *（图 3.10.4）* 5. 核分裂象不常见 6. 背景相对干净，可见黏液	1. 萎缩性子宫内膜背景，浆液性上皮内癌；通常伴有子宫内膜息肉；可见其他类型（乳头状、腺样）的浆液性癌 2. 通常无腺体融合 3. 明显的腺体内乳头状皱褶 *（图 3.10.6）* 4. 细胞学分级为高级别，细胞核增大、深染或为泡状核，核质比高 *（图 3.10.7）* 5. 核分裂活跃 6. 背景中可见细胞碎片
特殊检查	● p53 呈局灶性弱表达 *（图 3.10.5，左）* ● p16 呈斑片状表达 *（图 3.10.5，右）* ● ER 和 PR 呈阳性，但在化生性乳头中可表达减少 ● *PTEN* 缺失	● p53 呈弥漫性强表达，或完全缺失呈阴性 *（图 3.10.8，左）* ● p16 呈弥漫性强表达 *（图 3.10.8，右）* ● ER 和 PR 的表达通常减弱或缺失 ● *PTEN* 保留
治疗	子宫切除和双侧输卵管-卵巢切除伴（或不伴）淋巴结清扫。根据肿瘤分期选择辅助化疗伴（或不伴）放疗	子宫切除和双侧输卵管-卵巢切除伴（或不伴）淋巴结清扫。进行腹膜活检，根据肿瘤分期决定伴（或不伴）辅助化疗和伴（或不伴）放疗
预后	预后取决于肿瘤分期、分级和患者年龄。对于浸润深度小于 1/2 肌层的低度恶性肿瘤，患者生存率不受影响	较子宫内膜样癌预后更差；已报道的所有分期的 5 年生存率为 38%，I 期的 5 年生存率为 53%~57%

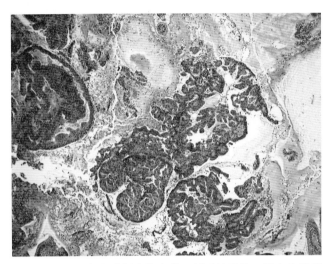

图 3.10.1   子宫内膜样癌伴小的无绒毛性乳头   子宫内膜刮除，腺样增生伴复杂的乳头状结构

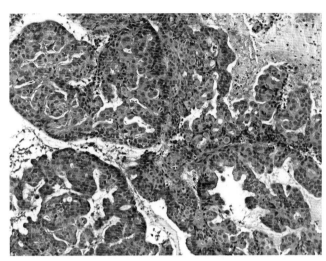

图 3.10.2   子宫内膜样癌伴小的无绒毛性乳头   与图 3.10.1 为同一病例，高倍视野，密集的腺体内上皮皱褶

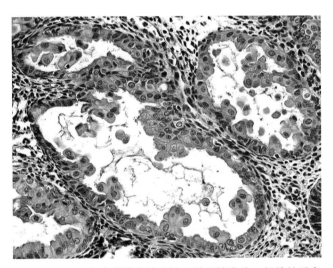

图 3.10.3   子宫内膜样癌伴小的无绒毛性乳头   相关的子宫内膜增生，显示腺体扩张，伴有腺体内乳头状突起和脱落的细胞簇

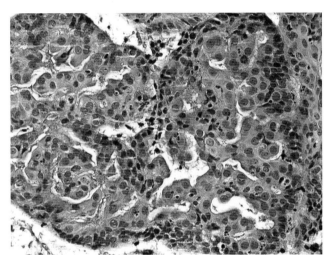

图 3.10.4   子宫内膜样癌伴小的无绒毛性乳头   与图 3.10.2 为同一病例，高倍视野，腺体内有乳头状内褶，由大量嗜酸性细胞质和圆形温和的细胞核组成。细胞具有化生性特征

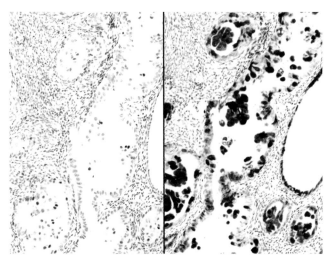

图 3.10.5 子宫内膜样癌伴小的无绒毛性乳头 p53 的局灶性弱表达（左）和 p16 的局灶性斑片状强表达（右）

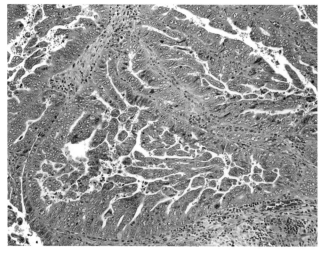

图 3.10.6 子宫内膜浆液性癌 显著的腺体内乳头状内褶，腔内可见圆形和狭长的脱落细胞簇

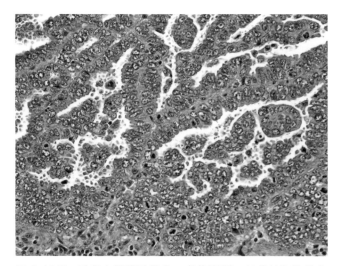

图 3.10.7 子宫内膜浆液性癌 高倍视野，显著的细胞学非典型性，可见多形泡状核及核仁。大量核分裂象

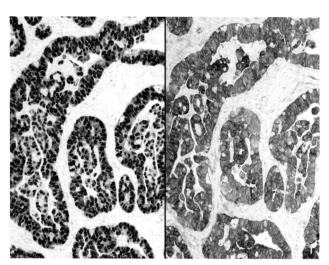

图 3.10.8 子宫内膜浆液性癌 p53（左）和 p16（右）均呈弥漫性强表达

	子宫内膜样癌	浆液性癌伴腺样结构
年龄	年龄范围广,从 30 岁到绝经后女性;平均年龄 63 岁	绝经后女性,平均年龄为 60 岁
部位	子宫内膜	子宫内膜
症状	阴道出血,阴道排液	绝经后出血
体征	全身体征有肥胖、糖尿病、多囊卵巢综合征、产生雌激素的卵巢肿瘤	常表现为晚期疾病亚临床症状
病因学	无拮抗的雌激素刺激。*PTEN*、*PIK3CA*、*ARID1A* 和 *KRAS* 体细胞突变。林奇综合征(错配修复基因的胚系突变)和多发性错构瘤综合征(*PTEN* 的胚系突变)	几乎普遍存在 *TP53* 体细胞突变;*PIK3CA*、*FBXW7*、*PPP2R1A* 体细胞突变;可能与 *BRCA1/2* 突变有关
组织学	1. 子宫内膜增生性背景 2. 可见鳞状上皮分化或化生性特征(黏液性、输卵管性等) 3. 腺体腔缘平滑,部分区域腺体呈小圆形,在更高级别的肿瘤区可见实体性生长 *(图 3.11.1 和 3.11.2)* 4. 细胞呈轻至中度非典型性,极少数病例的细胞呈重度非典型性,染色质呈泡状,核仁小而均一 *(图 3.11.3)* 5. 核分裂象不常见 6. 背景相对干净	1. 萎缩型子宫内膜背景,浆液性上皮内癌;通常伴有子宫内膜息肉 2. 通常无鳞状上皮、黏液样分化 3. 腺体细长,腔缘呈不规则扇形;或有小的狭缝样间隙;实体性生长区不常见,但偶尔可见 *(图 3.11.4~3.11.7)* 4. 细胞呈重度非典型性,染色质呈泡状或粗糙,可见多个红色核仁 *(图 3.11.8)* 5. 核分裂活跃 6. 背景中可见细胞碎片
特殊检查	● p53 呈局灶性弱表达 *(图 3.10.5,左)* ● p16 呈斑片状表达 *(图 3.10.5,右)* ● ER 和 PR 呈阳性,但在化生性乳头中可表达减弱 ● *PTEN* 缺失	● p53 呈弥漫性强表达或完全缺失 *(图 3.11.9,左)* ● p16 呈弥漫性强表达 *(图 3.11.9,右)* ● ER 和 PR 的表达通常减弱或缺少 ● *PTEN* 保留
治疗	子宫切除和双侧输卵管-卵巢切除伴(或不伴)淋巴结清扫。根据肿瘤分期选择辅助化疗伴(或不伴)放疗	子宫切除和双侧输卵管-卵巢切除伴(或不伴)淋巴结清扫。进行腹膜活检,根据肿瘤分期决定伴(或不伴)辅助化疗和伴(或不伴)放疗
预后	预后取决于肿瘤分期、分级和患者年龄。对于浸润深度小于 1/2 肌层的低度恶性肿瘤,患者生存率不受影响	较子宫内膜样癌预后更差;已报道的所有分期的 5 年生存率为 38%,I 期的 5 年生存率为 53%~57%

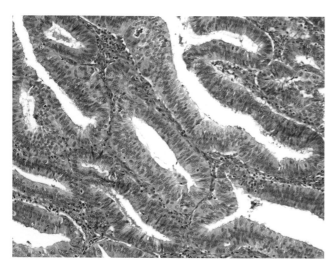

图 3.11.1   子宫内膜样癌   腺体细长、深染，腔缘平滑

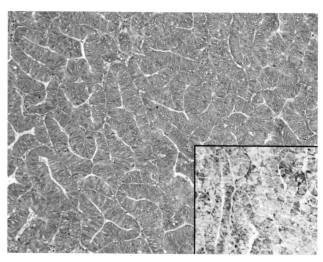

图 3.11.2   子宫内膜样癌   腺体密集，管腔狭长，腔缘平滑。p16 呈斑片状表达（插图）

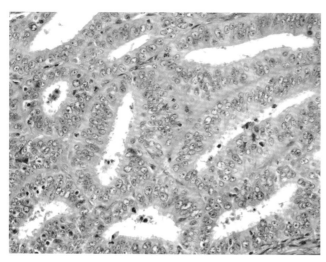

图 3.11.3   子宫内膜样癌   腺样增生和弥漫性中至重度细胞学非典型性可诊断为 FIGO 2 级子宫内膜样癌。应行免疫组化染色以排除浆液性癌的腺样变异。请与图 3.11.6 比较

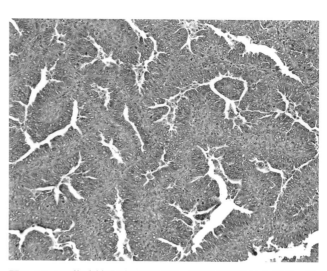

图 3.11.4   浆液性癌伴腺样结构   形状不规则的大腺体，腔缘呈扇形

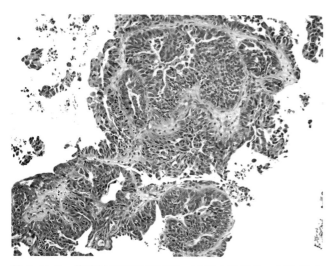

图 3.11.5   浆液性癌伴腺样结构   子宫内膜活检，深染的完整腺体碎片，管腔面呈扇形

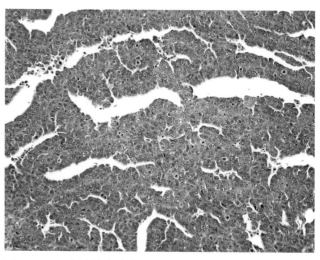

图 3.11.6   浆液性癌伴腺样结构   细长、深染的腺体，轻度不规则的管腔内衬重度非典型性细胞，类似 FIGO 2 级子宫内膜样癌（根据细胞学非典型性而提高分级）。免疫组化染色（未显示）支持浆液性癌的诊断

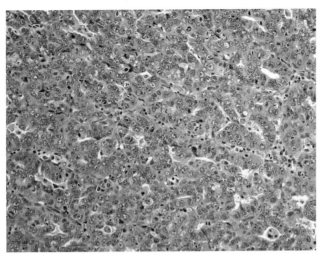

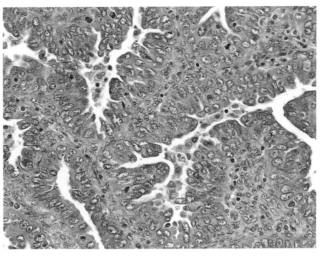

图 3.11.7   浆液性癌伴腺样结构   腺体密集伴有被挤压成扁平状的管腔，部分腔面轮廓不规则。细胞学上，可见多形性的重度非典型性细胞核及核仁。与图 3.11.2 进行比较。免疫组化染色（未显示）证实为浆液性癌

图 3.11.8   浆液性癌伴腺样结构   与图 3.11.4 为同一病例，高倍视野。细胞学上，不规则腺体内衬重度非典型性细胞。注意细胞核的多形性及丰富的核分裂象

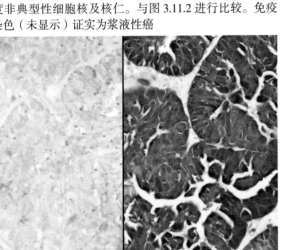

图 3.11.9   浆液性癌伴腺样结构   不太常见的与 *TP53* 基因突变相关的 p53 染色模式，即 *TP53* 表达完全缺失。*TP53* 的表达缺失（左图）和 p16 的弥漫性强表达（右图）

	浆液性上皮内癌	良性子宫内膜样组织伴反应性 / 退行性非典型性
年龄	通常为 50 岁以上的绝经后女性；年龄范围广，44~93 岁，中位年龄 68 岁	绝经后女性
部位	子宫内膜	子宫内膜
症状	阴道出血	阴道出血
体征	绝经后出血	绝经后出血
病因学	*TP53* 突变	不明，被认为是退行性改变
组织学	1. 萎缩性子宫内膜背景，肿瘤位于子宫内膜息肉表面（*图 3.12.1*） 2. 非典型性明显的柱状细胞呈单层排列，可见假复层排列（*图 3.12.2~3.12.3*） 3. 核质比增高 4. 细胞核增大、呈空泡状、深染，可见核仁（*图 3.12.2~3.12.3*）	1. 萎缩性 / 非活动性子宫内膜，与子宫内膜息肉无相关性 2. 条带状上皮细胞富含嗜酸性细胞质和增大的深染细胞核（*图 3.12.4*） 3. 核质比未见明显增高；细胞质丰富（*图 3.12.4，右和 3.11.5*） 4. 细胞核增大、深染，伴有污渍，偶见核仁（*图 3.12.4 右和 3.12.5*）
特殊检查	● p53 呈弥漫性强表达或完全缺失 ● Ki-67 增殖活性显著增加 ● p16 呈弥漫性表达 ● 免疫特征与子宫内膜浆液性癌相同（*3.10.8*）	● 通常 p53 呈局灶性弱表达，偶见细胞核深染（*图 3.12.6，左*） ● Ki-67 增殖指数极低（*图 3.12.6，中*） ● p16 通常呈斑片状表达；伴有明显的化生性改变时，可出现 p16 过表达（*图 3.12.6，右*）
治疗	全子宫切除，按分期行双侧输卵管切除（淋巴结清扫及腹膜取样）	无须治疗；如症状持续，应重复取样
预后	子宫内膜浆液性癌的癌前病变；只含有上皮内癌成分的病例，偶可累及腹膜；如为活检 / 刮宫诊断样本，应考虑至少为浆液性上皮内癌，直到获得子宫切除标本对子宫内膜进行完整评估，以确定浸润深度	不值得关注

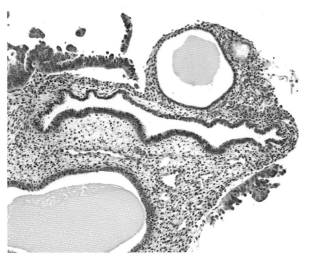

图 3.12.1　浆液性上皮内癌　萎缩的子宫内膜表面被覆条带状深染上皮

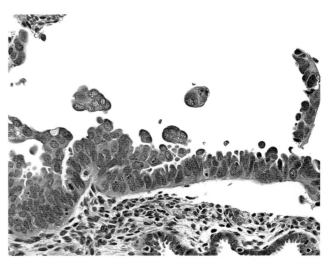

图 3.12.2　浆液性上皮内癌　与图 3.12.1 为同一病例，高倍视野。条带状的非典型性上皮，腔面不规则，可见脱落的细胞簇。细胞有多形性核，偶见明显核仁

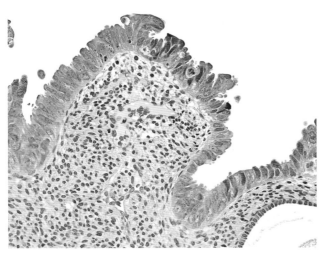

图 3.12.3　浆液性上皮内癌，累及子宫内膜息肉表面　高柱状细胞伴有明显非典型性，请与图片右下角萎缩性子宫内膜的腺体对比

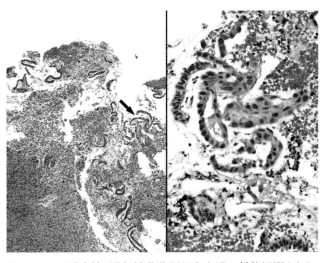

图 3.12.4　反应性 / 退行性非典型子宫内膜　低倍视野（左），表面呈条带状萎缩的子宫内膜上皮和间质碎片提示该病例为息肉。高倍视野（右）为左图中箭头处的放大，条带状的上皮细胞，细胞质嗜酸，细胞核增大，染色质粗糙

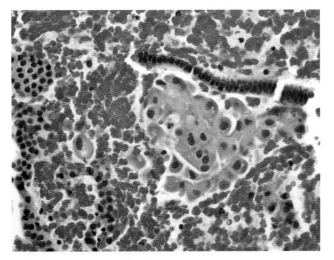

图 3.12.5　反应性 / 退行性非典型子宫内膜　高倍视野，大细胞呈化生性特征，富含嗜酸性细胞质，伴表面萎缩性子宫内膜条带

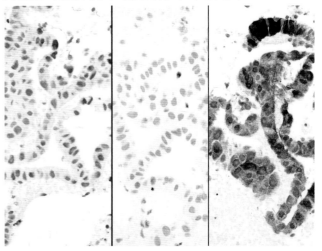

图 3.12.6　反应性 / 退行性非典型子宫内膜　p53 呈局灶性弱阳性染色（左）；Ki-67 增殖活性几乎缺失（中间）；p16 在伴有化生性改变的上皮细胞中表达增强（右），这在小标本中可能引起问题。应结合免疫组化结果和形态学进行综合判断

	高级别神经内分泌癌	FIGO 3 级子宫内膜样癌
年龄	绝经前后	通常见于绝经后，偶尔见于围绝经期
部位	子宫内膜，也可发生于女性生殖道的其他部位	子宫内膜，也可发生于女性生殖道的其他部位
症状	阴道出血，副瘤综合征（罕见）	阴道出血
体征	可有子宫增大或盆腔包块，影像学检查可见子宫内膜包块	可有子宫增大或盆腔包块，影像学检查可见子宫内膜包块
病因学	尚不明确，可能为混合性子宫内膜样癌的一部分	可能由低级别子宫内膜样癌进展而来
组织学	1. 弥漫性实体性、岛状或小梁状（或混合型）（图 3.13.1~3.13.3） 2. 可作为子宫内膜样癌分离的一部分（子宫内膜样瘤、浆液性癌或癌肉瘤） 3. 可存在假菊形团结构 4. 神经内分泌癌内的鳞状上皮分化并不常见（如存在，可共存于子宫内膜样癌成分中） 5. 小细胞型神经内分泌癌：细胞呈卵圆形或梭形，细胞质稀少，染色质分布均匀（椒盐样）或深染（图 3.13.4） 6. 大细胞神经内分泌癌：细胞呈多角形，中等量的细胞质呈嗜酸性或双嗜性，圆形泡状核，核仁突出（图 3.13.5） 7. 核分裂活跃，可见凋亡小体 8. 常见坏死	1. 弥漫性实体性生长，可见巢状生长 2. 实体性区与局部残存腺样分化区混合存在（图 3.13.7） 3. 可见腺样和（或）乳头状结构，无假菊形团结构 4. 可见鳞状细胞分化（图 3.13.7） 5. 黏附性生长；细胞类似腺样和实体性区；细胞呈卵圆形，细胞质中等量，细胞核增大，呈椭圆形至圆形，核仁明显（图 3.13.8 和 3.13.9） 6. 核分裂活跃；可见凋亡小体，但这不作为诊断标准 7. 可见坏死
特殊检查	• 嗜铬粒蛋白、突触小泡蛋白呈阳性；CD56（至少 2 个标记呈广泛的强表达）（图 3.13.6） • PAX8、CK 表达程度不定，通常弱表达；ER 和 PR 可缺失	• 嗜铬粒蛋白、突触小泡蛋白呈阴性；可见 CD56 表达，但特异性差 • PAX8、CK、ER 和 PR 呈阳性（通常呈弥漫性）
治疗	根据分期，行子宫及双侧输卵管–卵巢切除；化疗伴（或不伴）放疗（推荐替代化疗方案）	行子宫及双侧输卵管–卵巢切除，根据分期行辅助方案
预后	晚期肿瘤预后差；但据报道，局限于子宫内膜息肉的肿瘤预后良好	5 年生存率为 30%~75%，预后取决于分期及其他危险因素

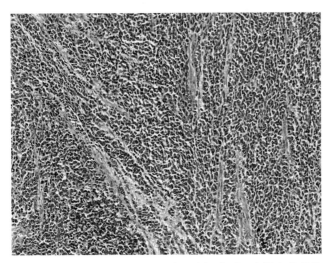

图 3.13.1   高级别神经内分泌癌   小细胞型，弥漫和条索状生长

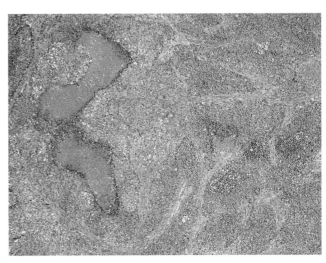

图 3.13.2   高级别神经内分泌癌   大细胞型，片状分布的肿瘤细胞和地图样坏死

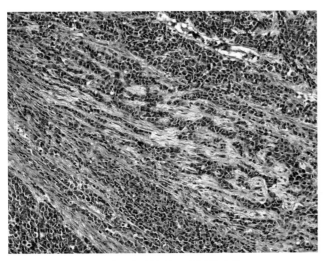

图 3.13.3   高级别神经内分泌癌   小梁状生长

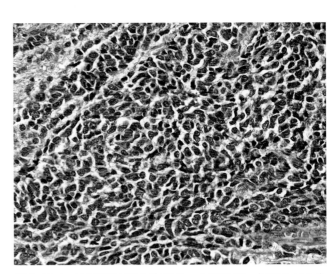

图 3.13.4   高级别神经内分泌癌   小细胞型，与图 3.13.1 为同一病例，高倍视野。细胞嗜碱，细胞质稀少，细胞核深染

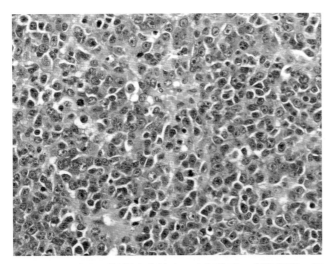

图 3.13.5   高级别神经内分泌癌   大细胞型，高倍视野。细胞呈多角形，细胞质双嗜性，大的泡状细胞核，明显的红色核仁。核分裂活跃

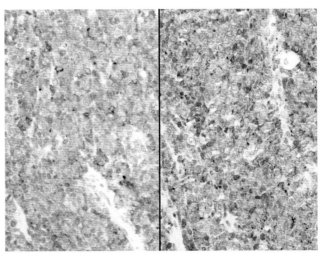

图 3.13.6   高级别神经内分泌癌   小细胞型，与图 3.13.1 为同一病例。嗜铬粒蛋白（左）和突触小泡蛋白（右）呈弥漫性表达

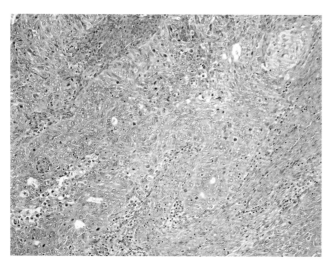

图 3.13.7 FIGO 3 级子宫内膜样癌 实体性肿瘤伴局灶性腺体形成。局灶性鳞状上皮分化（右上）

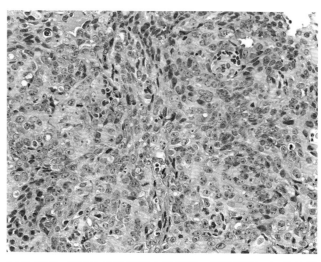

图 3.13.8 FIGO 3 级子宫内膜样癌 高倍视野，细胞呈巢状分布，细胞核卵圆形至圆形；核仁不明显，偶见多个

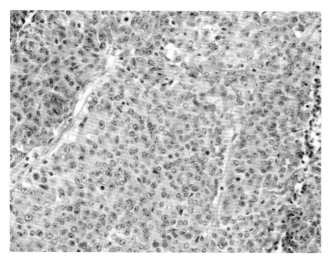

图 3.13.9 FIGO 3 级子宫内膜样癌 与图 3.13.7 为同一病例，但区域不同，高倍视野。实体性成片分布的细胞，细胞质呈淡粉红色，细胞核呈圆形，可见核仁，结合免疫组化结果可排除神经内分泌癌。请与图 3.13.5 对比

	子宫内膜样癌伴透明细胞	透明细胞癌
年龄	年龄范围广，从 30 岁到绝经后女性	绝经后女性，确诊的平均年龄大于 70 岁
部位	子宫内膜	子宫体和子宫下段的子宫内膜，也可发生于女性生殖道的其他部位
症状	阴道出血、阴道排液	阴道出血、阴道排液
体征	肥胖、糖尿病、多囊卵巢综合征、产生雌激素的卵巢肿瘤	巴氏涂片异常，影像学检查可见子宫内膜包块。与体重及是否患有糖尿病无密切关系
病因学	无拮抗的雌激素刺激。*PTEN*、*PIK3CA*、*ARID1A*、*KRAS* 和 *TP53* 体细胞突变。林奇综合征（错配修复基因的胚系突变）和多发性错构瘤综合征（*PTEN* 的胚系突变）	*PTEN*、*TP53*、*PIK3CA* 和 *KRAS* 体细胞突变，林奇综合征（错配修复基因的胚系突变）
组织学	1. 复杂性非典型性子宫内膜增生背景 2. 腺样和实体性生长模式，典型的子宫内膜样癌形态区无透明细胞改变 *（图 3.14.1）* 3. 间质的玻璃样变并不典型，可见间质的促结缔组织反应 4. 腺样结构，腔面光滑 *（图 3.14.2）* 5. 柱状细胞，细胞质透亮（核下和核上空泡）*（图 3.14.3）* 6. 鳞状细胞分化区可伴或不伴透明细胞质 *（图 3.14.4）* 7. 细胞质透亮区的腺体融合，具有更典型的子宫内膜样特征 *（图 3.14.5）* 8. 均一的低级别细胞核；偶见核仁，但通常并不明显	1. 从非活化到萎缩性或偶见增殖的子宫内膜背景，有研究者将上皮内透明细胞癌描述为癌前病变 2. 可见腺样、乳头状结构、囊管状和实体性生长 *（图 3.14.6~3.14.8）* 3. 乳头状结构区间质玻璃样变 *（图 3.14.8）* 4. 管腔缘呈不规则扇形，腺腔内有脱落的肿瘤细胞 5. 立方形细胞常伴嗜酸性细胞质，并呈显著的鞋钉样改变 *（图 3.14.9）* 6. 可见实体性生长，但无鳞状上皮分化 7. 在混合型上皮样癌中，细胞质透亮区和子宫内膜样区分界明显 8. 相对均一的高级别非典型性细胞核；偶见明显多形性，染色质深染或细腻，可见明显的核仁 *（图 3.14.10）*
特殊检查	● 由于标记缺乏敏感性 / 特异性（HNF1β 和 Napsin A 的表达在两种实体中都可以看到），因此，通常无鉴别诊断价值 ● 通常 p53 表达异常（散在弱阳细胞） ● ER 和 PR 保留表达（在广泛化生区，表达可减弱）	● 由于标记缺乏敏感性 / 特异性（HNF1β 和 Napsin A 的表达在两种实体中都可以看到），因此，通常无鉴别诊断价值 ● 在有些病例中，p53 呈强的弥漫性表达或完全缺失 ● 在有些病例中 ER 表达缺失
治疗	子宫及双侧输卵管 – 卵巢切除、淋巴结清扫；根据肿瘤分期行辅助化疗伴（或不伴）放疗	子宫及双侧输卵管 – 卵巢切除，根据肿瘤分期行辅助化疗伴（或不伴）放疗
预后	肿瘤的分期、分级和患者年龄都是影响预后的因素；子宫肌层浸润深度小于 50% 的低度恶性肿瘤患者的生存率不受以上因素影响	预后取决于分期；但无论分期如何，5 年生存率均小于 50%。有报道称，透明细胞癌对辅助化疗药物具有耐药性

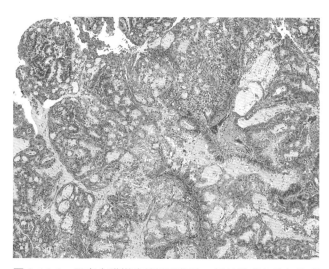

图 3.14.1　子宫内膜样癌伴透明细胞　局灶肿瘤细胞细胞质透亮（图 3.14.5）；其他区域呈典型的子宫内膜样癌形态，无透明细胞改变

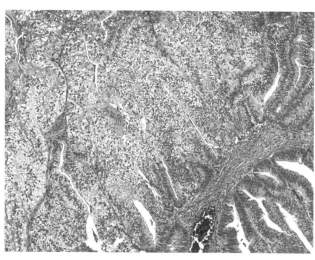

图 3.14.2　子宫内膜样癌伴透明细胞　广泛的分泌样改变，可见假实体性病灶与腺样病灶融合，腺体内衬深染的典型柱状上皮（右下）

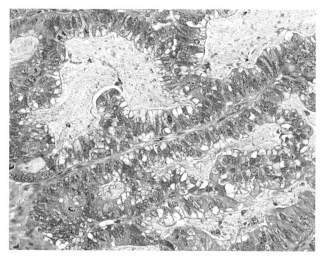

图 3.14.3　子宫内膜样癌伴透明细胞　子宫内膜样癌的腺体可见核下和核上空泡。泡状核位于柱状细胞的中部。常见核分裂

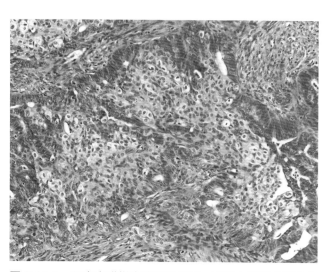

图 3.14.4　子宫内膜样癌伴透明细胞　癌巢中部鳞状细胞分化区可见细胞质透亮的细胞。子宫内膜样癌周边腺体具有典型的子宫内膜样特征

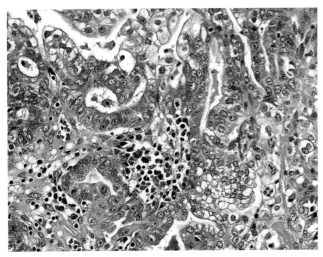

图 3.14.5　子宫内膜样癌伴透明细胞　与图 3.14.1 为同一病例，高倍视野。局灶上皮细胞细胞质透亮并与柱状细胞腺体融合，腺体呈化生性特征

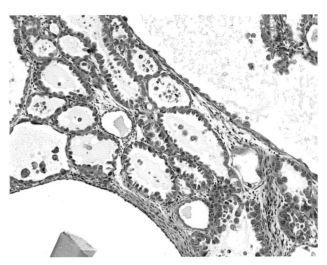

图 3.14.6　透明细胞癌　囊管状型，扩张的腺体内衬单层具有显著鞋钉样改变的细胞

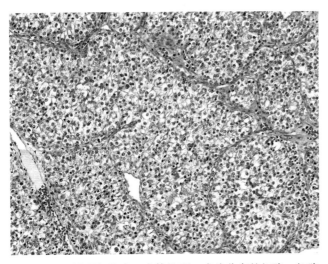

图 3.14.7　透明细胞癌　实体性型，成片分布的细胞，细胞质透亮，细胞核钝圆、均一

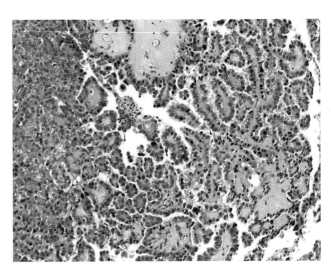

图 3.14.8　透明细胞癌　乳头状型，纤维血管轴心伴有明显的玻璃样变

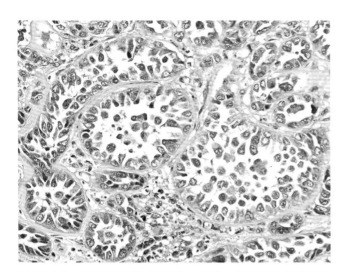

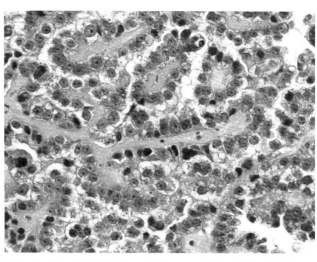

图 3.14.9　透明细胞癌　腺样型，腺体内衬具有泡状多形性细胞核的细胞和鞋钉样细胞，腺腔内可见脱落细胞。腺体周围间质局灶玻璃样变

图 3.14.10　透明细胞癌　与图 3.14.8 为同一病例，高倍视野。玻璃样变乳头表面被覆细胞，相对均一的圆形细胞核，核仁明显

	阿－斯反应	透明细胞癌
年龄	通常发生于育龄期女性，也可见于绝经后服用孕酮的患者	绝经后女性
部位	通常发生于子宫内膜，也可发生在子宫颈内膜	子宫内膜，也可发生在女性生殖道的其他部位
症状	取决于活检/刮宫的临床指征；偶尔发现，通常与妊娠相关	阴道出血
体征	取决于活检/刮宫的临床指征	有些晚期病例可见盆腔包块，在宫腔镜检查或大体标本中可见息肉样包块
病因学	孕酮诱发的假瘤性非典型增生，或与妊娠或激素（孕激素）治疗有关	发生于子宫内膜的病因尚不明确，但上皮内的透明细胞癌被认为是其癌前病变；*PTEN*、*TP53* 和 *PIK3CA* 体细胞突变。一些病例伴有林奇综合征（错配修复基因胚系突变）
组织学	1. 背景呈妊娠期或孕激素样子宫内膜改变*(图 3.15.1)* 2. 无腺样、乳头状、小管状及实体性区混合存在，无环状结构，可见腺腔内细胞簇*(图 3.15.2)* 3. 子宫内膜腺体内衬富含透亮或嗜酸性细胞质的大细胞 4. 可见鞋钉样改变，无柱状、矮立方形和扁平细胞的混合*(图 3.15.3)* 5. 细胞核增大 6. 细胞核粗糙或呈泡状，偶见核内包涵体，核仁无非典型特征*(图 3.15.4 和 3.15.5)* 7. 通常无核分裂活性，但有些病例可见少量核分裂 8. 无透明小体 9. 无玻璃样变间质	1. 子宫内膜背景中无妊娠期或孕激素样子宫内膜改变 2. 通常呈混合性结构：腺样、乳头状、囊管状和实体样，可见环状结构和脱落的上皮细胞簇*(图 3.15.6~3.15.8)* 3. 肿瘤细胞大小不一（常为中等大小），富含大量透亮或嗜酸性细胞质*(图 3.15.9)* 4. 鞋钉样、柱状、矮立方形和扁平细胞混合存在*(图 3.15.10)* 5. 细胞核大小不一，大多数为中等大小 6. 细胞核趋于圆形，染色质呈泡状或深染；无核内包涵体；核仁通常为小到中等大小，居中*(图 3.15.9)* 7. 核分裂活性不一，通常较低 8. 可见透明小体 9. 可见玻璃样变间质（尤其是在细小乳头的间质轴心中）
特殊检查	● 免疫组化染色对该病的鉴别诊断无价值。虽然阿－斯反应的 Ki-67 增殖指数为 0 或较低	● 免疫组化染色对该病的鉴别诊断无价值。但透明细胞癌通常具有较高的 Ki-67 增殖指数
治疗	无须治疗	治疗方式取决于分期及其他相关危险因素，包括子宫及双侧输卵管－卵巢切除和分期手术，化疗伴（或不伴）放疗
预后	无预后价值	5 年生存率为 50%~63%，预后取决于分期及其他危险因素

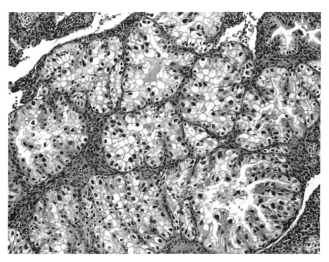

图 3.15.1 阿-斯反应 高分泌性妊娠期子宫内膜背景，腺体拥挤，细胞质透明，在低倍视野和高倍视野下类似透明细胞癌

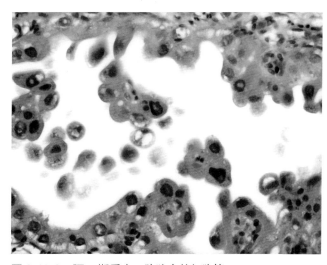

图 3.15.2 阿-斯反应 腺腔内的细胞簇

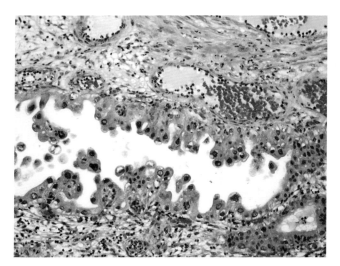

图 3.15.3 阿-斯反应 鞋钉样细胞

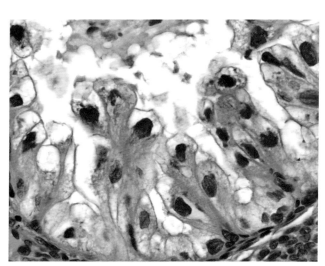

图 3.15.4 阿-斯反应 细胞质透明，细胞核大，染色质粗糙

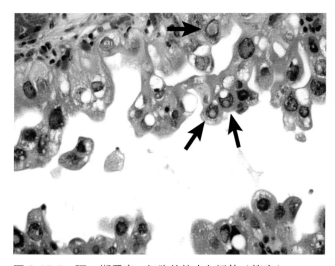

图 3.15.5 阿-斯反应 细胞的核内包涵体（箭头）

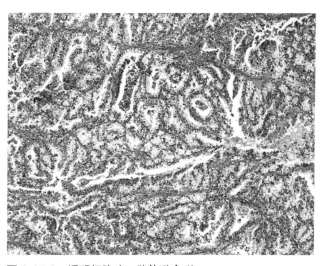

图 3.15.6 透明细胞癌 腺体融合型

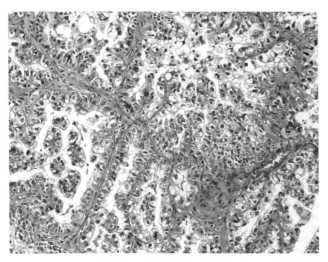

图 3.15.7　透明细胞癌　腺体拥挤，成簇细胞团，类似高分泌性妊娠期子宫内膜

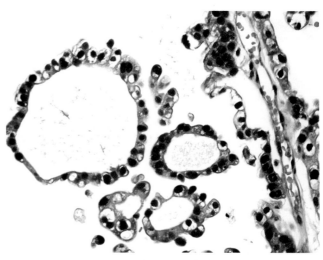

图 3.15.8　透明细胞癌　伴有环状结构。肿瘤组织由圆形乳头组成，无明显的复层上皮或间质轴心

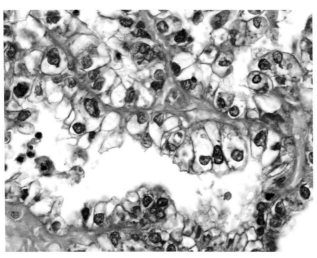

图 3.15.9　透明细胞癌　显示多角形细胞，富含透亮细胞质。细胞核相对均一，中等大小，呈圆形，大多数染色稍浅，核仁小到中等大小，居中

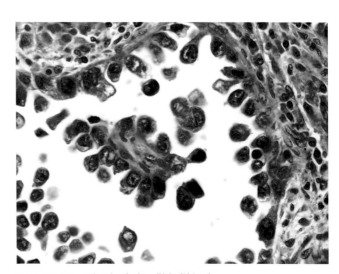

图 3.15.10　透明细胞癌　鞋钉样细胞

3.16 子宫内膜样癌伴性索样结构和玻璃样变与恶性苗勒管混合瘤（MMMT；癌肉瘤）

	子宫内膜样癌伴性索样结构和玻璃样变	恶性苗勒管混合瘤（MMMT；癌肉瘤）
年龄	25~83 岁（平均 52 岁）	绝经后女性
部位	子宫内膜，在卵巢子宫内膜样癌中也可看到类似病变	子宫内膜，也可发生于女性生殖道的其他部位
症状	预期类似普通型子宫内膜样癌，阴道出血	阴道出血
体征	预期类似普通型子宫内膜样癌，部分晚期病例可表现为盆腔包块；宫腔镜检查或大体标本中可见息肉样包块	子宫增大或盆腔包块，宫腔镜检查或大体标本子宫内膜中可见息肉样包块
病因学	子宫内膜样癌的变异型，预期通常无 *TP53* 突变	肉瘤成分与癌成分具有克隆相关性，被认为起源于癌组织；通常含有 *TP53* 突变
组织学	1. 普通型子宫内膜样腺癌和性索样成分及玻璃样变成分比例各异，后两者在间质中形成双相性形态；可无肉瘤成分 2. 其中腺样分化成分类似其他普通型子宫内膜样腺癌，包括偶见的鳞状上皮和其他类型的化生性分化 *(图 3.16.1)* 3. 无腺样分化的其他成分，有典型的性索样结构、玻璃样变和不同程度的梭形细胞增生；这些成分易被误诊为肉瘤，但细胞学特征显示更接近腺样成分 *(图 3.16.2~3.16.7)* 4. 上述两种成分的细胞学特征通常为低级别，并未建立或确定正式的 FIGO 分级标准 5. 核分裂活性低	1. 癌成分与肉瘤成分紧密混合 *(图 3.16.8)* 2. 癌成分通常为浆液性癌、子宫内膜样癌或未分类，也可见其他组织学类型的癌 *(图 3.16.9)* 3. 肉瘤成分可呈未分类型或特殊型（如横纹肌肉瘤、软骨肉瘤等） *(图 3.16.10)* 4. 两种成分的细胞学特征通常均为高级别 5. 核分裂活性高
特殊检查	● p53 无异常表达 ● p16 通常不呈弥漫性表达 ● CK 在性索结构和玻璃样变成分中表达情况各异，偶为阴性 ● desmin 及 myogenin 预期不表达 ● Ki-67 增殖活性预期低等到中等	● p53 在癌（浆液性）和肉瘤成分中通常表达异常（弥漫性表达或完全缺失） ● p16 在两种成分中通常呈弥漫性表达 ● CK 在肉瘤成分中通常表达缺失，偶尔也可阳性 ● desmin 及 myogenin 在特定类型肉瘤（如平滑肌肉瘤、横纹肌肉瘤）成分中可呈阳性 ● Ki-67 增殖活性高
治疗	治疗方式取决于分级、分期及其他危险因素，包括观察、激素治疗、子宫及双侧输卵管 – 卵巢切除、分期手术，化疗伴（或不伴）放疗	治疗方式取决于分级、分期及其他危险因素，包括子宫及双侧输卵管 – 卵巢切除、分期手术，化疗伴（或不伴）放疗
预后	83% 的患者无病生存期为 2.9 年（平均随访时间），预后取决于分期及其他危险因素	5 年生存率为 30%~40%，预后取决于分期及其他危险因素

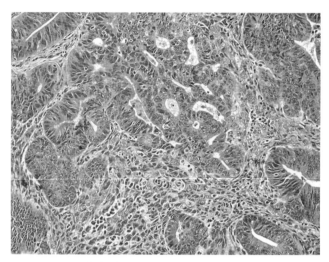

图 3.16.1　子宫内膜样癌伴性索样结构和玻璃样变　图片中上部显示普通型子宫内膜样癌的筛状结构。该病灶左下方为间质内的性索样区，类似 MMMT

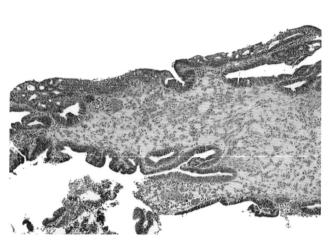

图 3.16.2　子宫内膜样癌伴性索样结构和玻璃样变　间质内可见性索样结构和玻璃样变

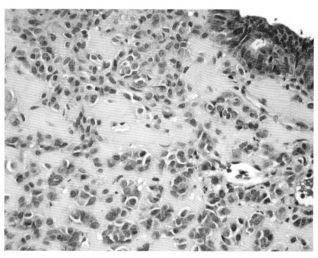

图 3.16.3　子宫内膜样癌伴性索样结构和玻璃样变　与图 3.16.2 为同一病例

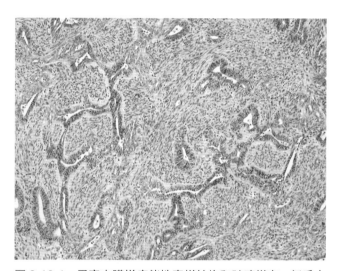

图 3.16.4　子宫内膜样癌伴性索样结构和玻璃样变　间质中的梭形细胞与腺体紧密混合，类似 MMMT

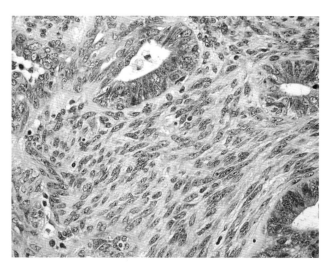

图 3.16.5　子宫内膜样癌伴性索样结构和玻璃样变　与图 3.16.4 为同一病例，注意间质中梭形细胞与腺体相似的细胞核

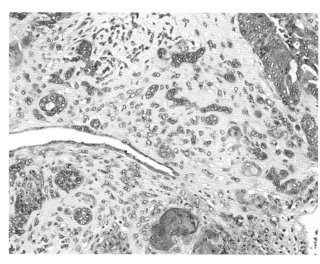

图 3.16.6　子宫内膜样癌伴性索样结构和玻璃样变　间质可见轻度黏液样变而非明确的玻璃样变，这种性索样结构易被误判为 MMMT 中的软骨肉瘤成分

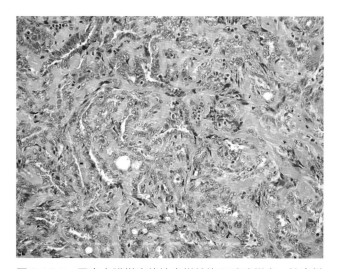

图 3.16.7　子宫内膜样癌伴性索样结构和玻璃样变　性索样成分显示与腺样成分相融合，两者的细胞核相似

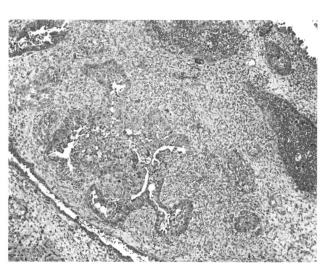

图 3.16.8　MMMT　双相性分化，由癌与肉瘤成分紧密混合组成

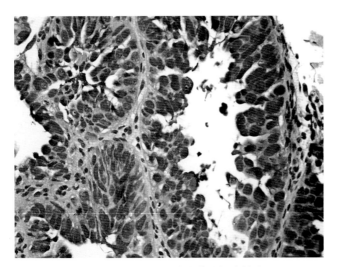

图 3.16.9　MMMT　上皮样成分由浆液性癌构成

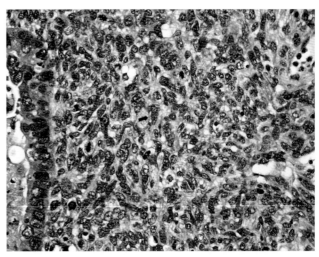

图 3.16.10　MMMT　肉瘤成分由核分裂活跃的非典型性梭形细胞组成，图片左边为癌成分

	高级别子宫内膜样癌 （FIGO 3 级子宫内膜样癌 / 浆液性癌）	MMMT
年龄	绝经后女性	绝经后女性
部位	通常发生于子宫内膜，也可发生于女性生殖道的其他部位	子宫内膜，也可发生于女性生殖道的其他部位
症状	阴道出血	阴道出血
体征	子宫增大或盆腔包块，宫腔镜检查或大体标本中可见息肉样包块	子宫增大或盆腔包块，宫腔镜检查或大体标本中可见息肉样包块
病因学	FIGO 3 级子宫内膜样癌由低级别子宫内膜样癌进展而来，浆液性癌由上皮内浆液性癌进展而来	肉瘤成分与癌成分具有相同的克隆性，据信源于癌组织；通常含有 *TP53* 突变
组织学	1. 单相性肿瘤 2. 常见结构特征为浆液性癌或 FIGO 3 级子宫内膜样癌（*图 3.17.1 和 3.17.2*） 3. 无肉瘤成分；偶尔，间质可富于细胞，可见核分裂，或表现为反应性 / 修复性非典型性改变［和（或）实体性癌］，导致误判为肉瘤成分（*图 3.17.3 和 3.17.4*） 4. 癌细胞通常为高级别（通常浆液性大于子宫内膜样）（*图 3.17.5*） 5. 核分裂活跃	1. 癌成分与肉瘤成分紧密混合呈双相性形态（*图 3.17.6 和 3.17.7*） 2. 癌成分通常为浆液性或子宫内膜样，或未分类；也可见其他组织学类型（*图 3.17.8*） 3. 肉瘤成分可以是未分类的肉瘤成分，也可以是特定的肉瘤成分（如横纹肌肉瘤、软骨肉瘤等）（*图 3.17.9*） 4. 细胞核通常为高级别（*图 3.17.10*） 5. 两种成分核分裂活性均高
特殊检查	● p53 在浆液性癌中表达异常（阴性或弥漫阳性）；高级别子宫内膜样癌可显示 p53 表达异常；间质无 p53 异常表达 ● p16 在浆液性癌中呈弥漫性表达；在高级别子宫内膜样癌中呈非弥漫性表达；间质无 p16 弥漫性表达 ● 间质不表达 CK ● 间质通常呈 desmin 及 myogenin 阴性 ● Ki-67 增殖指数在癌成分中高，在间质中不高	● p53 在（浆液性）癌成分和肉瘤成分中常表达异常（阴性或弥漫阳性） ● p16 在癌和肉瘤两种成分中常呈弥漫性表达 ● CK 在肉瘤成分中通常表达缺失，但也可呈阳性 ● desmin 及 myogenin 在特定肉瘤（平滑肌肉瘤和横纹肌肉瘤）成分中可呈阳性 ● Ki-67 增殖指数在癌成分和肉瘤成分中高
治疗	治疗方式取决于组织学类型、分期及其他危险因素，可包括观察、子宫及双侧输卵管 – 卵巢切除、分期手术，化疗伴（或不伴）放疗	治疗方式取决于分级、分期及其他危险因素，包括子宫及双侧输卵管 – 卵巢切除、分期手术，化疗伴（或不伴）放疗
预后	5 年生存率为 36%~75%，预后取决于分期及其他危险因素	5 年生存率为 30%~40%，预后取决于分期及其他危险因素

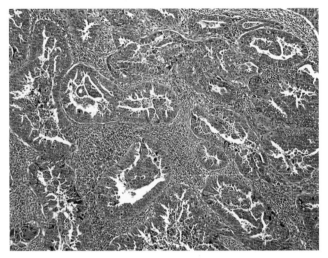

图 3.17.1　浆液性癌伴腺样结构　MMMT 的上皮成分可与此相同。间质因炎症反应而富于细胞，但无肉瘤成分

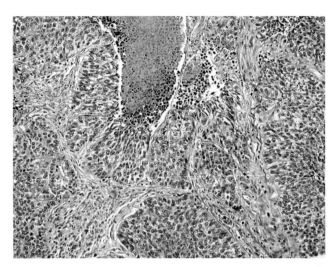

图 3.17.2　FIGO 3 级子宫内膜样癌　显示富于细胞型实体性癌巢伴中心坏死。MMMT 的上皮成分可与此相同，但该病例中的间质不包含肉瘤成分

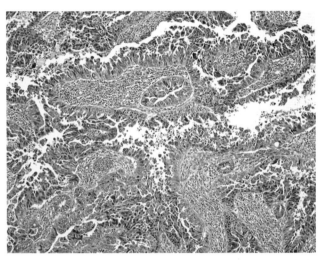

图 3.17.3　浆液性癌伴乳头状结构　虽无肉瘤性间质，但高倍视野下，大量炎性间质和富于细胞型间质可类似 MMMT

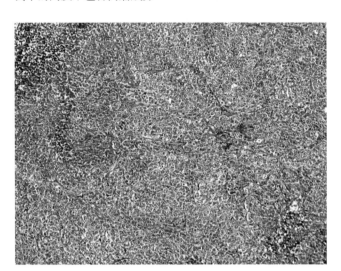

图 3.17.4　FIGO 3 级子宫内膜样癌　伴有肿瘤实体性弥漫性生长，类似 MMMT 的肉瘤成分

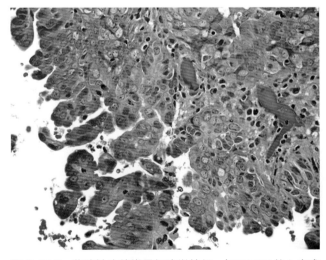

图 3.17.5　浆液性癌伴常见细胞学特征　与 MMMT 的上皮成分相同

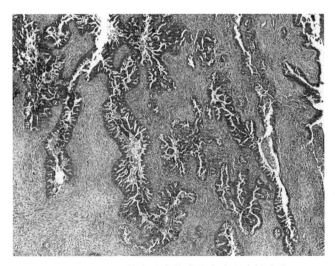

图 3.17.6　MMMT　伴有致密的癌和肉瘤混合性成分

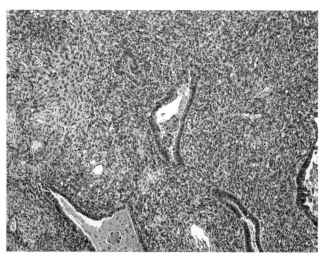

图 3.17.7 MMMT 伴有致密的癌和肉瘤混合性成分

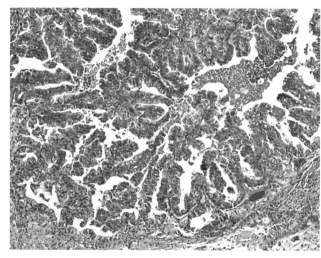

图 3.17.8 MMMT 显示伴有复杂乳头状结构的癌成分，在活检 / 刮除标本中，如无肉瘤成分，可能会被误诊为癌

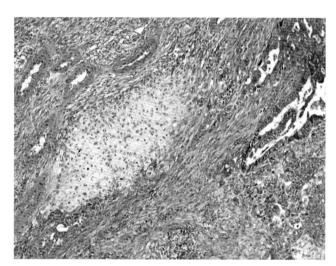

图 3.17.9 MMMT 伴局灶软骨肉瘤

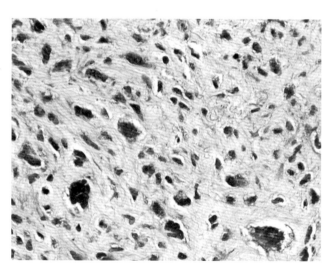

图 3.17.10 MMMT 显示肉瘤成分伴有高级别细胞核

	去分化癌	MMMT/FIGO 3 级子宫内膜样癌
年龄	平均年龄 51~55 岁	绝经后女性
部位	子宫内膜，也可发生于卵巢	子宫内膜，也可发生于女性生殖道的其他部位
症状	阴道出血 / 盆腔痛	阴道出血
体征	与其他高级别子宫内膜样癌相似，宫腔镜检查或大体标本中可见息肉样包块	子宫增大或盆腔包块，宫腔镜检查或大体标本中可见息肉样包块
病因学	可能是从低级别子宫内膜样癌成分进展而来的	FIGO 3 级子宫内膜样癌由低级别子宫内膜样癌进展而来；肉瘤成分与癌成分具有相同的起源，被认为源于恶性苗勒管混合瘤的癌成分
组织学	1. 腺样（低级别子宫内膜样癌）和实体性（未分化癌）成分（腺样和实体性成分可共存或实体性成分可在发展为单纯腺样成分后复发），两种成分间经常发生突然的转化 *（图 3.18.1）* 2. 低级别子宫内膜样癌成分显示典型的伴有腺样形态的结构和细胞学特征，FIGO 1 级或 2 级［伴（或不伴）鳞状上皮分化］*（图 3.18.2）* 3. 实体性成分显示不伴腺体形成的弥漫性片状或巢状生长 *（图 3.18.3）*；圆形的肿瘤细胞显示类似淋巴瘤的低黏附性的细胞学形态（可见横纹肌样特征）*（图 3.18.4）*；实体性成分的细胞学特征较腺样成分具有更高的细胞核非典型性及核分裂活性；无肉瘤成分及梭形细胞分化，但偶见间质黏液样变 4. 可见坏死（通常在未分化区）*（图 3.18.5）*	1. 在恶性苗勒管混合瘤中，癌成分与肉瘤成分紧密混合呈双相性形态 *（图 3.18.6）*，在 FIGO 3 级的子宫内膜样腺癌中也有腺样及实体性成分 *（图 3.18.7）* 2. 腺样（癌）显示 MMMT 中的浆液性癌、子宫内膜样癌及未分化癌的典型结构和细胞学特征（也可见其他组织学类型的癌）；FIGO 3 级子宫内膜样癌的典型结构和细胞学特点［伴（或不伴）鳞状上皮分化］；细胞学特征显示出较低级别子宫内膜样腺癌更高的细胞核非典型性 3. 实体性成分显示：MMMT 中的肉瘤（同源或异源）的典型结构和细胞学特征 *（图 3.18.8）*；FIGO 3 级子宫内膜样癌内通常无鳞状上皮结构，具有黏附性的肿瘤细胞 *（图 3.18.9）* 和细胞学特征类似腺样和实体性成分之间的形态（实体性成分呈片状或巢状生长） 4. 常见坏死 *（图 3.18.10）*
特殊检查	● CK 在未分化癌成分中显著减少（可呈全阴性表达） ● PAX8 在未分化成分中呈阴性	● CK 在 FIGO 3 级的子宫内膜样癌和 MMMT 中呈弥漫性表达 ● PAX8 在 MMMT 的癌成分中呈阳性，在肉瘤成分中呈阴性；在 FIGO 3 级子宫内膜样癌中呈阳性
治疗	治疗方式取决于分级、分期及其他危险因素，可包括子宫及双侧输卵管 – 卵巢切除、分期手术、化疗伴（或不伴）放疗	治疗方式取决于组织学类型、分期及其他危险因素，可包括观察、子宫及双附件切除、分期手术、化疗伴（或不伴）放疗
预后	29%~59% 的患者生存期为 7~9 个月（中位数随访间隔）	5 年生存率为 30%~75%，取决于分期及其他危险因素

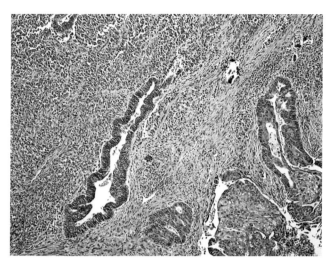

图 3.18.1 去分化癌 低级别子宫内膜样癌（中央）与未分化癌（左侧）之间的骤变

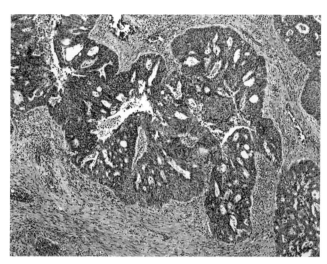

图 3.18.2 去分化癌 伴低级别子宫内膜样癌成分

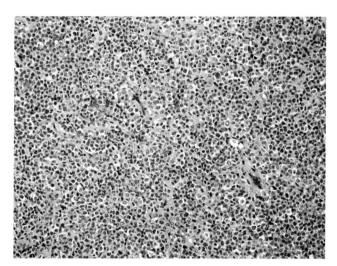

图 3.18.3 去分化癌 伴成片分布的未分化癌成分

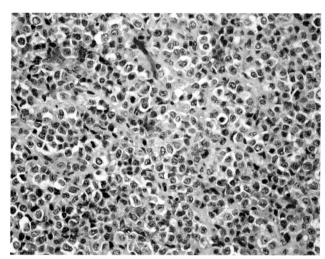

图 3.18.4 去分化癌 伴未分化癌成分，后者黏附性差，类似淋巴瘤。细胞呈圆形，呈非典型性，核分裂活跃，核质比高

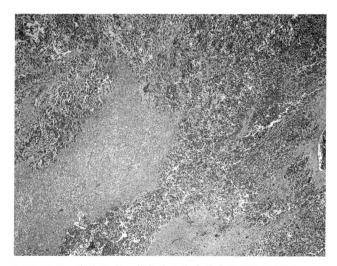

图 3.18.5 去分化癌 在未分化癌成分中出现片状坏死

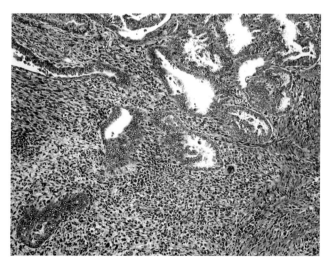

图 3.18.6 MMMT 癌与肉瘤成分紧密地混合排列

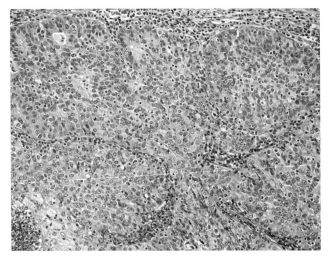

图 3.18.7   FIGO 3 级子宫内膜样癌   显示实体性成分伴局灶腺样分化（左上）

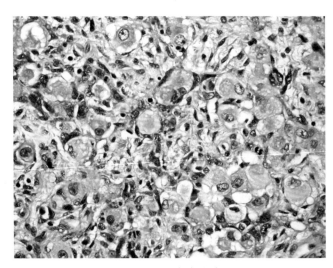

图 3.18.8   MMMT   伴横纹肌肉瘤成分

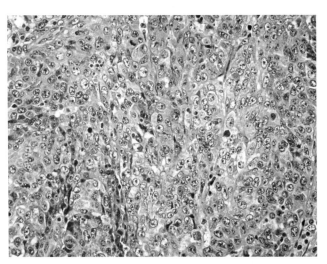

图 3.18.9   FIGO 3 级子宫内膜样癌   肿瘤呈实体性片状分布。与去分化癌中细胞的低黏附性不同，细胞黏附性较高

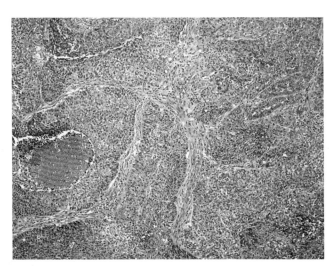

图 3.18.10   FIGO 3 级子宫内膜样癌   富于细胞型实体性癌巢中心可见坏死。与此相反，去分化癌呈弥漫性片状坏死

	中肾管腺癌	子宫内膜样癌
年龄	绝经前到绝经后均可发生	平均年龄 59~63 岁
部位	子宫内膜，更常见于宫颈	子宫内膜，也可发生于女性生殖道的其他部位
症状	数据有限，但包括异常阴道出血和下腹痛	阴道出血
体征	数据有限，但预期结果类似其他子宫内膜样癌	部分晚期病例有盆腔包块，宫腔镜检查或大体标本中可见息肉样包块
病因学	未知；可能代表来源于宫颈上部的中肾管残件 / 增生（以子宫体癌进展为主），其中宫颈原发灶未被确认	病理机制为受雌激素驱动的增生演变为癌
组织学	1. 混合性形态结构：管状、腺样、实体性、梭形、筛状、乳头状和肾小球样；在大多数子宫内膜样癌中，管状结构的轮廓往往小于腺样结构的轮廓（*图 3.19.1~3.19.4*）；整体的组织学形态类似阔韧带中肾管起源的女性附件肿瘤（FATWO）（见章节 7.10 节） 2. 细胞通常呈矮立方形，也可呈柱状（*图 3.19.5 和 3.19.6*） 3. 上皮通常为单层，无复层结构 4. 缺乏鳞状上皮分化和其他化生性细胞类型 5. 核质比高，细胞低倍镜下常显示为蓝色 6. 细胞核呈圆形至卵圆形，深染 7. 有丝分裂指数不定 8. 无预期的增生性背景	1. 主要为腺样结构（*图 3.19.8*），也可见乳头状和实体性结构 2. 细胞通常呈柱状（*图 3.19.9*） 3. 假复层上皮 4. 可见鳞状上皮分化和其他化生性细胞类型（*图 3.19.10*） 5. 核质比不定，但通常细胞质多于中肾管腺癌 6. 细胞核通常呈卵圆形或柱状，也可呈圆形；染色质形态不定 7. 有丝分裂指数不定 8. 可存在增生性背景
特殊检查	● GATA-3 呈阳性 ● ER/PR 呈阴性 ● CD10 通常呈腺体腔缘着色（*图 3.19.7*）	● GATA-3 呈阴性 ● ER/PR 呈阳性 ● CD10 通常缺乏腺体腔缘着色
治疗	由于该组织学类型在子宫内膜中罕见，因此治疗方式尚不明确；取决于分期及其他危险因素，至少手术治疗可控制病情进展	治疗方式取决于分级、分期及其他危险因素，可包括观察、激素治疗，子宫及双侧输卵管 – 卵巢切除、分期手术、化疗伴（或不伴）放疗
预后	文献中随访数据不足	取决于分级、分期及其他危险因素

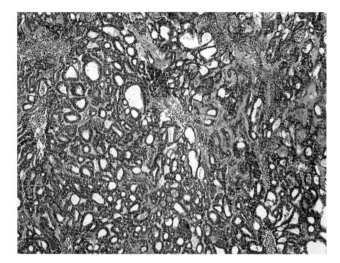

图 3.19.1　中肾管腺癌　伴有管状结构

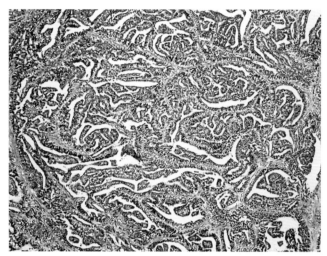

图 3.19.2　中肾管腺癌　伴有乳头状结构

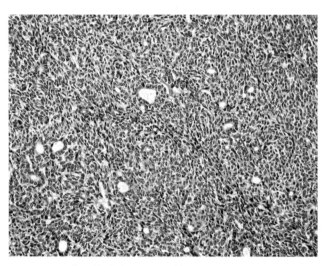

图 3.19.3　中肾管腺癌　伴有实体性结构，局灶呈管状结构

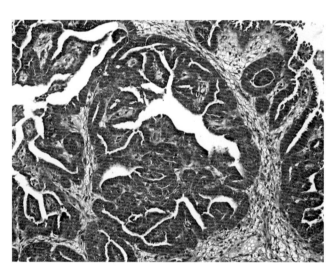

图 3.19.4　中肾管腺癌　肾小球样结构

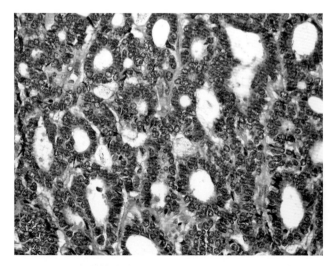

图 3.19.5　中肾管腺癌　小管被覆单一的非复层矮立方形细胞，细胞核呈圆形，核质比高

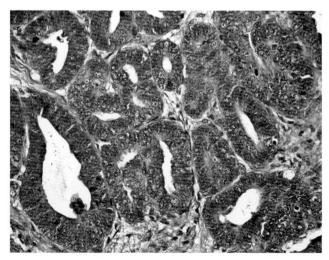

图 3.19.6　中肾管腺癌　部分腺体内衬单层矮立方形细胞，其他内衬假复层柱状细胞，核质比高。此类特征类似子宫内膜样癌

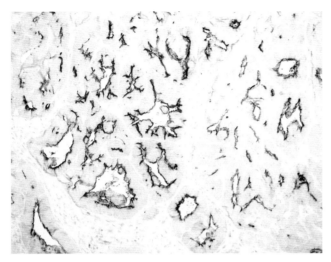

图 3.19.7 中肾管腺癌 CD10 免疫组化染色呈腺管腔缘着色

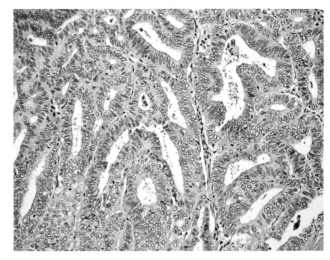

图 3.19.8 子宫内膜样癌 伴普通型腺样结构

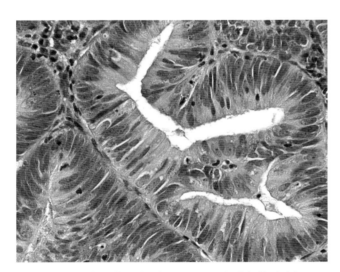

图 3.19.9 子宫内膜样癌 伴柱状细胞。与中肾管腺癌相比，细胞核偏卵圆形，核质比不高，染色质也不粗糙

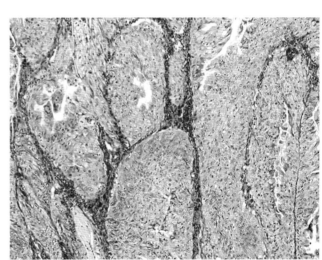

图 3.19.10 子宫内膜样癌 伴有鳞状上皮分化

	子宫内膜样癌累及不规则的子宫内膜 – 肌层交界区	子宫内膜样癌伴浅表肌层浸润
年龄	平均年龄 59~63 岁	平均年龄 59~63 岁
部位	子宫内膜	子宫内膜
症状	阴道出血	阴道出血
体征	宫腔镜检查或大体标本中可见息肉样包块	宫腔镜检查或大体标本中可见息肉样包块
病因学	子宫内膜样癌累及不规则的子宫内膜 – 肌层交界区，类似肌层浸润；鉴别诊断与子宫内膜样组织类型有关	子宫内膜样癌侵犯子宫肌层；鉴别诊断与子宫内膜样组织类型有关
组织学	1. 癌灶累及子宫内膜 – 肌层交界处，交界处不规则（*图 3.20.1 和 3.20.2*） 2. 在不规则的子宫内膜 – 肌层交界区，肌层中随意排列的细胞巢无明显拥挤 3. 子宫内膜 – 肌层交界区肌层中的癌细胞巢呈圆形，轮廓光滑（*图 3.20.3*） 4. 子宫内膜 – 肌层交界区肌层中无 MELF（微囊型、拉长型和碎片型）腺样结构 5. 癌灶内（尤其是周围）可见相关子宫内膜间质或良性腺体（*图 3.20.4~3.20.6*）（浅层肌层内偶见缺乏明确相关间质的良性腺体）（*图 3.20.1*） 6. 子宫内膜 – 肌层交界区的癌旁部位可见轻度炎症 7. 无相关间质改变	1. 癌灶可局限于子宫内膜 – 肌层交界区的某些部位，也可伴有肌层浸润 2. 在子宫内膜 – 肌层交界区的肌层中可见杂乱排列的明显拥挤的癌巢（*图 3.20.7*） 3. 在子宫内膜 – 肌层交界区的肌层中可见轮廓光滑的圆形癌巢，轮廓也可不规则 4. 在子宫内膜 – 肌层交界区的肌层中可见 MELF（微囊型、拉长型和碎片型）腺样结构（腺体被覆扁平细胞，细胞质嗜酸，形成微囊样形态）（*图 3.20.8 和 3.20.9*） 5. 可疑癌灶内无相关的子宫内膜样间质或良性腺体 6. 可疑癌灶内可见明显的相关炎症反应 7. 可见相关的不同程度的纤维黏液样变、水肿、结缔组织增生等间质的反应（*图 3.20.8 和 3.20.9*）
特殊检查	● 免疫组化无鉴别诊断价值	● 免疫组化无鉴别诊断价值
治疗	取决于分级及其他危险因素，包括观察、子宫及双侧输卵管 – 卵巢切除伴（或不伴）放疗	取决于分级及其他危险因素，包括观察、子宫及双侧输卵管 – 卵巢切除伴（或不伴）放疗
预后	取决于分级及其他危险因素，但无子宫肌层侵犯的病例的预后好于有子宫肌层侵犯的病例	取决于分级及其他危险因素

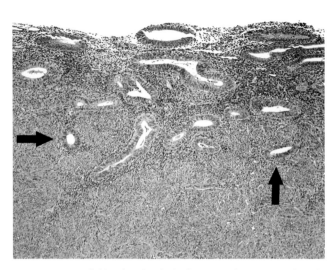

图 3.20.1 正常的不规则子宫内膜－肌层交界区 注意，位于子宫肌层内的一些腺体（箭头）周围无明显的子宫内膜样间质

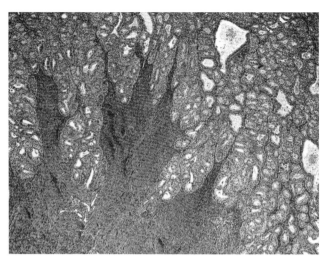

图 3.20.2 子宫内膜样癌累及不规则的子宫内膜－肌层交界区

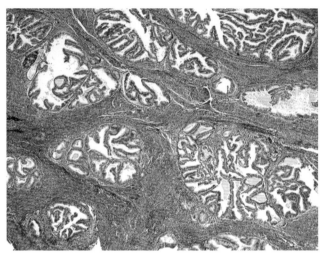

图 3.20.3 子宫内膜样癌累及不规则的子宫内膜－肌层交界区 注意边缘光滑的圆形癌细胞巢

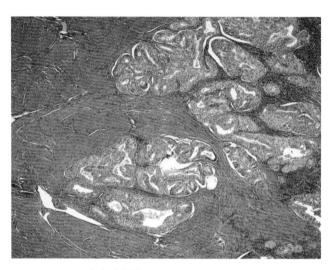

图 3.20.4 子宫内膜样癌累及不规则的子宫内膜－肌层交界区 子宫内膜－肌层交界区位于图片右侧

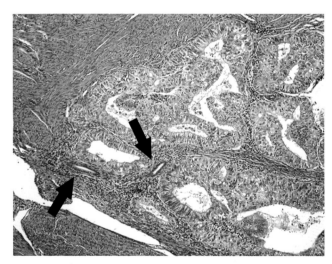

图 3.20.5 子宫内膜样癌累及不规则的子宫内膜－肌层交界区 与图 3.20.4 左下区相同。注意肿瘤和子宫内膜－肌层交界区的良性腺体（箭头）

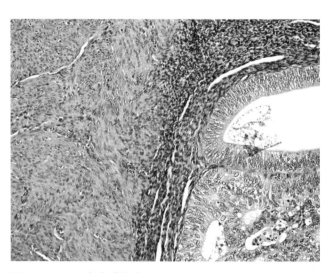

图 3.20.6 子宫内膜样癌累及不规则的子宫内膜－肌层交界区 子宫肌层和癌灶之间的子宫内膜间质带

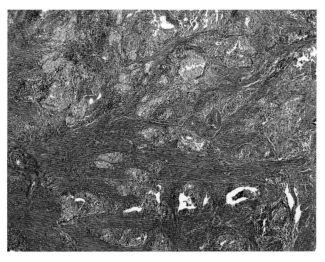

图 3.20.7 　子宫内膜样癌伴浅表肌层浸润 　明显拥挤的腺体杂乱地排列在不规则的子宫内膜 – 肌层交界区

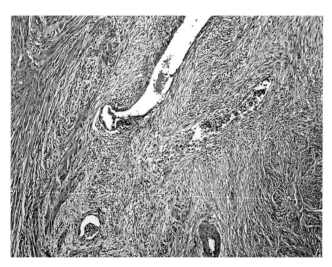

图 3.20.8 　子宫内膜样癌伴浅表肌层浸润 　表现为 MELF（微囊型、拉长型和碎片型）样结构。低倍视野，位于图片左下区和右中区的较小的微囊型和拉长型的腺体并不容易被判定为浸润。腺体周围的子宫肌层形态不定

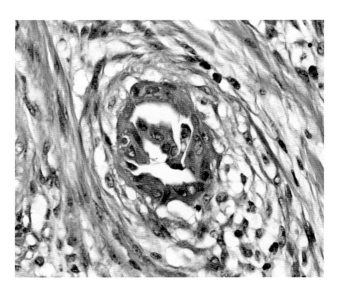

图 3.20.9 　子宫内膜样癌伴浅表肌层浸润 　表现为 MELF（微囊型、延长型和碎片型）腺样结构。腺体被覆貌似温和的扁平细胞，富含嗜酸性细胞质。周围的子宫肌层疏松、水肿

	子宫内膜样癌累及子宫腺肌病	子宫内膜样癌伴肌层浸润
年龄	平均年龄 59~63 岁	平均年龄 59~63 岁
部位	子宫内膜	子宫内膜
症状	阴道出血	阴道异常出血
体征	宫腔镜检查或大体标本中可见息肉样包块	宫腔镜检查或大体标本中可见息肉样包块
病因学	子宫内膜样癌蔓延至子宫腺肌病，类似肌层浸润；鉴别诊断与子宫内膜样组织类型相关	子宫内膜样癌侵犯子宫肌层，鉴别诊断与子宫内膜样组织类型相关
组织学	1. 其他区域可见未被子宫内膜样癌累及的子宫腺肌病背景 *（图 3.21.1，4.8.7 和 4.9.1）* 2. 子宫内膜样癌累及子宫腺肌病；癌组织可延伸至子宫腺肌病的深层并呈旺炽样 *（图 3.21.2）*；在纵切面切片上，延伸至子宫腺肌病的癌组织沿着切面走向呈长管状 / 憩室样形态 *（图 3.21.2 和 3.21.3）* 3. 子宫肌层内的可疑病灶无明显拥挤，但杂乱地排列 4. 可疑癌巢呈圆形，轮廓光滑 *（图 3.21.2 和 3.21.4）* 5. 在可疑癌灶中无 MELF（微囊型、拉长型和碎片型）腺样结构 6. 在受累的癌灶内（尤其是周围）可能存在相关的子宫内膜样间质或良性腺体（子宫肌层内可偶见无明确相关间质的良性腺体）*（图 3.21.4~3.21.6）* 7. 可疑受累癌灶周围可见轻度相关炎症反应 8. 无相关的间质改变	1. 通常其他部位无子宫腺肌病背景，但也可偶见 2. 癌组织有时局限于子宫腺肌病的某些区域，在其他区域可见肌层浸润 3. 子宫肌层内可见拥挤的、杂乱排列的可疑病灶 *（图 3.21.7~3.21.9）* 4. 可疑癌巢呈圆形，轮廓光滑，也可不规则 5. 在子宫内膜 – 肌层交界区的肌层中的可疑癌巢内可见 MELF（微囊型、拉长型和碎片型）腺样结构（腺体被覆扁平而稀疏的嗜酸性上皮细胞，形成微囊样形态）*（图 3.21.10）* 6. 在可疑区域缺乏相关的子宫内膜间质或良性腺体 7. 可疑区域可见明显的相关炎症反应 *（图 3.21.8）* 8. 可见相关的不同程度的纤维黏液样改变、水肿或促结缔组织增生等间质改变 *（图 3.21.10）*
特殊检查	● 免疫组化无鉴别诊断价值	● 免疫组化无鉴别诊断价值
治疗	治疗方式取决于分级及其他危险因素，包括观察、子宫及双侧输卵管 – 卵巢切除伴（或不伴）放疗	治疗方式取决于分级及其他危险因素，包括观察、子宫及双侧输卵管 – 卵巢切除伴（或不伴）放疗
预后	取决于分级及其他危险因素，但无子宫肌层侵犯的病例预后好于有子宫肌层侵犯的病例	预后取决于分期、分级及其他危险因素

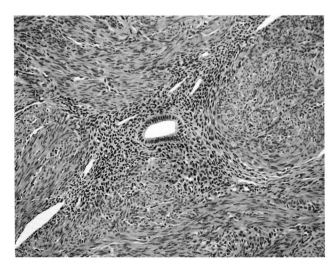

图 3.21.1　子宫腺肌病　另见图 4.8.7 和 4.9.1

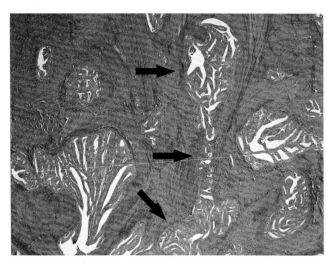

图 3.21.2　子宫内膜样癌延伸至子宫腺肌病的多个病灶　注意子宫肌层内边缘平滑的圆形腺体。此外，某些病灶中的癌细胞沿长管状的子宫腺肌病分布（箭头）

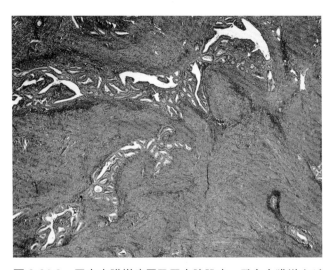

图 3.21.3　子宫内膜样癌累及子宫腺肌病　子宫内膜增生延伸至长管状的子宫腺肌病

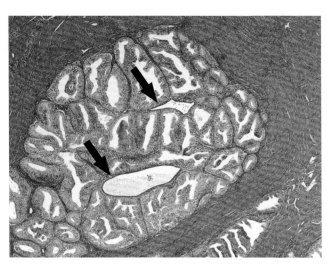

图 3.21.4　子宫内膜样癌累及子宫腺肌病　注意肌层内边缘平滑的圆形腺体。此外，癌组织中可见良性腺体（箭头）

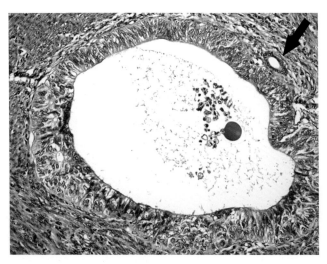

图 3.21.5　子宫内膜样癌累及子宫腺肌病　癌组织旁的良性腺体（箭头）

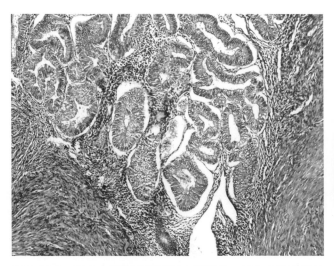

图 3.21.6　子宫内膜样癌累及子宫腺肌病　子宫内膜间质的中间带位于子宫肌层和癌组织之间

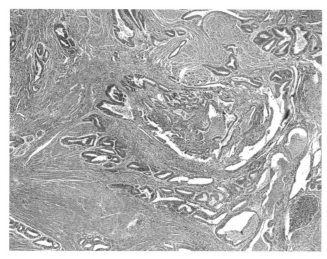

图 3.21.7　子宫内膜样癌伴破坏性肌层浸润

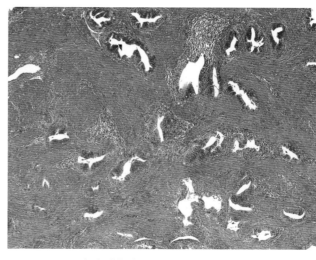

图 3.21.8　子宫内膜样癌伴肌层浸润　不同于局限于子宫腺肌病内的腺体，癌性腺体过于拥挤且杂乱无章，以至于并不局限于子宫腺肌病内，可见相关的炎症反应

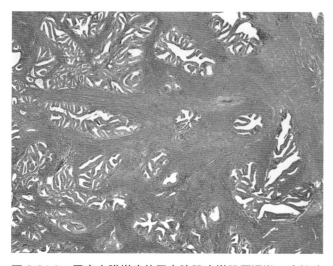

图 3.21.9　子宫内膜样癌伴子宫腺肌病样肌层浸润　癌性腺体过于拥挤，且杂乱无章，并不局限于子宫腺肌病内

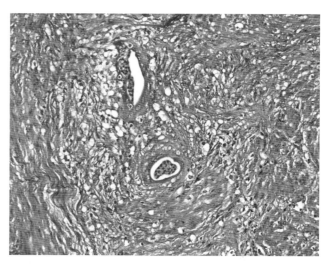

图 3.21.10　子宫内膜样癌伴肌层浸润　呈 MELF（微囊型、拉长型和碎片型）腺样结构。腺体内衬貌似温和的扁平细胞，富含嗜酸性细胞质，周围的肌层存在轻度黏液样变和炎症反应

	子宫内膜样癌伴假性血管侵犯	子宫内膜样癌伴真性淋巴 – 血管间隙侵犯（LVSI）
年龄	绝经后	绝经后
部位	子宫内膜	子宫内膜
症状	阴道出血	阴道出血
体征	晚期盆腔包块，宫腔镜检查或大体标本中可见息肉样包块	宫腔镜检查或大体标本中可见息肉样包块
病因学	机器人辅助腹腔镜下子宫切除术比经腹子宫切除术更常见肿瘤异位到淋巴 – 血管间隙的伪象，这可能与子宫压力增加导致肿瘤机械移位（也可能与子宫腔内存在外生性肿瘤以及大体标本中的切割区域受到污染）有关；这种现象可发生于所有组织类型的病例中	子宫内膜样癌侵犯淋巴 – 血管间隙，所有组织学类型病例均可发生真性 LVSI；不同医生对子宫内 LVSI 的诊断重复性较差（对于未能明确诊断的病例，可根据关注程度建议使用如"考虑伴 LVSI"、"可疑 LVSI"或"不排除 LVSI"等实用性术语）
组织学	1. 无真性 LVSI 2. 大的厚壁血管内游离的小肿瘤细胞簇（尤其是子宫肌层浆膜侧） 3. 淋巴 – 血管间隙内的离散性肿瘤细胞［伴（或不伴）混合炎症或间质组织］（图 3.22.1 和 3.22.2） 4. 淋巴 – 血管间隙内肿瘤细胞紧邻侵袭性肿瘤并伴有组织收缩（图 3.22.3） 5. 肌层内伪裂隙有游离的肿瘤细胞簇（图 3.22.4） 6. 在低级别 / 低分期肿瘤病例中可见淋巴 – 血管间隙内有大量肿瘤成分 7. 淋巴 – 血管间隙内皮下无肿瘤附着 8. 肿瘤细胞簇的形状与淋巴 – 血管间隙的形状不一致 9. 淋巴 – 血管间隙内无边界光滑的黏附的肿瘤细胞簇（图 3.22.5） 10. 淋巴 – 血管间隙内的肿瘤不表现出富含嗜酸性细胞质等细胞学改变 11. 邻近大血管的淋巴 – 血管间隙内无肿瘤细胞 12. 肌层无血管周围炎	1. 约小于 10% 的子宫内膜样癌中存在 LVSI，但在高侵袭性亚型中更为常见 2. 小的和大的血管内均可见肿瘤细胞 3. 淋巴 – 血管间隙内无游离的肿瘤细胞 4. 邻近伴有组织收缩的侵袭性肿瘤的淋巴 – 血管间隙内无肿瘤 5. 肌层内伪裂隙可见 / 无脱落的肿瘤细胞簇（可同时发生假性血管侵犯和 LVSI） 6. 在高级别肿瘤病例中，淋巴 – 血管间隙内可见大量肿瘤细胞 7. 肿瘤与淋巴 – 血管间隙内衬内皮粘连（图 3.22.6） 8. 肿瘤与淋巴 – 血管间隙形态一致（图 3.22.7） 9. 淋巴 – 血管间隙内黏附的肿瘤细胞簇边界光滑（图 3.22.7） 10. 淋巴 – 血管间隙内肿瘤细胞显示出富含嗜酸性细胞质等细胞学改变（偶尔呈组织细胞样外观）（图 3.22.8） 11. 大血管旁的淋巴 – 血管间隙内可见肿瘤（图 3.22.9） 12. 肌层可见血管周围炎（图 3.22.10）
特殊检查	● 免疫组化无鉴别诊断价值（如果鉴别诊断关注点为是否位于淋巴 – 血管间隙，那么 CD31 等标记可提供帮助；然而，本节讨论的鉴别诊断，适用于那些关注点位于淋巴 – 血管间隙内的病例，但涉及的问题是真性 LVSI 与因人为操作而异位到淋巴 – 血管间隙内的癌之间的鉴别）	● 免疫组化无鉴别诊断价值
治疗	治疗方式取决于组织学类型、分期及其他危险因素，可包括观察、子宫及双侧输卵管 – 卵巢切除、分期手术、化疗伴（或不伴）放疗；没有针对这一发现的具体治疗方法	真性 LVSI 被认为是影响治疗决策的危险因素；治疗方式可包括观察、子宫及双侧输卵管 – 卵巢切除、分期手术，化疗伴（或不伴）放疗
预后	假性血管侵犯的预后意义尚不清楚	真性 LVSI 与复发风险增加有关

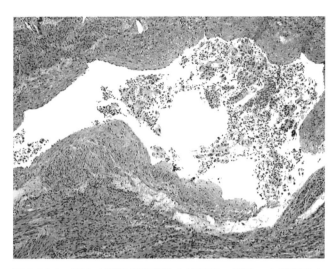

图 3.22.1　子宫内膜样癌伴假性血管侵犯　淋巴－血管间隙内游离的肿瘤组织

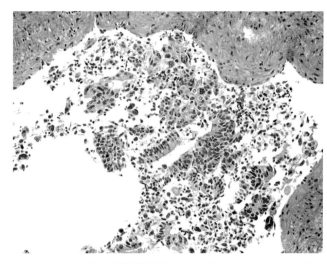

图 3.22.2　子宫内膜样癌伴假性血管侵犯　与图 3.22.1 为同一病例，高倍视野

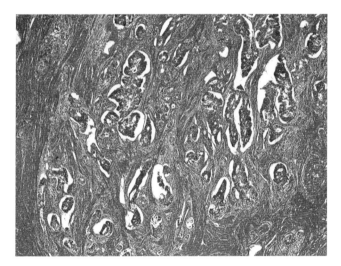

图 3.22.3　子宫内膜样癌肌层浸润伴间质收缩假象　低倍视野下，这种间质收缩假象类似广泛的淋巴－血管间隙侵犯

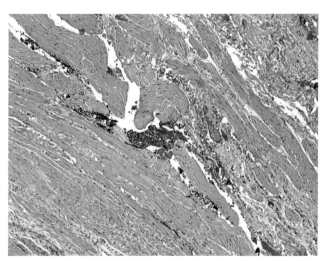

图 3.22.4　子宫内膜样癌伴假性血管侵犯　子宫肌层伪裂隙内脱落的肿瘤细胞

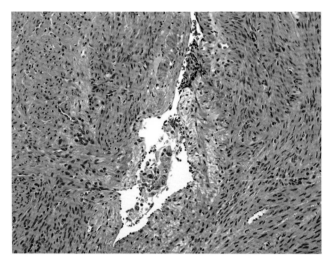

图 3.22.5　子宫内膜样癌伴假性血管侵犯　肿瘤细胞簇小，无光滑的边界，与淋巴 – 血管间隙的形状不一致

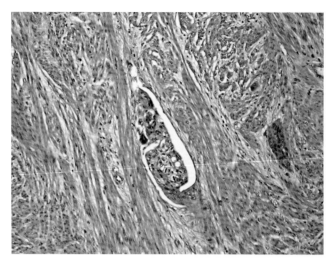

图 3.22.6　子宫内膜样癌伴真性淋巴 – 血管间隙侵犯（LVSI）　显示肿瘤附着于内皮细胞

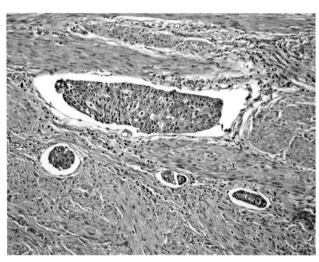

图 3.22.7　子宫内膜样癌伴真性淋巴 – 血管间隙侵犯（LVSI）　肿瘤细胞簇具有黏附性，边界光滑，与淋巴 – 血管间隙形态一致

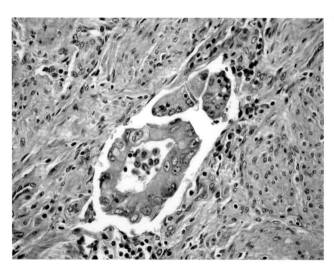

图 3.22.8　子宫内膜样癌伴真性淋巴 – 血管间隙侵犯（LVSI）　肿瘤细胞簇显示化生性特征和富含嗜酸性细胞质等细胞学改变

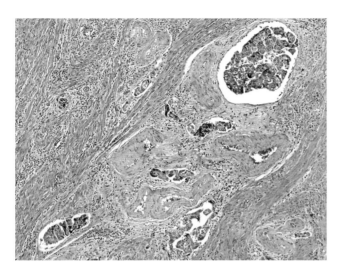 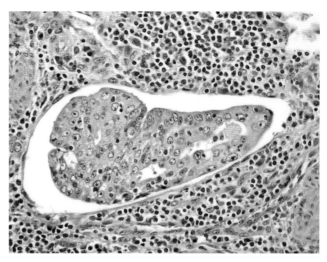

图 3.22.9　子宫内膜样癌伴真性淋巴 – 血管间隙侵犯
（LVSI）　肿瘤位于邻近大的厚壁血管的淋巴 – 血管间隙内

图 3.22.10　子宫内膜样癌伴真性淋巴 – 血管间隙侵犯
（LVSI）　显示血管周围炎

第三章　子宫体（上皮病变）

	子宫活检 / 刮宫样本中卵巢 / 输卵管高级别浆液性癌的微小和脱落碎片	原发性子宫内膜浆液性癌
年龄	绝经前后（绝经前不常见）	绝经后
部位	子宫内膜标本中的卵巢 / 输卵管癌碎片	子宫内膜
症状	阴道出血	阴道出血
体征	宫腔镜检查或大体标本中无子宫内膜包块，临床未确定卵巢 / 输卵管包块，巴氏涂片或宫颈管搔刮样本偶可发现	宫腔镜检查或大体标本可见息肉样包块
病因学	主要起源于卵巢 / 输卵管，可因通过输卵管扩散而最早在子宫内膜或宫颈活检 / 宫颈管搔刮样本中被发现；存在被误诊为子宫内膜原发性肿瘤的潜在风险	原发于子宫内膜
组织学	1. 脱落的微小的细胞簇，小乳头状和（或）单个细胞，通常肿瘤细胞量很少（*图 3.23.1~3.23.5*） 2. 伴（或不伴）轮廓表面不规则，伴（或不伴）鞋钉样细胞 3. 圆形或柱状细胞，核质比高 4. 圆形至卵圆形细胞核伴有显著非典型性（*图 3.23.6*） 5. 核分裂活跃 6. 完整的子宫内膜背景，不伴有上皮内癌或浆液性癌；也可见增生性（或轻度增生）子宫内膜背景 7. 伴（或不伴）砂粒体	1. 如果样本量足够，肿瘤呈特征性完整乳头和（或）腺样结构，以及大的组织片段；通常肿瘤含量丰富（*图 3.23.7 和 3.23.8*） 2. 伴（或不伴）轮廓表面不规则，伴（或不伴）鞋钉样细胞 3. 圆形或柱状细胞，核质比高 4. 圆形至卵圆形细胞核伴有显著非典型性（*图 3.23.9*） 5. 核分裂活跃 6. 完整的萎缩性子宫内膜背景，伴有上皮内癌和（或）浸润性浆液性癌（*图 3.23.10*） 7. 伴（或不伴）砂粒体
特殊检查	● WT-1 通常呈弥漫阳性	● WT-1 通常为阴性，少数病例可能为阳性
治疗	子宫及双侧输卵管 – 卵巢切除、分期手术、化疗	治疗方式取决于分期及其他危险因素，包括观察、子宫及双侧输卵管 – 卵巢切除、分期手术、化疗伴（或不伴）放疗
预后	5 年生存率为 30%	5 年生存率为 36%~53%（取决于分期及其他危险因素）

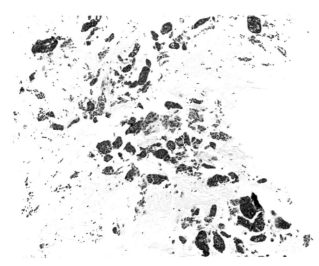

图 3.23.1　输卵管高级别浆液性癌碎片　宫颈管搔刮样本中可见脱落的小乳头

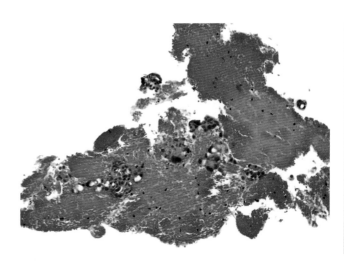

图 3.23.2　宫腔镜子宫肌瘤切除样本中的卵巢高级别浆液性癌碎片　血凝块中可见脱落的小乳头，如果只评估部分没有血液的样本，在低倍视野下可能被忽略

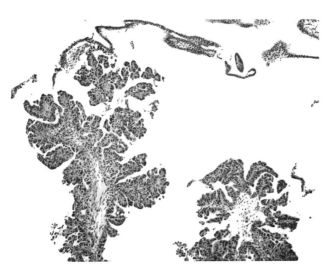

图 3.23.3　子宫内膜活检样本中的输卵管高级别浆液性癌碎片　伴有中等大小的乳头

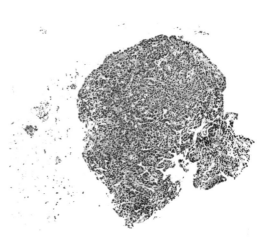

图 3.23.4　宫颈管搔刮样本中的输卵管高级别浆液性癌碎片　伴有腺样结构

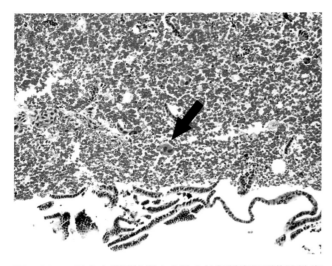

图 3.23.5　子宫内膜活检样本中微小的卵巢高级别浆液性癌的细胞簇（箭头）

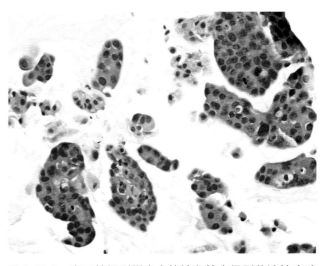

图 3.23.6　宫颈管搔刮样本中的输卵管高级别浆液性癌碎片　与图 3.23.1 为同一病例，可见明显的非典型性

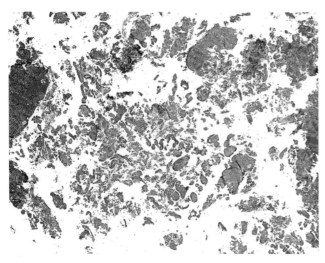

图 3.23.7　子宫内膜活检样本中的原发性子宫内膜浆液性癌　含大量肿瘤成分

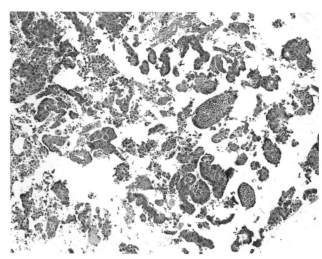

图 3.23.8　原发性子宫内膜浆液性癌伴有脱落的小乳头　与图 3.23.7 为同一病例

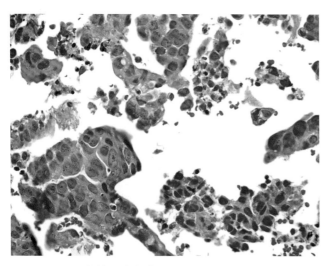

图 3.23.9　原发性子宫内膜浆液性癌　具有典型的细胞学特征，其形态可能与输卵管 / 卵巢源性肿瘤相同

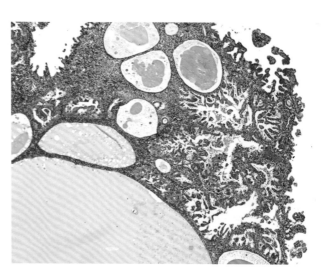

图 3.23.10　原发性子宫内膜浆液性癌　源于子宫内膜息肉

	转移性非妇科癌伴腺样结构累及子宫内膜	子宫内膜的子宫内膜样癌
年龄	34~88 岁（平均 60 岁）	平均年龄 59~63 岁
部位	转移性非妇科原发性肿瘤累及子宫内膜	子宫内膜，也可发生于女性生殖道的其他部位
症状	阴道出血，原发性肿瘤可呈隐匿性	阴道出血
体征	可在子宫内膜标本中偶然发现	晚期病例出现盆腔包块，宫腔镜检查或大体标本中可见息肉样包块
病因学	转移性非妇科原发性肿瘤可通过直接蔓延、血行转移或淋巴转移途径主要累及子宫内膜，最常见的原发部位为乳腺、结直肠、胰胆管和胃（无关组织学结构）	发病机制为雌激素驱动的增生演变为原发性子宫内膜样癌
组织学	1. 子宫内膜背景中未见增生 2. 病变分布以肌层 / 浆膜层外 1/2 为主 *(图 3.24.1)*；受累的子宫内膜间质扩张，肿瘤生长于正常子宫内膜腺体之间 *(图 3.24.2 和 3.24.3)*；子宫内膜受累（无肌层 / 浆膜层受累）并不常见 3. 无鳞状化生或其他化生性特征 4. 可见子宫内膜样形态 *(图 3.24.4)* 5. 可见花环状污浊坏死（结直肠来源） 6. 在子宫内膜间质和（或）子宫肌层的淋巴 – 血管间隙内可见 / 不见癌组织 *(图 3.24.5)*	1. 子宫内膜背景中可见 / 不见增生 *(图 3.24.8)* 2. 病变主要累及子宫内膜或子宫肌层内 1/2（也可累及子宫肌壁全层） 3. 伴 / 不伴鳞状化生或其他化生性特征 *(图 3.24.9)* 4. 典型的子宫内膜样形态 *(图 3.24.10)* 5. 高级别肿瘤中可见坏死 6. 子宫肌层淋巴 – 血管间隙侵犯
特殊研究	● PAX8 呈阴性 *(图 3.24.6)* ● ER/PR 呈阴性（乳房除外）*(图 3.24.7)* ● CK7 取决于原发部位 ● CK20 取决于原发部位	● PAX8 呈阳性 ● ER/PR 呈阳性 ● CK7 呈弥漫阳性 ● CK20 呈阴性或局灶性 / 斑片状阳性
治疗	治疗方式取决于原发部位	治疗方式取决于分级、分期及其他危险因素，包括观察、激素治疗、子宫及双侧输卵管 – 卵巢切除、分期手术、化疗伴（或不伴）放疗
预后	差	5 年生存率为 83%（取决于分期、分级及其他危险因素）

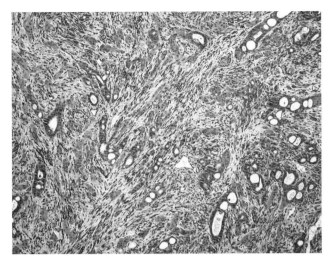

图 3.24.1　转移性非妇科（小肠）癌累及子宫肌层　伴有类似子宫内膜样癌侵犯子宫肌层的结构

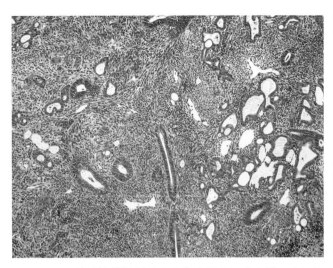

图 3.24.2　转移性非妇科（小肠）癌累及子宫内膜　癌组织生长于正常子宫内膜腺体之间

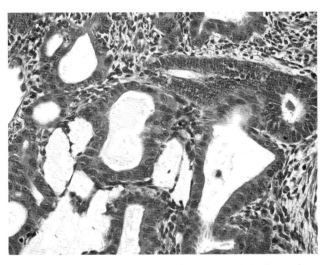

图 3.24.3　转移性非妇科（小肠）癌累及子宫内膜　注意正常的子宫内膜腺体（右中）

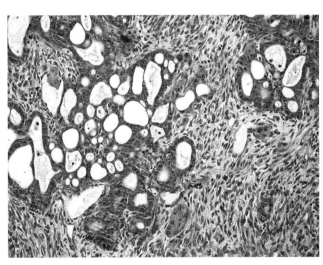

图 3.24.4　转移性非妇科（小肠）癌累及子宫内膜　伴有类似子宫内膜样癌的筛状结构

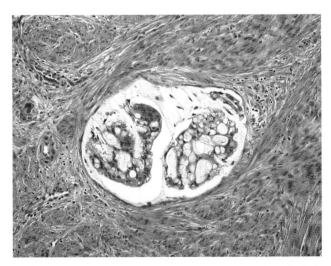

图 3.24.5　转移性非妇科（小肠）癌累及子宫肌层　伴有淋巴 – 血管间隙侵犯和杯状细胞分化

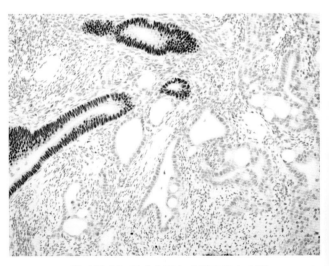

图 3.24.6　转移性非妇科（小肠）癌累及子宫内膜　PAX8 免疫组化染色在正常子宫内膜腺体中呈阳性，在肿瘤中呈阴性

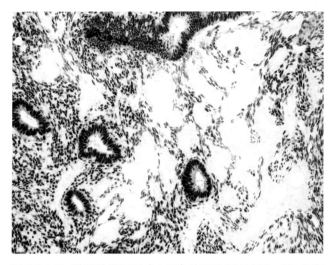

图 3.24.7 转移性非妇科（小肠）癌累及子宫内膜 PR 免疫组化染色在正常子宫内膜腺体和间质中呈阳性，在肿瘤中呈阴性

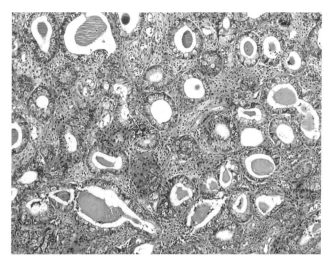

图 3.24.8 子宫内膜增生伴输卵管化生

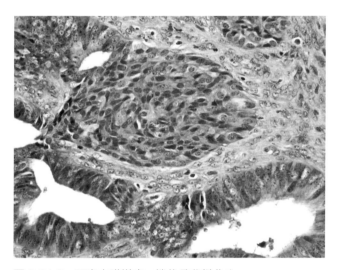

图 3.24.9 子宫内膜样癌 鳞状桑葚样化生

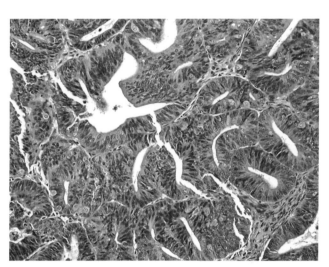

图 3.24.10 子宫内膜的子宫内膜样癌 伴普通型腺样结构

	宫颈低分化鳞状细胞癌继发性累及子宫体	原发性 FIGO 3 级子宫内膜样癌
年龄	中位年龄 55 岁	中位年龄为 57~64 岁
部位	宫颈	子宫内膜,也可发生于女性生殖道的其他部位
症状	肿瘤体积小时可无症状,阴道出血	阴道出血
体征	明显的肉眼包块,早期宫颈涂片或活检异常,液基细胞学涂片检出 HPV	部分晚期病例可出现盆腔包块,宫腔镜检查或大体标本中可见息肉样包块
病因学	原发于宫颈(HPV 相关),高级别鳞状上皮内病变是其癌前病变;肿瘤可延伸至子宫体(约 22% 的病例),类似 FIGO 3 级子宫内膜样癌	原发于子宫内膜,FIGO 3 级子宫内膜样癌由低级别的子宫内膜样癌进展而来
组织学	1. 实体性结构伴(或不伴)乳头状生长;当鳞状分化不明显时,实体性区可呈基底细胞样形态*(图 3.25.1)* 2. 圆形至不规则的癌巢不伴有腺样结构 3. 可见鳞状上皮分化伴(或不伴)角化*(图 3.25.2)* 4. 在圆形基底细胞样癌巢中可见中心性坏死*(图 3.25.3)*;癌巢周围可见栅栏样结构*(图 3.25.4)*;在基底细胞样癌巢中可见卵圆形 / 梭形细胞分化 5. 宫颈或子宫内膜可见高级别鳞状上皮内病变*(图 3.25.5)* 6. 无子宫内膜增生	1. 实体性结构伴有腺样成分伴(或不伴)乳头状生长;实体性区通常呈基底细胞样形态 2. 圆形至不规则的癌巢,在实体性成分中可见腺腔*(图 3.25.8)*,在非实体性区中也可见到腺样成分*(图 3.25.9)* 3. 可见鳞状上皮化生,通常无角化;与鳞状细胞癌相比,鳞状上皮分化通常显得更不成熟 4. 圆形基底细胞样癌巢中可见中心性坏死*(图 3.25.10)*;癌巢周围可见栅栏样结构;当出现未成熟性鳞状化生时,基底细胞样癌巢中可见卵圆形 / 梭形细胞分化 5. 宫颈或子宫内膜无高级别鳞状上皮内病变 6. 可见子宫内膜增生
特殊检查	● p16 弥漫性表达*(图 3.25.6)* ● 原位杂交检测检出 HPV*(图 3.25.7)*	● p16 非弥漫性表达 ● 原位杂交检测未检出 HPV
治疗	治疗方式取决于分期,包括子宫切除、化疗伴(或不伴)放疗	治疗方式取决于分期及其他危险因素,包括子宫及双侧输卵管 – 卵巢切除、分期手术;也可包括观察、化疗伴(或不伴)放疗
预后	5 年生存率(一般宫颈癌)分别为 90%~95%(Ⅰ期)和小于 50%(Ⅱ期及以上);5 年生存率(侵犯子宫体的病例)为 54%	5 年生存率为 45%~75%(取决于分期及其他危险因素)

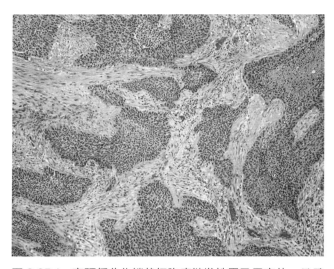

图 3.25.1　宫颈低分化鳞状细胞癌继发性累及子宫体　显示排列杂乱的实体性、基底细胞样、圆形和不规则的癌巢伴有间质结缔组织增生

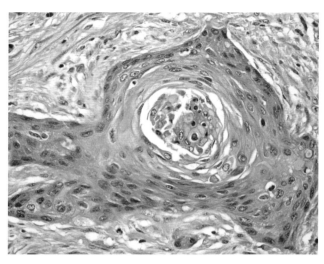

图 3.25.2　宫颈低分化鳞状细胞癌继发性累及子宫体　伴有成熟的鳞状上皮分化

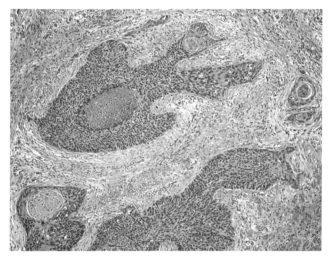

图 3.25.3　宫颈低分化鳞状细胞癌继发性累及子宫体　注意基底细胞样癌巢中类似 FIGO 3 级子宫内膜样癌的中心性坏死

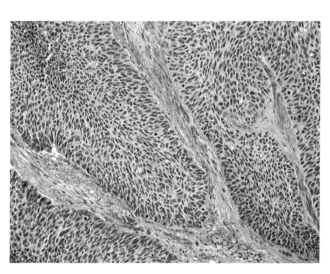

图 3.25.4　宫颈低分化鳞状细胞癌继发性累及子宫体　癌巢周围类似 FIGO 3 级子宫内膜样癌的栅栏样结构

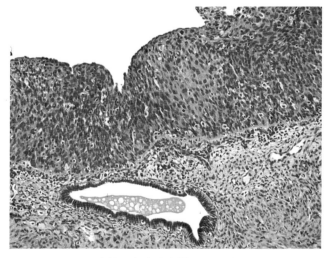

图 3.25.5　宫颈鳞状细胞癌继发性累及子宫体　宫颈高级别鳞状上皮内病变定植于子宫内膜。注意下方良性子宫内膜腺体

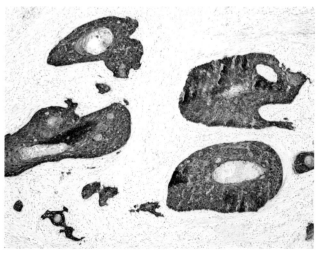

图 3.25.6　宫颈低分化鳞状细胞癌继发性累及子宫体　p16 免疫组化染色呈弥漫性表达

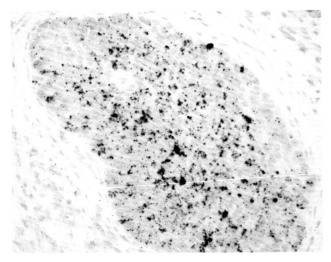

图 3.25.7   宫颈低分化鳞状细胞癌继发性累及子宫体   HPV 16 型原位杂交检测显示斑点状核信号

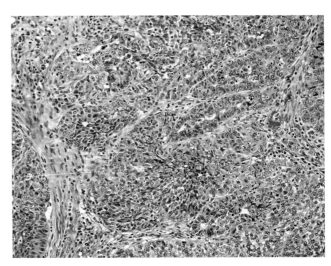

图 3.25.8   原发性 FIGO 3 级子宫内膜样癌   实体性成分内可见微小腺腔

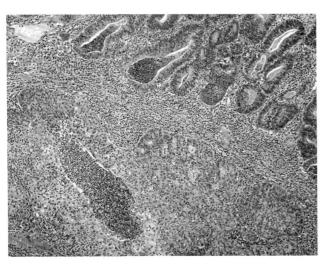

图 3.25.9   原发性 FIGO 3 级子宫内膜样癌   伴有明显的腺样成分

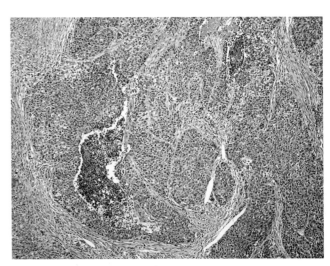

图 3.25.10   原发性 FIGO 3 级子宫内膜样癌   实体性基底样细胞癌巢存在中心性坏死。尽管这是 FIGO 3 级子宫内膜样癌的特征性表现，但与宫颈低分化鳞状细胞癌有重叠

	子宫内膜活检 / 刮除术中：宫颈普通型高分化腺癌继发性累及子宫内膜	原发性 FIGO 1 级子宫内膜样癌
年龄	大多数病例发生于 50~60 岁，也可见于 30 岁人群	年龄范围广，从 30 岁到绝经后；诊断时的中位年龄在 75 岁左右
部位	子宫内膜和宫颈	子宫内膜，可见继发性延伸至宫颈
症状	阴道出血，通常无症状	阴道出血、阴道排液
体征	巴氏涂片异常、宫颈包块或因阴道出血或不孕症行子宫内膜活检时偶然发现	肥胖、糖尿病、多囊卵巢综合征、产生雌激素的卵巢肿瘤
病因学	高危型 HPV 感染，最常见的包括 16 型、18 型、33 型和 45 型	无拮抗的雌激素刺激。*PTEN*、*PIK3CA*、*ARID1A* 和 *KRAS* 体细胞突变，林奇综合征（错配修复基因胚系突变）和多发性错构瘤综合征（*PTEN* 胚系突变）
组织学	1. 肿瘤性上皮定植于正常子宫内膜表面 *（图 3.26.1 和 3.26.2）* 或脱落的复杂性腺样增生碎片 *（图 3.26.3）* 2. 常见黏液分化 *（图 3.26.4）*，偶见杯状细胞分化 3. 无鳞状上皮分化（除非是腺鳞癌），化生性改变并不常见 4. 柱状细胞，细胞核深染、拉长 5. 可见大量凋亡小体及核分裂象，通常位于细胞质顶端，即所谓的漂浮的核分裂 *（图 3.26.5 和 3.26.6）*	1. 表面受累并非非典型的子宫内膜样癌特征，通常可见复杂的融合腺体增生片段 *（图 3.26.8）*；背景中可见复杂性非典型增生 2. 可见黏液化生，柱状细胞化生不常见 3. 常可见鳞状上皮化生，也可见输卵管化生 4. 立方形至柱状细胞；细胞核呈长梭形或圆形，深染或呈空泡状 *（图 3.26.9）*；可见核仁 5. 凋亡小体及核分裂象少见
特殊检查	● p16 呈弥漫性强表达 *（图 3.26.7，左）* ● ER 和 PR 表达减少或缺失 *（图 3.26.7，右）* ● 原位杂交检测检出高危型 HPV	● p16 呈斑片状、局灶性表达 *（图 3.26.10，左）* ● ER 和 PR 保留表达 *（图 3.26.10，右）* ● 原位杂交检测未检出 HPV
治疗	通过宫颈切除标本和影像学进行分期；根据分期进一步治疗，包括改良根治性子宫切除及淋巴结清扫或晚期患者术前化疗和放疗	根据子宫肌层的浸润深度行子宫切除伴（或不伴）淋巴结清扫。通过彻底的临床工作后以确保降低分期之后，希望保留生育能力患者可选择使用孕激素进行保守治疗
预后	浅表浸润癌可经子宫切除而治愈；晚期肿瘤的预后进展状况不定	子宫肌层的浸润深度小于 50% 的病例可经子宫切除而治愈

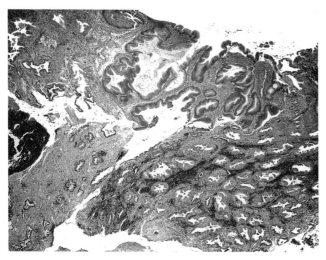

图 3.26.1　**宫颈腺癌累及子宫内膜**　肿瘤性上皮定植于子宫内膜表面并延伸至子宫内膜腺体（顶部），背景（右下）为分泌性子宫内膜

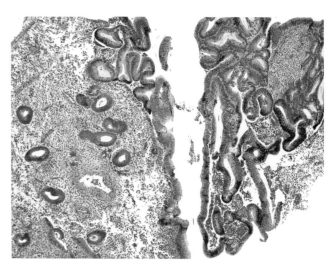

图 3.26.2　**宫颈腺癌累及子宫内膜**　肿瘤性上皮定植于子宫内膜表面（中心），下方的子宫内膜增生。折叠的条带状病变上皮（右）类似子宫内膜样癌

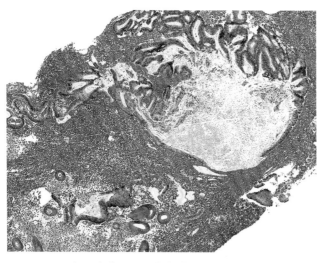

图 3.26.3　**宫颈腺癌累及子宫内膜**　局灶复杂性腺体增生易被误判为原发于子宫内膜的过程

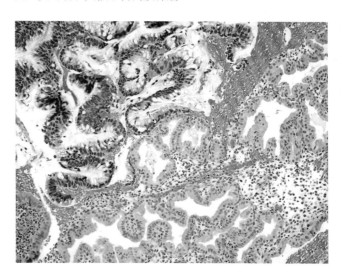

图 3.26.4　**宫颈腺癌累及子宫内膜**　脱落的肿瘤性上皮碎片伴有黏液、杯状细胞分化（左上）与分泌性子宫内膜（右下）对照

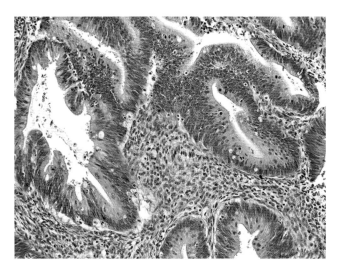

图 3.26.5　宫颈腺癌累及子宫内膜　与图 3.26.1 为同一病例，高倍视野。深染上皮由顶端含有黏液的高柱状细胞组成，凋亡小体及核分裂象易见

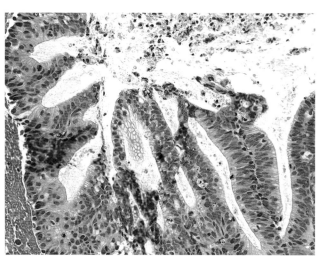

图 3.26.6　宫颈腺癌累及子宫内膜　与图 3.26.3 为同一病例，高倍视野。上皮细胞伴有子宫内膜样及黏液样形态，凋亡小体易见

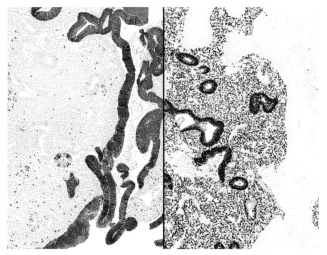

图 3.26.7　宫颈腺癌累及子宫内膜　与图 3.26.2 为同一病例。p16 在定植于子宫内膜表面的肿瘤性上皮中呈弥漫性表达（左），在下方增生性子宫内膜腺体中基本呈阴性。PR 在肿瘤性宫颈上皮中完全缺失（右），而在子宫内膜腺体中呈弥漫性表达

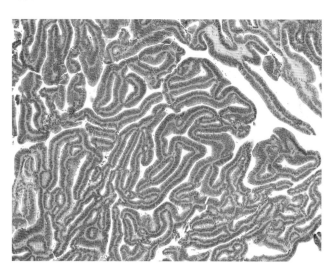

图 3.26.8　子宫内膜样腺癌　刮宫标本中脱落的肿瘤细胞条带。宫颈腺癌呈现基本的形态特征：乳头状 / 绒毛状结构，深染的高柱状上皮，缺乏子宫内膜增生或鳞状上皮分化

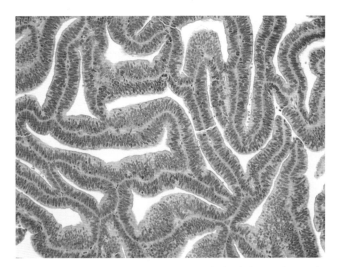

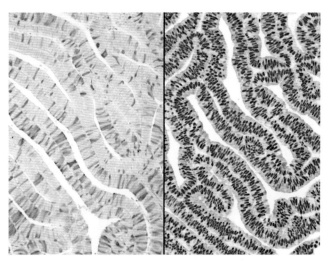

图 3.26.9　子宫内膜样腺癌　刮宫标本中脱落的肿瘤细胞条带。与图 3.26.8 为同一病例，高倍视野。注意无核分裂及凋亡小体

图 3.26.10　子宫内膜样腺癌　p16 呈斑片状表达（左），PR 呈弥漫性表达（右），ER 类似呈弥漫性表达（无显示）

参考文献

3.1 和 3.2

Huang EC, Mutter GL, Crum CP, et al. Clinical outcome in diagnostically ambiguous foci of 'gland crowding' in the endometrium. Mod Pathol. 2010;23:1486–1491.

McCluggage WG. Benign diseases of the Endometrium. In: Kurman RJ, Ellenson LH, Ronnett BM, eds. Blaustein's Pathology of the Female Genital Tract. 6th ed. New York, NY: Springer; 2011:311–332.

3.3

Kurman RJ, Ellenson LH, Ronnett BM. Precursor lesions of endometrial carcinoma. In: Kurman RJ, Ellenson LH, Ronnett BM, eds. Blaustein's Pathology of the Female Genital Tract. 6th ed. New York, NY: Springer; 2011:361–366.

3.4

Gurda GT, Baras AS, Kurman RJ. Ki-67 index as an ancillary tool in the differential diagnosis of proliferative endometrial lesions with secretory change. Int J Gynecol Pathol. 2014;33:114–119.

McCluggage WG. Benign diseases of the endometrium. In: Kurman RJ, Ellenson LH, Ronnett BM, eds. Blaustein's Pathology of the Female Genital Tract. 6th ed. New York, NY: Springer; 2011:309–312.

Tobon H, Watkins GJ. Secretory adenocarcinoma of the endometrium. Int J Gynecol Pathol. 1985;4:328–335.

Truskinovsky AM, Lifschitz-Mercer B, Czernobilsky B. Hyperplasia and carcinoma in secretory endometrium: a diagnostic challenge. Int J Gynecol Pathol. 2014;33:107–113.

3.5

Gunderson CC, Dutta S, Fader AN, et al. Pathologic features associated with resolution of complex atypical hyperplasia and grade 1 endometrial adenocarcinoma after progestin therapy. Gynecol Oncol. 2014;132:33–37.

McCluggage WG. Benign diseases of the endometrium. In: Kurman RJ, Ellenson LH, Ronnett BM, eds. Blaustein's Pathology of the Female Genital Tract. 6th ed. New York, NY: Springer; 2011:333.

Wheeler DT, Bristow RE, Kurman RJ. Histologic alterations in endometrial hyperplasia and well-differentiated carcinoma treated with progestins. Am J Surg Pathol. 2007;31:988–998.

3.6

Kendall BS, Ronnett BM, Isacson C, et al. Reproducibility of the diagnosis of endometrial hyperplasia, atypical hyperplasia, and well-differentiated carcinoma. Am J Surg Pathol. 1998;22:1012–1019.

Kurman RJ, Norris HJ. Evaluation of criteria for distinguishing atypical endometrial hyperplasia from well-differentiated carcinoma. Cancer. 1982;49:2547–2559.

Longacre TA, Chung MH, Jensen DN, et al. Proposed criteria for the diagnosis of well-differentiated endometrial carcinoma. A diagnostic test for myoinvasion. Am J Surg Pathol. 1995;19:371–406.

Mazur MT. Endometrial hyperplasia/adenocarcinoma. A conventional approach. Ann Diagn Pathol. 2005;9:174–181.

McKenney JK, Longacre TA. Low-grade endometrial adenocarcinoma: a diagnostic algorithm for distinguishing atypical endometrial hyperplasia and other benign (and malignant) mimics. Adv Anat Pathol. 2009;16:1–22.

3.7

Clement PB, Young RH. Endometrioid carcinoma of the uterine corpus: a review of its pathology with emphasis on recent advances and problematic aspects. Adv Anat Pathol. 2002;9:145–184.

Hendrickson MR, Kempson RL. Endometrial epithelial metaplasias: proliferations frequently misdiagnosed as adenocarcinoma. Report of 89 cases and proposed classification. Am J Surg Pathol. 1980;4:525–542.

Jacques SM, Qureshi F, Lawrence WD. Surface epithelial changes in endometrial adenocarcinoma: diagnostic pitfalls in curettage specimens. Int J Gynecol Pathol. 1995;14:191–197.

Lehman MB, Hart WR. Simple and complex hyperplastic papillary proliferations of the endometrium: a clinicopathologic study of nine cases of apparently localized papillary lesions with fibrovascular stromal cores and epithelial metaplasia. Am J Surg Pathol. 2001;25:1347–1354.

McCluggage WG, McBride HA. Papillary syncytial metaplasia associated with endometrial breakdown exhibits an immunophenotype that overlaps with uterine serous carcinoma. Int J Gynecol Pathol. 2012;31:206–210.

Nicolae A, Preda O, Nogales FF. Endometrial metaplasias and reactive changes: a spectrum of altered differentiation. J Clin Pathol. 2011;64:97–106.

Shah SS, Mazur MT. Endometrial eosinophilic syncytial change related to breakdown: Immunohistochemical evidence suggests a regressive process. Int J Gynecol Pathol. 2008;27:534–538.

Zaman SS, Mazur MT. Endometrial papillary syncytial change. A nonspecific alteration associated with active breakdown. Am J Clin Pathol. 1993;99:741–745.

3.8

Blanco LZ Jr, Heagley DE, Lee JC, et al. Immunohistochemical characterization of squamous differentiation and morular metaplasia in uterine endometrioid adenocarcinoma. Int J Gynecol Pathol. 2013;32:283–292.

Zaino RJ, Kurman RJ. Squamous differentiation in carcinoma of the endometrium: a critical appraisal of adenoacanthoma and adenosquamous carcinoma. Semin Diagn Pathol. 1988;5:154–171.

Zaino RJ, Kurman R, Herbold D, et al. The significance of squamous differentiation in endometrial carcinoma. Data from a gynecologic oncology group study. Cancer. 1991;68:2293–2302.

3.9 and 3.11

Bartosch C, Manuel Lopes J, Oliva E. Endometrial carcinomas: a review emphasizing overlapping and distinctive morphological and immunohistochemical features. Adv Anat Pathol. 2011;18:415–437.

Clement PB, Young RH. Non-endometrioid carcinomas of the uterine corpus: a review of their pathology with emphasis on recent advances and problematic aspects. Adv Anat Pathol. 2004;11:117–142.

Fadare O, Brooks AS, Martel M. A 54-year-old woman with menorrhagia. Mixed mucinous and endometrioid carcinoma with small nonvillous papillae. Arch Pathol Lab Med. 2006;130:400–402.

Gatius S, Matias-Guiu X. Practical issues in the diagnosis of serous carcinoma of the endometrium. Mod Pathol. 2016;29 (suppl 1) : S45–S58.

Murray SK, Young RH, Scully RE. Uterine endometrioid carcinoma with small nonvillous papillae: an analysis of 26 cases of a favorable-prognosis tumor to be distinguished from serous carcinoma. Int J Surg Pathol. 2000;8:279–289.

Yemelyanova A, Ji H, Shih Ie M, et al. Utility of p16 expression for distinction of uterine serous carcinomas from endometrial endometrioid and endocervical adenocarcinomas: Immunohistochemical analysis of 201 cases. Am J Surg Pathol. 2009;33:1504–1514.

Zaino RJ, Kurman RJ, Brunetto VL, et al. Villoglandular adenocarcinoma of the endometrium: a clinicopathologic study of 61 cases. A gynecologic oncology group study. Am J Surg Pathol. 1998;22:1379–1385.

3.12

Ambros RA, Sherman ME, Zahn CM, et al. Endometrial intraepithelial carcinoma: a distinctive lesion specifically associated with tumors displaying serous differentiation. Hum Pathol. 1995;26:1260–1267.

Baergen RN, Warren CD, Isacson C, et al. Early uterine serous carcinoma: clonal origin of extrauterine disease. Int J Gynecol Pathol. 2001;20:214–219.

Sherman ME, Bur ME, Kurman RJ. P53 in endometrial cancer and its putative precursors: evidence for diverse pathways of tumorigenesis. Hum Pathol. 1995;26:1268–1274.

Simon RA, Peng SL, Liu F, et al. Tubal metaplasia of the endometrium with cytologic atypia: analysis of p53, Ki-67, TERT, and long-term follow-up. Mod Pathol. 2011;24:1254–1261.

Soslow RA, Pirog E, Isacson C. Endometrial intraepithelial carcinoma with associated peritoneal carcinomatosis. Am J Surg Pathol. 2000;24:726–732.

Wheeler DT, Bell KA, Kurman RJ, et al. Minimal uterine serous carcinoma: Diagnosis and clinicopathologic correlation. Am J Surg Pathol. 2000;24:797–806.

3.13

Albores-Saavedra J, Martinez-Benitez B, Luevano E. Small cell carcinomas and large cell neuroendocrine carcinomas of the endometrium and cervix: polypoid tumors and those arising in polyps may have a favorable prognosis. Int J Gynecol Pathol. 2008;27:333–339.

Bartosch C, Manuel Lopes J, Oliva E. Endometrial carcinomas: a review emphasizing overlapping and

distinctive morphological and immunohistochemical features. Adv Anat Pathol. 2011;18:415–437.

Eichhorn JH, Young RH. Neuroendocrine tumors of the genital tract. Am J Clin Pathol. 2001;115 (suppl) :S94–S112.

Gardner GJ, Reidy-Lagunes D, Gehrig PA. Neuroendocrine tumors of the gynecologic tract: a society of gynecologic oncology (SGO) clinical document. Gynecol Oncol. 2011;122:190–198.

Huntsman DG, Clement PB, Gilks CB, et al. Small-cell carcinoma of the endometrium. A clinicopathological study of sixteen cases. Am J Surg Pathol. 1994;18:364–375.

Mulvany NJ, Allen DG. Combined large cell neuroendocrine and endometrioid carcinoma of the endometrium. Int J Gynecol Pathol. 2008;27:49–57.

Pocrnich CE, Ramalingam P, Euscher ED, et al. Neuroendocrine carcinoma of the endometrium: a clinicopathologic study of 25 cases. Am J Surg Pathol. 2016;40:577–586.

Posligua L, Malpica A, Liu J, et al. Combined large cell neuroendocrine carcinoma and papillary serous carcinoma of the endometrium with pagetoid spread. Arch Pathol Lab Med. 2008;132:1821–1824.

Rouzbahman M, Clarke B. Neuroendocrine tumors of the gynecologic tract: select topics. Semin Diagn Pathol. 2013;30:224–233.

3.14

Bartosch C, Manuel Lopes J, Oliva E. Endometrial carcinomas: a review emphasizing overlapping and distinctive morphological and immunohistochemical features. Adv Anat Pathol. 2011;18:415–437.

Clement PB, Young RH. Non-endometrioid carcinomas of the uterine corpus: a review of their pathology with emphasis on recent advances and problematic aspects. Adv Anat Pathol. 2004;11:117–142.

Fadare O, Parkash V, Dupont WD, et al. The diagnosis of endometrial carcinomas with clear cells by gynecologic pathologists: an assessment of interobserver variability and associated morphologic features. Am J Surg Pathol. 2012;36:1107–1118.

Fadare O, Zheng W, Crispens MA, et al. Morphologic and other clinicopathologic features of endometrial clear cell carcinoma: a comprehensive analysis of 50 rigorously classified cases. Am J Cancer Res. 2013;3:70–95.

Fadare O, Desouki MM, Gwin K, et al. Frequent expression of napsin a in clear cell carcinoma of the endometrium: Potential diagnostic utility. Am J Surg Pathol. 2014;38:189–196.

Silva EG, Young RH. Endometrioid neoplasms with clear cells: a report of 21 cases in which the alteration is not of typical secretory type. Am J Surg Pathol. 2007;31:1203–1208.

3.15

Arias-Stella J. The Arias-Stella reaction: facts and fancies four decades after. Adv Anat Pathol. 2002;9:12–23.

Arias-Stella J Jr, Arias-Velasquez A, Arias-Stella J. Normal and abnormal mitoses in the atypical endometrial change associated with chorionic tissue effect [corrected]. Am J Surg Pathol. 1994;18:694–701.

Fadare O, Parkash V, Dupont WD, et al. The diagnosis of endometrial carcinomas with clear cells by gynecologic pathologists: an assessment of interobserver variability and associated morphologic features. Am J Surg Pathol. 2012;36:1107–1118.

Huettner PC, Gersell DJ. Arias-Stella reaction in nonpregnant women: a clinicopathologic study of nine cases. Int J Gynecol Pathol. 1994;13:241–247.

Vang R, Barner R, Wheeler DT, et al. Immunohistochemical staining for Ki-67 and p53 helps distinguish Arias-Stella reaction from high-grade endometrial carcinoma, including clear cell carcinoma. Int J Gynecol Pathol. 2004;23:223–233.

3.16

Buza N, Tavassoli FA. Comparative analysis of P16 and P53 expression in uterine malignant mixed mullerian tumors. Int J Gynecol Pathol. 2009;28:514–521.

Murray SK, Clement PB, Young RH. Endometrioid carcinomas of the uterine corpus with sex cord-like formations, hyalinization, and other unusual morphologic features: a report of 31 cases of a neoplasm that may be confused with carcinosarcoma and other uterine neoplasms. Am J Surg Pathol. 2005;29:157–166.

3.17

Buza N, Tavassoli FA. Comparative analysis of P16 and P53 expression in uterine malignant mixed mullerian tumors. Int J Gynecol Pathol. 2009;28:514–521.

3.18

Holmes BJ, Gown AM, Vang R, et al. PAX8 expression in uterine malignant mesodermal mixed tumor（carcinosarcoma）. Int J Gynecol Pathol. 2014;33:425–431.

Silva EG, Deavers MT, Bodurka DC, et al. Association of low-grade endometrioid carcinoma of the uterus and ovary with undifferentiated carcinoma: a new type of dedifferentiated carcinoma? Int J Gynecol Pathol. 2006;25:52–58.

Tafe LJ, Garg K, Chew I, et al. Endometrial and ovarian carcinomas with undifferentiated components: clinically aggressive and frequently underrecognized neoplasms. Mod Pathol. 2010;23:781–789.

Yemelyanova A, Gown AM, Wu LS, et al. PAX8 expression in uterine adenocarcinomas and mesonephric proliferations. Int J Gynecol Pathol. 2014;33:492–499.

3.19

Clement PB, Young RH, Keh P, et al. Malignant mesonephric neoplasms of the uterine cervix. A report of eight cases, including four with a malignant spindle cell component. Am J Surg Pathol. 1995;19:1158–1171.

Howitt BE, Emori MM, Drapkin R, et al. GATA3 is a sensitive and specific marker of benign and malignant mesonephric lesions in the lower female genital tract. Am J Surg Pathol. 2015;39（10）:1411–1419.

Ordi J, Nogales FF, Palacin A, et al. Mesonephric adenocarcinoma of the uterine corpus: CD10 expression as an

evidence of mesonephric differentiation. Am J Surg Pathol. 2001;25:1540–1545.

Silver SA, Devouassoux-Shisheboran M, Mezzetti TP, et al. Mesonephric adenocarcinomas of the uterine cervix: a study of 11 cases with immunohistochemical findings. Am J Surg Pathol. 2001;25:379–387.

Wani Y, Notohara K, Tsukayama C. Mesonephric adenocarcinoma of the uterine corpus: a case report and review of the literature. Int J Gynecol Pathol. 2008;27:346–352.

3.20 和 3.21

Ali A, Black D, Soslow RA. Difficulties in assessing the depth of myometrial invasion in endometrial carcinoma. Int J Gynecol Pathol. 2007;26:115–123.

Hanley KZ, Dustin SM, Stoler MH, et al. The significance of tumor involved adenomyosis in otherwise low-stage endometrioid adenocarcinoma. Int J Gynecol Pathol. 2010;29:445–451.

Jacques SM, Lawrence WD. Endometrial adenocarcinoma with variable-level myometrial involvement limited to adenomyosis: a clinicopathologic study of 23 cases. Gynecol Oncol. 1990;37:401–407.

Murray SK, Young RH, Scully RE. Unusual epithelial and stromal changes in myoinvasive endometrioid adenocarcinoma: a study of their frequency, associated diagnostic problems, and prognostic significance. Int J Gynecol Pathol. 2003;22:324–333.

Quick CM, May T, Horowitz NS, et al. Low-grade, low-stage endometrioid endometrial adenocarcinoma: a clinicopathologic analysis of 324 cases focusing on frequency and pattern of myoinvasion. Int J Gynecol Pathol. 2012;31:337–343.

3.22

Folkins AK, Nevadunsky NS, Saleemuddin A, et al. Evaluation of vascular space involvement in endometrial adenocarcinomas: laparoscopic vs abdominal hysterectomies. Mod Pathol. 2010;23:1073–1079.

Kitahara S, Walsh C, Frumovitz M, et al. Vascular pseudoinvasion in laparoscopic hysterectomy specimens for endometrial carcinoma: a grossing artifact? Am J Surg Pathol. 2009;33:298–303.

Krizova A, Clarke BA, Bernardini MQ, et al. Histologic artifacts in abdominal, vaginal, laparoscopic, and robotic hysterectomy specimens: a blinded, retrospective review. Am J Surg Pathol. 2011;35:115–126.

Logani S, Herdman AV, Little JV, et al. Vascular "pseudo invasion" in laparoscopic hysterectomy specimens: a diagnostic pitfall. Am J Surg Pathol. 2008;32:560–565.

McKenney JK, Kong CS, Longacre TA. Endometrial adenocarcinoma associated with subtle lymph-vascular space invasion and lymph node metastasis: a histologic pattern mimicking intravascular and sinusoidal histiocytes. Int J Gynecol Pathol. 2005;24:73–78.

3.23

Bagby C, Ronnett BM, Yemelyanova A, et al. Clinically

occult tubal and ovarian high-grade serous carcinomas presenting in uterine samples: diagnostic pitfalls and clues to improve recognition of tumor origin. Int J Gynecol Pathol. 2013;32:433–443.

3.24

Kumar NB, Hart WR. Metastases to the uterine corpus from extragenital cancers. A clinicopathologic study of 63 cases. Cancer. 1982;50:2163–2169.

Mazur MT, Hsueh S, Gersell DJ. Metastases to the female genital tract. Analysis of 325 cases. Cancer. 1984;53:1978–1984.

3.25

Noguchi H, Shiozawa I, Kitahara T, et al. Uterine body invasion of carcinoma of the uterine cervix as seen from surgical specimens. Gynecol Oncol. 1988;30:173–182.

Reyes C, Murali R, Park KJ. Secondary involvement of the adnexa and uterine corpus by carcinomas of the uterine cervix: a detailed morphologic description. Int J Gynecol Pathol. 2015;34:551–563.

3.26

Ansari-Lari MA, Staebler A, Zaino RJ, et al. Distinction of endocervical and endometrial adenocarcinomas: Immunohistochemical p16 expression correlated with human papillomavirus (hpv) DNA detection. Am J Surg Pathol. 2004;28:160–167.

Reyes C, Murali R, Park KJ. Secondary involvement of the adnexa and uterine corpus by carcinomas of the uterine cervix: a detailed morphologic description. Int J Gynecol Pathol. 2015;34:551–563.

Staebler A, Sherman ME, Zaino RJ, et al. Hormone receptor immunohistochemistry and human papillomavirus in situ hybridization are useful for distinguishing endocervical and endometrial adenocarcinomas. Am J Surg Pathol. 2002;26:998–1006.

Yemelyanova A, Vang R, Seidman JD, et al. Endocervical adenocarcinomas with prominent endometrial or endomyometrial involvement simulating primary endometrial carcinomas: utility of HPV DNA detection and immunohistochemical expression of p16 and hormone receptors to confirm the cervical origin of the corpus tumor. Am J Surg Pathol. 2009;33:914–924.

Yemelyanova A, Ji H, Shih Ie M, et al. Utility of p16 expression for distinction of uterine serous carcinomas from endometrial endometrioid and endocervical adenocarcinomas: immunohistochemical analysis of 201 cases. Am J Surg Pathol. 2009;33:1504–1514.

第四章

子宫体（单纯间质及混合性上皮 – 间质病变）

4.1　非典型平滑肌瘤与平滑肌肉瘤

4.2　梗死型富于细胞性平滑肌瘤与恶性潜能未定的平滑肌瘤（STUMP）

4.3　平滑肌瘤伴生长模式变异（分隔性平滑肌瘤/静脉内平滑肌瘤）与平滑肌肉瘤

4.4　上皮样平滑肌瘤与上皮样平滑肌肉瘤

4.5　富于细胞性平滑肌瘤与子宫内膜间质结节

4.6　子宫内膜间质结节伴不规则边缘与低级别子宫内膜间质肉瘤

4.7　低级别子宫内膜间质肉瘤伴腺样分化与腺肉瘤

4.8　低级别子宫内膜间质肉瘤伴腺样分化与子宫腺肌病/子宫内膜异位症

4.9　腺样贫乏的子宫腺肌病与低级别子宫内膜间质肉瘤

4.10　高级别子宫内膜间质肉瘤与低级别子宫内膜间质肉瘤

4.11　类似卵巢性索肿瘤的子宫肿瘤（UTROSCT）与上皮样平滑肌瘤

4.12　血管周上皮样细胞肿瘤（PEComa）与上皮样平滑肌肿瘤（平滑肌瘤/平滑肌肉瘤）

4.13　淋巴管肌瘤与平滑肌瘤

4.14　炎性肌成纤维细胞瘤与黏液样平滑肌肉瘤

4.15　腺瘤样瘤与淋巴管/静脉扩张

4.16　腺瘤样瘤与脂肪平滑肌瘤

4.17　非典型息肉样腺肌瘤（APA）与浸润性FIGO 1级子宫内膜样癌伴鳞状上皮化生

4.18　腺肉瘤与腺纤维瘤

4.19　腺肉瘤与良性子宫内膜息肉

4.20　腺肉瘤伴肉瘤样过生长与MMMT

4.21　子宫动脉明胶微球栓塞与淋巴管/静脉扩张

	非典型平滑肌瘤	平滑肌肉瘤
年龄	平均年龄 43~45 岁	通常大于 50 岁
部位	子宫	子宫
症状	无症状，月经过多或盆腔痛 / 压迫症状	阴道出血或盆腔痛，临床特征可与平滑肌瘤重叠
体征	临床检查可见子宫增大，子宫肌层内肉眼可见包块	盆腔包块、子宫肌层内肉眼可见包块，临床特征与平滑肌瘤有重叠
病因学	发病机制尚不清楚；极少数病例可有延胡索酸水合酶胚系突变相关的遗传性平滑肌瘤和肾细胞癌综合征	发病机制尚不清楚，但可一开始就是恶性肿瘤，而并非由平滑肌瘤恶性转化而来
组织学	1. 梭形细胞肿瘤伴束状排列 2. 在低倍或中倍镜下可见明显的（中或重度）非典型性 *（图 4.1.1）*，可包括合体 / 奇异核［染色质增大、污浊，伴（或不伴）核内包涵体］*（图 4.1.2 和 4.1.3）* 3. 有丝分裂指数不定（小于 10/10 HPF） 4. 可有梗死型 / 玻璃样坏死（坏死肿瘤和存活肿瘤之间的玻璃样变区或肉芽组织；急性梗死可能与凝固性肿瘤细胞坏死难以区分，但后者通常见于平滑肌肉瘤）*（图 4.1.4）* 5. 非典型平滑肌瘤的标准：不满足诊断平滑肌肉瘤的 3 个必要标准中的 2 个	1. 梭状细胞肿瘤伴束状排列 2. 在低倍或中倍镜下可见明显的（中或重度）非典型性；通常缺乏合体 / 奇异核［染色质增大、污浊，伴（或不伴）核内包涵体］，但也可偶见；部分病例在低倍或中倍镜下可见貌似均一（而非多形性）、中等程度的非典型性（高倍镜下评估对这类病例的诊断有帮助）*（图 4.1.5 和 4.1.6）* 3. 有丝分裂指数增高（通常大于或等于 10/10 HFP）*（图 4.1.5 和 4.1.6）* 4. 可有凝固性肿瘤细胞坏死（坏死肿瘤与存活肿瘤边界清楚），也可见梗死型 / 玻璃样坏死，但后者不能作为平滑肌肉瘤的诊断标准 *（图 4.1.7~4.1.9）* 5. 平滑肌肉瘤的标准：至少满足 3 个标准中的 2 个（显著非典型性、有丝分裂指数大于或等于 10/10 HFP、凝固性肿瘤细胞坏死）
特殊检查	● 免疫组化染色无鉴别诊断价值（p53、p16 和 Ki-67 在鉴别诊断中的确切作用尚不清楚）	● 免疫组化染色无鉴别诊断价值（p53、p16 和 Ki-67 在鉴别诊断中的确切作用尚不清楚）
治疗	子宫肌瘤切除或子宫切除	子宫切除伴（或不伴）双侧输卵管 - 卵巢切除；后续治疗取决于分期，但也可包括观察、化疗或放疗
预后	复发风险较低（小于或等于 2%）	取决于分期；5 年生存率为 15%~25%；肿瘤通常被认为是高级别的，因而不用分级

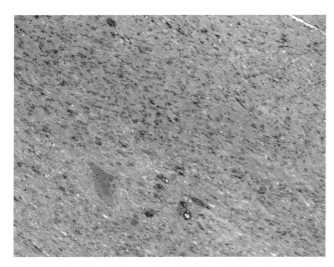

图 4.1.1　**非典型平滑肌瘤**　在中倍视野下有明显的核非典型性

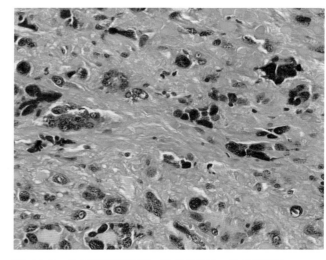

图 4.1.2　**非典型平滑肌瘤**　伴有奇异核，染色质污浊

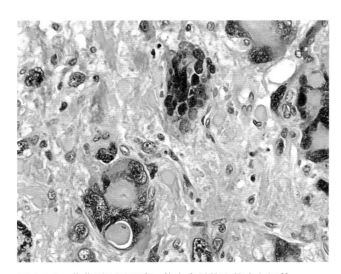

图 4.1.3　**非典型平滑肌瘤**　伴有奇异核和核内包涵体

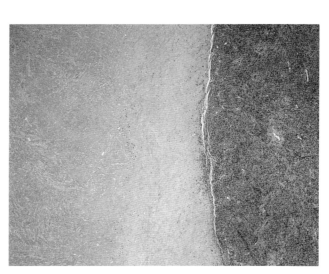

图 4.1.4　**非典型平滑肌瘤**　伴有玻璃样坏死。坏死肿瘤位于左侧，存活肿瘤位于右侧。中间可见垂直的肉芽组织 / 玻璃样变交界带

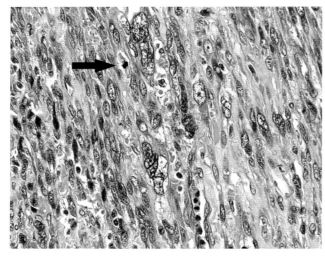

图 4.1.5　**平滑肌肉瘤**　伴有显著的细胞核非典型性和核分裂活性（箭头）

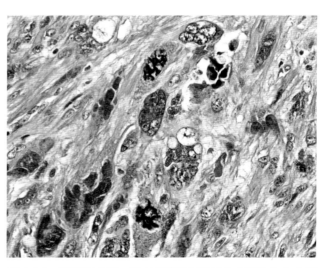

图 4.1.6　**平滑肌肉瘤**　伴有显著的细胞核非典型性和非典型核分裂象。本病例中非典型细胞核的形态学特征与合体 / 奇异性细胞平滑肌瘤有重叠

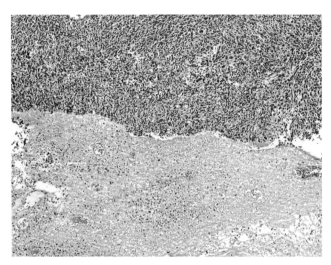

图 4.1.7　平滑肌肉瘤　伴凝固性肿瘤细胞坏死，注意存活肿瘤和坏死之间的突然转变

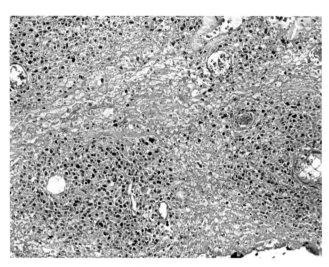

图 4.1.8　平滑肌肉瘤　伴凝固性肿瘤细胞坏死，注意坏死区内残留的非典型性细胞核

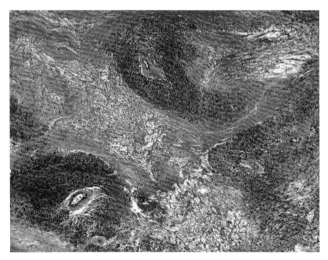

图 4.1.9　平滑肌肉瘤　伴凝固性肿瘤细胞坏死，大的厚壁血管周围为肿瘤细胞（"皮瘤周型"）

	梗死型富于细胞性平滑肌瘤	恶性潜能未定的平滑肌瘤（STUMP）
年龄	最常见于绝经前和围绝经期	绝经前、围绝经期或绝经后
部位	子宫	子宫
症状	无症状，月经过多或盆腔痛 / 压迫症状	无症状，月经过多或盆腔痛 / 压迫症状
体征	临床检查可见子宫增大，子宫肌层内肉眼可见包块	临床检查可见子宫增大，子宫肌层内肉眼可见包块
病因学	富于细胞性平滑肌瘤内的急性梗死，可引起类似平滑肌肉瘤的组织学表现；可能与孕激素治疗有关	STUMP 已有不同定义；但在此被认为是具有平滑肌肉瘤相关特征的平滑肌肿瘤，但不明确的组织学发现使得无法进一步分类（通常由于无法确定非典型性程度、有丝分裂指数或坏死类型）
组织学	1. 富于细胞性平滑肌瘤伴有梭形细胞分化 2. 梗死型 / 玻璃样坏死，常伴出血（坏死肿瘤和存活肿瘤间的玻璃样变区或肉芽组织的中间带；急性梗死可能与凝固性肿瘤细胞坏死难以区分，但后者通常见于平滑肌肉瘤）（*图 4.2.1 和 4.2.2*） 3. 无明显的非典型性 *（图 4.2.3）* 4. 有丝分裂指数通常不高（核分裂活跃的富于细胞性平滑肌瘤的有丝分裂指数大于或等于 5/10 HPF）*（图 4.2.4 和 4.2.5）* 5. 不符合平滑肌肉瘤的标准；在仅根据有丝分裂指数诊断平滑肌肉瘤时，对于缺乏非典型性的病例应谨慎，因为核分裂活跃的平滑肌瘤可能有梗死型坏死，与凝固性肿瘤细胞坏死难以区分	1. 梭形细胞肿瘤，细胞数量不定（*图 4.2.6*） 2. 可见梗死型 / 玻璃样坏死；坏死类型也可为中间型，可能无法区分梗死型 / 玻璃样坏死与凝固性肿瘤细胞坏死（坏死肿瘤和存活肿瘤边界清楚）*（图 4.2.7）* 3. 无非典型性、非典型性不明显（轻度）或非典型性明显（中度或重度）；由于形态学特征不明确，可能难以确定非典型性不明显和明显之间的区别（*图 4.2.8*） 4. 有丝分裂指数不定；伴有明显非典型性或凝固性肿瘤细胞坏死的病例，有丝分裂指数大约为 10/10 HPF，但由于形态学特征不明确，可能无法确定核分裂活性的确切水平（*图 4.2.9*） 5. 不完全符合平滑肌肉瘤的诊断标准（至少满足以下 3 个标准中 2 个：非典型性明显、有丝分裂指数大于或等于 10/10 HPF、凝固性肿瘤细胞坏死）
特殊检查	● 免疫组化染色无鉴别诊断价值	● 免疫组化染色无鉴别诊断价值
治疗	子宫肌瘤切除或子宫切除	子宫切除
预后	良性	生物学行为不确定（这是一个异质性类型，可包括形态存疑的平滑肌瘤和平滑肌肉瘤，由于存在模棱两可的组织学特征，难以对两者予以明确鉴别）

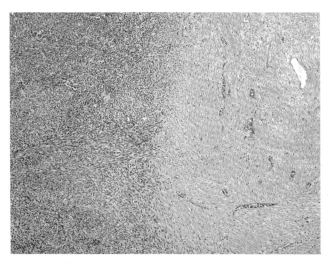

图 4.2.1　梗死型富于细胞性平滑肌瘤　类似平滑肌肉瘤的凝固性肿瘤细胞坏死

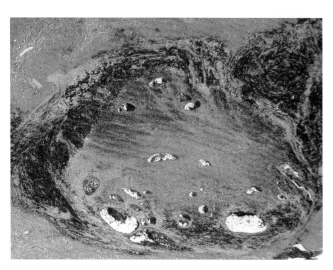

图 4.2.2　梗死型富于细胞性平滑肌瘤　伴出血

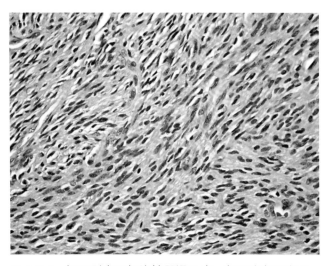

图 4.2.3　梗死型富于细胞性平滑肌瘤　存活肿瘤细胞区，注意无非典型性

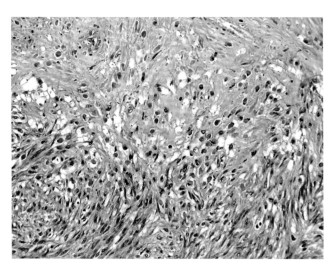

图 4.2.4　梗死型富于细胞性平滑肌瘤　细胞核固缩，类似富于细胞性平滑肌瘤梗死边缘的核分裂象

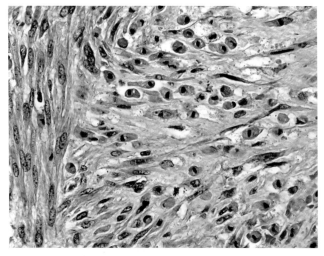

图 4.2.5　梗死型富于细胞性平滑肌瘤　细胞核固缩，类似富于细胞性平滑肌瘤梗死边缘的核分裂象（同图 4.2.4）

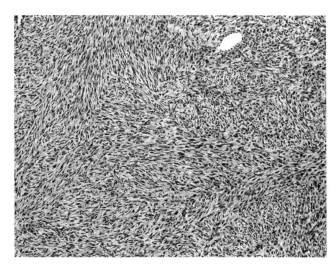

图 4.2.6　恶性潜能未定的平滑肌瘤（STUMP）　细胞增多，梭形细胞分化

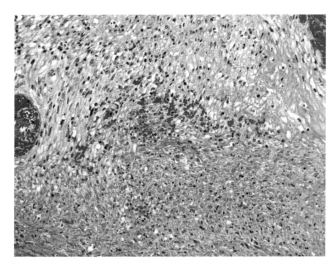

图 4.2.7 恶性潜能未定的平滑肌瘤（STUMP） 伴坏死，不能确定类型

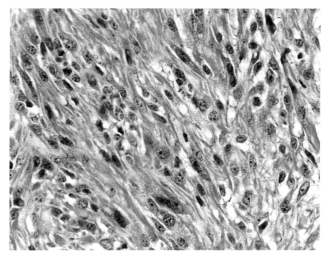

图 4.2.8 恶性潜能未定的平滑肌瘤（STUMP） 伴有轻度（不明显）和中度（明显）的非典型性

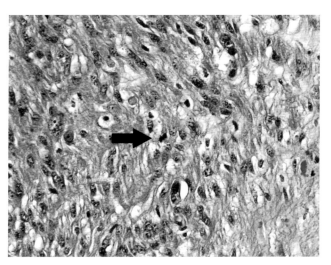

图 4.2.9 恶性潜能未定的平滑肌瘤（STUMP） 核分裂活跃（箭头）

第四章 子宫体（单纯间质及混合性上皮－间质病变）

	平滑肌瘤伴生长模式变异（分隔性平滑肌瘤／静脉内平滑肌瘤）	平滑肌肉瘤
年龄	最常见于绝经期或围绝经期	通常大于 50 岁
部位	子宫	子宫
症状	无症状、月经过多或盆腔痛／压迫症状	阴道出血或盆腔痛，临床特征与平滑肌瘤有重叠
体征	临床检查可见子宫增大；子宫肌层内肉眼可见包块，包括子宫肌层或阔韧带内的肿瘤结节样／蠕虫状生长；绒毛叶状分隔性平滑肌瘤（Sternberg 瘤），大体形态类似阔韧带内的胎盘组织	发病机制尚不清楚，但可一开始就是恶性肿瘤，而非由平滑肌瘤恶性转化而来
病因学	平滑肌瘤的生长模式变异类似平滑肌肉瘤，因为其穿入子宫肌层或阔韧带	发病机制尚不清楚，但可能一开始就是恶性肿瘤，而并非由平滑肌瘤恶性转化而来
组织学	1. 分隔性平滑肌瘤包含延伸至先前存在的子宫肌层之间的平滑肌瘤细胞束，可延伸至阔韧带（*图 4.3.1 和 4.3.2*） 2. 静脉内平滑肌瘤包含平滑肌瘤延伸至平滑肌瘤局部以外的血管腔隙；可延伸至阔韧带；已经描述的组织学变异类型，包括蜂窝状、非典型性、上皮样和脂肪平滑肌瘤样（*图 4.3.3~4.3.5*） 3. 不符合诊断平滑肌肉瘤的组织学标准（*图 4.3.6*）	1. 常为推挤性边缘，但可见浸润性模式（*图 4.3.7*） 2. 可见淋巴 – 血管间隙侵犯（*图 4.3.8*） 3. 平滑肌肉瘤的诊断标准：至少满足 3 个标准中的 2 个［显著的非典型性（*图 4.3.9 和 4.3.10*）、有丝分裂指数大于或等于 10/10 HFP、凝固性肿瘤细胞坏死］；低倍或中倍镜下证实显著的（中或重度）非典型性（*图 4.3.9*）；有些病例在低倍或中倍镜下可见貌似均一（而非多形性）、中等程度的非典型性（高倍镜下评估对这类病例的诊断有帮助）；可见凝固性肿瘤细胞坏死（坏死肿瘤与存活肿瘤边界清楚）；可见梗死型／玻璃样坏死
特殊检查	● 免疫组化染色无鉴别诊断价值（p53、p16 和 Ki-67 在鉴别诊断中的确切作用尚不清楚）	● 免疫组化染色无鉴别诊断价值（p53、p16 和 Ki-67 在鉴别诊断中的确切作用尚不清楚）
治疗	子宫切除	子宫切除伴（或不伴）双侧输卵管 – 卵巢切除；后续治疗取决于分期，可观察、化疗伴（或不伴）放疗
预后	良性；静脉内平滑肌瘤可复发（小于 5%），有时数年后复发，复发部位包括盆腔、腔静脉、肺和心脏	取决于分期；5 年生存率为 15%~25%；肿瘤通常被认为是高级别的，因而无须分级

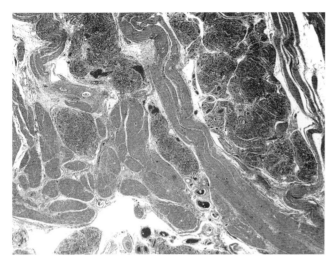

图 4.3.1　分隔性平滑肌瘤　肿瘤位于先前存在的非肿瘤性肌层平滑肌束之间

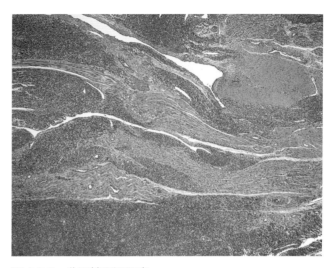

图 4.3.2　分隔性平滑肌瘤

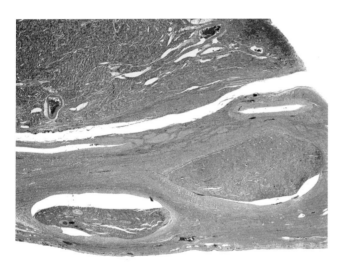

图 4.3.3　静脉内平滑肌瘤　在低倍视野下，该表现可引起对伴有淋巴 – 血管间隙侵犯的平滑肌肉瘤或低级别子宫内膜间质肉瘤的怀疑

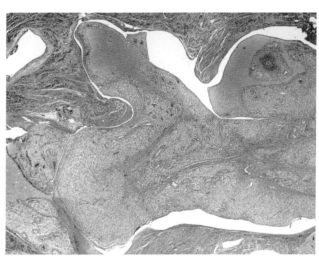

图 4.3.4　静脉内平滑肌瘤

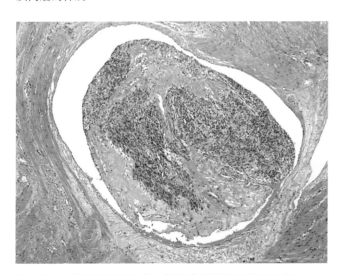

图 4.3.5　静脉内平滑肌瘤　伴有玻璃样变和富于细胞区

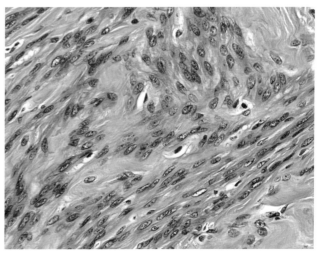

图 4.3.6　静脉内平滑肌瘤　注意缺乏非典型性

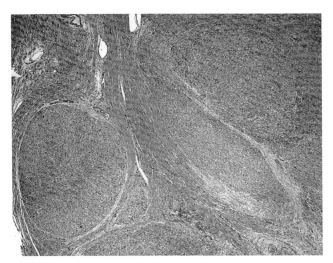

图 4.3.7　平滑肌肉瘤　伴有浸润性边缘

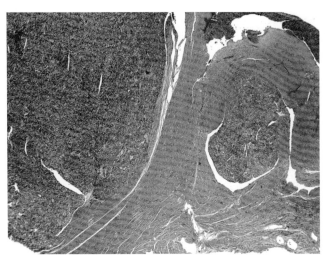

图 4.3.8　平滑肌肉瘤　表现为淋巴 – 血管间隙侵犯。该形态在低倍镜下可类似富于细胞型静脉内平滑肌瘤或低级别子宫内膜间质肉瘤

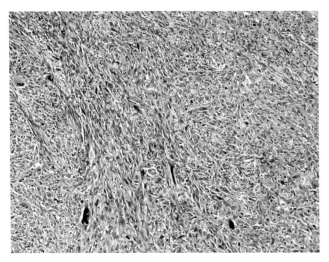

图 4.3.9　平滑肌肉瘤　在中倍视野下显示明显的非典型性

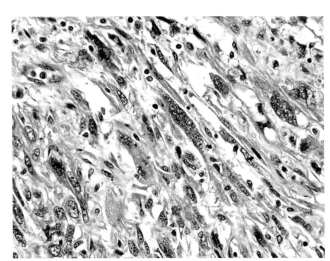

图 4.3.10　平滑肌肉瘤　伴有明显的细胞核非典型性

	上皮样平滑肌瘤	上皮样平滑肌肉瘤
年龄	最常见于绝经前或围绝经期	绝经前后或围绝经期
部位	子宫	子宫
症状	无症状、月经过多或盆腔痛/压迫症状	阴道出血和（或）盆腔痛；临床特征与平滑肌瘤有重叠
体征	临床检查可有子宫增大，子宫肌层内肉眼可见包块	盆腔包块，子宫肌层内肉眼可见包块；临床特征可与平滑肌瘤有重叠
病因学	发病机制尚不清楚	发病机制尚不清楚
组织学	1. 通常肿瘤细胞呈片状分布,偶见条索状、小梁和（或）巢状分布（*图 4.4.1 和 4.4.2*） 2. 细胞呈多边形或圆形，细胞质嗜酸到透亮 3. 绝大多数病例无坏死 4. 可见轻度非典型性（*图 4.4.3*） 5. 通常有丝分裂指数低（小于 3/10HFP） 6. 无淋巴 – 血管间隙侵犯 7. 无浸润性模式 8. 恶性标准：基于有限数据，子宫上皮样平滑肌瘤的标准定义尚不完善；然而，大多数上皮样平滑肌瘤缺乏明显的非典型性、核分裂活性或坏死；介于上皮样平滑肌瘤和上皮样平滑肌肉瘤之间的特征不明确的病例，可归为 STUMP（*图 4.4.4*）	1. 通常肿瘤细胞呈片状，偶见条索状、小梁状或巢状分布（*图 4.4.5~4.4.7*） 2. 细胞呈多边形或圆形，细胞质嗜酸到透亮 3. 可见凝固性肿瘤细胞坏死（*图 4.4.8*） 4. 非典型性程度可从轻度到重度不等；一般来说，非典型性水平低于普通型/梭形细胞平滑肌肉瘤（*图 4.4.9 和 4.4.10*） 5. 通常有丝分裂指数低，但常可 >3/10HFP（*图 4.4.7*）；一般来说，核分裂活性低于普通型/梭形细胞平滑肌肉瘤 6. 可见淋巴 – 血管间隙侵犯 7. 边界推挤，但也可呈浸润性 8. 恶性标准：基于有限数据，子宫上皮样平滑肌瘤的标准定义尚不完善；然而，绝大多数上皮样平滑肌肉瘤有不同程度的非典型性、核分裂活性（见上文）和（或）坏死；有丝分裂指数 ≥ 5/10HFP 的肿瘤被认为是恶性肿瘤；介于上皮样平滑肌瘤和上皮样平滑肌肉瘤之间的特征不明确的病例，可归为 STUMP
特殊检查	● 免疫组化无鉴别诊断价值	● 免疫组化无鉴别诊断价值
治疗	子宫肌瘤切除或子宫切除，但关于仅进行子宫肌瘤切除的相关风险水平的数据不足（见下文的预后）	子宫切除伴（或不伴）双侧输卵管 – 卵巢切除；后续治疗取决于分期，但可包括观察、化疗和（或）放疗
预后	良性，但极少数无明显核分裂活性或非典型性的病例仍会复发	取决于分期；上皮样平滑肌肉瘤(普通型/梭形细胞型)病例的生存数据有限，5 年生存率为 5%~25%；肿瘤通常被认为是高级别的，因而不用分级

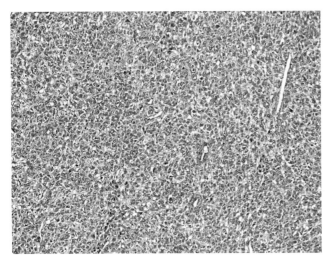

图 4.4.1　**上皮样平滑肌瘤**　肿瘤细胞呈弥漫成片分布

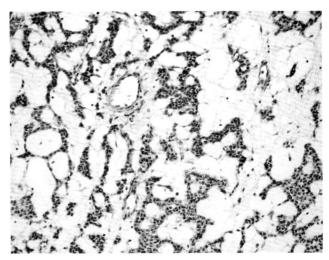

图 4.4.2　**上皮样平滑肌瘤**　伴有性索样结构

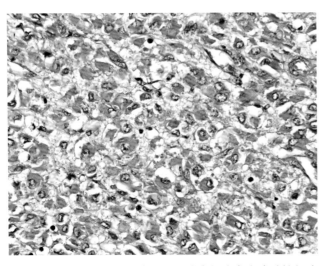

图 4.4.3　**上皮样平滑肌瘤**　显示肿瘤细胞富含嗜酸性细胞质，缺乏明显的非典型性

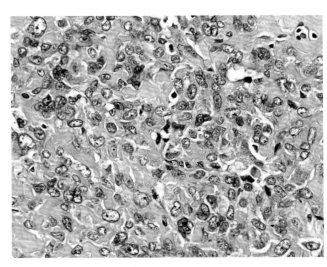

图 4.4.4　**非典型上皮样平滑肌瘤**　其他特征非常不明确，以致无法明确分类为平滑肌瘤或平滑肌肉瘤（最好归为STUMP）

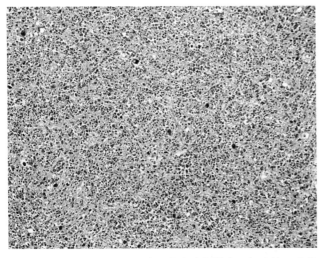

图 4.4.5　**上皮样平滑肌肉瘤**　伴有弥漫性富于细胞性，中倍视野下可见明显的非典型性

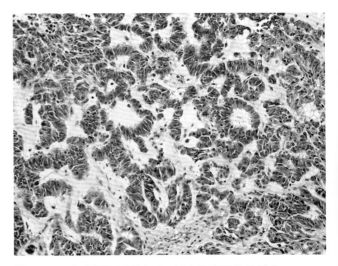

图 4.4.6　**上皮样平滑肌肉瘤**　伴有性索样生长模式

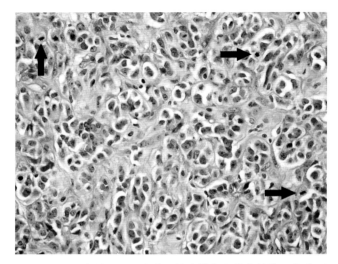

图 4.4.7 上皮样平滑肌肉瘤 伴有模糊的巢状结构和核分裂活性

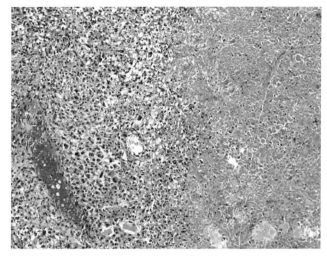

图 4.4.8 上皮样平滑肌肉瘤 伴坏死

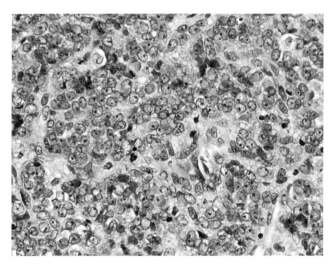

图 4.4.9 上皮样平滑肌肉瘤 显示均一的中度（显著）非典型性

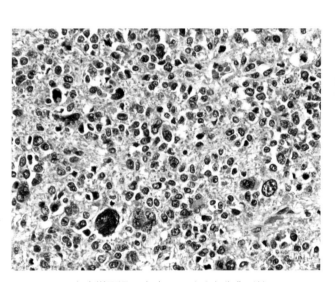

图 4.4.10 上皮样平滑肌肉瘤 显示重度非典型性

第四章 子宫体（单纯间质及混合性上皮－间质病变）

	富于细胞性平滑肌瘤	子宫内膜间质结节
年龄	最常见于绝经期和围绝经期	平均年龄 53 岁
部位	子宫	子宫
症状	无症状、月经过多或盆腔痛 / 压迫症状	阴道出血或腹痛
体征	临床检查可见子宫增大，子宫肌层内肉眼可见包块	子宫增大，或见盆腔包块；子宫肌层内肉眼可见包块；肿瘤切面通常呈黄色
病因学	常见 *MED12* 基因突变	很大比例的病例存在 7 号、17 号染色体易位和 *JAZF1* 基因重排
组织学	1. 细胞数量增加 2. 梭形细胞分化并呈束状排列 *（图 4.5.1 和 4.5.2）*；有些梭形细胞富于嗜酸性细胞质，但有些细胞的细胞质稀少、核质比增高；细胞核长；成束的细胞垂直排列，类似子宫内膜间质瘤的细胞学表现 *（图 4.5.3）* 3. 缺乏厚壁血管 *（图 4.5.4）* 4. 肿瘤 – 肌层界面可见裂隙样间隙 *（图 4.5.5）* 5. 通常缺乏透明条带 / 斑块 6. 通常无泡沫细胞	1. 细胞数量增加 *（图 4.5.6）* 2. 无梭形细胞分化或束状结构，偶见含有平滑肌分化并伴有一定程度梭形细胞 / 束状结构的病例 *（图 4.5.7）*；肿瘤细胞呈圆形至椭圆形，细胞质稀少，核质比高，类似增殖期子宫内膜间质；细胞核呈圆形至椭圆形 *（图 4.5.8）* 3. 通常无大的厚壁血管；常可见螺旋小动脉或有细分支的血管结构 *（图 4.5.8）*，细胞呈旋涡状环绕在螺旋小动脉周围 4. 通常肿瘤和肌层之间无裂隙样间隙 5. 可见透明条带 / 斑块 *（图 4.5.9）* 6. 可见泡沫细胞 *（图 4.5.10）*
特殊检查	● SMA/desmin 阳性（通常为弥漫性） ● CD10 通常为阴性；偶见局灶性到斑片状表达，但在绝大多数病例中未见弥漫性表达（少数平滑肌瘤中 CD10 呈弥漫性染色）	● SMA/desmin 通常为阴性；偶尔会有一些 SMA 阳性，但不呈弥漫性；伴平滑肌分化的病例可在平滑肌成分中有 SMA/desmin 的表达 ● CD10 通常呈弥漫阳性
治疗	子宫肌瘤切除或子宫切除	子宫切除（对子宫内膜活检 / 刮除标本或子宫肌瘤切除标本，区分富于细胞性平滑肌瘤和子宫内膜间质病变对临床治疗至关重要。因为在上述标本中，鉴别子宫内膜间质瘤和低级别子宫内膜间质肉瘤通常需要切除子宫，而平滑肌瘤则不用切除子宫）
预后	良性	良性

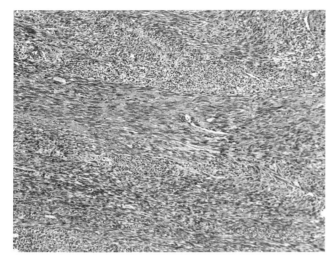

图 4.5.1　富于细胞性平滑肌瘤　显示束状结构

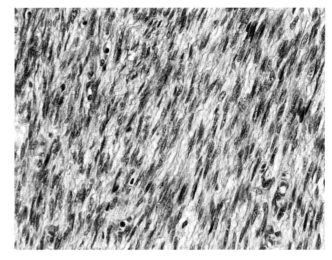

图 4.5.2　富于细胞性平滑肌瘤　伴有梭形细胞分化

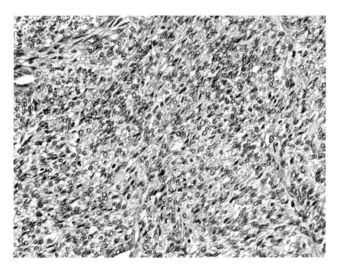

图 4.5.3　富于细胞性平滑肌瘤　细胞呈束状垂直于切片，类似子宫内膜间质瘤

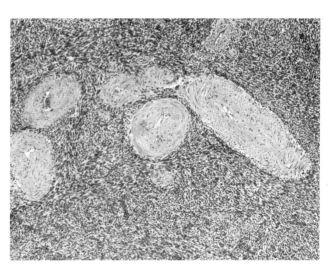

图 4.5.4　富于细胞性平滑肌瘤　伴大的厚壁血管

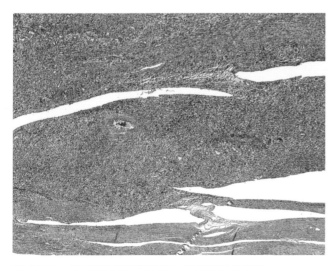

图 4.5.5　富于细胞性平滑肌瘤　肿瘤周围的裂隙

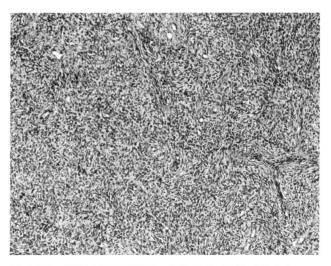

图 4.5.6　子宫内膜间质结节　细胞增多，弥漫成片分布

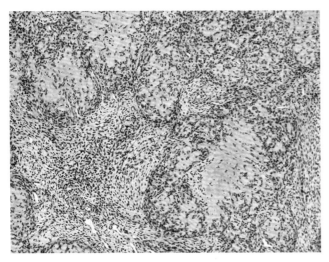

图 4.5.7　**子宫内膜间质结节**　伴有平滑肌分化，后者表现为结节状、条索状和透明状病灶，而左下象限缺乏这些特征的区域表现为子宫内膜间质分化

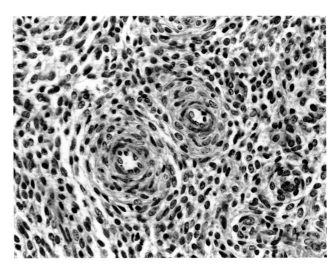

图 4.5.8　**子宫内膜间质结节**　伴有典型的细胞学和血管特征

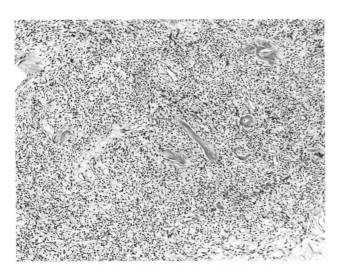

图 4.5.9　**子宫内膜间质结节**　伴有透明条带 / 斑块

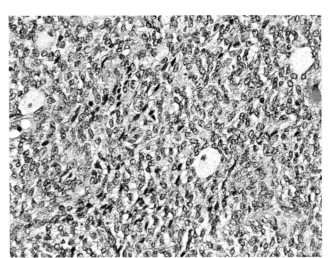

图 4.5.10　**子宫内膜间质结节**　伴有泡沫细胞

	子宫内膜间质结节伴不规则边缘	低级别子宫内膜间质肉瘤
年龄	平均年龄 53 岁	平均年龄 52 岁
部位	子宫	子宫
症状	阴道出血或腹痛	阴道出血或腹痛
体征	子宫增大或有盆腔包块；子宫肌层或子宫内膜腔内肉眼可见局限性包块；肿瘤切面常呈黄色	子宫增大或有盆腔包块，子宫肌层或子宫内膜腔内肉眼可见包块（呈舌状生长模式）；肿瘤切面常呈黄色
病因学	很大比例的病例存在 7 号、17 号染色体易位和 *JAZF1* 基因重排	很大比例的病例存在 7 号、17 号染色体易位和 *JAZF1* 基因重排
组织学	1. 大部分边缘局限 *(图 4.6.1)*，但也有病灶突出肿瘤 – 肌层界面小于 3 mm *(图 4.6.2 和 4.6.3)*（罕见病例可突出肿瘤 – 肌层界面大于 3 mm，但缺乏明显的舌状生长模式的低级别子宫内膜间质肉瘤可被诊断为子宫内膜间质瘤局限性浸润，此类病例随访资料有限） 2. 无淋巴 – 血管间隙侵犯 3. 肿瘤细胞呈圆形至椭圆形，细胞质稀少，核质比高，类似增殖期子宫内膜间质；细胞核呈圆形至椭圆形 4. 通常可见螺旋小动脉或细小分支状血管，细胞呈旋涡状环绕在螺旋小动脉周围 5. 可见透明条带 / 斑块 6. 可见泡沫细胞 7. 平滑肌样、性索样、腺样、纤维黏液样和上皮样分化均可发生	1. 舌状生长模式：贯穿整个肌层壁的多个大小不一的圆形至椭圆形结节 *(图 4.6.4 和 4.6.5)* 2. 可见淋巴 – 血管间隙的侵犯 3. 细胞学特征与子宫内膜间质结节相同 *(图 4.6.6)* 4. 血管形态与子宫内膜间质结节相同 *(图 4.6.7)* 5. 可见透明条带 / 斑块 6. 可见泡沫细胞 7. 可见与子宫内膜间质结节相同的组织学变异
特殊检查	● 免疫组化无鉴别诊断价值	● 免疫组化无鉴别诊断价值
治疗	子宫切除（对于子宫内膜活检 / 刮除标本或子宫肌瘤切除标本，鉴别子宫内膜间质瘤和低级别子宫内膜间质肉瘤通常需要切除子宫）	治疗方式取决于分期；子宫切除伴（或不伴）双侧输卵管 – 卵巢切除，包括观察、激素治疗伴（或不伴）放疗
预后	良性	取决于分期；5 年生存率：Ⅰ 期和 Ⅱ 期为 90%，Ⅲ 期和 Ⅳ 期为 50%

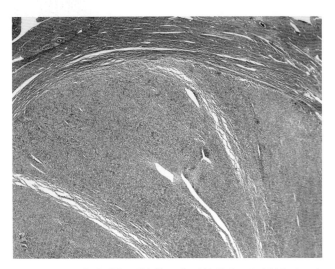

图 4.6.1　子宫内膜间质结节　典型的肿瘤 – 肌层界面，边界光滑

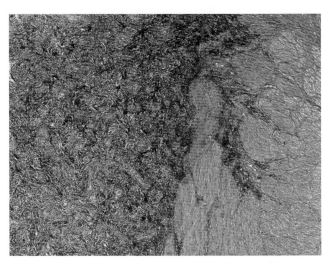

图 4.6.2　子宫内膜间质结节　肿瘤 – 肌层界面不规则

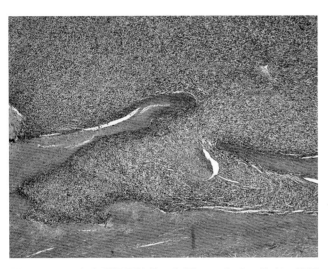

图 4.6.3　子宫内膜间质结节　与图 4.6.2 相比，肿瘤 – 肌层界面更不规则

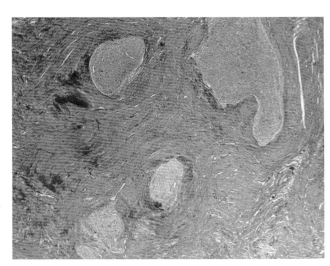

图 4.6.4　低级别子宫内膜间质肉瘤　伴有特征性的舌状生长模式

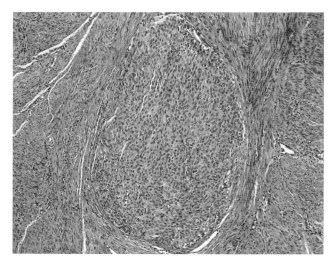

图 4.6.5　低级别子宫内膜间质肉瘤　浸润区

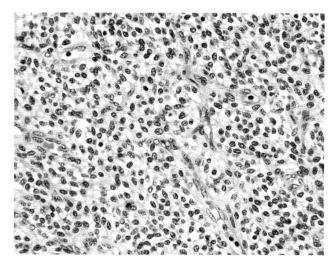

图 4.6.6　低级别子宫内膜间质肉瘤　显示类似子宫内膜间质结节的细胞学特征

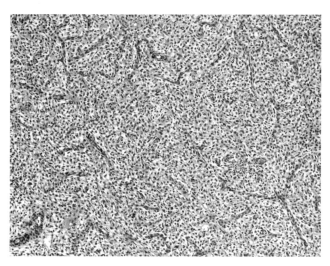

图 4.6.7　低级别子宫内膜间质肉瘤　显示细小的分支状血管结构，也可见于子宫内膜间质结节

第四章　子宫体（单纯间质及混合性上皮－间质病变）

	低级别子宫内膜间质肉瘤伴腺样分化	腺肉瘤
年龄	平均年龄 52 岁	通常发生于绝经后
部位	子宫	子宫
症状	阴道出血或腹痛	阴道出血
体征	子宫增大或有盆腔包块；子宫肌层或子宫内膜腔内肉眼可见包块（可呈舌状生长模式），肿瘤切面常呈黄色	可有盆腔包块；子宫内膜腔内肉眼可见包块，肿瘤切面可有囊性成分
病因学	很大比例的病例存在 7 号、17 号染色体易位和 *JAZF1* 基因重排	发病机制尚不清楚
组织学	1. 舌状生长模式：贯穿整个肌层壁的多个大小不一的圆形至椭圆形结节（*图 4.7.1 和 4.7.2*） 2. 小到中等大小的良性圆形子宫内膜样腺体，但可见典型的低级别子宫内膜间质肉瘤区（*图 4.7.3*）和潜在的类似腺肉瘤的肉瘤样过生长区 3. 无腺体内息肉样突起伴有叶状或分叶状结构 4. 无腺体周围或上皮下间质聚集 5. 间质肿瘤细胞呈圆形至椭圆形，细胞质稀少，核质比高，类似增殖期子宫内膜间质；细胞核呈低级别，圆形至椭圆形（*图 4.7.4*） 6. 可见螺旋小动脉或细小的分支状血管，细胞呈旋涡状环绕在螺旋小动脉周围 7. 可发生平滑肌样、性索样、纤维黏液样和上皮样分化	1. 无舌状生长模式 2. 良性腺样成分（大小和形状不定），可有化生性改变 3. 腺体内息肉样突起伴有叶状或分叶状结构（*图 4.7.5 和 4.7.6*） 4. 腺体周围或上皮下间质聚集（*图 4.7.6~4.7.8*） 5. 细胞可类似低级别子宫内膜间质肉瘤或具有成纤维细胞的形态（*图 4.7.9*） 6. 可见低级别子宫内膜间质肉瘤中的血管，但无特征性 7. 可有在低级别子宫内膜间质肉瘤中可见的不同变异类型的间质分化，部分病例中可见异源性成分
特殊检查	● 免疫组化无鉴别诊断价值	● 免疫组化无鉴别诊断价值
治疗	治疗方式取决于分期；子宫切除伴（或不伴）双侧输卵管 – 卵巢切除，可包括观察、激素治疗伴（或不伴）放疗	子宫和双侧输卵管 – 卵巢切除
预后	取决于分期；5 年生存率：Ⅰ期和Ⅱ期为 90%，Ⅲ期和Ⅳ期为 50%	取决于分期及其他危险因素；5 年生存率近 80%

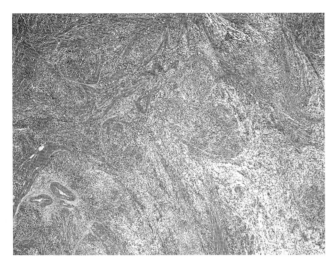

图 4.7.1 低级别子宫内膜间质肉瘤 伴有典型舌状浸润模式和腺样分化（该视野未见腺样分化）

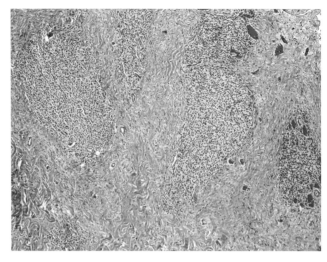

图 4.7.2 低级别子宫内膜间质肉瘤 伴有典型舌状浸润模式和腺样分化（该病灶中无腺样分化）

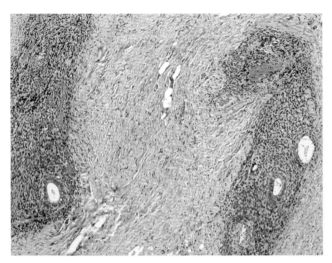

图 4.7.3 低级别子宫内膜间质肉瘤伴腺样分化 在该例所示的区域有可能会与腺肉瘤的腺体周围间质聚集相混淆。该形态类似子宫腺肌病（见章节 4.8）

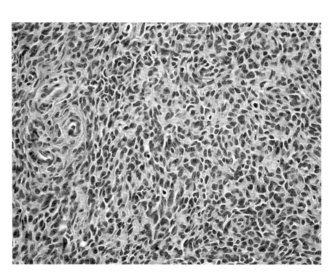

图 4.7.4 低级别子宫内膜间质肉瘤伴腺样分化 显示典型的细胞学特征（该病灶中无腺样分化）

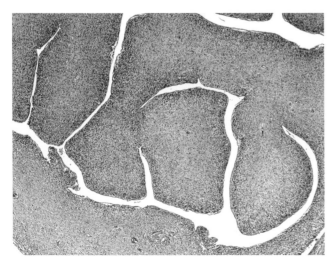

图 4.7.5 腺肉瘤 伴分叶状生长模式

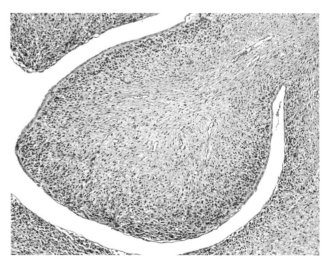

图 4.7.6 腺肉瘤 腺体内息肉样突起和上皮下间质聚集

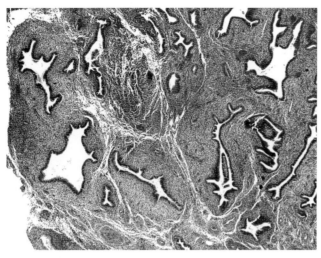

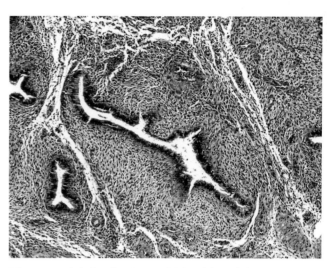

图 4.7.7　腺肉瘤　伴有腺体周围间质聚集。该例中模糊的多结节样模式有可能类似低级别子宫内膜间质肉瘤伴腺样分化的舌状浸润模式

图 4.7.8　腺肉瘤　与图 4.7.7 为同一病例，高倍视野

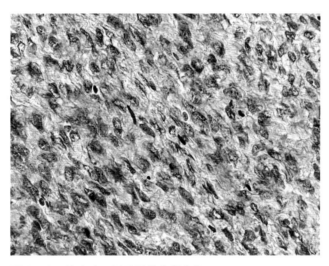

图 4.7.9　腺肉瘤　显示纤维瘤样分化

	低级别子宫内膜间质肉瘤伴腺样分化	子宫腺肌病 / 子宫内膜异位症
年龄	平均年龄 52 岁	通常发生于绝经前或围绝经期
部位	子宫或子宫外部位	子宫（子宫腺肌病）；子宫外部位，包括卵巢、子宫韧带、直肠阴道隔、穹隆和腹膜（子宫内膜异位症）
症状	阴道出血或腹痛	痛经、腹痛、盆腔痛、性交困难、阴道出血伴（或不伴）不孕症
体征	通常子宫增大或有盆腔包块，子宫肌层或子宫内膜腔内肉眼可见包块（在大体检查时可见舌状生长模式），肿瘤切面呈黄色	通常子宫增大，子宫肌层增厚，伴有出血灶（子宫腺肌病）；虽然子宫腺肌病可以呈结节状，但无包块；穹隆部和子宫骶韧带内有压痛的结节，累及腹膜的无色素的或有色素的病变（子宫内膜异位症）
病因学	很大比例的病例存在 7 号、17 号染色体易位和 *JAZF1* 基因重排	含有腺体和子宫内膜间质的子宫内膜憩室延伸至子宫肌层（子宫腺肌病），异位于子宫外的伴有腺体和间质的子宫内膜组织（子宫内膜异位症），绝大多数子宫内膜异位症病例被认为是经血逆流的结果
组织学	1. 舌状生长模式：贯穿整个肌层壁或子宫外部位的多个大小不一的圆形结节（*图 4.8.1~4.8.3*） 2. 小到中等大小的良性圆形子宫内膜样腺体；但可见典型的低级别子宫内膜间质肉瘤区，腺样分化的程度不定（*图 4.8.3~4.8.6*） 3. 间质肿瘤细胞呈圆形至卵圆形，细胞质稀少，核质比高，类似增殖期子宫内膜间质；细胞核呈低级别，圆形至卵圆形 4. 可见螺旋小动脉或细小的分支状血管；细胞呈旋涡状环绕在螺旋小动脉周围 5. 可发生平滑肌样、性索样、纤维黏液样和上皮样分化	1. 无舌状生长模式；子宫腺肌病（*图 4.8.7~4.8.9*）/ 子宫内膜异位症（*图 4.8.10*）的细胞增生程度与病灶内细胞的拥挤程度和大小不如低级别子宫内膜间质肉瘤大，通常病灶较小；偶见子宫内膜异位症形成的包块（息肉样子宫内膜异位症）；子宫腺肌病或子宫内膜异位症病灶的腺体少，类似低级别子宫内膜间质肉瘤（见章节 4.9）；子宫腺肌病可被增生的平滑肌所包围 2. 腺体形态类似低级别子宫内膜间质肉瘤中伴有腺样分化的腺体 3. 子宫内膜间质的细胞学特征类似伴有腺样分化的低级别子宫内膜间质肉瘤中的间质 4. 血管形态类似伴有腺样分化的低级别子宫内膜间质肉瘤中的血管 5. 未见低级别子宫内膜间质肉瘤中发生的组织学变异
特殊检查	● 免疫组化无鉴别诊断价值	● 免疫组化无鉴别诊断价值
治疗	子宫切除（对于子宫内膜活检 / 刮除标本或子宫肌瘤切除标本，鉴别子宫内膜间质瘤和低级别子宫内膜间质肉瘤通常需要切除子宫）	免疫组化无鉴别诊断价值
预后	取决于分期；5 年生存率：Ⅰ 期和 Ⅱ 期为 90%，Ⅲ 期和 Ⅳ 期为 50%	良性

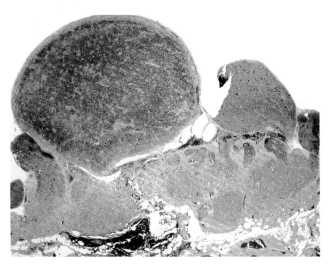

图 4.8.1　低级别子宫内膜间质肉瘤伴腺样分化　结节状浸润模式，累及腹膜（该视野无腺样分化）

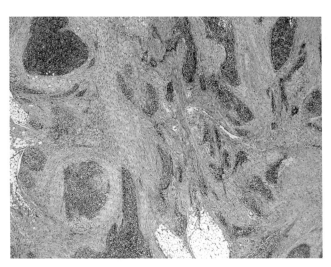

图 4.8.2　低级别子宫内膜间质肉瘤伴腺样分化　典型的侵袭模式，累及大网膜（该病灶无腺样分化）

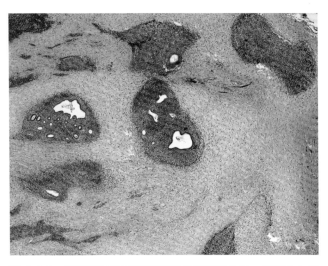

图 4.8.3　低级别子宫内膜间质肉瘤伴腺样分化　典型的生长模式，注意腺样分化

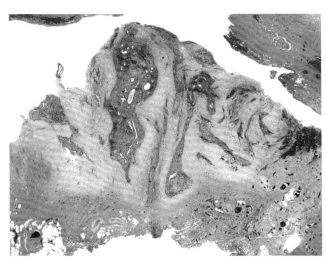

图 4.8.4　低级别子宫内膜间质肉瘤伴腺样分化　累及浆膜。该例的形态类似子宫内膜异位症。在此视野下，舌状生长模式明显

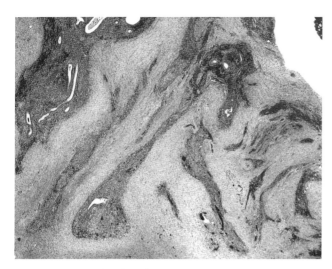

图 4.8.5　**低级别子宫内膜间质肉瘤伴腺样分化**　与图 4.8.4 为同一病例，高倍视野。累及浆膜层，注意更新的、拥挤的富于细胞病灶的随意分布和形态与低级别子宫内膜间质肉瘤相同

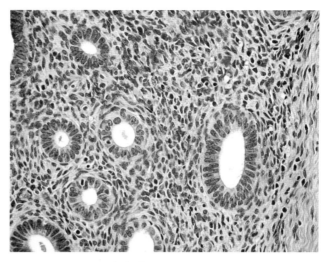

图 4.8.6　**低级别子宫内膜间质肉瘤伴腺样分化**　腺体和间质的组织学形态与子宫内膜异位症 / 子宫腺肌病相同

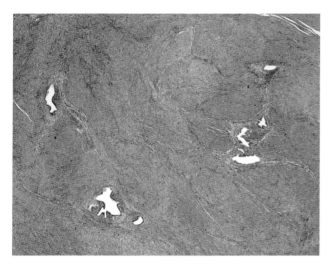

图 4.8.7　**子宫腺肌病**　伴有子宫肌壁间多个病灶。这种形态与伴有腺样分化的低级别子宫内膜间质肉瘤有重叠；然而，无舌状生长模式，病灶内细胞的拥挤程度和病灶大小与伴有腺样分化的低级别子宫内膜间质肉瘤并不相同。其他缺乏腺体的区域（如低级别子宫内膜间质肉瘤）不可见

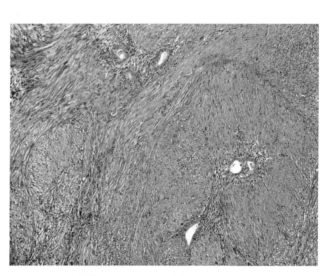

图 4.8.8　**子宫腺肌病**　相关的腺体和子宫内膜间质

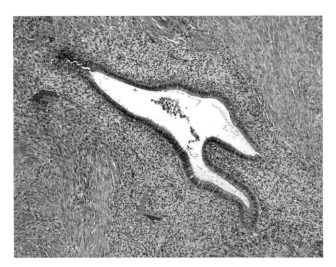

图 4.8.9　**子宫腺肌病**　相关的腺体和子宫内膜间质

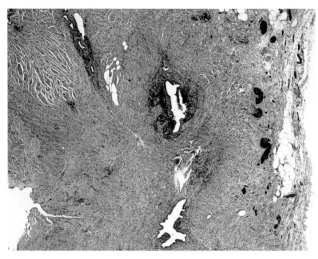

图 4.8.10　**子宫内膜异位症**　多灶性，缺乏诊断低级别子宫内膜间质肉瘤伴腺样分化的特征

	腺样贫乏的子宫腺肌病	低级别子宫内膜间质肉瘤
年龄	绝经前、围绝经期或绝经后	平均年龄 52 岁
部位	子宫	子宫
症状	痛经和阴道出血	痛经和阴道出血
体征	子宫增大，子宫肌层增厚伴局灶出血	子宫增大或有盆腔包块；子宫肌层或子宫内膜腔内肉眼可见包块（可见舌状生长模式），肿瘤切面呈黄色
病因学	含有腺体和子宫内膜间质的子宫内膜憩室延伸至子宫肌层	很大比例的病例存在 7 号、17 号染色体易位和 *JAZF1* 基因重排
组织学	1. 无舌状生长模式；子宫腺肌病的细胞增生程度、病灶内细胞的拥挤程度和病灶大小不如低级别子宫内膜间质肉瘤大；通常病灶小 2. 可见缺乏腺体的病灶，类似低级别子宫内膜间质肉瘤（*图 4.9.1 和 4.9.2*）；其他区域可见典型的子宫腺肌病表现（*图 4.9.3*） 3. 血管内变异已被描述（*图 4.9.4*） 4. 围绕在可疑病灶周围的平滑肌肥大 5. 细胞学特征类似低级别子宫内膜间质肉瘤（*图 4.9.5*） 6. 血管形态类似低级别子宫内膜间质肉瘤中的血管 7. 未见发生于低级别子宫内膜间质肉瘤中的其他组织学变异	1. 舌状生长模式：贯穿肌层壁的多个大小不一的圆形结节（*图 4.9.6 和 4.9.7*） 2. 通常无子宫腺肌病，但在一般人群中同时发生子宫腺肌病的概率相对较高（可发生类似广泛子宫腺肌瘤的低级别子宫内膜间质肉瘤的腺体变异） 3. 可见淋巴 – 血管间隙侵犯（*图 4.9.8*） 4. 可疑病灶周围无环绕的平滑肌肥大 5. 肿瘤细胞呈圆形至椭圆形，细胞质稀少，核质比高，类似增殖期子宫内膜间质；细胞核呈圆形至椭圆形（*图 4.9.9*） 6. 常见螺旋小动脉或细小的分支状血管，细胞环绕在螺旋小动脉周围（*图 4.9.9*） 7. 可发生平滑肌样、性索样、纤维黏液样和上皮样分化（*图 4.9.10 和 4.9.11*）
特殊检查	● 免疫组化无鉴别诊断价值	● 免疫组化无鉴别诊断价值
治疗	外科手术、激素治疗或药物治疗	治疗方式取决于分期；子宫切除伴（或不伴）双侧输卵管 – 卵巢切除；包括观察、激素治疗和（或）放疗
预后	良性	取决于分期；5 年生存率：Ⅰ 期和 Ⅱ 期为 90%，Ⅲ 期和 Ⅳ 期为 50%

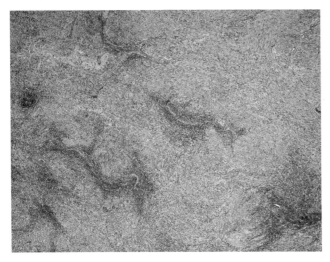

图 4.9.1   腺样贫乏的子宫腺肌病   多结节型，在低倍镜下类似低级别子宫内膜间质肉瘤

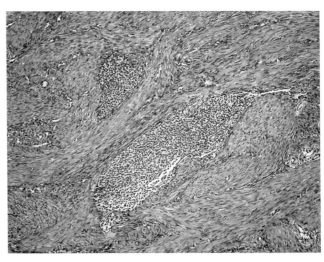

图 4.9.2   腺样贫乏的子宫腺肌病   这些组织学特征类似低级别子宫内膜间质肉瘤

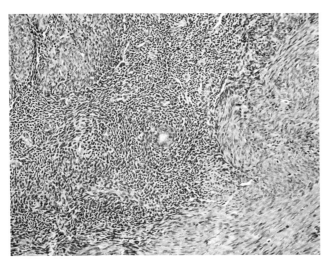

图 4.9.3   腺样贫乏的子宫腺肌病   局灶性腺体（中心）的存在有助于诊断

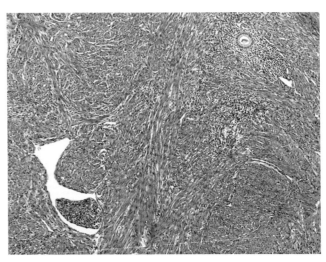

图 4.9.4   腺样贫乏的子宫腺肌病   血管内成分（左下）的出现可引起对低级别子宫内膜间质肉瘤的怀疑，但相关的典型子宫腺肌病表现（右上）有助于正确诊断

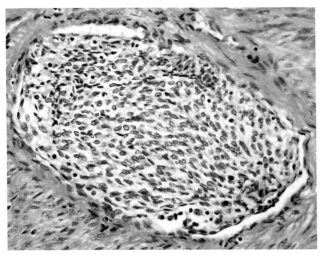

图 4.9.5   腺样贫乏的子宫腺肌病   细胞学特征与低级别子宫内膜间质肉瘤基本相同

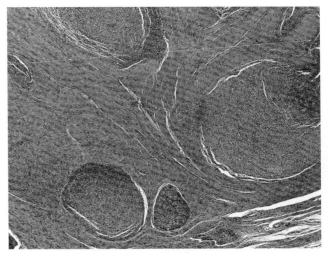

图 4.9.6   低级别子宫内膜间质肉瘤   伴有常见的舌状浸润模式

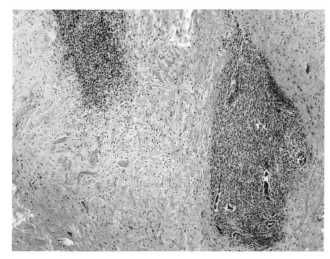

图 4.9.7 低级别子宫内膜间质肉瘤 子宫肌层内的病灶通常比子宫腺肌病的病灶大

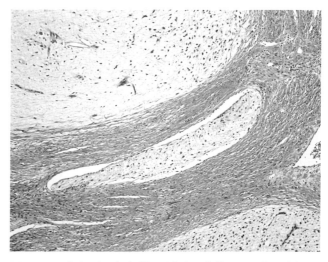

图 4.9.8 低级别子宫内膜间质肉瘤 伴淋巴－血管间隙侵犯

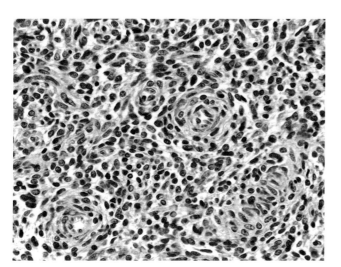

图 4.9.9 低级别子宫内膜间质肉瘤 显示特征性的细胞学和血管特征

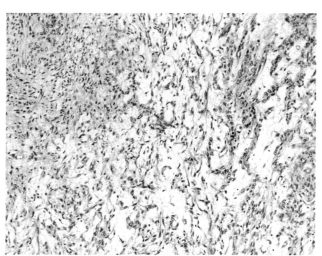

图 4.9.10 低级别子宫内膜间质肉瘤 显示黏液样分化

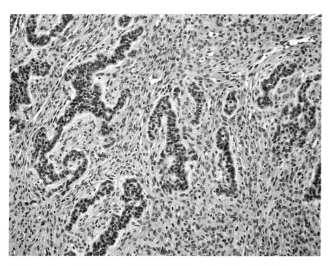

图 4.9.11 低级别子宫内膜间质肉瘤 伴有性索样分化

	高级别子宫内膜间质肉瘤	低级别子宫内膜间质肉瘤
年龄	绝经前和绝经后	平均年龄 52 岁
部位	子宫	子宫
症状	阴道出血	阴道出血或腹痛
体征	子宫增大或有盆腔包块	子宫增大或有盆腔包块，子宫肌层或子宫内膜腔内肉眼可见包块（呈舌状生长模式），肿瘤切面呈黄色
病因学	典型的 10 号和 17 号染色体发生 *YWHAE-NUTM2A/B*（原 *FAM22A/B*）基因重排；一些研究中有一部分病例缺乏这些发现，认为这些发现与低级别子宫内膜间质肉瘤无关	很大比例的病例存在 7 号、17 号染色体易位和 *JAZF1* 基因重排
组织学	1. 可见伴有低级别和高级别成分的双相性结构 2. 可见舌状生长模式 *（图 4.10.1 和 4.10.2）* 3. 高级别成分中可见核分裂活性 4. 常见坏死 5. 低级别成分的细胞学特征类似低级别子宫内膜间质肉瘤，常伴纤维黏液样形态 *（图 4.10.3）* 6. 高级别成分具有小圆形蓝细胞样形态伴有圆形细胞核；与低级别子宫内膜间质肉瘤相比，细胞核较大，染色质和核膜稍不规则，虽无多形性，但非典型性更明显；染色质透亮 *（图 4.10.4～4.10.6）* 7. 低级别成分具有类似低级别子宫内膜间质肉瘤的血管形态，高级别成分缺乏类似低级别子宫内膜间质肉瘤的螺旋动脉形态。血管的细小分支把肿瘤细胞分隔成小而紧密的细胞巢 *（图 4.10.6）*	1. 无双相性结构 2. 舌状生长模式：贯穿整个肌层壁的多个大小不一的圆形结节 *（图 4.10.8）* 3. 核分裂象通常很难找到，但偶尔可见核分裂活性 4. 偶见坏死 5. 肿瘤细胞呈圆形至椭圆形，细胞质稀少，核质比高，类似增殖期子宫内膜间质；细胞核形态温和，圆形至椭圆形 *（图 4.10.9 和 4.10.10）* 6. 无高级别成分 7. 常见螺旋小动脉或细小的分支状血管，细胞环绕在螺旋小动脉周围 *（图 4.10.9）*
特殊检查	● CD10 在低级别成分中呈弥漫性表达，在高级别成分中呈局灶性表达或无表达 ● ER/PR 在低级别成分中呈弥漫性表达，在高级别成分中呈局灶性表达或无表达 ● Cyclin D1 在低级别成分中无弥漫性表达，在高级别成分中呈弥漫性表达（细胞阳性率大于70%）*（图 4.10.7）* ● Ki-67 增殖指数通常在较低级别的成分中较低，在高级别的成分中为中等（偶尔较低）	● CD10 弥漫性表达 ● ER/PR 弥漫性表达 ● Cyclin D1 无弥漫性表达 ● Ki-67 增殖指数通常较低，偶尔为中等
治疗	子宫切除伴（或不伴）双侧输卵管－卵巢切除；后续治疗取决于分期，包括观察、化疗伴（或不伴）放疗	治疗方式取决于分期；子宫切除伴（或不伴）双侧输卵管－卵巢切除，包括观察、激素治疗伴（或不伴）放疗
预后	有限的数据表明，预后介于低级别子宫内膜间质肉瘤与未分化子宫肉瘤之间	取决于分期；5 年生存率：Ⅰ 期和 Ⅱ 期为 90%，Ⅲ 期和 Ⅳ 期为 50%

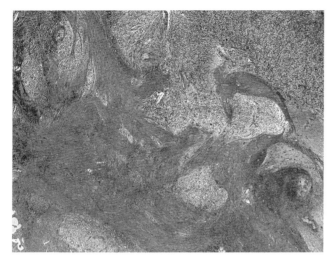

图 4.10.1 高级别子宫内膜间质肉瘤 伴有舌状生长模式

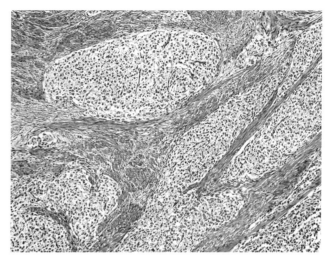

图 4.10.2 高级别子宫内膜间质肉瘤 伴有舌状生长模式

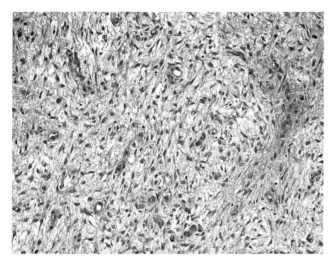

图 4.10.3 高级别子宫内膜间质肉瘤 其中的低级别成分，伴有纤维黏液样形态

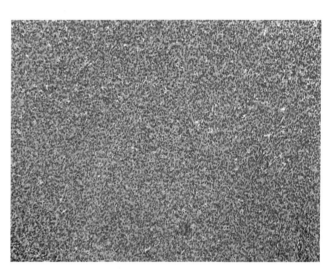

图 4.10.4 高级别子宫内膜间质肉瘤 显示肿瘤细胞呈弥漫性成片分布

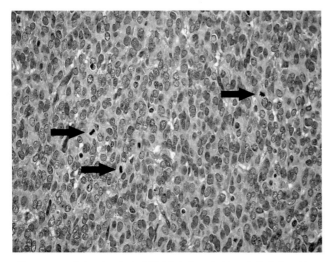

图 4.10.5 高级别子宫内膜间质肉瘤 表现一致的非典型性，染色质透亮，可见核分裂象（箭头）

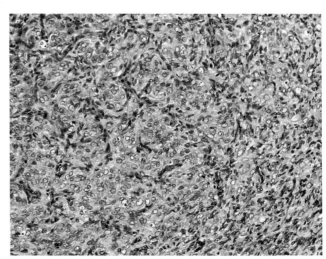

图 4.10.6 高级别子宫内膜间质肉瘤 显示细小的分支状血管，肿瘤细胞呈小的实体性巢状排列

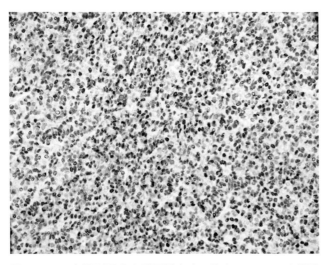

图 4.10.7 高级别子宫内膜间质肉瘤 伴有 Cyclin D1 弥漫性表达

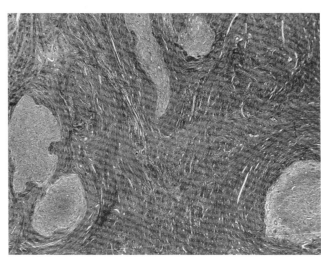

图 4.10.8 低级别子宫内膜间质肉瘤 伴有舌状生长模式

图 4.10.9　**低级别子宫内膜间质肉瘤**　伴有弥漫性分布的形态和特征性血管化

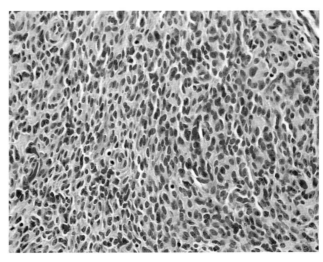

图 4.10.10　**低级别子宫内膜间质肉瘤**　与图 4.10.5 和 4.10.6 相比较，伴有典型细胞学特征

	类似卵巢性索肿瘤的子宫肿瘤（UTROSCT）	上皮样平滑肌瘤
年龄	平均年龄 50 岁	最常见于绝经前或围绝经期
部位	子宫	子宫
症状	阴道出血或盆腔痛	无症状、月经过多或盆腔痛 / 压迫症状
体征	子宫肌层或子宫内膜内包块	临床检查可见子宫增大，子宫肌层内肉眼可见包块
病因学	发病机制尚不清楚，但被认为与低级别子宫内膜间质瘤无关	发病机制不清楚
组织学	1. 通常边界清楚，但偶有浸润性形态 *（图 4.11.1）* 2. 肿瘤细胞呈片状、条索状、巢状、小梁状、管状、和（或）筛样 / 肾小球样结构，整体形态类似卵巢性索 – 间质肿瘤 *（图 4.11.1~4.11.7）* 3. 细胞呈上皮样形态；细胞质含量不一，偶见嗜酸性强或富含脂质的泡沫状细胞质 *（图 4.11.2~4.11.5）* 4. 通常缺乏非典型性 5. 通常无核分裂活性	1. 边界清楚 2. 通常肿瘤细胞呈片状分布，偶见条索状、小梁状和（或）巢状结构 *（图 4.11.8 和 4.11.9）* 3. 细胞呈多边形或圆形，细胞质嗜酸到透亮 *（图 4.11.10）* 4. 可见轻度非典型性 5. 通常有丝分裂指数低（小于 3/10 HFP）
特殊检查	● inhibin、SF-1、calretinin、Melan-A 表达不定 ● desmin 表达不定 ● CK 通常呈阳性	● inhibin、SF-1、calretinin、Melan-A 呈阴性 ● desmin 表达不定 ● CK 通常呈阴性，偶尔呈阳性
治疗	子宫肌瘤切除或子宫切除	子宫肌瘤切除或子宫切除，但对仅进行子宫肌瘤切除的相关风险水平的数据不足（见下文的预后）
预后	大多数为良性	良性，但极少数无明显核分裂活性或非典型性的病例仍会复发

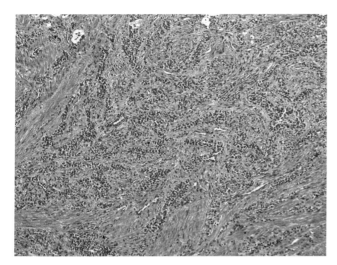

图 4.11.1　类似卵巢性索肿瘤的子宫肿瘤（UTROSCT）　位于平滑肌间的条索状肿瘤细胞

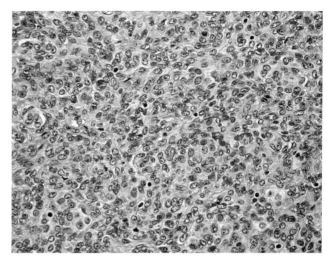

图 4.11.2　类似卵巢性索肿瘤的子宫肿瘤（UTROSCT）　肿瘤细胞弥漫性成片分布。细胞学特征类似卵巢成年型颗粒细胞瘤

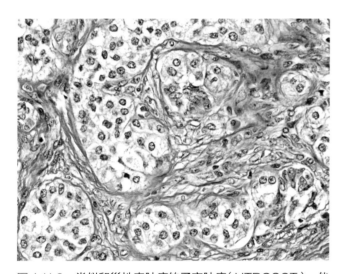

图 4.11.3　类似卵巢性索肿瘤的子宫肿瘤（UTROSCT）　伴有类似卵巢富含脂质的支持细胞瘤的实体性小管

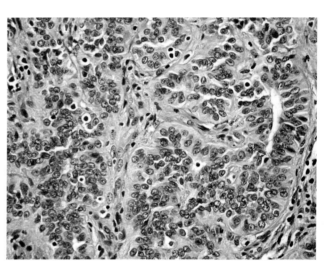

图 4.11.4　类似卵巢性索肿瘤的子宫肿瘤（UTROSCT）　伴有开放的小管和低立方形细胞

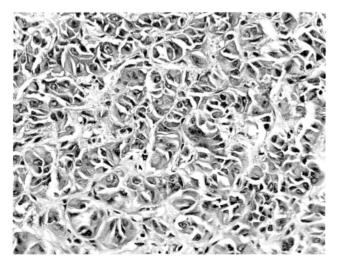

图 4.11.5　类似卵巢性索肿瘤的子宫肿瘤（UTROSCT）　显示条索状结构和多边形细胞

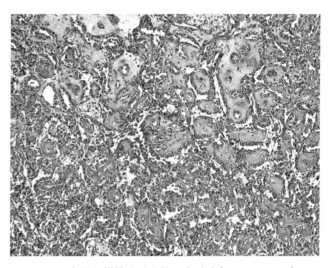

图 4.11.6　类似卵巢性索肿瘤的子宫肿瘤（UTROSCT）　显示筛状/假乳头状模式

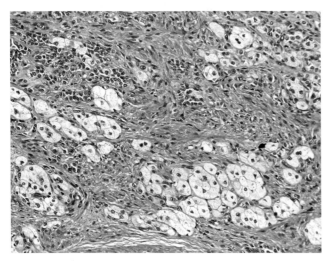

图4.11.7   类似卵巢性索肿瘤的子宫肿瘤（UTROSCT）   伴有脂质化的间质细胞

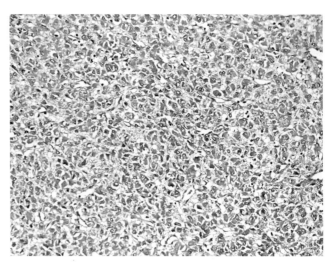

图4.11.8   上皮样平滑肌瘤   伴有弥漫性结构

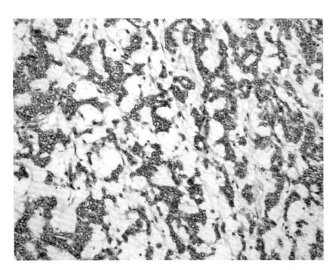

图4.11.9   上皮样平滑肌瘤   伴有性索样结构

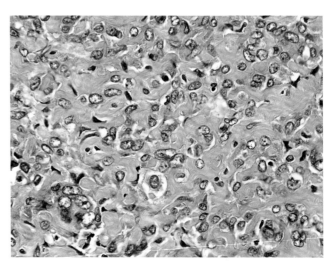

图4.11.10   上皮样平滑肌瘤   伴有局灶性非典型性

	血管周上皮样细胞肿瘤（PEComa）	上皮样平滑肌肿瘤（平滑肌瘤 / 平滑肌肉瘤）
年龄	大多数发生于围绝经期	绝经前、围绝经期或绝经后
部位	子宫	子宫
症状	阴道出血和（或）由盆腔包块引发的症状，部分病例与结节性硬化症相关	无症状、月经过多或盆腔痛 / 压迫症状
体征	盆腔包块，子宫肌层内肉眼可见包块	子宫增大或有盆腔包块，子宫肌层内肉眼可见包块
病因学	部分上皮样透明细胞家族肿瘤伴有 HMB-45 表达和肌黑色素细胞分化，常有 *TSC2* 突变，部分病例有 *TFE3* 基因重排，据信源于血管周上皮样细胞	发病机制尚不清楚
组织学	1. 弥漫性生长模式；可有巢状或束状结构（*图 4.12.1 和 4.12.2*） 2. 主要为上皮样细胞，可有梭形细胞成分 3. 富含透明至嗜酸性和淡染或颗粒状的细胞质（*图 4.12.3~4.12.5*） 4. 非典型性不定，可从无到轻、中或重度不等 5. 有丝分裂指数不定 6. 可见坏死 7. 可见淋巴 – 血管间隙的侵犯 8. 边界规整或呈浸润性 9. 间质可发生硬化 / 玻璃样变（*图 4.12.5*）	1. 通常肿瘤细胞成片分布，偶见条索状、小梁状或巢状结构（*图 4.12.6 和 4.12.7*） 2. 细胞呈多边形或圆形 3. 细胞质呈嗜酸性到淡染（*图 4.12.8 和 4.12.9*） 4. 非典型性水平不定，可从无到轻、中或重度（*图 4.12.8*） 5. 有丝分裂指数不定 6. 可见坏死（*图 4.12.10*） 7. 可见淋巴 – 血管间隙侵犯 8. 边界规整或呈浸润性 9. 间质可发生硬化 / 玻璃样变（*图 4.12.8*）
特殊检查	● HMB-45 呈阳性（染色程度可呈局灶性到弥漫性） ● Melan-A 表达不定（染色程度可呈局灶性到弥漫性） ● cathepsin K 弥漫性表达 ● SMA、desmin 表达不定 ● FISH 检测显示 *TFE3* 基因重排（部分病例）	● HMB-45 呈阴性 ● Melan-A 呈阴性 ● cathepsin K 表达不定 ● SMA、desmin 呈阳性 ● 缺乏 *TFE3* 基因重排数据
治疗	特异性治疗指南尚不明确，mTOR 抑制剂具有靶向治疗潜力	治疗方式取决于诊断（平滑肌瘤、STUMP、平滑肌肉瘤），包括子宫肌瘤切除和子宫切除伴（或不伴）双侧输卵管 – 卵巢切除；肉瘤的后续治疗取决于分期，包括观察、化疗伴（或不伴）放疗
预后	可为良性和恶性类型，以及恶性潜能不确定的肿瘤（恶性肿瘤的标准基于以下指标的组合：大于 5cm、浸润性生长、高级别细胞核和细胞数量、有丝分裂指数大于 1/50 HFP、坏死和血管浸润）；恶性类型病例的数据有限	● 平滑肌瘤：良性，极少数无明显核分裂活性或非典型性的病例也可复发 ● 平滑肌肉瘤：取决于分期，上皮样平滑肌肉瘤病例的生存数据有限（对于普通型 / 梭形细胞型，5 年生存率为 15%~25%）

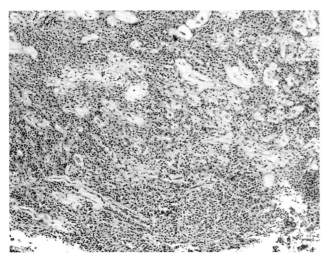

图 4.12.1　血管周上皮样细胞肿瘤（PEComa）　肿瘤细胞弥漫性成片分布

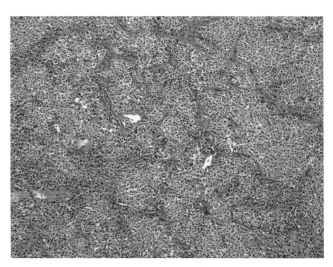

图 4.12.2　血管周上皮样细胞肿瘤（PEComa）　伴 *TFE3* 易位，显示细小的分支状血管，肿瘤细胞呈巢状结构

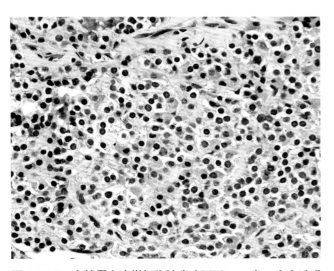

图 4.12.3　血管周上皮样细胞肿瘤（PEComa）　富含透明细胞质

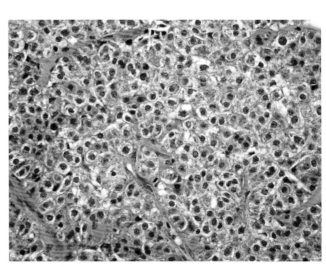

图 4.12.4　血管周上皮样细胞肿瘤（PEComa）　伴 *TFE3* 易位，可见淡染的嗜酸性和颗粒状细胞质

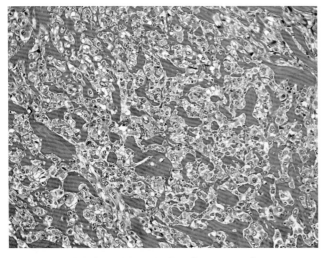

图 4.12.5　血管周上皮样细胞肿瘤（PEComa）　显示细胞富含淡染的细胞质和硬化 / 玻璃样变的间质

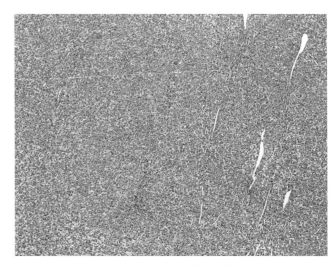

图 4.12.6　上皮样平滑肌瘤　伴实体性结构

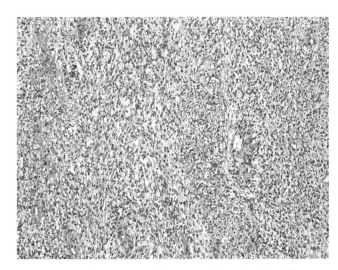

图 4.12.7　上皮样平滑肌肉瘤　显示肿瘤细胞成片分布

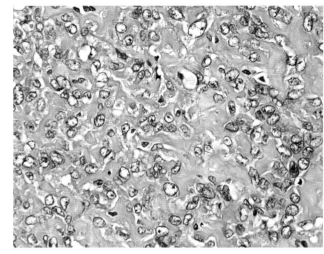

图 4.12.8　非典型上皮样平滑肌瘤　细胞质稀少，间质呈玻璃样变

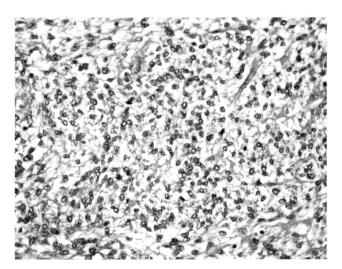

图 4.12.9　上皮样平滑肌肉瘤　细胞质透亮，类似富含透明细胞质的 PEComa

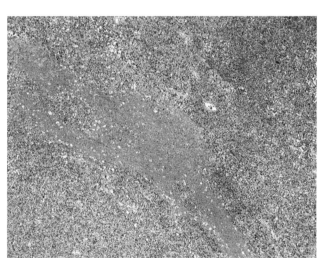

图 4.12.10　上皮样平滑肌肉瘤　显示坏死

	淋巴管肌瘤	平滑肌瘤
年龄	通常发生于育龄期	最常见于绝经前或围绝经期
部位	子宫，但子宫外部位（如肺）更为常见	子宫
症状	可能与结节性硬化症有关	无症状、月经过多或盆腔痛 / 压迫症状
体征	通常为显微镜下发现	临床检查可见子宫增大，子宫肌层内肉眼可见包块
病因学	也称为淋巴管平滑肌瘤；罕见于子宫；该肿瘤家族的部分病例与伴有肌黑色素细胞分化的血管周围上皮样细胞有关	常见 *MED12* 突变
组织学	1. 可呈孤立性结节（淋巴管肌瘤）或表现为多发性、小的、边界不清的结节（淋巴管肌瘤）*（图 4.13.1 和 4.13.2）* 2. 主要呈束状排列的梭形肿瘤细胞 *（图 4.13.3）* 3. 呈短束状和与之密切相关的不规则的、裂隙样和薄的淋巴 – 血管间隙 *（图 4.13.4）* 4. 细胞饱满，富含嗜酸性至淡染的细胞质，具有颗粒状或空泡样特征 *（图 4.13.5）* 5. 细胞核形态温和，从圆形至椭圆形 6. 通常无核分裂活性	1. 边界清楚的结节（平滑肌瘤），弥漫性平滑肌瘤（罕见）包含多个局限性结节 2. 梭形细胞分化形成束状 *（图 4.13.6）* 3. 呈细长束状交织排列；血管平滑肌瘤有大量厚壁血管；平滑肌瘤无淋巴血管肌瘤所见的淋巴血管网 *（图 4.13.7）*，可见其他结构变异 *（图 4.13.8）* 和间质透明样变 *（图 4.13.9）* 4. 细胞质丰富而致密 *（图 4.13.10）* 5. 细胞核细长而温和 6. 核分裂活性不定
特殊检查	● SMA 呈阳性 ● desmin 表达不定 ● HMB-45、MART-1 通常呈阳性	● SMA 呈阳性 ● desmin 呈阳性 ● HMB-45、MART-1 呈阴性
治疗	子宫肌瘤切除或子宫切除	子宫肌瘤切除或子宫切除
预后	良性，建议通过临床相关性来确定病变是否属于更普遍的病程	良性

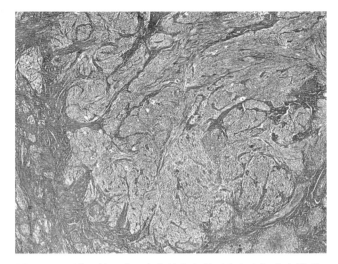

图 4.13.1　**淋巴管肌瘤**　在先前存在的子宫肌束间成束排列

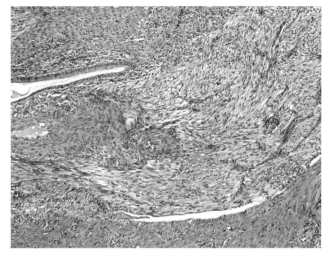

图 4.13.2　**淋巴管肌瘤**　在先前存在的子宫肌束间成束排列

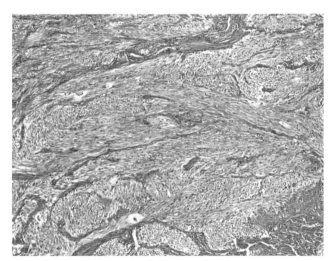

图 4.13.3　**淋巴管肌瘤**　显示束状结构，可类似平滑肌瘤

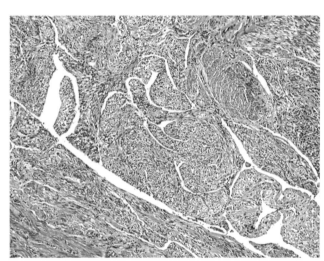

图 4.13.4　**淋巴管肌瘤**　显示淋巴管不规则的裂隙样间隙

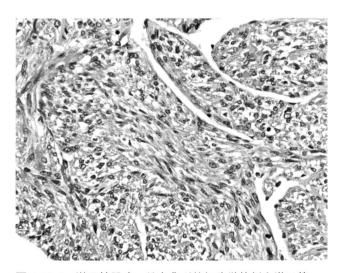

图 4.13.5　**淋巴管肌瘤**　具有典型的细胞学特征和淋巴管

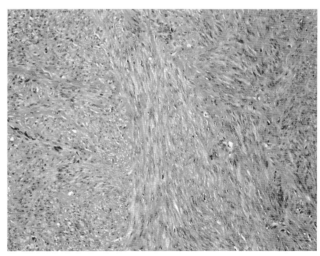

图 4.13.6　**平滑肌瘤**　束状交织排列

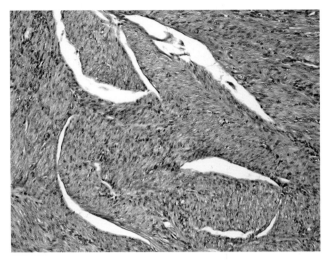

图 4.13.7　**平滑肌瘤**　伴有类似淋巴管肌瘤的裂隙样间隙

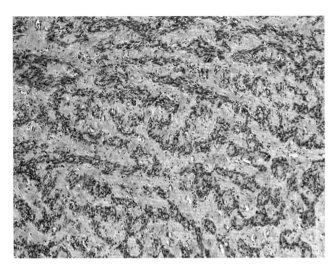

图 4.13.8　**平滑肌瘤**　显示性索样结构

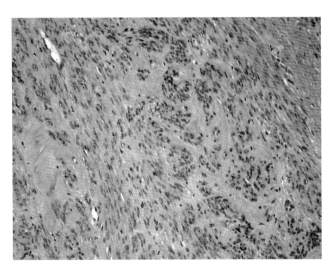

图 4.13.9　**平滑肌瘤**　伴有间质玻璃样变

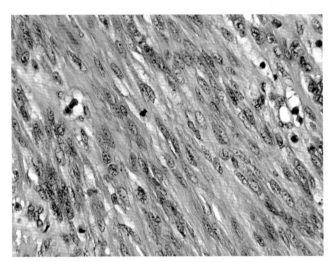

图 4.13.10　**平滑肌瘤**　显示伴有嗜酸性细胞质的梭形细胞

	炎性肌成纤维细胞瘤	黏液样平滑肌肉瘤
年龄	通常发生于绝经前	绝经前、围绝经期或绝经后
部位	子宫	子宫
症状	阴道出血或盆腔痛 / 压迫症状	阴道出血或盆腔痛；临床特征可与平滑肌瘤重叠
体征	盆腔包块，子宫肌层内肉眼可见包块	盆腔包块，子宫肌层内肉眼可见包块；临床特征可与平滑肌瘤重叠
病因学	类似非子宫肿瘤，炎性肌成纤维细胞瘤与 *ALK* 基因重排相关	发病机制尚不清楚
组织学	1. 边界清楚或呈浸润性 2. 主要呈黏液样形态（筋膜炎样形态），伴有少量束状成分（伴有平滑肌样形态）；通常，黏液样区细胞稀少 *(图 4.14.1~4.14.3)* 3. 梭形至星形肌成纤维细胞伴有淡染的嗜酸性细胞质 4. 通常，细胞核形态温和，染色质均匀分散，但也可呈空泡状，核仁明显 *(图 4.14.4)* 5. 核分裂活性不定，通常有丝分裂指数低 6. 伴淋巴细胞和浆细胞的水肿样背景 *(图 4.14.5)* 7. 无淋巴 – 血管间隙侵犯 8. 一般无坏死，但有报道称少部分病例具有侵袭性行为	1. 边界可能清楚或呈浸润性 *(图 4.14.6)* 2. 主要呈黏液样形态，偶见普通型（梭形细胞型）或上皮样平滑肌肉瘤成分；黏液样区的细胞数量不定，可呈富于细胞性 *(图 4.14.7 和 4.14.8)* 3. 梭形至星形细胞，细胞质通常稀少 4. 细胞核深染，非典型性不定 *(图 4.14.9)* 5. 有丝分裂指数不定（高或低） 6. 无明显的炎性成分 7. 可见淋巴 – 血管间隙侵犯 8. 可见坏死 *(图 4.14.10)*
特殊检查	● ALK（免疫组化）在大多数病例中呈阳性 ● FISH：在大多数病例中存在 *ALK* 基因重排 ● SMA/desmin 的阳性程度不一 ● ER/PR 的阳性程度不一	● ALK（免疫组化）呈阴性 ● FISH：无 *ALK* 基因重排 ● SMA/desmin 的阳性程度不一 ● ER/PR 的阳性程度不一
治疗	子宫肌瘤切除或子宫切除	子宫切除伴（或不伴）双侧输卵管 – 卵巢切除；后续治疗取决于分期，包括观察或化疗伴（或不伴）放疗
预后	大多数病例为良性，但少数病例可表现出侵袭性行为（基于有限数据的恶性肿瘤的组织学标准）	取决于分期；黏液样平滑肌肉瘤病例的生存数据有限（普通型 / 梭形细胞型，5 年生存率为 15%~25%）；肿瘤通常被认为是高级别的，因而无须分级

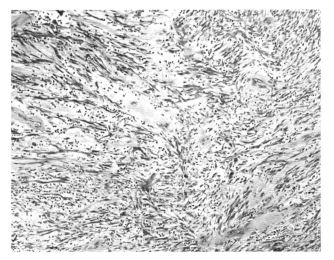

图 4.14.1   炎性肌成纤维细胞瘤   伴有黏液样间质

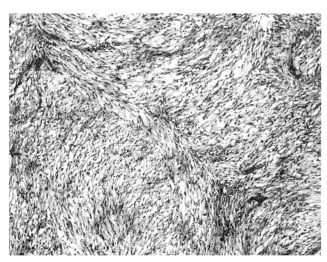

图 4.14.2   炎性肌成纤维细胞瘤   显示筋膜炎样形态

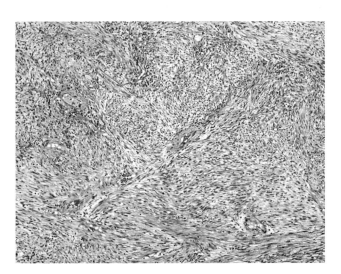

图 4.14.3   炎性肌成纤维细胞瘤   伴有平滑肌瘤样形态

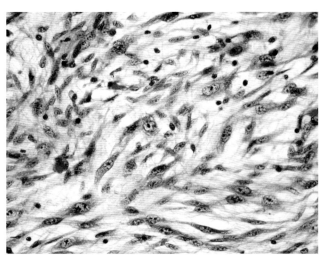

图 4.14.4   炎性肌成纤维细胞瘤   显示非典型细胞核伴神经节细胞样特征

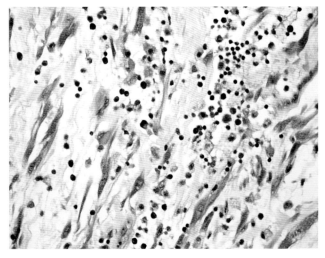

图 4.14.5   炎性肌成纤维细胞瘤   伴炎症细胞浸润

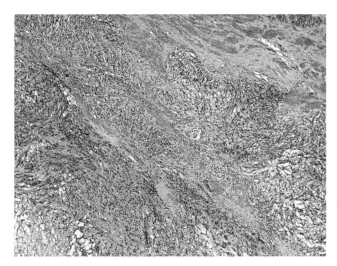

图 4.14.6   黏液样平滑肌肉瘤   伴浸润性生长模式

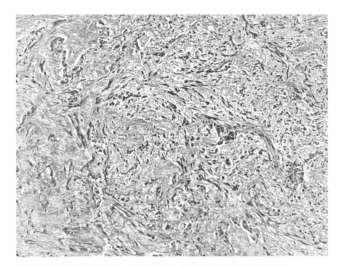

图 4.14.7 黏液样平滑肌肉瘤 显示细胞稀疏的形态

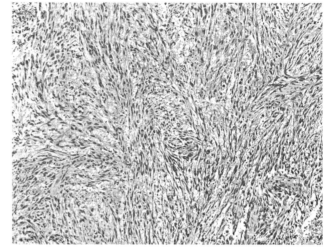

图 4.14.8 黏液样平滑肌肉瘤 伴富于细胞性特征

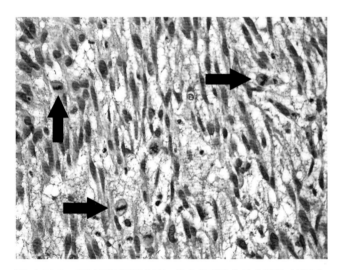

图 4.14.9 黏液样平滑肌肉瘤 伴非典型性和核分裂象（箭头）

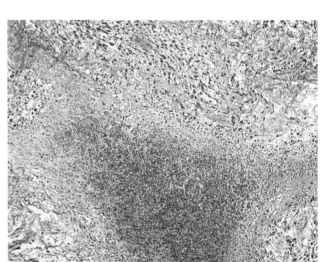

图 4.14.10 黏液样平滑肌肉瘤 可见坏死

	腺瘤样瘤	淋巴管 / 静脉扩张
年龄	育龄期	任何年龄
部位	子宫肌层,也见于阔韧带、附件软组织和输卵管	子宫肌层
症状	无特殊症状,通常因其他原因在子宫切除标本中偶然发现	取决于子宫切除的病因;淋巴管 / 静脉扩张是偶然发现
体征	无特殊体征;通常因其他原因在子宫切除标本中偶然发现;通常很小,但也可形成大包块	取决于子宫切除的病因;淋巴管 / 静脉扩张是偶然发现
病因学	间皮肿瘤	子宫肌层内淋巴管 / 静脉扩张,可类似腺瘤样瘤;在不同适应证的子宫切除标本中偶然发现
组织学	1. 局限性病变,但可有不规则边界 2. 囊性扩张的小管增生,小管穿入平滑肌束之间(*图 4.15.1~4.15.3*) 3. 小管呈空心状 4. 小管内衬单层扁平至矮立方形嗜酸性细胞(*图 4.15.4*) 5. 稀薄的细胞质丝穿透管腔(*图 4.15.4*) 6. 可见小的细胞质空泡(*图 4.15.5*) 7. 圆形至扁平的细胞核 8. 间质内可见淋巴细胞聚集	1. 不形成包块或局限性病变 2. 淋巴管 / 静脉可扩张和拥挤(*图 4.15.6 和 4.15.7*) 3. 淋巴管 / 静脉可呈空心或充满血清或血液(*图 4.15.8 和 4.15.9*) 4. 淋巴管 / 静脉内衬单层扁平嗜酸性细胞(*图 4.15.10*) 5. 没有细胞质丝穿透管腔 6. 无细胞质空泡 7. 细胞核扁平 8. 无淋巴细胞聚集
特殊检查	● CK 在小管中呈阳性 ● calretinin 在小管中弥漫性表达 ● D2-40 呈阳性 ● CD31 呈阴性	● CK 呈阴性 ● calretinin 无弥漫性表达 ● D2-40 的表达不一 ● CD31 的表达不一
治疗	子宫肌瘤切除或子宫切除	子宫肌瘤切除或子宫切除
预后	良性	良性

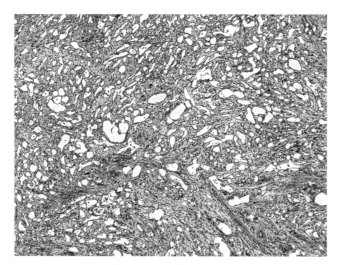

图 4.15.1　腺瘤样瘤　伴有明显拥挤的腺管

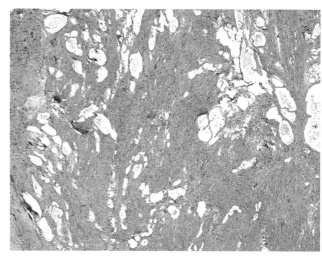

图 4.15.2　腺瘤样瘤　显示外泌性腺管，类似淋巴管 / 静脉扩张

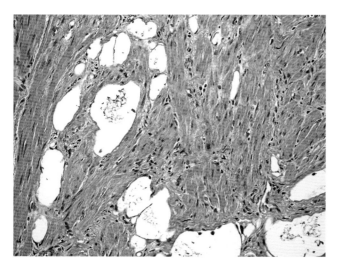

图 4.15.3　腺瘤样瘤　被平滑肌分隔的小管

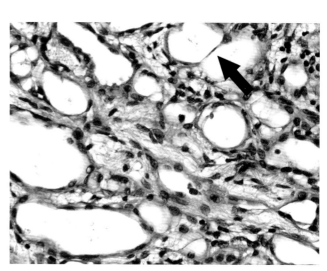

图 4.15.4　腺瘤样瘤　小管内衬扁平嗜酸性细胞，细胞核呈卵圆形至扁平。可见细胞的细胞质丝呈桥接状连接小管横径（箭头）

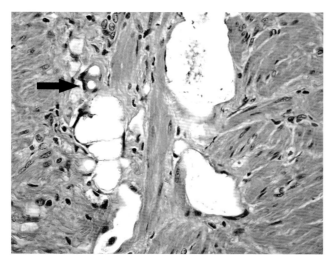

图 4.15.5　腺瘤样瘤　伴有细胞质空泡（箭头）

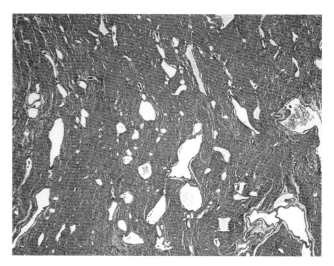

图 4.15.6　丰富的淋巴管 / 静脉扩张　可类似腺瘤样瘤

第四章　子宫体（单纯间质及混合性上皮 – 间质病变）

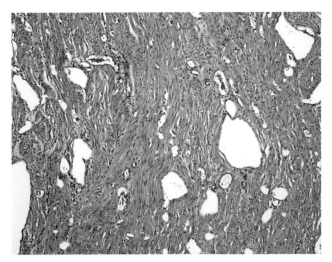

图 4.15.7　淋巴管 / 静脉扩张

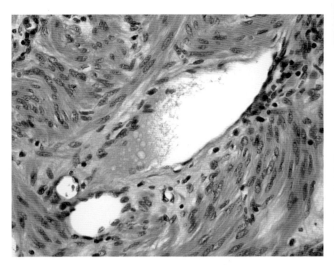

图 4.15.8　淋巴管 / 静脉扩张　管腔内含有血清

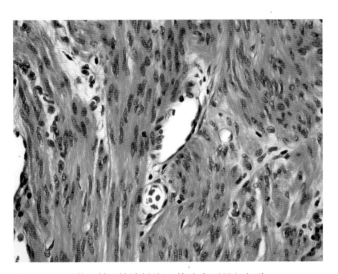

图 4.15.9　淋巴管 / 静脉扩张　管腔内可见红细胞

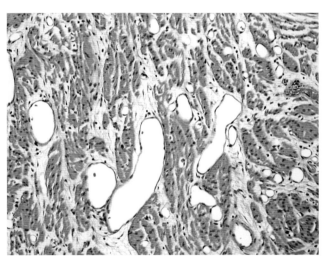

图 4.15.10　淋巴管 / 静脉扩张　血管内壁不含可见于腺瘤样瘤的嗜酸性内衬细胞

	腺瘤样瘤	脂肪平滑肌瘤
年龄	育龄期	最常见于绝经前或围绝经期
部位	子宫肌层，也见于阔韧带、附件软组织和输卵管	子宫
症状	无特殊症状，通常因其他原因在子宫切除标本中偶然发现	无症状、月经过多或盆腔痛 / 压迫症状
体征	无特殊体征；通常因其他原因在子宫切除标本中偶然发现；通常很小，但也可形成大包块	临床检查可见子宫增大，子宫肌层内有肉眼可见包块（偶尔呈黄色）
病因学	间皮肿瘤	平滑肌瘤伴脂肪细胞分化
组织学	1. 局限性病变，但可有不规则边界 2. 囊性扩张的小管增生，小管穿入平滑肌束之间 *（图 4.16.1~4.16.3）* 3. 小管内衬单层扁平至矮立方形嗜酸性细胞 *（图 4.16.4）* 4. 可见小的细胞质空泡 5. 稀薄的细胞质丝穿透管腔 6. 圆形至扁平的细胞核 7. 间质内可见淋巴细胞聚集 *（图 4.16.5）*	1. 边界清楚 2. 伴有束状结构的普通型（梭形细胞型）平滑肌瘤背景中可见脂肪细胞成分，脂肪样细胞被分隔或束状聚集 *（图 4.16.6~4.16.8）* 3. 脂肪细胞成分未见明显嗜酸性内衬细胞 *（图 4.16.9）* 4. 偶见细胞质空泡 5. 在两个背靠背的脂肪细胞之间可见稀薄的细胞质丝 *（图 4.16.10）* 6. 细胞核内衬的脂肪细胞成分不明显 7. 无淋巴细胞聚集，但偶尔平滑肌瘤可有炎性成分
特殊检查	● CK 在小管中呈阳性 ● calretinin 在小管中弥漫性表达 ● SMA/desmin 在小管中呈阴性（在肌层平滑肌束中呈阳性）	● CK 在小管中呈阳性 ● calretinin 无弥漫性表达 ● SMA/desmin 在平滑肌成分中呈阳性 ● S100 在脂肪细胞中呈阳性
治疗	子宫肌瘤切除或子宫切除	子宫肌瘤切除或子宫切除
预后	良性	良性

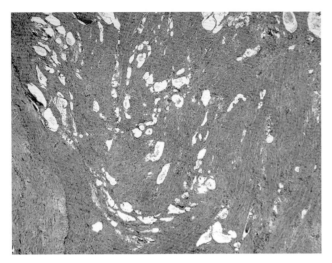

图 4.16.1　腺瘤样瘤　在低倍镜下的组织学表现可与脂肪平滑肌瘤有重叠

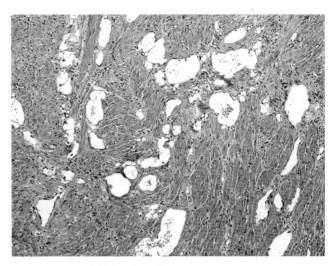

图 4.16.2　腺瘤样瘤　伴小管增生

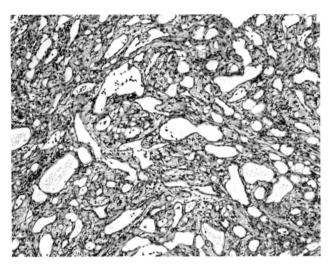

图 4.16.3　腺瘤样瘤　显示明显拥挤的小管

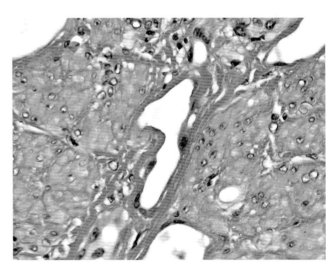

图 4.16.4　腺瘤样瘤　小管内衬一层明显的嗜酸性扁平细胞

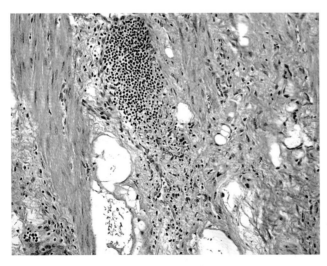

图 4.16.5　腺瘤样瘤　伴淋巴细胞聚集

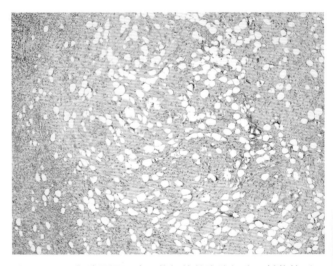

图 4.16.6　脂肪平滑肌瘤　伴拥挤的脂肪细胞。低倍镜下，其形态类似腺瘤样瘤

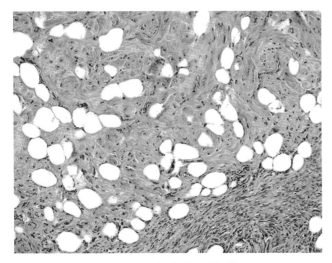

图 4.16.7　**脂肪平滑肌瘤**　伴大量脂肪细胞

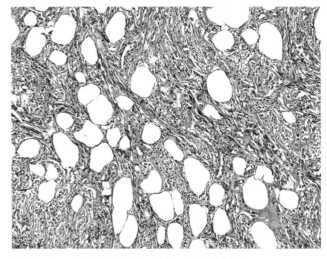

图 4.16.8　**脂肪平滑肌瘤**　伴富于细胞性间质

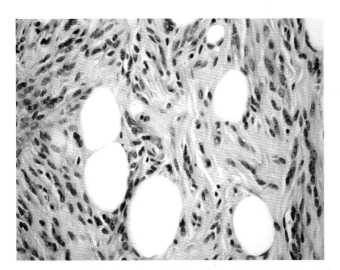

图 4.16.9　**脂肪平滑肌瘤**　脂肪细胞缺乏腺瘤样瘤中明显的嗜酸性扁平细胞层

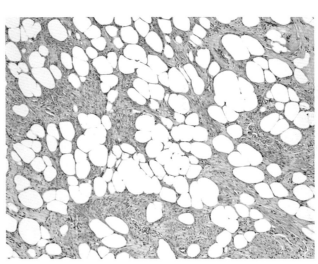

图 4.16.10　**脂肪平滑肌瘤**　背靠背的脂肪细胞类似腺瘤样瘤中桥接的细胞质丝

4.17 非典型息肉样腺肌瘤（APA）与浸润性 FIGO 1 级子宫内膜样癌伴鳞状上皮化生

	非典型息肉样腺肌瘤（APA）	浸润性 FIGO 1 级子宫内膜样癌伴鳞状上皮化生
年龄	平均年龄 40 岁	平均年龄 59~63 岁
部位	子宫内膜，常累及子宫下段	子宫内膜
症状	阴道出血	阴道出血
体征	宫腔镜检查中可见息肉样包块	在部分晚期病例中可有盆腔包块，在宫腔镜检查或大体标本中可见息肉样包块
病因学	由良性（非典型）腺体和良性间质成分组成的双相性病变	由雌激素刺激的细胞增生演变为癌
组织学	1. 肌瘤或肌纤维瘤样间质内的腺体（图 4.17.1~4.17.3） 2. 腺体可呈小叶状结构（图 4.17.4） 3. 腺体拥挤类似增生，但腺体间可见肌瘤/肌纤维瘤样间质；通常无融合性（筛状或乳头状）生长；但局灶性 FIGO 1 级子宫内膜样癌可源于并局限于少数 APA（图 4.17.5） 4. 细胞学非典型性可明确或不明确（图 4.17.6） 5. 鳞状上皮桑葚样化生（特征）（图 4.17.7）	1. 腺体可能与促结缔组织增生性间质形成有关（图 4.17.8） 2. 无小叶状结构，子宫肌层内腺体杂乱排列（图 4.17.9） 3. 其他区域通常可见融合性（筛状或乳头状）生长（图 4.17.10） 4. 通常呈细胞学非典型性，但腺体貌似温和 5. 部分病例可见鳞状上皮桑葚样化生
特殊检查	● 免疫组化无鉴别诊断价值	● 免疫组化无鉴别诊断价值
治疗	子宫切除或息肉切除，应评估（非息肉性）子宫内膜背景发生增生或子宫内膜样癌的相关风险	治疗方式取决于分期及其他危险因素，包括观察、子宫和双侧输卵管-卵巢切除、分期手术、化疗伴（或不伴）放疗
预后	良性，但患者发生子宫内膜样癌的风险增加（降低）	取决于分期及其他危险因素

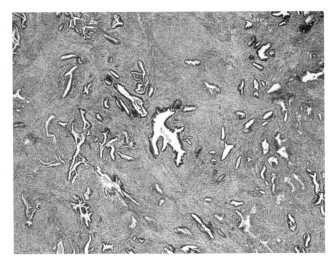

图 4.17.1　非典型息肉样腺肌瘤（APA）　肌纤维瘤样间质内腺体拥挤，类似浸润癌

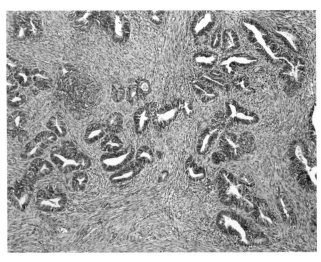

图 4.17.2　非典型息肉样腺肌瘤（APA）　伴有类似 FIGO1 级子宫内膜样癌的结构特征

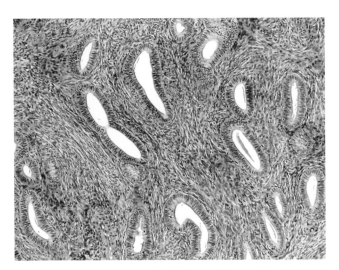

图 4.17.3　非典型息肉样腺肌瘤（APA）　显示肌纤维瘤样间质

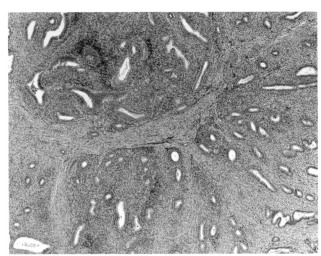

图 4.17.4　非典型息肉样腺肌瘤（APA）　显示小叶状结构

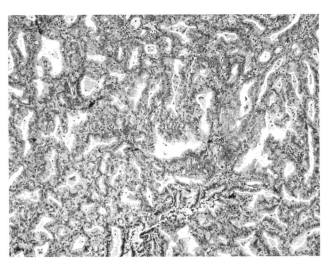

图 4.17.5　非典型息肉样腺肌瘤（APA）　FIGO 1 级子宫内膜样癌发生并局限于 APA 内，本视野中未显示 APA

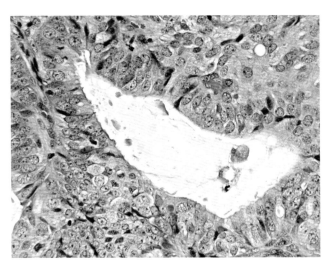

图 4.17.6　非典型息肉样腺肌瘤（APA）　显示类似非典型增生的细胞学非典型性

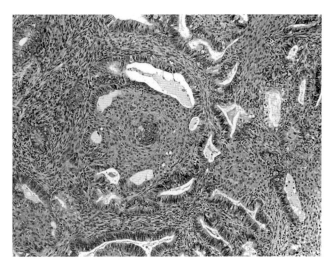

图 4.17.7 非典型息肉样腺肌瘤（APA） 伴鳞状上皮桑葚样化生（中心最为明显）

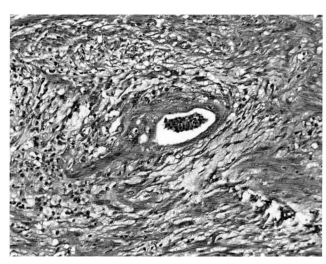

图 4.17.8 FIGO 1 级子宫内膜样癌伴鳞状上皮化生 显示 MELF（微囊型、拉长型、碎片型）腺样结构

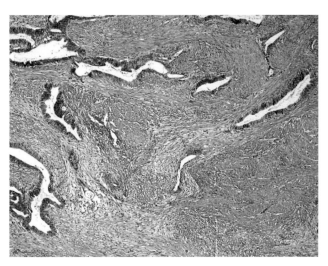

图 4.17.9 FIGO 1 级子宫内膜样癌伴鳞状上皮化生 在变性间质中杂乱排列的腺体

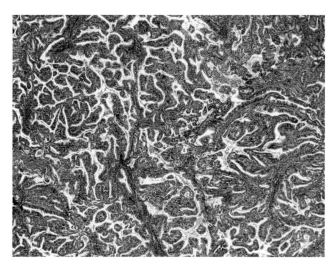

图 4.17.10 FIGO 1 级子宫内膜样癌伴鳞状上皮化生 伴复杂的乳头状生长模式

	腺肉瘤	腺纤维瘤
年龄	通常发生于绝经后	通常发生于绝经后
部位	子宫	子宫内膜
症状	阴道出血	阴道出血
体征	盆腔包块，子宫内膜腔内肉眼可见包块，切面可见囊性成分	子宫内膜腔内息肉样病变
病因学	具有良性腺体和恶性间质成分的双相性肿瘤，比腺纤维瘤更为常见	具有良性腺体和良性间质成分的双相性肿瘤
组织学	1. 息肉样结构 2. 良性腺样成分（大小和形状不定），可见化生性改变 3. 腺体内有息肉样突起，伴有叶状或分叶状结构（*图 4.18.1*） 4. 腺体周围或上皮下间质聚集（*图 4.18.2 和 4.18.3*） 5. 间质成分的细胞数量不定，但一般来说，细胞增多（*图 4.18.3 和 4.18.4*） 6. 间质成分中的细胞可类似低级别子宫内膜间质肉瘤细胞或具有成纤维细胞样形态 7. 间质成分的非典型性从无到轻度不等（*图 4.18.5*） 8. 可见核分裂象（特别是在腺体周围或上皮下间质聚集区），但有丝分裂指数通常低（2~4/10 HFP）	1. 息肉样结构 2. 良性腺样成分（大小和形状不定），可见化生性改变（*图 4.18.6*） 3. 腺体内有息肉样突起，伴有叶状或分叶状结构（*图 4.18.7 和 4.18.8*） 4. 腺体周围或上皮下间质无聚集（*图 4.18.9*） 5. 间质成分的细胞数量不增多 6. 间质成分的细胞具有成纤维细胞样形态 7. 间质成分无非典型性（*图 4.18.10*） 8. 腺纤维瘤中无核分裂活性
特殊检查	● 免疫组化无鉴别诊断价值	● 免疫组化无鉴别诊断价值
治疗	子宫及双侧输卵管 – 卵巢切除	子宫切除或息肉切除
预后	取决于分期及其他危险因素，5 年生存率约为 80%	良性

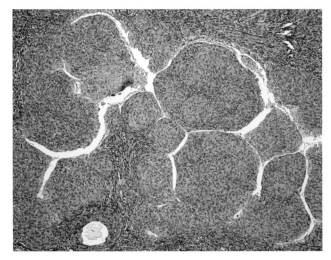

图 4.18.1 腺肉瘤 伴有叶状结构

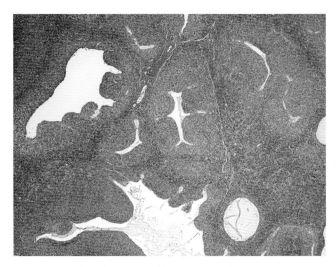

图 4.18.2 腺肉瘤 显示腺体周围间质聚集

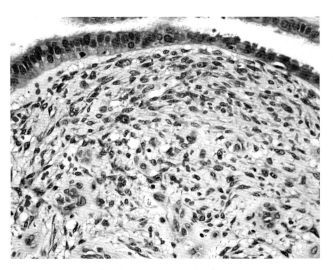

图 4.18.3 腺肉瘤 伴有上皮下间质聚集

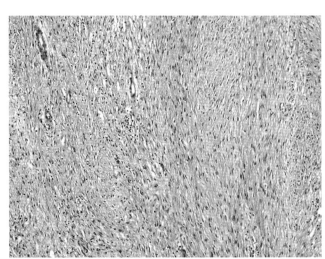

图 4.18.4 腺肉瘤 伴类似腺纤维瘤的细胞稀疏的间质

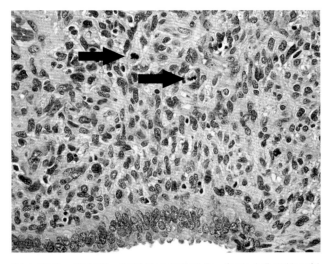

图 4.18.5 腺肉瘤 间质显示细胞丰富、轻度非典型性和低核分裂活性（箭头）

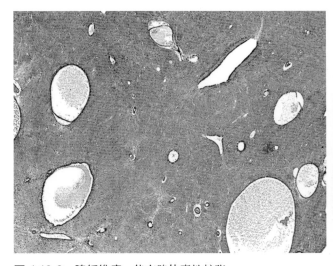

图 4.18.6 腺纤维瘤 伴有腺体囊性扩张

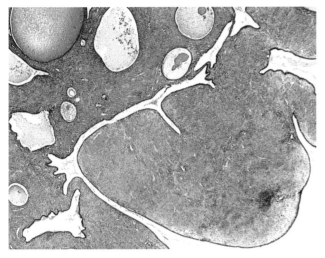

图 4.18.7　腺纤维瘤　伴叶状结构

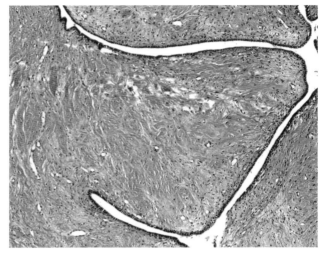

图 4.18.8　腺纤维瘤　伴叶状结构

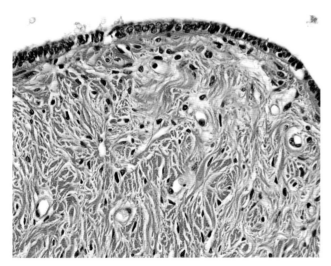

图 4.18.9　腺纤维瘤　无上皮下间质聚集

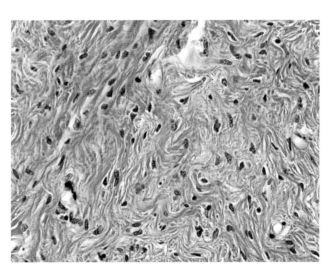

图 4.18.10　腺纤维瘤　间质中细胞稀少，缺乏非典型性和核分裂活性

	腺肉瘤	良性子宫内膜息肉
年龄	通常发生于绝经后	绝经前和绝经后
部位	子宫	子宫内膜
症状	阴道出血	阴道出血
体征	盆腔包块，子宫内膜腔内可见肉眼包块；切面可见囊性成分，通常大于 3 cm	子宫内膜腔内息肉样病变，通常小于 3 cm
病因学	具有良性腺体和恶性间质成分的双相性肿瘤，发病机制尚不清楚	发病机制被认为与雌激素刺激有关
组织学	1. 息肉样结构 2. 良性腺样成分（大小和形状不定），可有化生性改变（图 4.19.1） 3. 腺体内有息肉样突起，伴有叶状或分叶状结构（图 4.19.2 和 4.19.3） 4. 腺体周围或上皮下间质聚集（图 4.19.4） 5. 间质成分的细胞数量不定，但通常细胞增多 6. 间质成分中的细胞可类似低级别子宫内膜间质肉瘤细胞或具有成纤维细胞样形态 7. 间质成分的非典型性从无到轻度不等（图 4.19.5） 8. 可见核分裂象（特别是在腺体周围或上皮下间质聚集区），但有丝分裂指数通常低（2~4/10 HFP）	1. 息肉样结构（图 4.19.6） 2. 良性腺样成分（大小和形状不定），可有化生性改变 3. 少部分良性子宫内膜息肉可有发育不全的叶状结构，呈局灶性而非弥漫性分布（图 4.19.7 和 4.19.8） 4. 少部分良性子宫内膜息肉可有发育不全的腺体周围或上皮下间质聚集，呈局灶性而非弥漫性分布（图 4.19.7 和 4.19.8） 5. 间质成分的细胞数量不定，但通常细胞增多 6. 间质成分中的细胞可能具有成纤维细胞或子宫内膜基质的形态 7. 通常间质成分无非典型性细胞；一小部分子宫内膜息肉可以有非典型的（奇异的）细胞，细胞核增大，染色质模糊（没有核仁或核分裂活性）（图 4.19.9 和 4.19.10） 8. 通常无核分裂象，但一些良性子宫内膜息肉间质可以有核分裂活性
特殊检查	● 免疫组化无鉴别诊断价值	● 免疫组化无鉴别诊断价值
治疗	子宫及双侧输卵管 - 卵巢切除	息肉切除；对于某些具有类似腺肉瘤的特征的病例（但仅对该标本检查并不足以诊断），建议临床评估整个病变是否已被切除
预后	取决于分期及其他危险因素，5 年生存率约为 80%	良性

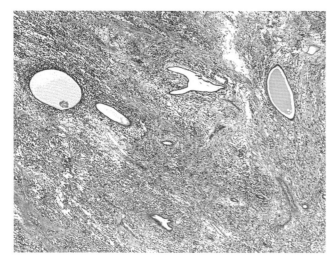

图 4.19.1　**腺肉瘤**　伴富于细胞性间质和囊性扩张的腺体

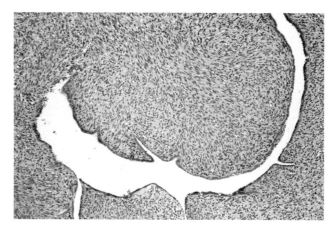

图 4.19.2　**腺肉瘤**　伴发育良好的叶状结构

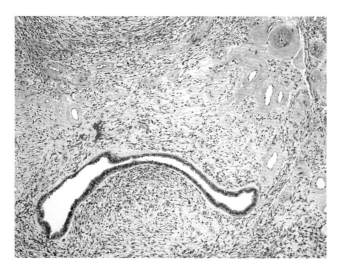

图 4.19.3　**腺肉瘤**　具有早期叶状结构

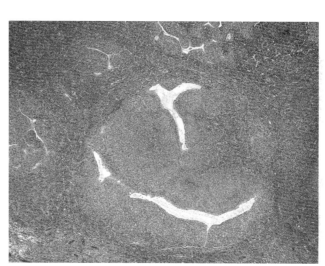

图 4.19.4　**腺肉瘤**　显示腺体周围间质聚集

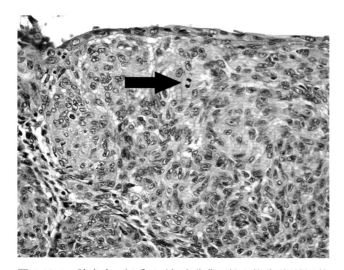

图 4.19.5　**腺肉瘤**　间质显示轻度非典型性和核分裂活性（箭头）

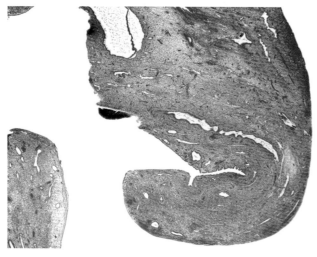

图 4.19.6　**良性子宫内膜息肉**　低倍镜下显示子宫内膜腺体和间质形成的息肉样碎片

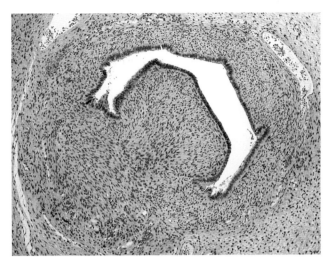

图 4.19.7   良性子宫内膜息肉   伴腺体周围间质聚集和腺体内息肉样突起，类似腺肉瘤的早期改变

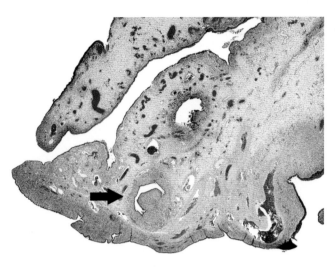

图 4.19.8   良性子宫内膜息肉   伴腺体周围间质聚集和腺体内息肉样突起，类似腺肉瘤的早期改变。这些综合表现仅在子宫内膜息肉的局部出现（箭头）（与图 4.19.7 为同一病例）

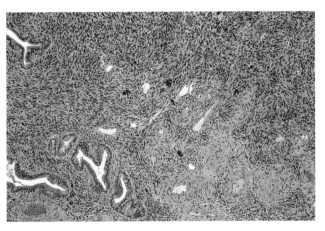

图 4.19.9   良性子宫内膜息肉   伴富于细胞性间质和局灶性奇异（合体细胞）性的非典型性（中心）

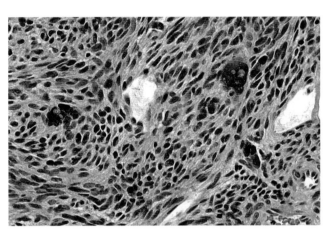

图 4.19.10   良性子宫内膜息肉   伴有奇异（合体细胞）性的非典型性（与图 4.19.9 为同一病例）。注意位于增大的非典型细胞核中的包涵体和模糊的染色质

	腺肉瘤伴肉瘤样过生长	MMMT
年龄	绝经后	绝经后
部位	子宫内膜，也可发生于女性生殖道外的其他部位	子宫内膜，也可发生于女性生殖道外的其他部位
症状	阴道出血	阴道出血
体征	子宫增大或有盆腔包块；大体标本中可见息肉样包块	子宫增大或有盆腔包块；在宫腔镜检查或大体标本中可见息肉样包块
病因学	双相上皮-间质性肿瘤，其中腺肉瘤中的肉瘤(低级别)成分发生高级别转化，导致在普通的腺肉瘤背景下出现高级别肉瘤	双相上皮-间质性肿瘤，其中肉瘤成分与癌成分具有相同的克隆，并被认为来自后者；常见 *TP53* 突变；少数 MMMT 被认为是由腺肉瘤进展而来的 *(图 4.20.6)*
组织学	1. 双相性肿瘤背景，由普通型腺肉瘤［良性上皮成分和恶性（低级别）间质成分］组成 *(图 4.20.1 和 4.20.2)* 2. 无癌成分 3. 额外的单纯性低分化肉瘤成分，伴高级别细胞核和高有丝分裂指数（整个肿瘤中过生长肉瘤成分的占比不定，但有些作者认为当单纯性肉瘤成分在肿瘤中的占比大于或等于 25% 时，可保留该诊断）；可以发生异源亚型 *(图 4.20.3~4.20.5)*	1. 双相性形态，伴有紧密混合的癌成分和肉瘤成分*(图 4.20.7 和 4.20.8)* 2. 高级别癌成分通常为浆液性、子宫内膜样或未分类型，也可见其他组织学类型的癌*(图 4.20.8 和 4.20.9)* 3. 高级别肉瘤成分（具有高级别细胞核和高有丝分裂指数）可为未分类型或特定亚型（如横纹肌肉瘤、软骨肉瘤等）*(图 4.20.8 和 4.20.10)*
特殊检查	● 免疫组化无鉴别诊断价值 ● p53 在上皮成分中无异常表达（完全无表达或弥漫性染色） ● p16 在上皮成分中无弥漫性表达 ● Ki-67 增殖指数在上皮成分中较低	● 免疫组化对评估肉瘤成分无价值 ● p53 在癌成分（如浆液性）中经常呈异常表达模式（完全无表达或弥漫性染色） ● p16 通常在癌成分（如浆液性成分）中呈弥漫性表达 ● Ki-67 增殖指数在癌成分中较高
治疗	无特异性治疗指南，应按照其他高级别子宫肉瘤进行治疗	治疗方式取决于分期和其他危险因素，包括子宫切除伴双侧输卵管-卵巢切除、分期手术、化疗伴（或不伴）放疗
预后	生存率低，类似 MMMT	5 年生存率为 30%~40%；取决于分期及其他危险因素

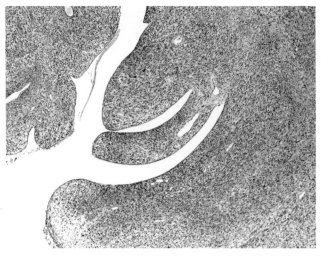

图 4.20.1　腺肉瘤伴叶状结构　源于腺肉瘤伴肉瘤样过生长（未显示高级别成分）

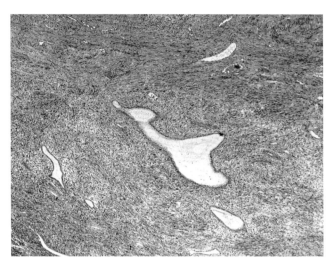

图 4.20.2　腺肉瘤伴良性腺样成分　源于腺肉瘤伴肉瘤样过生长（未显示高级别成分）

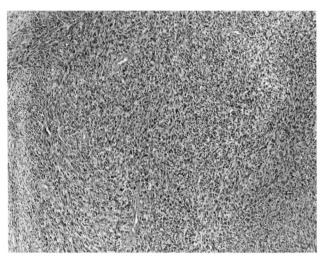

图 4.20.3　腺肉瘤伴肉瘤样过生长　显示成片分布的高级别肉瘤，无任何腺样成分

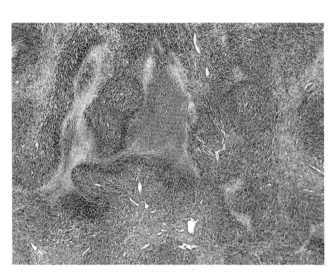

图 4.20.4　腺肉瘤　伴肉瘤样过生长和地图样坏死

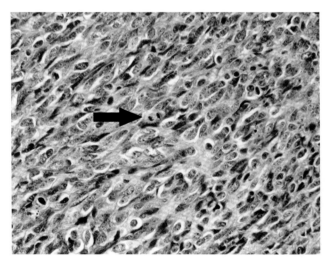

图 4.20.5　腺肉瘤伴肉瘤样过生长　可见高级别细胞核和高核分裂活性（箭头）

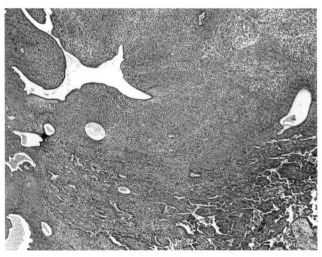

图 4.20.6　MMMT　病变位于本图右下，起源于腺肉瘤（左上）

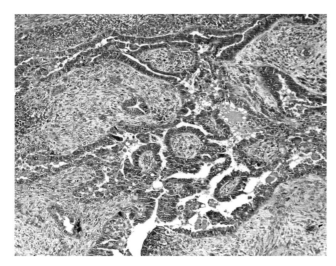

图 4.20.7　MMMT　可见恶性腺样和间质成分

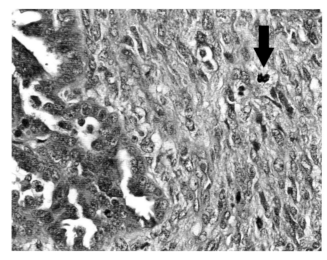

图 4.20.8　MMMT　显示具有核分裂活性的高级别腺样和间质成分（箭头）

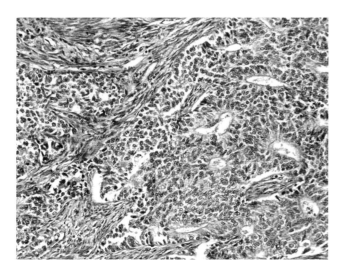

图 4.20.9　MMMT　本例的腺样成分由子宫内膜样癌组成

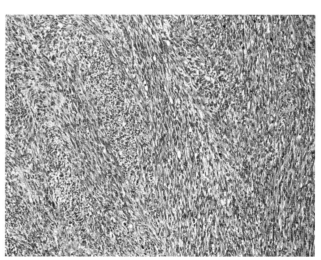

图 4.20.10　MMMT　本例的间质成分由具有梭形细胞分化的高级别肉瘤成分组成

	子宫动脉明胶微球栓塞	淋巴管 / 静脉扩张
年龄	大多发生于绝经前	任何年龄
部位	梗死性平滑肌瘤或非肿瘤性子宫肌层内的血管内间隙，偶见于阔韧带、卵巢门部血管、输卵管血管和子宫内膜	子宫肌层
症状	与子宫平滑肌瘤相关的典型症状，无由微球引起的特异性症状	取决于子宫切除的病因，偶见淋巴管 / 静脉扩张
体征	与子宫平滑肌瘤相关的典型临床和大体表现；与微球相关的特异性体征通常并不存在，但偶尔在子宫肌层壁内可见小的微球	取决于子宫切除的病因，偶见淋巴管 / 静脉扩张
病因学	用于栓塞子宫平滑肌瘤的血管内异物；当微球不在切片平面内时，其外观可以类似扩张的淋巴管 / 静脉	子宫肌层内淋巴管 / 静脉扩张，偶见于各种原因的子宫切除标本
组织学	1. 扩大的血管间隙（厚壁动脉和小口径血管一样）呈均一的圆形；当微球位于血管外时，囊性腔隙可成簇聚集在一起 *(图 4.21.1 和 4.21.2)* 2. 炎症反应，包括多核巨细胞，围绕在扩大的血管间隙周围 3. 在扩大的血管间隙中可见微球（平均直径为 0.43 mm）；扩大的血管间隙通常呈刚性形态，与微球的形状一致 *(图 4.21.3)*；微球呈圆形，形态均一，有淡染的嗜酸性外观，类似胶体 *(图 4.21.4)*；微球可出现折叠；有时只见微球碎片残留于主要空腔内 *(图 4.21.2 和 4.21.5)*	1. 淋巴管 / 静脉可扩张和拥挤 *(图 4.21.6 和 4.21.7)*，其大小和形状不一（通常并不像包含微球的均一的圆形空腔） 2. 通常没有相关炎症反应 3. 淋巴管 / 静脉可呈空心，或充满血清或血液 *(图 4.21.8)*
特殊检查	● 如果微球存在于血管内，PAS 组织化学染色可以突出显示微球（在微球周围边缘染色呈阳性）	● 如果微球不在血管内，特殊染色无鉴别诊断价值
治疗	没有对微球的特殊处理方法	无
预后	良性	良性

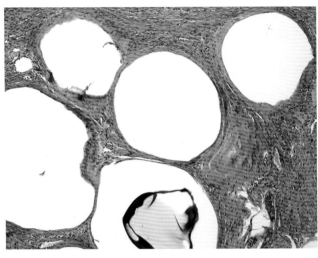

图 4.21.1 **子宫动脉明胶微球栓塞** 子宫肌层包含僵硬的空腔，其中大部分是空心的。局部可见残留的栓塞材料（中下）

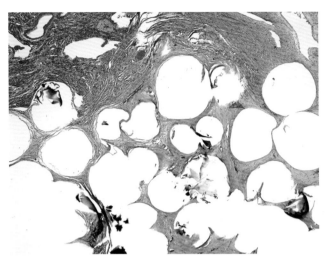

图 4.21.2 **子宫动脉明胶微球栓塞** 子宫肌层包含聚集在一起的僵硬空腔。这些空腔大部分是空心的，但局灶包含残留的栓塞材料

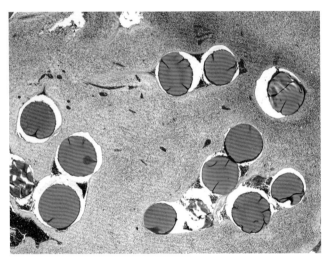

图 4.21.3 **子宫动脉明胶微球栓塞** 细胞性平滑肌瘤内可见大量完整的子宫动脉中栓塞的明胶微球

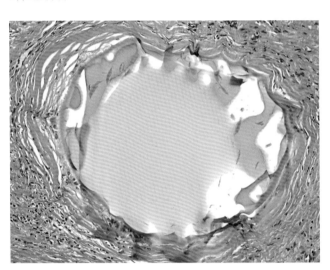

图 4.21.4 **子宫动脉明胶微球栓塞** 伴典型的形态学表现和相关的轻度炎症

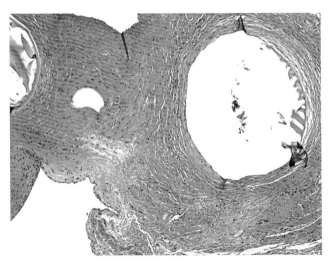

图 4.21.5 **子宫动脉明胶微球栓塞** 形成的带有碎片的扩张空腔

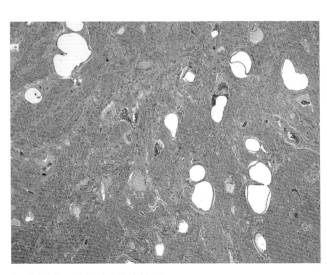

图 4.21.6 **淋巴管 / 静脉扩张**

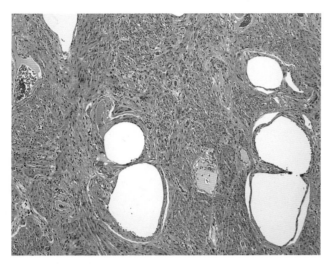

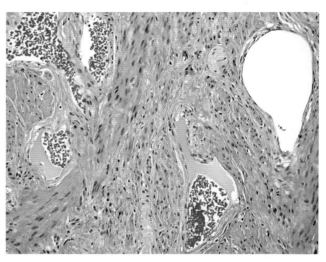

图 4.21.7　**淋巴管 / 静脉扩张**　类似子宫动脉明胶微球栓塞病例中见到的聚集性空腔

图 4.21.8　**淋巴管 / 静脉扩张**　含有血清（形态上类似子宫动脉中栓塞的明胶微球）和红细胞

参考文献

4.1 和 4.2

Bell SW, Kempson RL, Hendrickson MR. Problematic uterine smooth muscle neoplasms. A clinicopathologic study of 213 cases. Am J Surg Pathol. 1994;18:535–558.

Bennett JA, Lamb C, Young RH. Apoplectic leiomyomas: a morphologic analysis of 100 cases highlighting unusual features. Am J Surg Pathol. 2016;40:563–568.

Croce S, Young RH, Oliva E. Uterine leiomyomas with bizarre nuclei: a clinicopathologic study of 59 cases. Am J Surg Pathol. 2014;38:1330–1339.

Kempson RL, Hendrickson MR. Smooth muscle, endometrial stromal, and mixed Müllerian tumors of the uterus. Mod Pathol. 2000;13:328–342.

Ly A, Mills AM, McKenney JK, et al. Atypical leiomyomas of the uterus: a clinicopathologic study of 51 cases. Am J Surg Pathol. 2013;37:643–649.

Myles JL, Hart WR. Apoplectic leiomyomas of the uterus. A clinicopathologic study of five distinctive hemorrhagic leiomyomas associated with oral contraceptive usage. Am J Surg Pathol. 1985;9:798–805.

4.3

Carr RJ, Hui P, Buza N. Intravenous leiomyomatosis revisited: an experience of 14 cases at a single medical center. Int J Gynecol Pathol. 2015;34:169–176.

Clement PB, Young RH, Scully RE. Intravenous leiomyomatosis of the uterus. A clinicopathological analysis of 16 cases with unusual histologic features. Am J Surg Pathol. 1988;12:932–945.

Du J, Zhao X, Guo D, et al. Intravenous leiomyomatosis of the uterus: a clinicopathologic study of 18 cases, with emphasis on early diagnosis and appropriate treatment strategies. Hum Pathol. 2011;42:1240–1246.

Mulvany NJ, Slavin JL, Ostör AG, et al. Intravenous leiomyomatosis of the uterus: a clinicopathologic study of 22 cases. Int J Gynecol Pathol. 1994;13:1–9.

Norris HJ, Parmley T. Mesenchymal tumors of the uterus. V. Intravenous leiomyomatosis. A clinical and pathologic study of 14 cases. Cancer. 1975;36:2164–2178.

Roth LM, Reed RJ. Dissecting leiomyomas of the uterus other than cotyledonoid dissecting leiomyomas: a report of eight cases. Am J Surg Pathol. 1999;23:1032–1039.

Roth LM, Reed RJ, Sternberg WH. Cotyledonoid dissecting leiomyoma of the uterus. The Sternberg tumor. Am J Surg Pathol. 1996;20:1455–1461.

4.4

Kurman RJ, Norris HJ. Mesenchymal tumors of the uterus. VI. Epithelioid smooth muscle tumors including leiomyoblastoma and clear-cell leiomyoma: a clinical and pathologic analysis of 26 cases. Cancer. 1976;37:1853–1865.

Prayson RA, Goldblum JR, Hart WR. Epithelioid smooth-muscle tumors of the uterus: a clinicopathologic study of 18 patients. Am J Surg Pathol. 1997;21:383–391.

4.5

Dionigi A, Oliva E, Clement PB, et al. Endometrial stromal nodules and endometrial stromal tumors with limited infiltration: a clinicopathologic study of 50 cases. Am J Surg Pathol. 2002;26:567–581.

Oliva E, Clement PB, Young RH, et al. Mixed endometrial stromal and smooth muscle tumors of the uterus: a clinicopathologic study of 15 cases. Am J Surg Pathol. 1998;22:997–1005.

Oliva E, Young RH, Amin MB, et al. An immunohistochemical analysis of endometrial stromal and smooth muscle tumors of the uterus: a study of 54 cases emphasizing the importance of using a panel because of overlap in immunoreactivity for individual antibodies. Am J Surg Pathol. 2002;26:403–412.

Oliva E, Young RH, Clement PB, et al. Cellular benign mesenchymal tumors of the uterus. Comparative morphologic and immunohistochemical analysis of 33 highly cellular leiomyomas and six endometrial stromal nodules, two frequently confused tumors. Am J Surg Pathol. 1995;19:757–768.

Tavassoli FA, Norris HJ. Mesenchymal tumours of the uterus. VII. A clinicopathological study of 60 endometrial stromal nodules. Histopathology. 1981;5:1–10.

4.6

Chang KL, Crabtree GS, Lim-Tan SK, et al. Primary uterine endometrial stromal neoplasms. A clinicopathologic study of 117 cases. Am J Surg Pathol. 1990;14:415–438.

Conklin CM, Longacre TA. Endometrial stromal tumors: the new WHO classification. Adv Anat Pathol. 2014;21:383–393.

Dionigi A, Oliva E, Clement PB, et al. Endometrial stromal nodules and endometrial stromal tumors with limited infiltration: a clinicopathologic study of 50 cases. Am J Surg Pathol. 2002;26: 567–581.

Lee CH, Nucci MR. Endometrial stromal sarcoma—the new genetic paradigm. Histopathology. 2015;67:1–19.

4.7~4.9

Clement PB. The pathology of endometriosis: a survey of the many faces of a common disease emphasizing diagnostic pitfalls and unusual and newly appreciated aspects. Adv Anat Pathol. 2007;14:241–260.

Clement PB, Scully RE. Endometrial stromal sarcomas of the uterus with extensive endometrioid glandular differentiation: a report of three cases that caused problems in differential diagnosis. Int J Gynecol Pathol. 1992;11:163–173.

Clement PB, Scully RE. Mullerian adenosarcoma of the uterus: a clinicopathologic analysis of 100 cases with a review of the literature. Hum Pathol. 1990;21:363–381.

Goldblum JR, Clement PB, Hart WR. Adenomyosis with sparse glands. A potential mimic of low-grade endometrial stromal sarcoma. Am J Clin Pathol. 1995;103:218–223.

McCluggage WG, Ganesan R, Herrington CS. Endometrial stromal sarcomas with extensive endometrioid glandular differentiation: report of a series with emphasis on the potential for misdiagnosis and discussion of the differential diagnosis. Histopathology. 2009;54:365–373.

4.10

Conklin CM, Longacre TA. Endometrial stromal tumors: the new WHO classification. Adv Anat Pathol. 2014;21:383–393.

Kurihara S, Oda Y, Ohishi Y, et al. Endometrial stromal sarcomas and related high-grade sarcomas: immunohistochemical and molecular genetic study of 31 cases. Am J Surg Pathol. 2008;32:1228–1238.

Lee CH, Ali RH, Rouzbahman M, et al. Cyclin D1 as a diagnostic immunomarker for endometrial stromal sarcoma with YWHAEFAM22 rearrangement. Am J Surg Pathol. 2012;36:1562–1570.

Lee CH, Mariño-Enriquez A, Ou W, et al. The clinicopathologic features of YWHAE-FAM22 endometrial stromal sarcomas: a histologically high-grade and clinically aggressive tumor. Am J Surg Pathol. 2012;36:641–653.

Lee CH, Nucci MR. Endometrial stromal sarcoma—the new genetic paradigm. Histopathology. 2015;67:1–19.

Sciallis AP, Bedroske PP, Schoolmeester JK, et al. High-grade endometrial stromal sarcomas: a clinicopathologic study of a group of tumors with heterogenous morphologic and genetic features. Am J Surg Pathol. 2014;38:1161–1172.

4.11

Clement PB, Scully RE. Uterine tumors resembling ovarian sex-cord tumors. A clinicopathologic analysis of fourteen cases. Am J Clin Pathol. 1976;66:512–525.

Czernobilsky B.Uterine tumors resembling ovarian sex cord tumors: an update. Int J Gynecol Pathol. 2008;27:229–235.

de Leval L, Lim GS, Waltregny D, et al. Diverse phenotypic profile of uterine tumors resembling ovarian sex cord tumors: an immunohistochemical study of 12 cases. Am J Surg Pathol. 2010;34:1749–1761.

Irving JA, Carinelli S, Prat J. Uterine tumors resembling ovarian sex cord tumors are polyphenotypic neoplasms with true sex cord differentiation. Mod Pathol. 2006;19:17–24.

4.12

Folpe AL, Mentzel T, Lehr HA, et al. Perivascular epithelioid cell neoplasms of soft tissue and gynecologic origin: a clinicopathologic study of 26 cases and review of the literature. Am J Surg Pathol. 2005;29:1558–1575.

Schoolmeester JK, Dao LN, Sukov WR, et al. TFE3 translocation-associated perivascular epithelioid cell neoplasm (PEComa) of the gynecologic tract: morphology, immunophenotype, differential diagnosis. Am J Surg Pathol. 2015;39:394–404.

Schoolmeester JK, Howitt BE, Hirsch MS, et al. Perivascular epithelioid cell neoplasm (PEComa) of the gynecologic tract: clinicopathologic and immunohistochemical characterization of 16 cases. Am J Surg Pathol. 2014;38:176–188.

Vang R, Kempson RL. Perivascular epithelioid cell tumor ('PEComa') of the uterus: a subset of HMB-45-positive epithelioid mesenchymal neoplasms with an uncertain relationship to pure smooth muscle tumors. Am J Surg Pathol. 2002;26:1–13.

4.13

Gyure KA, Hart WR, Kennedy AW. Lymphangiomyomatosis of the uterus associated with tuberous sclerosis and malignant neoplasia of the female genital tract: a report of two cases. Int J Gynecol Pathol. 1995;14:344–351.

Lim GS, Oliva E. The morphologic spectrum of uterine PEC-cell associated tumors in a patient with tuberous sclerosis. Int J Gynecol Pathol. 2011;30:121–128.

Longacre TA, Hendrickson MR, Kapp DS, et al. Lymphangioleiomyomatosis of the uterus simulating high-stage endometrial stromal sarcoma. Gynecol Oncol. 1996;63:404–410.

4.14

Burch DM, Tavassoli FA. Myxoid leiomyosarcoma of the uterus. Histopathology. 2011;59:1144–1155.

Fuehrer NE, Keeney GL, Ketterling RP, et al. ALK-1 protein expression and ALK gene rearrangements aid in the diagnosis of inflammatory myofibroblastic tumors of the female genital tract. Arch Pathol Lab Med. 2012;136:623–626.

King ME, Dickersin GR, Scully RE. Myxoid leiomyosarcoma of the uterus. A report of six cases. Am J Surg Pathol. 1982;6:589–598.

Parra-Herran C, Quick CM, Howitt BE, et al. Inflammatory myofibroblastic tumor of the uterus: clinical and pathologic review of 10 cases including a subset with aggressive clinical course. Am J Surg Pathol. 2015;39:157–168.

Parra-Herran C, Schoolmeester JK, Yuan L, et al. Myxoid leiomyosarcoma of the uterus: a clinicopathologic analysis of 30 cases and review of the literature with reappraisal of its distinction from other uterine myxoid mesenchymal neoplasms. Am J Surg Pathol. 2016;40:285–301.

Rabban JT, Zaloudek CJ, Shekitka KM, et al. Inflammatory myofibroblastic tumor of the uterus: a clinicopathologic study of 6 cases emphasizing distinction from aggressive mesenchymal tumors. Am J Surg Pathol. 2005;29:1348–1355.

4.15 和 4.16

Nogales FF, Isaac MA, Hardisson D, et al. Adenomatoid tumors of the uterus: an analysis of 60 cases. Int J Gynecol Pathol. 2002;21:34–40.

Wang X, Kumar D, Seidman JD. Uterine lipoleiomyomas: a clinicopathologic study of 50 cases. Int J Gynecol Pathol. 2006;25:239–242.

4.17

Longacre TA, Chung MH, Rouse RV, et al. Atypical polypoid adenomyofibromas (atypical polypoid adenomyomas) of the uterus. A clinicopathologic study of 55 cases. Am J Surg Pathol. 1996;20:1–20.

Young RH, Treger T, Scully RE. Atypical polypoid adenomyoma of the uterus. A report of 27 cases. Am J Clin Pathol. 1986;86:139–145.

4.18 和 4.19

Clement PB, Scully RE. Mullerian adenosarcoma of the

uterus: a clinicopathologic analysis of 100 cases with a review of the literature. Hum Pathol. 1990;21:363–381.

Gallardo A, Prat J. Mullerian adenosarcoma: a clinicopathologic and immunohistochemical study of 55 cases challenging the existence of adenofibroma. Am J Surg Pathol. 2009;33:278–288.

Howitt BE, Quade BJ, Nucci MR. Uterine polyps with features overlapping with those of Müllerian adenosarcoma: a clinicopathologic analysis of 29 cases emphasizing their likely benign nature. Am J Surg Pathol. 2015;39:116–126.

Soslow RA, Ali A, Oliva E. Mullerian adenosarcomas: an immunophenotypic analysis of 35 cases. Am J Surg Pathol. 2008;32: 1013–1021.

Tai LH, Tavassoli FA. Endometrial polyps with atypical (bizarre) stromal cells. Am J Surg Pathol. 2002;26:505–509.

Zaloudek CJ, Norris HJ. Adenofibroma and adenosarcoma of the uterus: a clinicopathologic study of 35 cases. Cancer. 1981;48:354–366.

4.20

Clement PB. Müllerian adenosarcomas of the uterus with sarcomatous overgrowth. A clinicopathological analysis of 10 cases. Am J Surg Pathol. 1989;13:28–38.

Krivak TC, Seidman JD, McBroom JW, et al. Uterine adenosarcoma with sarcomatous overgrowth versus uterine carcinosarcoma: comparison of treatment and survival. Gynecol Oncol. 2001;83:89–94.

Seidman JD, Chauhan S. Evaluation of the relationship between adenosarcoma and carcinosarcoma and a hypothesis of the histogenesis of uterine sarcomas. Int J Gynecol Pathol. 2003;22:75–82.

4.21

Dundr P, Mára M, Masková J, et al. Pathological findings of uterine leiomyomas and adenomyosis following uterine artery embolization. Pathol Res Pract. 2006;202:721–729.

Maleki Z, Kim HS, Thonse VR, et al. Uterine artery embolization with trisacryl gelatin microspheres in women treated for leiomyomas: a clinicopathologic analysis of alterations in gynecologic surgical specimens. Int J Gynecol Pathol. 2010;29:260–268.

Weichert W, Denkert C, Gauruder-Burmester A, et al. Uterine arterial embolization with tris-acryl gelatin microspheres: a histopathologic evaluation. Am J Surg Pathol. 2005;29:955–961.

第四章　子宫体（单纯间质及混合性上皮－间质病变）

第五章

卵巢

5.1 非典型增生性/交界性浆液性肿瘤（APST/SBT）与非浸润性低级别浆液性癌（LGSC）/非侵袭性微乳头状浆液性癌

5.2 非典型增生性/交界性浆黏液性肿瘤（APSMT）与低级别浆黏液性癌

5.3 APST/SBT自体种植与APST/SBT伴微浸润/微浸润癌

5.4 APST/SBT累及淋巴结与淋巴结子宫内膜异位

5.5 侵袭性LGSC，大乳头型与浆液性腺纤维瘤/囊腺纤维瘤

5.6 高级别浆液性癌（HGSC）与LGSC

5.7 HGSC伴APST样结构与APST/SBT

5.8 HGSC与MMMT

5.9 HGSC与高级别子宫内膜样癌

5.10 非典型增生性（交界性）黏液性肿瘤（APMT）与APMT伴上皮内癌

5.11 APMT伴微浸润与APMT伴腺体破裂

5.12 APMT，肠型与原发性卵巢浸润性黏液癌

5.13 非典型增生性（交界性）子宫内膜样肿瘤（APET）与FIGO 1级子宫内膜样癌

5.14 子宫内膜样癌与转移性结肠癌

5.15 子宫内膜样癌与原发性卵巢黏液癌

5.16 子宫内膜样癌，支持细胞样变异与支持细胞瘤

5.17 子宫内膜样癌伴梭形鳞状上皮成分与MMMT

5.18 子宫内膜样癌与成人型颗粒细胞瘤

5.19 具有分泌特征的子宫内膜样癌与卵黄囊（内胚窦）瘤

5.20 透明细胞癌与卵黄囊（内胚窦）瘤

5.21 APST/SBT与透明细胞癌伴乳头状结构

5.22 HGSC伴透明细胞与透明细胞癌

5.23 腺纤维瘤样透明细胞癌与支持细胞瘤

5.24 良性布伦纳瘤与非典型增生性（交界性）布伦纳瘤

5.25 非典型增生性（交界性）布伦纳瘤与恶性布伦纳瘤

5.26 低级别未成熟性畸胎瘤与成熟性囊性畸胎瘤伴未成熟神经管

5.27 恶性性索-间质肿瘤（成人型颗粒细胞瘤/低分化支持—间质细胞瘤/未分类性索-间质肿瘤）与细胞性纤维瘤

5.28 成人型颗粒细胞瘤与支持—间质细胞瘤

5.29 黄素化成人型颗粒细胞瘤与卵泡膜细胞瘤

5.30 假乳头状成人型颗粒细胞瘤与HGSC伴移行细胞样变异

5.31 囊性成人型颗粒细胞瘤与卵泡囊肿

5.32 幼年型颗粒细胞瘤（JGCT）与高钙血症型小细胞癌

5.33 假性子宫内膜样高分化支持-间质细胞瘤与子宫内膜样癌

5.34 支持细胞瘤与卵巢原发性类癌

5.35 环状小管性索肿瘤（SCTAT）与微滤泡型成人型颗粒细胞瘤

5.36 类固醇（脂质）细胞瘤与无性细胞瘤

5.37 高钙血症型小细胞癌与卵巢原发性弥漫大B细胞淋巴瘤

5.38 转移性子宫内膜起源的子宫内膜样腺癌与卵巢原发性子宫内膜样癌

5.39 转移性结肠黏液癌与原发性卵巢黏液癌

5.40 普通型转移性宫颈腺癌与APMT伴上皮内癌

5.41 转移性胰腺癌与APMT

5.42 转移性乳腺癌与子宫内膜样癌

5.43 转移性宫颈非HPV相关性腺癌（包括恶性腺瘤/微偏腺癌）与APMT

5.44 低级别阑尾黏液性肿瘤继发性累及卵巢与APMT

5.45 子宫内膜异位囊肿伴上皮非典型性与子宫内膜囊肿伴早期透明细胞癌［包括非典型增生性透明细胞肿瘤（囊性型）伴上皮内癌］

5.46 妊娠黄体瘤与类固醇（脂质）细胞瘤

5.47 间质卵泡膜细胞增生症与转移性印戒细胞癌

	非典型增生性 / 交界性浆液性肿瘤（APST/SBT）	非浸润性低级别浆液性癌（LGSC）/ 非侵袭性微乳头状浆液性癌
年龄	平均年龄 49 岁	平均年龄 54 岁
部位	卵巢内伴或不伴表面外生性成分，可能局限于卵巢表面	卵巢内伴或不伴表面外生性成分，可能局限于卵巢表面
症状	无特殊症状，可有非特异性盆腔痛或泌尿系统症状	无特殊症状，可有非特异性的盆腔痛、腹围增大、腹胀、早饱
体征	盆腔 / 附件包块	盆腔 / 附件包块
病因学	尚不明确；常起源于浆液性病变，可能起源于输卵管上皮植入；*KRAS* 和 *BRAF* 突变	从 APST 以缓慢、逐步的方式进化，与 *BRAF / KRAS* 突变有关
组织学	1. 囊内和外生性生长 2. 多级分支、簇状生长、显著的脱落细胞簇；可见部分微乳头，但数量不如非侵袭性 LGSC；无浸润（*图 5.1.1~5.1.4*） 3. 输卵管型上皮，常呈纤毛状，局灶性锯齿状或致密嗜酸性细胞质（*图 5.1.5*）；轻度细胞学非典型性；可见砂粒体；可见细胞外黏液 4. 12% 的病例有非浸润性腹膜种植；1% 的病例有浸润性种植；有外生性成分的患者更常合并种植（见第六章）	1. 囊内和外生性生长 2. 无多级分支，伴有丰富的微乳头（长度至少是宽度的 5 倍），水母样形态（*图 5.1.6 和 5.1.7*）；乳头融合伴筛状结构（*图 5.1.8 和 5.1.9*）；APST 成分通常存在（区别于 APST 的定量标准：不伴 APST 种植病灶的单纯非侵袭性 LGSC 区最大范围必须测量至少 5 mm）；无浸润 3. 输卵管型上皮，可呈纤毛状；上皮细胞呈轻度至中度非典型性，可见突出的小核仁（*图 5.1.9 和 5.1.10*）；常见砂粒体；可见细胞外黏液（*图 5.1.10*） 4. 常见腹膜种植，且多数为浸润性（见第六章）
特殊检查	● 无鉴别诊断价值	● 无鉴别诊断价值
治疗	根据分期行输卵管 – 卵巢切除术	TAH–BSO，全面分期手术伴（或不伴）减瘤手术；化疗无效
预后	如病变局限于卵巢（例如，无相关的腹膜种植），则为良性；非浸润性种植者进展为侵袭性 LGSC 的风险约为 16%	如局限于卵巢，生存率大于 95%；如有浸润性腹膜种植（例如，LGSC 累及腹膜），Ⅱ 期和 Ⅲ 期患者的 5 年和 10 年生存率分别约为 75% 和 45%

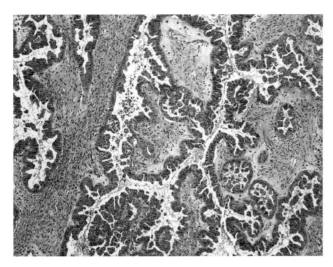

图 5.1.1   非典型增生性 / 交界性浆液性肿瘤（APST/SBT）伴有多级分支、簇状生长和脱落的细胞簇

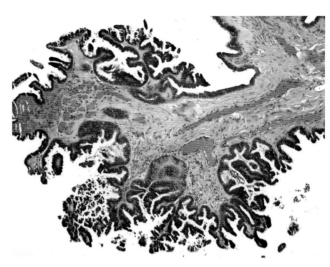

图 5.1.2   非典型增生性 / 交界性浆液性肿瘤（APST/SBT）伴有多级分支、脱落的细胞簇和明显的脱落的大乳头

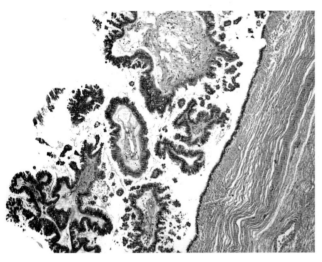

图 5.1.3   非典型增生性 / 交界性浆液性肿瘤（APST/SBT）囊内型，囊壁右侧内衬单层良性浆液性上皮

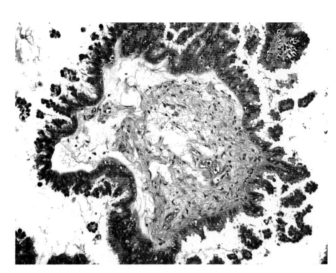

图 5.1.4   非典型增生性 / 交界性浆液性肿瘤（APST/SBT）内衬纤毛柱状上皮，可见脱落的单个细胞及游离的细胞团

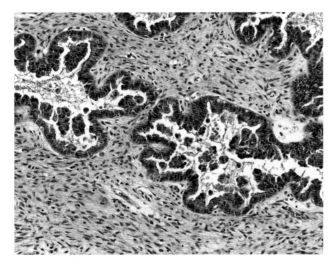

图 5.1.5   非典型增生性 / 交界性浆液性肿瘤（APST/SBT）伴脱落的非典型细胞簇

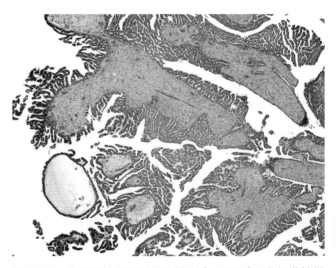

图 5.1.6   非浸润性低级别浆液性癌（LGSC）/ 非侵袭性微乳头状浆液性癌   交界性浆液性肿瘤伴有微乳头特征，低倍镜下显示弥漫性微乳头结构伴有水母样形态

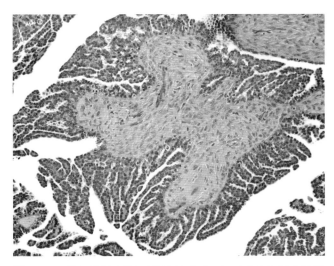

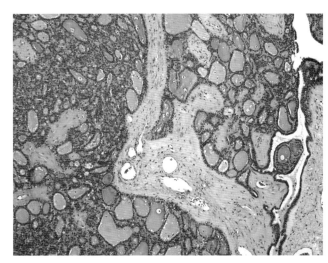

图 5.1.7　非浸润性低级别浆液性癌（LGSC）/ 非侵袭性微乳头状浆液性癌　浆液性交界性肿瘤伴微乳头结构，大乳头含细长的微乳头状突起（水母样形态）。与图 5.1.6 为同一病例，高倍视野

图 5.1.8　非浸润性低级别浆液性癌（LGSC）/ 非侵袭性微乳头状浆液性癌　筛状型，SBT 具有微乳头结构和筛状结构

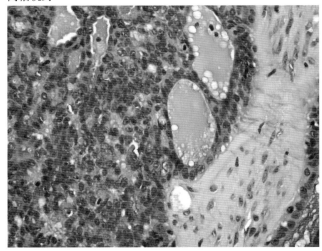

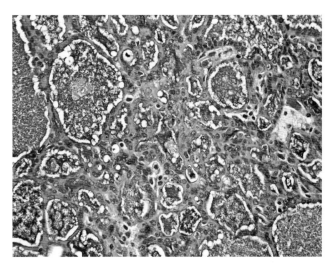

图 5.1.9　非浸润性低级别浆液性癌（LGSC）/ 非侵袭性微乳头状浆液性癌　筛状、实体型，显示轻度细胞核非典型性，伴有突出的小核仁。与图 5.1.8 为同一病例，高倍视野

图 5.1.10　非浸润性低级别浆液性癌（LGSC）/ 非侵袭性微乳头状浆液性癌　筛状型注意细胞外黏液

	非典型增生性／交界性浆黏液性肿瘤（APSMT）	低级别浆黏液性癌
年龄	平均年龄 38~40 岁	平均年龄 47 岁
部位	囊肿位于卵巢间质内	卵巢间质内
症状	常无症状，可有盆腔痛、腹痛或其他子宫内膜异位症相关症状	有限的数据显示，可有盆腔痛或其他子宫内膜异位症相关症状
体征	盆腔／附件包块	盆腔／附件包块
病因学	子宫内膜异位症，有限的数据表明存在 *KRAS* 和 *ARID1A* 突变	可能是由 APSMT 进展而来的，APSMT 来源于子宫内膜异位症
组织学	1. 通常为单房性并与子宫内膜异位症有关；大约 1/3 的病例为双侧发生；平均直径 8 cm 2. 多级分支结构；无浸润（*图 5.2.1~5.2.3*） 3. 宫颈样黏液上皮内混有浆液性细胞和其他类型细胞（包括未分化细胞）；常见中性粒细胞和细胞外黏液；轻度细胞学非典型性，核分裂象罕见（*图 5.2.3~5.2.5*） 4. 与腹膜种植相关性不大	1. 常局限于卵巢；16% 为双侧发生；平均直径 10.5 cm；实体性或囊实性 2. 复杂乳头状、腺样、微腺样和实体性结构（*图 5.2.6~5.2.8*）；偶见间质玻璃样变；以融合性生长为基础的浸润；偶见破坏性浸润（*图 5.2.9*）；常见 APSMT 成分 3. 子宫内膜样黏液细胞和嗜酸性未分化细胞，也可含有鞋钉样、鳞状、透明、子宫内膜样和局灶性印戒样细胞；常见中性粒细胞和细胞外黏液；轻度至局灶性中度细胞学非典型性，伴有低分裂活性（*图 5.2.9 和 5.2.10*） 4. 与腹膜转移相关性不大
特殊检查	● 无鉴别诊断价值	● 无鉴别诊断价值
治疗	单侧输卵管–卵巢切除及按照分期确定手术方案	准确鉴别其他低级别卵巢癌的证据不足
预后	一般为良性行为，伴有种植的病例复发或进展的风险可能增加	有限的资料表明，Ⅰ 期的预后非常好

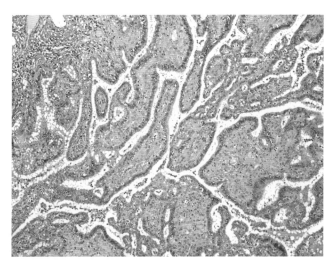

图 5.2.1　非典型增生性／交界性浆黏液性肿瘤（APSMT）
具有多级乳头状分支

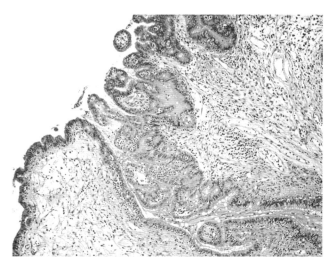

图 5.2.2　非典型增生性／交界性浆黏液性肿瘤（APSMT）
伴明显的间质水肿和中性粒细胞浸润

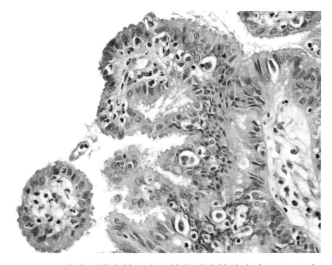

图 5.2.3　非典型增生性／交界性浆黏液性肿瘤（APSMT）
伴假复层上皮细胞簇，偶见中性粒细胞浸润

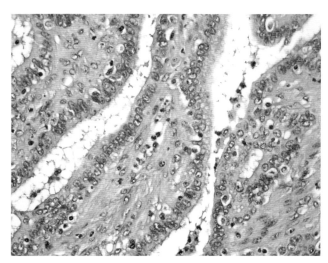

图 5.2.4　非典型增生性／交界性浆黏液性肿瘤（APSMT）
乳头被覆单层轻度非典型性普通型和输卵管型细胞，核仁小。
部分细胞有纤毛

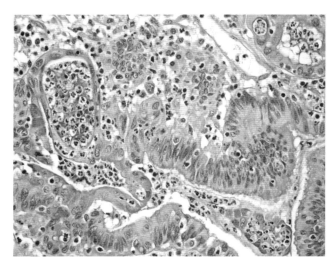

图 5.2.5　非典型增生性／交界性浆黏液性肿瘤（APSMT）
伴有假复层上皮，部分为纤毛细胞，上皮呈轻度非典型性，
中性粒细胞浸润显著，细胞内外均可见黏液

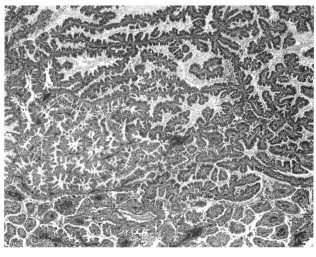

图 5.2.6　低级别浆黏液性癌　伴乳头融合

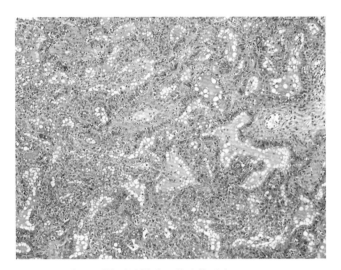

图 5.2.7　**低级别浆黏液性癌**　伴腺体融合

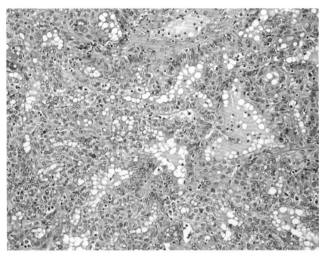

图 5.2.8　**低级别浆黏液性癌**　伴筛状腺体融合，部分区域缺乏纤维血管支撑

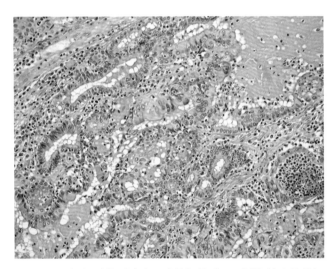

图 5.2.9　**低级别浆黏液癌**　腺体拥挤明显，浸润性生长伴间质浸润、大量中性粒细胞及细胞外黏液

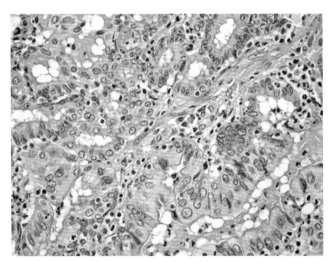

图 5.2.10　**低级别浆黏液性癌**　伴假复层黏液上皮，呈轻度至局灶性中度细胞核非典型性。注意中性粒细胞浸润（右上）

	APST/SBT 自体种植	APST/SBT 伴微浸润 / 微浸润癌
年龄	平均年龄 36 岁	平均年龄 42 岁
部位	外生性卵巢原发肿瘤，常见乳头；囊内成分很少见	卵巢原发肿瘤
症状	常无症状，可能有非特异性的盆腔痛或泌尿系统症状	常无症状，可有非特异性的盆腔痛或泌尿系统症状
体征	盆腔 / 附件包块	盆腔 / 附件包块
病因学	不明确；可能是由于 APST 脱落的外生性乳头，也可能是由于梗死和随后的再粘连	不明确；APST 上皮可能发生基因突变（即 *BRAF* 突变）、梗死、终末分化或老化。侵袭性 LGSC 与微侵袭的鉴别标准不同，5 mm 是最常用的微侵袭上限
组织学	1. 2/3 的病例为多灶性，最大直径为 2.5 cm；93% 的病例与促结缔组织增生性种植相似（见第六章）；10% 的病例有浸润性 LGSC（浸润性种植），位于卵巢表面或大乳头间纤维组织内的肿瘤细胞累及腹膜间质细胞 *(图 5.3.1)*。成纤维细胞性间质，常伴有慢性炎症，遮盖与之融合的上皮成分 *(图 5.3.2~5.3.5)*。基底组织有环状的边缘，常有纤维性炎性渗出 2. 单个细胞或细胞团，小，轮廓平滑的腺体和乳头，伴有轻度或中度非典型性，无侵袭性特征 *(图 5.3.2~5.3.5)*；37% 的病例与乳头梗死有关 3. 20% 的自体种植交界性浆液性肿瘤具有微乳头结构（非侵袭性 LGSC）	1. 大体上与微浸润无关；APST 间质密集和玻璃样变或水肿，当有炎症或梗死时，肿瘤间质内的细胞和成纤维细胞稀少 2. 嗜酸性细胞型 *(图 5.3.6 和 5.3.7)*：上皮细胞具有中位的、淡染的细胞核，富于嗜酸性细胞质，上皮细胞以单个乳头或小簇状出芽的方式浸润间质，偶有腺体形成，周围常见收缩间隙，内衬扁平细胞 3. 微乳头型 *(图 5.3.8 和 5.3.9)*：呈实体性巢状和微乳头状，被收缩间隙包绕，显示一种浸润模式（可使用低级别癌伴小灶浸润或微浸润癌等术语）；偶见较大的乳头状结构，可称为大乳头型 *(图 5.3.10 和 5.3.11)*。在嗜酸性细胞型和微乳头型中，细胞学特征类似乳头表面被覆的非浸润性上皮细胞
特殊检查	● 推测自体种植具有类似伴有促结缔组织增生性种植的免疫表型；其他的肿瘤特征与 APST 相同	● 微浸润细胞常丢失 ER、PR 和 WT-1 的表达；Ki-67 增殖指数低；与非浸润性嗜酸性细胞的表达模式类似；其他的肿瘤特征与 APST 相同
治疗	与 APST 一样	与 APST 一样
预后	数据有限；与 APST 一样，按照种植类型分层	与 APST 一样，按照分期和种植类型分层

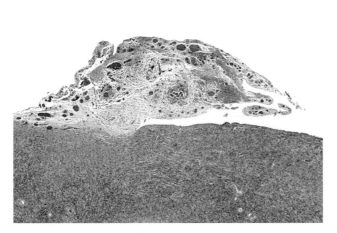

图 5.3.1　**自体种植**　卵巢表面

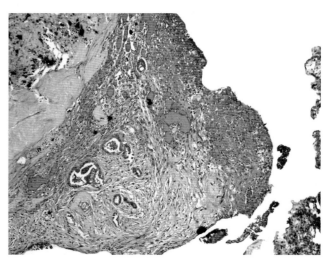

图 5.3.2　**自体种植**　少数腺体被覆炎性纤维性间质，类似促结缔组织增生性种植（见第六章）。注意左上角的纤维化和钙化

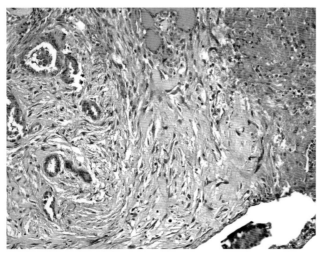

图 5.3.3　**自体种植**　与图 5.3.2 为同一病例，高倍视野，显示成纤维细胞性间质中的少数腺体，图片右侧可见局灶出血和纤维蛋白渗出

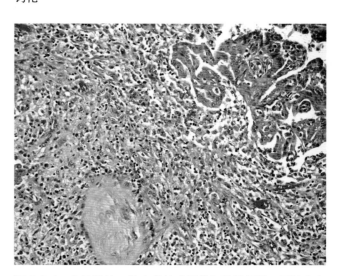

图 5.3.4　**自体种植**　伴有炎性成纤维细胞性间质，图片右上方可见小腺体和乳头

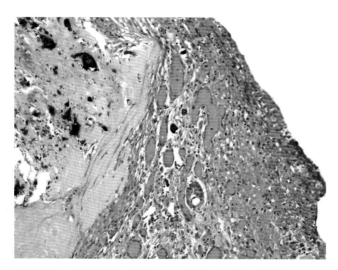

图 5.3.5 **自体种植** 与图 5.3.2 为同一病例，高倍视野，显示被覆纤维蛋白渗出物的炎性纤维性间质，图片左侧可见砂粒体和非砂粒体样钙化

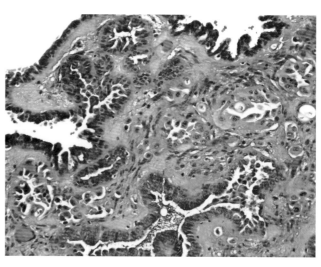

图 5.3.6 **嗜酸性细胞型微浸润** 显示腺体内衬锯齿状排列的嗜酸性细胞和单个上皮细胞，大多数上皮细胞周围可见间隙。嗜酸性细胞的细胞核类似那些被覆的非浸润性上皮细胞的细胞核

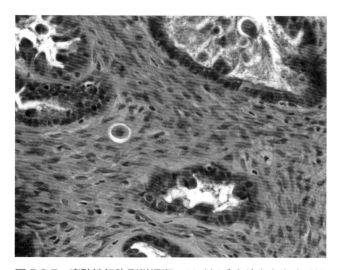

图 5.3.7 **嗜酸性细胞型微浸润** 显示间质内单个富含嗜酸性细胞质的卵圆形上皮细胞，周围有收缩间隙

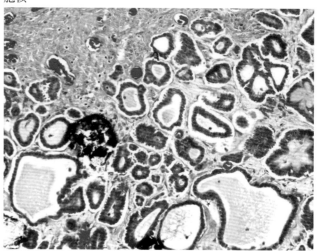

图 5.3.8 **微浸润癌** 显示带有收缩间隙的微乳头和砂粒体样钙化。注意，从肿瘤细胞的性质和形态上看，缺失类似侵袭性 LGSC

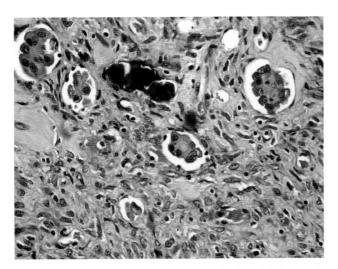

图 5.3.9　微浸润癌　显示微乳头周围的间隙和砂粒体样钙化

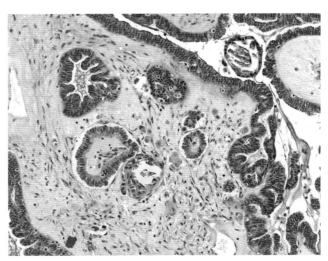

图 5.3.10　微浸润癌　大乳头型（见章节 5.5），也可见嗜酸性细胞型微浸润细胞

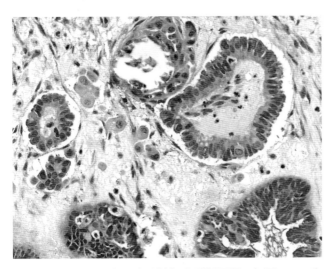

图 5.3.11　微浸润癌和嗜酸性细胞型微浸润　与图 5.3.10 为同一病例，高倍视野，可见嗜酸性细胞（中心）、微乳头（左）和大乳头（右）

	APST/SBT 累及淋巴结	淋巴结子宫内膜异位
年龄	平均年龄 40 岁	年龄范围广
部位	淋巴窦,包括被膜下窦;盆腔淋巴结和腹主动脉旁淋巴结;其他淋巴结很少见	囊内及纤维小梁内;盆腔淋巴结和腹主动脉旁淋巴结
症状	无淋巴结相关症状	无症状
体征	无	无
病因学	一种可能是淋巴结滤过含有从卵巢肿瘤表面脱落的细胞的腹水;另一种可能包括起源于输卵管内膜异位症结节	与输卵管炎、APST 和 LGSC 有关;与无肿瘤患者相比较,输卵管子宫内膜异位更常见于伴有低级别浆液性肿瘤的患者
组织学	1. 嗜酸性细胞类似那些可见于类似微浸润的、孤立的细胞簇、小乳头、淋巴窦内,旺炽型病例和囊壁组织(*图 5.4.1 和 5.4.2*) 2. 常见输卵管子宫内膜异位,常与嗜酸性细胞密切相关;输卵管腺可表现为腺腔内成簇的脱落细胞团(*图 5.4.3~5.4.5*)	1. 常见于淋巴结被膜内,单个腺体内衬扁平、立方形至柱状输卵管型纤毛柱状上皮(*图 5.4.6 和 5.4.7*) 2. 偶见小而钝的乳头,无孤立的嗜酸性细胞
特殊检查	● 淋巴结内细胞 ER、PR 和 WT-1 表达缺失,Ki-67 增殖指数降低,类似原发性 APST 中的细胞;其他标记与 APST 相同	● ER、PR、WT-1、PAX8 和 CK7 呈阳性,calretinin 阴性
治疗	与 APST 一样	无
预后	与 APST 伴种植者相同	良性

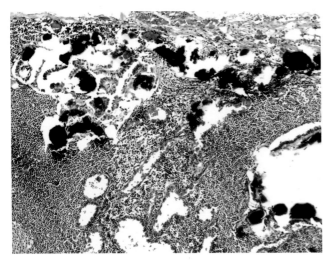

图 5.4.1 **APST/SBT 累及淋巴结** 显示脱落的乳头状细胞簇

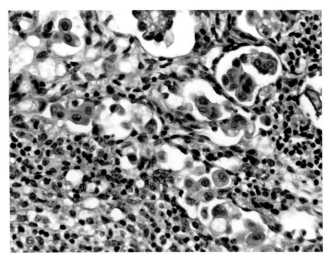

图 5.4.2 **APST/SBT 累及淋巴结** 显示脱落的肿瘤细胞，单个细胞富含嗜酸性细胞质

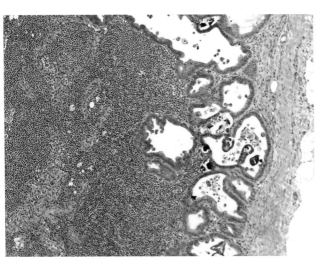

图 5.4.3 **APST/SBT 累及淋巴结** 淋巴结被膜及淋巴结实质内含输卵管型腺体，腺体内可见明显的簇状及团块状细胞。另外，这也显示了 APST 可发生于淋巴结内输卵管内膜异位

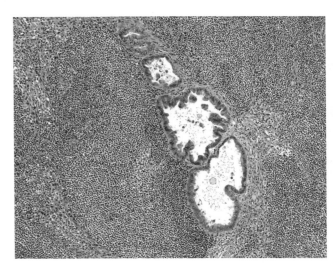

图 5.4.4 **APST/SBT 累及淋巴结** 复层上皮细胞，除输卵管内膜异位外，还包括脱落的细胞团

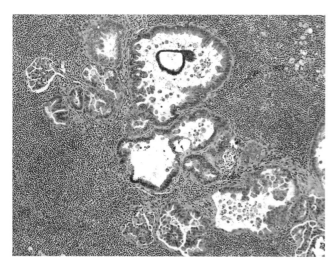

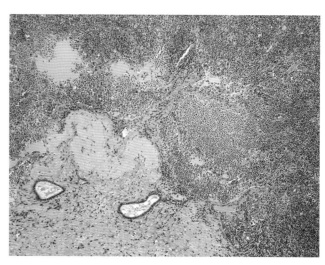

图 5.4.5　**APST/SBT 累及淋巴结**　淋巴结实质内含输卵管型腺体,腺体内可见明显的簇状细胞,腺体外可见上皮细胞簇。另外,这也显示了 APST 可发生于淋巴结内的输卵管内膜异位

图 5.4.6　**淋巴结子宫内膜异位症**　特征性地显示淋巴结包膜内的两个良性腺体

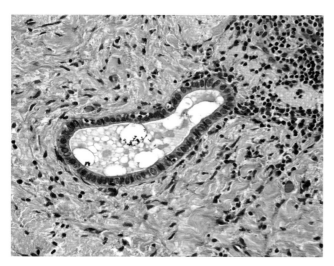

图 5.4.7　**淋巴结子宫内膜异位症**　与图 5.4.6 为同一病例,高倍视野,显示良性输卵管型上皮细胞,缺乏非典型性和核分裂象

	侵袭性 LGSC，大乳头型	浆液性腺纤维瘤 / 囊腺纤维瘤
年龄	平均年龄 50 岁	平均年龄 61 岁；成年发病，年龄范围广
部位	卵巢内	卵巢内
症状	常无症状；可有非特异性的盆腔痛、腹围增大、腹胀和早饱	常无症状；可有盆腔痛或不适感
体征	盆腔 / 附件包块	盆腔 / 附件包块
病因学	有限的数据表明大乳头成分中存在 *KRAS* 或 *BRAF* 突变	可能源于表面上皮包涵体及周围间质；大多数病例中的上皮细胞呈多克隆性而非肿瘤性；在大多数病例的间质成纤维细胞中可见拷贝数异常（常为 12 号染色体获得性突变）
组织学	1. 平均 12 cm，双侧常见；大体形态与微乳头型 LGSC 相同 2. 侵袭性乳头具有 LGSC 特征，乳头结构直径大于或等于 0.3 cm，周围有收缩间隙，通常累及大于 50% 的肿瘤（*图 5.5.1~5.5.4*）；常与普通型微乳头型 LGSC 共存（*图 5.5.5*） 3. 上皮细胞扁平，立方形至柱状，呈轻度非典型性，常有纤毛，类似 LGSC（*图 5.5.3 和 5.5.4*）；常见 APST/SBT 成分	1. 1/3 的良性卵巢浆液性肿瘤为腺纤维瘤 / 囊腺瘤（其余为无明显纤维瘤样成分的单房或多房浆液性囊腺瘤）；通常为实体性，伴囊性成分 2. 囊内可见广泛的外生性或内生性纤维乳头状突起，偶尔在非囊性纤维区可见类似 LGSC 的内生性大乳头（*图 5.5.6~5.5.8*） 3. 乳头被覆无非典型性的良性输卵管型上皮细胞（*图 5.5.8 和 5.5.9*），可见伴有少量间质的局灶性小乳头增生
特殊检查	● 无鉴别诊断价值	● 无鉴别诊断价值
治疗	与 LGSC 一样	USO 或囊肿切除
预后	数据有限；可与 LGSC 一样	良性

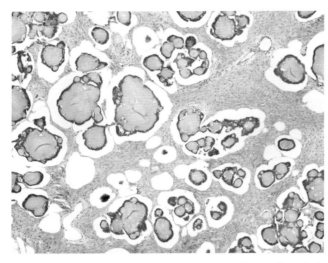

图 5.5.1　侵袭性 LGSC，大乳头型　显示大小不等的乳头的浸润，部分乳头直径大于 3 mm

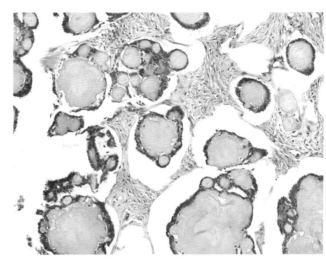

图 5.5.2　侵袭性 LGSC，大乳头型　与图 5.5.1 为同一病例，显示乳头周围明显的间隙

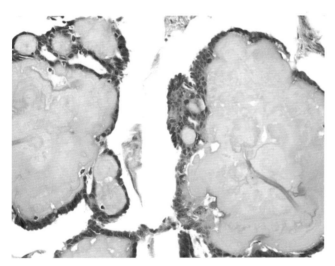

图 5.5.3　侵袭性 LGSC，大乳头型　显示乳头被覆具有轻度非典型性和纤毛的浆液性上皮细胞

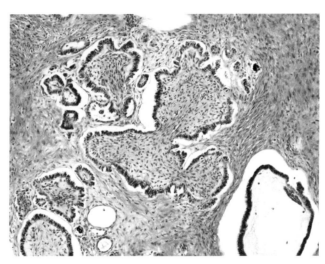

图 5.5.4　侵袭性 LGSC，大乳头型　显示大乳头被覆浆液性上皮细胞，伴有轻度非典型性和局灶的纤毛细胞

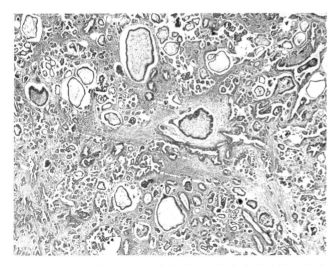

图 5.5.5　侵袭性 LGSC，大乳头型　伴有大乳头状和微乳头结构

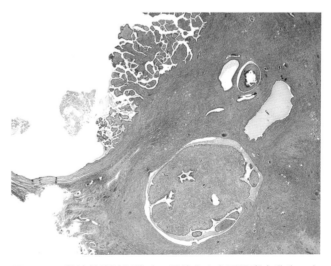

图 5.5.6　浆液性囊腺纤维瘤　图片左上方可见囊内乳头，右下方可见伴有纤维间质的内生性乳头

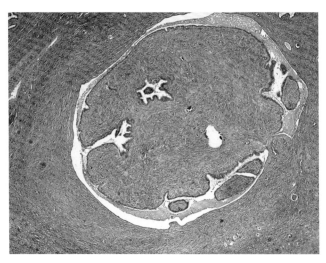

图 5.5.7   浆液性囊腺纤维瘤   与图 5.5.6 为同一病例，高倍视野，显示内生性乳头

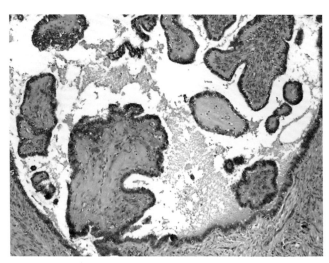

图 5.5.8   浆液性囊腺纤维瘤   伴有小囊内乳头，被覆良性浆液性上皮细胞

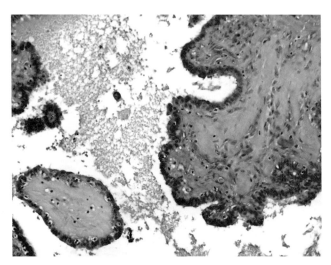

图 5.5.9   浆液性囊腺纤维瘤   与图 5.5.8 为同一病例，高倍视野，显示被覆良性浆液性上皮细胞乳头

	高级别浆液性癌（HGSC）	LGSC
年龄	平均年龄 60~63 岁	平均年龄 47~57 岁
部位	卵巢表面及间质内	卵巢表面及间质内
症状	盆腔痛，腹围增大，腹胀，早饱，尿频	盆腔痛，腹围增大，腹胀，早饱，尿频
体征	盆腔 / 腹部包块，腹水	盆腔 / 腹部包块，腹水
病因学	大多数来源于浆液性输卵管上皮内癌，通常起源于输卵管伞；几乎都有 *TP53* 突变；相当比例的患者存在胚系或体细胞的 *BRCA1* 或 *BRCA2* 突变或 *BRCA* 的表观遗传学沉默	源于 APST/SBT，由非浸润性低级别浆液性癌进展而来，*KRAS* 和 *BRAF* 突变
组织学	1. 卵巢正常大小或稍增大，1/3~1/2 的病例有毫米大小的卵巢表面结节；其余病例为增大的实体性和（或）囊性卵巢包块，大小为 8~10 cm；输卵管伞可有显著的肿瘤性突起，可沿卵巢表面播散；通常双侧输卵管 - 卵巢受累，且几乎总是伴有腹膜种植或广泛肠管侵犯；双侧输卵管 - 卵巢可因肿瘤闭塞 2. 首先，肿瘤呈乳头状、腺样、裂隙样或实体性结构，常混合存在（*图 5.6.1~5.6.3*）；其次，常见较宽厚的尿路上皮样乳头（见章节 5.30） 3. 上皮细胞大，伴有明显的非典型性，常伴奇异核（*图 5.6.3~5.6.5*）；核仁大而突出，核分裂丰富，可见病理性核分裂；砂粒体常见，有时仅局部可见 4. STIC 是唯一的形态学上的非浸润性成分	1. 内生性和外生性成分，通常存在腹膜受累或肿瘤播散 2. 巢状、微乳头状不规则浸润，周围常见收缩间隙 3. 浆液性（输卵管）型上皮，偶见纤毛；多见轻度细胞学非典型性，偶见中度细胞学非典型性，伴有突出的小核仁（*图 5.6.8~5.6.10*）；常见砂粒体（*图 5.6.6，5.6.7 和 5.6.9*）；核分裂象缺失或不常见 4. 非浸润性成分伴简单分支，水母样形态，乳头融合（见章节 5.1）；常见 APST 结构；纤毛细胞更常见于 APST 成分中
特殊检查	● p53 表达异常；p16 呈阳性（广泛，常呈弥漫性）；Ki-67 增殖指数高	● p53 呈野生型染色模式，p16 无弥漫性表达，Ki-67 增殖指数低（或轻度增高）
治疗	分期（如有指征，应行减瘤手术），可行化疗（辅助或新辅助方案）	TAH-BSO，全面分期手术伴（或不伴）减瘤手术；化疗无效
预后	如达到最佳减瘤效果，Ⅲ 期病例的 5 年生存率为 45%~50%；如仅达到次级减瘤效果，则 5 年生存率仅为 20%~30%	Ⅲ 期病例，肿瘤呈惰性，5 年和 10 年生存率分别为 75%~80% 和 45%

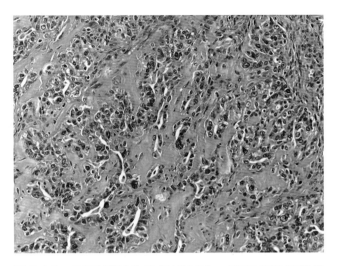

图 5.6.1　高级别浆液性癌（HGSC）　显示间质间裂隙样间隙和高级别非典型性细胞核

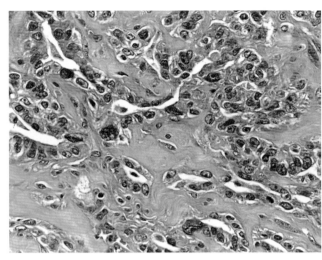

图 5.6.2　高级别浆液性癌（HGSC）　与图 5.6.1 为同一病例，伴有腺体和裂隙样间隙，内衬非典型性明显的上皮细胞

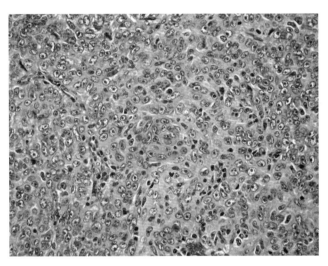

图 5.6.3　高级别浆液性癌（HGSC）　实体型，伴有大小相对一致的高级别细胞核，核仁大而突出，染色质粗糙

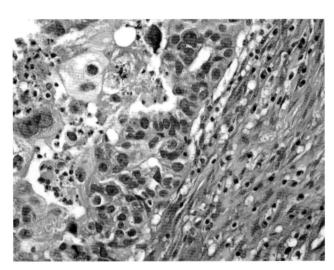

图 5.6.4　高级别浆液性癌（HGSC）　腺样、簇状细胞伴有奇异核，注意局灶性坏死和炎性纤维性间质

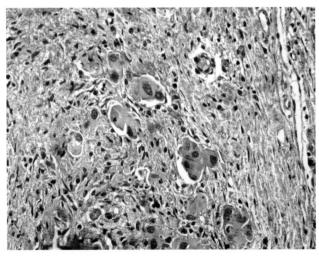

图 5.6.5　高级别浆液性癌（HGSC）　伴有孤立的和成簇的大细胞，细胞富含嗜酸性细胞质，显著的细胞核非典型性。图中所示的间质内孤立的肿瘤细胞更常见于治疗后的高级别浆液性癌，罕见于未接受化疗的肿瘤

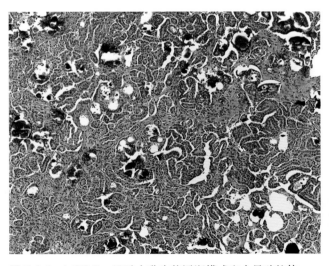

图 5.6.6　LGSC　显示小乳头状浸润模式和大量砂粒体

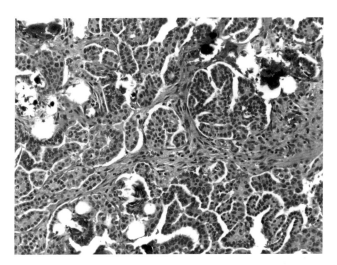

图5.6.7　LGSC　与图5.6.6为同一病例，由被覆单层矮立方形到柱状上皮的微乳头状结构组成

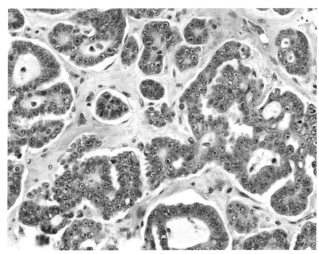

图5.6.8　LGSC　伴有浸润性微乳头，显示形态均一的圆形细胞核，染色质均匀，核仁小，未见核分裂

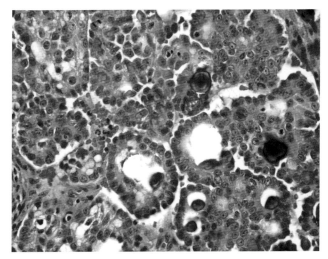

图5.6.9　LGSC　伴有数个乳头轴心内的砂粒体样钙化；注意细胞呈轻度非典型性，核仁小而突出

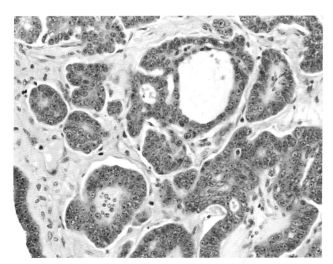

图5.6.10　LGSC　与图5.6.8为同一病例，伴小到中等大小的大乳头和局灶腺样分化。注意呈低级别非典型性和形态均一的细胞核

	HGSC 伴 APST 样结构	APST/SBT
年龄	绝经后	平均年龄 49 岁
部位	卵巢内	卵巢内伴或不伴表面外生性成分，可局限于卵巢表面
症状	盆腔痛，腹围增大，腹胀，早饱，泌尿系统症状	常无症状，可能有非特异性盆腔痛或泌尿系统症状
体征	盆腔 / 腹部包块，腹水	盆腔 / 腹部包块
病因学	1 例报道了 *TP53* 错义突变，但是 *TP53* 突变很常见	尚不清楚；源于浆液性囊肿，可源于输卵管上皮种植；*KRAS* 和 *BRAF* 突变
组织学	1. 双侧发生，囊内肿瘤 2. 类似 APST 结构的多级乳头状分支（*图 5.7.1~5.7.4*） 3. 典型的 HGSC（*图 5.7.5 和 5.7.6*）伴有高有丝分裂指数 4. 这种高级别非浸润性模式偶见于典型 HGSC 的其他区域，单纯性成分仅占 HGSC 的 0.5% 以下	1. 内生性和外生性成分 2. 呈多级分支状，有簇状突起和明显脱落的细胞簇；无浸润（*图 5.7.7~5.7.10*） 3. 输卵管型上皮细胞，有纤毛，局灶呈鞋钉样或具有致密的嗜酸性细胞质；呈轻度细胞学非典型性（*图 5.7.9 和 5.7.10*）；可见砂粒体；有丝分裂指数低 4. 12% 的病例伴有非浸润性腹膜种植；伴有外生性生长成分的病例更常见种植
特殊检查	● p53 呈异常染色模式，p16 阳性（广泛的，常呈弥漫性），Ki-67 增殖指数高	● p53 呈野生型染色模式，p16 非弥漫性表达，Ki-67 增殖指数低
治疗	分期（如有指征，应行减瘤手术）、化疗（辅助或新辅助方案）	根据分期行输卵管 – 卵巢切除术
预后	有报告术后良好存活 6 年的病例；预期预后类似经典型 HGSC	如病变局限于卵巢（例如，无相关的腹膜种植），则为良性；非浸润性种植者进展为侵袭性 LGSC 的风险约为 16%

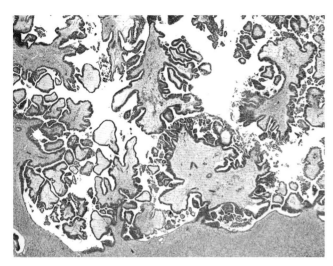

图 5.7.1　HGSC 伴 APST 样结构　具有特征性的多级分支，无明显的间质浸润

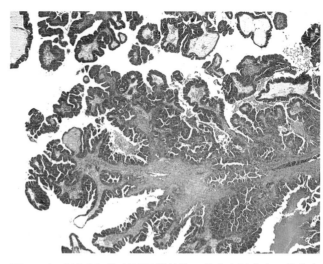

图 5.7.2　HGSC 伴 APST 样结构　具有多级分支、簇状突起和脱落的细胞簇。无明显的间质浸润

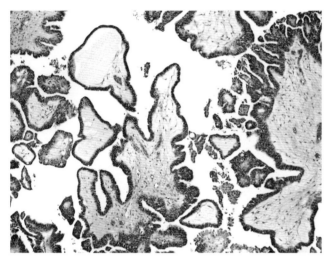

图 5.7.3　HGSC 伴 APST 样结构　与图 5.7.1 为同一病例，表现为上皮增生，脱落的细胞簇，表面乳头局灶性桥接，乳头轴心间质无浸润

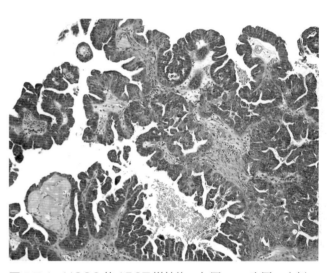

图 5.7.4　HGSC 伴 APST 样结构　与图 5.7.2 为同一病例，上皮增生伴复层排列和脱落的细胞簇

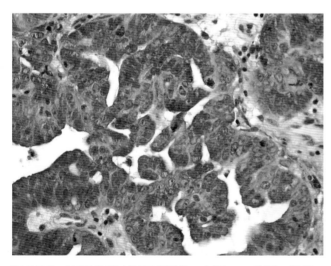

图 5.7.5　HGSC 伴 APST 样结构　与图 5.7.2 为同一病例，高倍视野，HGSC 的细胞学特征更为明显；细胞核增大、深染、核仁突出，可见少数核分裂象

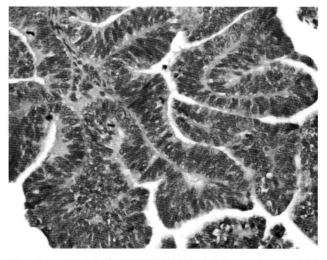

图 5.7.6　HGSC 伴 APST 样结构　与图 5.7.1 和 5.7.3 为同一病例；高级别细胞学特征表现为复层上皮，细胞核增大、深染，偶见核分裂象

第五章　卵巢

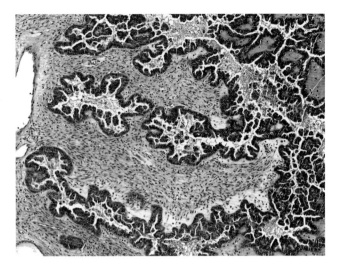

图 5.7.7　APST/SBT　伴多级分支状结构。无间质浸润

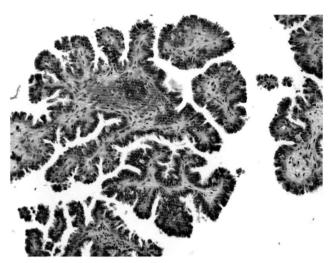

图 5.7.8　APST/SBT　伴复层上皮、簇状突起和灶性脱落的细胞簇

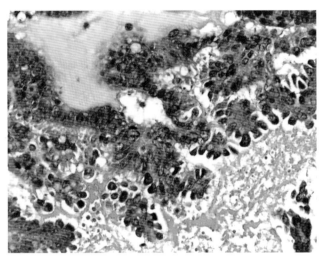

图 5.7.9　APST/SBT　显示上皮有簇状突起、鞋钉样结构，呈轻度细胞学非典型性，可见纤毛

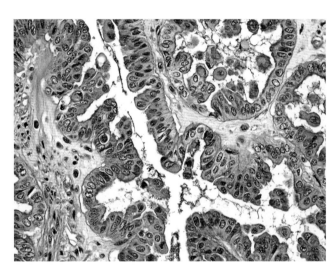

图 5.7.10　APST/SBT　显示细胞呈轻度非典型性，细胞质明显嗜酸，可见脱落的单个细胞及细胞簇。未见核分裂

	HGSC	MMMT
年龄	平均年龄 60~63 岁	平均年龄 65~66 岁
部位	卵巢表面及间质内	卵巢表面及间质内
症状	盆腔痛，腹围增大，腹胀，早饱，泌尿系统症状	盆腔痛，腹围增大，腹胀，早饱，泌尿系统症状
体征	盆腔 / 腹部包块，腹水	盆腔 / 腹部包块，腹水
病因学	大多数来源于浆液性输卵管上皮内癌，通常起源于输卵管伞；几乎都有 *TP53* 突变；相当比例的患者存在胚系或体细胞的 *BRCA1* 或 *BRCA2* 突变或表观遗传学沉默	绝大多数来源于浆液性输卵管上皮内癌，通常起源于输卵管伞；几乎所有病例都有 *TP53* 突变
组织学	1. 卵巢正常大小或稍增大，1/3~1/2 的病例有毫米大小的卵巢表面结节；其余病例为增大的实体性和（或）囊性卵巢，大小为 8~10 cm；输卵管伞可见显著的肿瘤性突起，可沿卵巢表面播散；通常双侧输卵管 - 卵巢受累，且几乎总是伴有腹膜种植或广泛肠管侵犯 2. 肿瘤呈乳头状、腺样、裂隙样和实体性结构，常混合存在（*图 5.8.1~5.8.3*）；其次，常见较宽厚的尿路上皮样乳头（见章节 5.30） 3. 上皮细胞大，伴有明显非典型性，常见奇异核（*图 5.8.3~5.8.5*）；核仁大而突出，核分裂丰富，可见病理性核分裂 4. 无肉瘤样成分；癌成分偶见梭形细胞特征（见章节 5.17）	1. 卵巢正常大小或稍增大，1/3~1/2 的病例伴有毫米大小的卵巢表面结节；其余病例为增大的实体性和（或）囊性卵巢，大小为 8~10 cm；输卵管伞可见显著的肿瘤性突起，可沿卵巢表面播散；通常双侧输卵管 - 卵巢受累，且几乎总是伴有腹膜种植或广泛肠管侵犯 2. 上皮成分通常呈乳头状、腺样和实体性的高级别浆液性结构，常混杂存在（*图 5.8.6~5.8.8*）；也可见子宫内膜样结构 3. 上皮细胞大，伴有明显非典型性，常见奇异核；核仁大而突出，核分裂活性高且伴有异常形态 4. 肉瘤样成分伴有高级别梭形细胞分化，核分裂活性高，细胞学非典型性显著；可见黏液样或小细胞区；常见异源性成分（大于 50%），最常见恶性软骨细胞及横纹肌母细胞，偶见骨样及脂肪肉瘤成分（*图 5.8.9*）
特殊检查	● p53 表达异常，CK7、p16（弥漫性）、WT-1、CAM5.2、BER-EP4、PAX8 均呈阳性	● 上皮成分：p53 表达异常，大多数细胞 CK7、p16（弥漫性）、WT-1、CAM5.2、BER-EP4 均呈阳性；肉瘤样成分形态相似，但对上皮标记物的染色会呈更弱的或局灶性表达，肉瘤样成分中 PAX8 常呈阴性
治疗	分期（如有指征，应行减瘤手术）、化疗（辅助或新辅助方案）	分期（如有指征，应行减瘤手术）、化疗（辅助或新辅助方案）
预后	如达到最佳减瘤效果，Ⅲ 期病例的 5 年生存率为 45%~50%；如仅达到次级减瘤效果，则 5 年生存率仅为 20%~30%	Ⅲ 期病例的 5 年生存率为 20%~25%

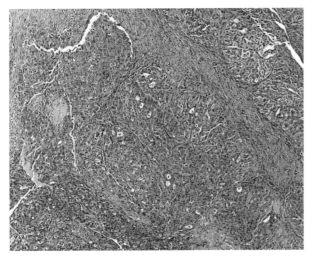

图 5.8.1　HGSC　低分化区为实体性和腺样结构，伴有裂隙样间隙

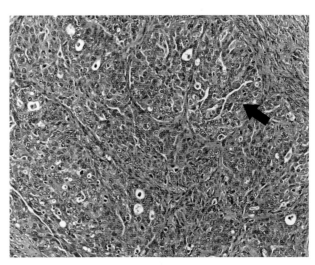

图 5.8.2　HGSC　低分化区为腺样结构。注意，裂隙样间隙（箭头）

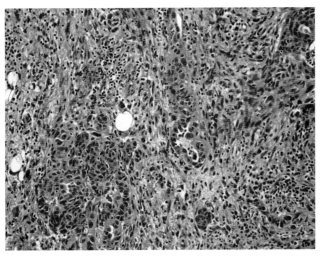

图 5.8.3　HGSC　腺体内衬高级别上皮细胞浸润梭形细胞间质，梭形细胞缺乏明显非典型性

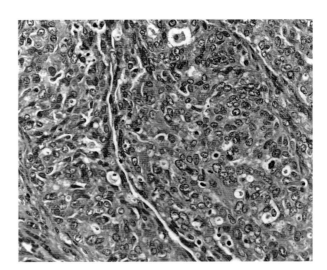

图 5.8.4　HGSC　细胞核呈高级别非典型性

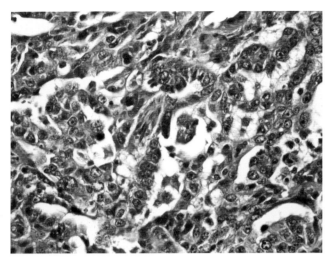

图 5.8.5　HGSC　伴有显著的细胞核非典型性。可见腺体和裂隙样间隙

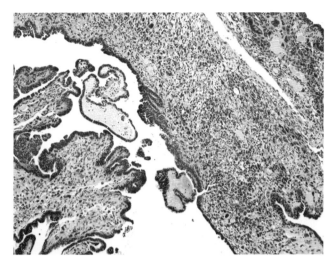

图 5.8.6　MMMT　由富于梭形细胞的间质组成的宽大乳头，乳头被覆高级别恶性上皮细胞

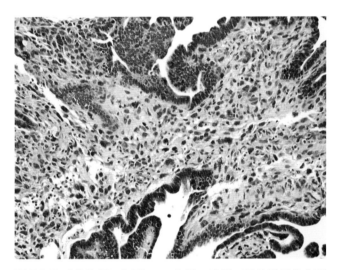

图 5.8.7　MMMT　与图 5.8.6 为同一病例，可见明显非典型性梭形细胞间质，细胞核明显增大、深染

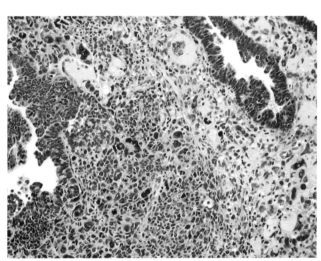

图 5.8.8　MMMT　恶性间质瘤内含巨细胞，伴有深染的奇异核，具有类似 HGSC 的高级别恶性腺体

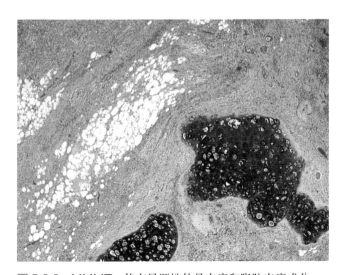

图 5.8.9　MMMT　伴有异源性软骨肉瘤和脂肪肉瘤成分

	HGSC	高级别子宫内膜样癌
年龄	平均年龄 60~63 岁	平均年龄 55~58 岁
部位	卵巢表面及间质内	卵巢内
症状	盆腔痛，腹围增大，腹胀，早饱，泌尿系统症状	盆腔痛，腹围增大，腹胀，早饱，阴道出血，泌尿系统症状
体征	盆腔 / 腹部包块，腹水	盆腔 / 腹部包块，腹水
病因学	大多数来源于浆液性输卵管上皮内癌，通常起源于输卵管伞；几乎都有 *TP53* 突变；相当比例的患者存在胚系或体细胞的 *BRCA1* 或 *BRCA2* 突变或表观遗传学沉默	子宫内膜异位症；少数病例存在 *hMLH1* 或 *hMSH2* 胚系突变（林奇综合征）；*PTEN*、*β-catenin*（*CTNNB1*）、*KRAS*、*ARID1A* 和 *PIK3CA* 突变；还有部分病例可能存在 *TP53* 突变
组织学	1. 卵巢正常大小或稍增大，1/3~1/2 的病例可见毫米大小的卵巢表面结节；其余病例为增大的实体性和（或）囊性卵巢，大小为 8~10 cm；输卵管伞可见显著的肿瘤性突起，可沿卵巢表面播散；通常双侧输卵管 - 卵巢受累，且几乎总是伴有腹膜种植或广泛肠管侵犯 2. 首先，肿瘤呈乳头状、腺样、裂隙样和实体性结构，常混合存在（*图 5.9.1~5.9.5*）；其次，可见较宽厚的尿路上皮样乳头 3. 上皮细胞大，伴有明显的非典型性，常见奇异核（*图 5.9.4~5.9.5*）；核大而突出，核分裂丰富，可见病理性核分裂 4. 浆液性输卵管上皮内癌是唯一的形态学上的非浸润性成分	1. 通常为单侧发生，Ⅰ期病例约占一半；大小平均 15 cm；囊性或囊实性；囊内含深褐色黏稠液体［陈旧性出血伴有（或不伴）黏液］；可见源于囊内壁的乳头状或结节状生长物 2. 低分化区可见实体性生长，伴腺样、小梁状、巢状和具有锯齿状边缘的实体性结节样浸润（*图 5.9.6~5.9.8*）；常见高分化区伴有融合腺样上皮生和（或）筛状生长，类似子宫内膜样腺癌（*图 5.9.7*） 3. 在高分化区可见柱状上皮形成的锐利腔缘（*图 5.9.9*）；可呈不同程度的细胞核非典型性 / 核分裂活性，包括细胞核增大，呈圆形至卵圆形，深染，核仁突出，腺样和实体性区中的有丝分裂指数高 4. 近半数病例可见鳞状上皮分化（*图 5.9.10*）；常见腺纤维瘤样成分；在绝大多数病例中可见子宫内膜异位症相关成分，常显示非典型性、增生和反映其起源于子宫内膜异位囊肿或与非典型增生性（交界性）子宫内膜样肿瘤相关的其他特征；可见性索样分化（*图 5.9.8*）
特殊检查	● p53 表达异常；p16 阳性（广泛的，通常呈弥漫性），WT-1 阳性 ● DNA 错配修复蛋白（MLH1、MSH2、PMS2、MSH6）染色无缺失	● 部分病例 p53 染色异常；无弥漫性 p16 表达；WT-1 通常阳性 ● 部分病例中 DNA 错配修复蛋白（MLH1、MSH2、PMS2、MSH6）染色缺失
治疗	分期（如有指征，可行减瘤手术）、化疗（辅助或新辅助方案）	分期（如有指征，可行减瘤手术），除低级别ⅠA/B 期病例外，可行化疗（辅助或新辅助方案）；激素抑制剂可用于复发病例的治疗
预后	如达到最佳减瘤效果，Ⅲ期病例的 5 年生存率为 45%~50%；如仅达到次级减瘤效果，则 5 年生存率仅为 20%~30%	Ⅰ期病例的长期生存率为 90%；分期分层分析显示，预后稍好于晚期 HGSC

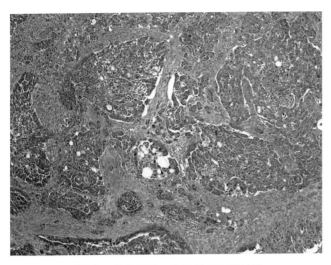

图 5.9.1 HGSC 伴实体性、乳头状和腺样结构

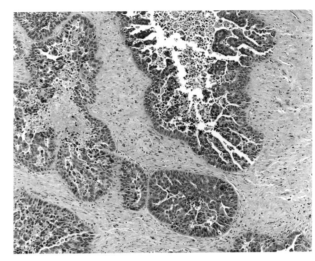

图 5.9.2 HGSC 伴腺体内上皮乳头状生长模式及坏死

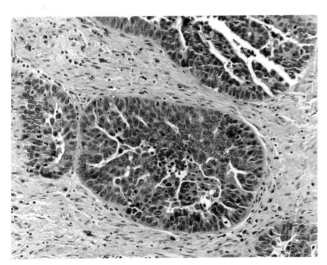

图 5.9.3 HGSC 伴高级别细胞核非典型性（图 5.9.2 的高倍视野）。图片左侧腺体类似子宫内膜样腺体，但在乳头状区显示出同样的高级别非典型性

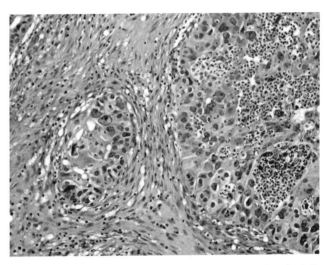

图 5.9.4 HGSC 浸润伴促结缔组织增生性间质及奇异核特征和坏死

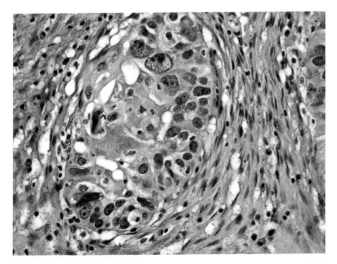

图 5.9.5 HGSC 与图 5.9.4 为同一病例，高倍视野，伴有显著的细胞核非典型性和突出的大核仁

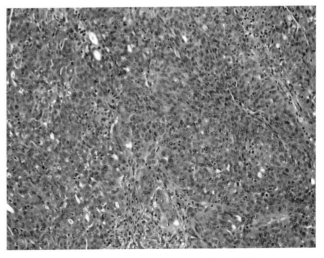

图 5.9.6 高级别子宫内膜样癌 显示实体性结构

第五章 卵巢

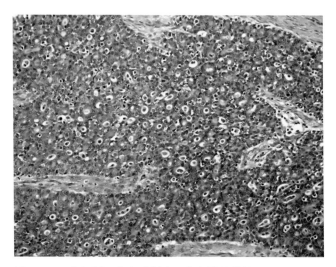

图 5.9.7 高级别子宫内膜样癌 伴有筛状结构

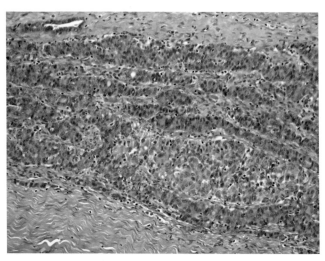

图 5.9.8 高级别子宫内膜样癌 伴有性索样结构（见章节 5.16）

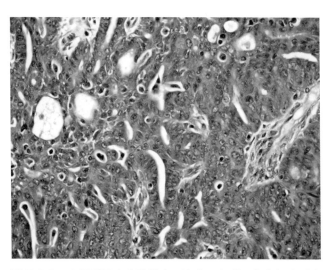

图 5.9.9 高级别子宫内膜样癌 注意立方形和柱状细胞形成的扁平腔缘。其非典型性程度不如 HGSC 严重

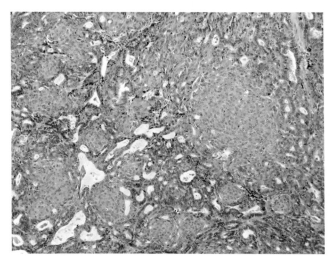

图 5.9.10 高级别子宫内膜样癌 伴鳞状上皮分化，该区域肿瘤的分化优于其他区域

	非典型增生性（交界性）黏液性肿瘤（APMT）	APMT 伴上皮内癌
年龄	平均年龄 50 岁	平均年龄 50 岁
部位	卵巢内	卵巢内
症状	盆腔痛、腹痛，腹围增大	盆腔痛、腹痛，腹围增大
体征	巨大的盆腔 / 腹部包块	巨大的盆腔 / 腹部包块
病因学	源于黏液性囊腺瘤；*KRAS* 突变；罕见 *BRAF* 突变	源于黏液性囊腺瘤；*KRAS* 突变，罕见 *BRAF* 突变
组织学	1. 几乎总是单侧发生，平均 22 cm；大体类似黏液性囊腺瘤，伴有大的充满黏液的囊肿；有时可见囊内壁乳头状生长物 2. 结构复杂，腺体拥挤，囊性区有复层上皮，腺腔内可见乳头状增生及脱落的上皮细胞簇（*图5.10.1 和5.10.2*）；内衬的黏液上皮富含嗜碱性或嗜酸性细胞质伴 1~2 级非典型性；囊腺瘤区细胞核小，位于基底部；伴有非典型性结构和细胞学成分的增生区在肿瘤中的占比大于 10%，表现为细胞核增大，轻度染色质深染，核仁明显，假复层排列，常伴核分裂象（*图5.10.2 和5.10.3*） 3. 应对肿瘤样本充分取材，以排除浸润	1. 几乎总是单侧发生，平均大小约 22 cm；大体类似黏液性囊腺瘤，伴有大的充满黏液的囊肿；有时可见囊内壁乳头状生长物 2. 结构复杂，腺体拥挤，囊性区内衬复层上皮，腺体内上皮乳头状生长，可见脱落的上皮细胞簇（*图5.10.4 和5.10.5*）；内衬的黏液上皮富含嗜碱性或嗜酸性细胞质；囊腺瘤区可见位于基底部的小细胞核；可见 3 级非典型性区，显示明确的恶性细胞学特征，如细胞核增大、深染，核仁突出，假复层排列，常有核分裂象（*图5.10.5 和5.10.6*） 3. 应对肿瘤样本充分取材，以排除浸润
特殊检查	● 无鉴别诊断价值	● 无鉴别诊断价值
治疗	USO	USO
预后	良性	罕见复发或转移病例；如能充分取材（两块 / 按最大径）并严格排除卵巢转移，则生存率近乎 100%

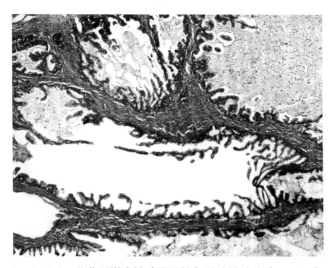

图 5.10.1　非典型增生性（交界性）黏液性肿瘤（APMT）伴有囊性结构和上皮呈复层排列，可见腺体内乳头状生长

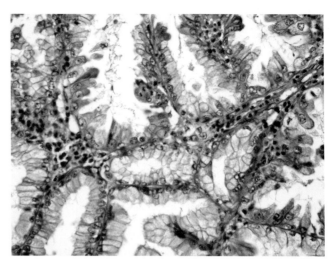

图 5.10.2　非典型增生性（交界性）黏液性肿瘤（APMT）伴有轻度细胞核假复层排列和细胞学非典型性及突出的小核仁

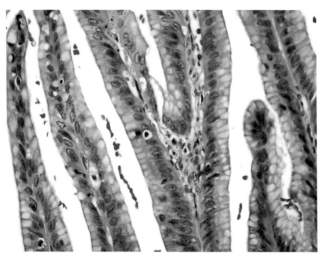

图 5.10.3　非典型增生性（交界性）黏液性肿瘤（APMT）其细胞核特征尚不足以诊断为上皮内癌

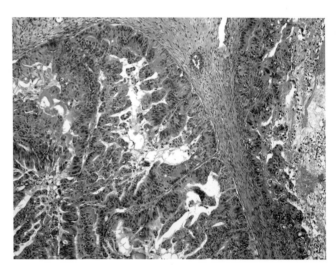

图 5.10.4　APMT 伴上皮内癌　其结构类似不伴有上皮内癌的 APMT

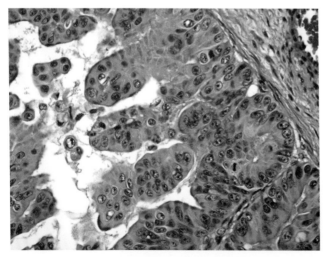

图 5.10.5　APMT 伴上皮内癌　上皮细胞呈复层排列，伴高级别非典型性，细胞核增大，核仁突出，偶见核分裂象。注意，与图 5.10.3 相比，黏液丢失

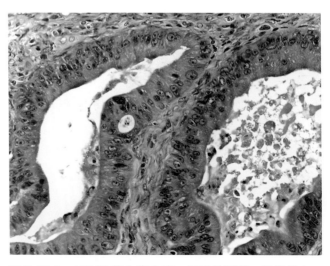

图 5.10.6　APMT 伴上皮内癌　细胞呈圆形，细胞核大，呈泡状，核仁突出

	APMT 伴微浸润	APMT 伴腺体破裂
年龄	平均年龄 50 岁	平均年龄 50 岁
部位	卵巢内	卵巢内
症状	盆腔痛、腹痛，腹围增大	盆腔痛、腹痛，腹围增大
体征	巨大的盆腔 / 腹部包块	巨大的盆腔 / 腹部包块
病因学	APMT 源于黏液性囊腺瘤；*KRAS* 突变，罕见 *BRAF* 突变；微浸润的发病机制尚不清楚	APMT 源于黏液性囊腺瘤；*KRAS* 突变，*BRAF* 突变少见；腺体破裂可能与梗死或术中操作有关
组织学	1. 几乎总是单侧发生，平均 22 cm；大体类似黏液性囊腺瘤，伴有大的充满黏液的囊肿；可见源于囊内壁的乳头状生长物 2. 结构复杂，腺体拥挤，囊性区内衬复层上皮、腺腔内上皮乳头状生长，可见脱落的上皮细胞簇；内衬的黏液上皮富含嗜碱性或嗜酸性细胞质，伴 1~2 级非典型性（3 级非典型性提示存在上皮内癌，伴细胞核明显增大、深染，核仁突出，常见核分裂象）；伴有非典型性结构和富于细胞的增生区在肿瘤中的占比大于 10%；囊腺瘤区可见位于基底部的小细胞核 3. 微浸润的特征是非典型黏液上皮以单个和小巢状出芽的方式随机浸润间质；每个瘤灶直径小于 5 mm；可见多个微浸润灶；间质可呈黏液样变或纤维样反应，有时可见黏液侵入间质；可见黏液样肉芽肿（*图 5.11.1~5.11.5*）；按照 2014 年 WHO 分类，伴有明显细胞学非典型性的病例应归入微浸润癌，但并无可明确界定微浸润的确切定义 4. 应对肿瘤样本充分取材，以排除更广泛的浸润	1. 几乎总是单侧发生，平均 22 cm；大体类似黏液性囊腺瘤，伴有大的充满黏液的囊肿；有时可见源于囊内壁的乳头状生长物 2. 结构复杂，腺体拥挤，囊性区内衬复层上皮，腺体内上皮乳头状生长，可见脱落的上皮细胞簇；内衬的黏液上皮富含嗜碱性或嗜酸性细胞质，伴 1~2 级非典型性（3 级非典型性提示存在上皮内癌，细胞核明显增大，核仁突出，常见核分裂象）；伴有非典型性结构和富于细胞的增生区在肿瘤中的占比大于 10%；囊腺瘤区可见位于基底部的小细胞核 3. 腺体破裂区显示黏液侵入间质（卵巢假黏液瘤）（*图 5.11.6~5.11.8*）和炎症区（*图 5.11.8 和 5.11.9*）；簇状泡沫状巨噬细胞是黏液肉芽肿最常见的特征，也可有淋巴细胞和多核巨细胞浸润；间质内可见孤立的或成簇的黏液上皮细胞或受损腺体（*图 5.11.7*）；可见梗死特征；可见以纤维化为特征的间质反应 4. 应对肿瘤样本充分取材，以排除更广泛的浸润
特殊检查	● 无鉴别诊断价值	● 无鉴别诊断价值
治疗	USO	USO
预后	罕见复发或转移病例；如能充分取材（按照最大直径 2 块 /cm），并严格排除卵巢转移癌，则生存率近乎 100%	良性

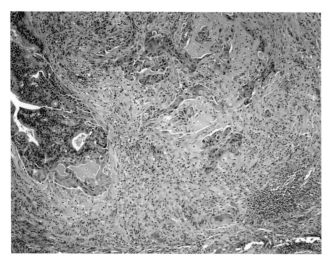

图 5.11.1　APMT 伴微浸润　显示反应性退变间质内成角腺体的不规则浸润。图片左侧为非浸润性成分

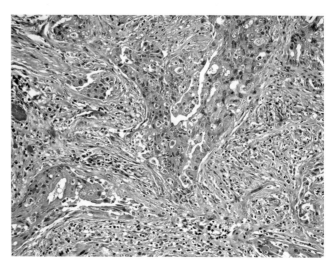

图 5.11.2　APMT 伴微浸润　与图 5.11.1 为同一病例，显示浸润性腺体伴中度细胞学非典型性

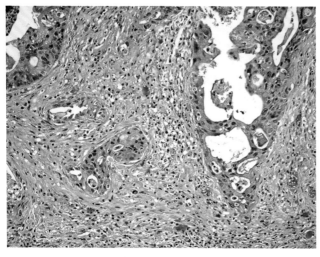

图 5.11.3　APMT 伴微浸润　在反应性间质内可见数个不规则的腺体

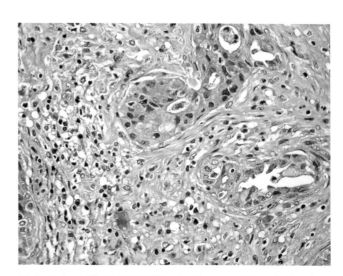

图 5.11.4　APMT 伴微浸润　与图 5.11.3 为同一病例，表现为中度细胞学非典型性

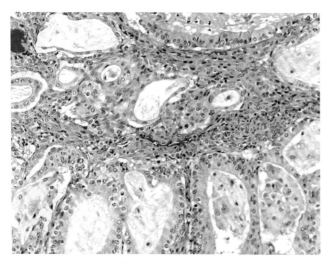

图 5.11.5　APMT 伴微浸润　图片中央显示了一簇浸润性小腺体，图片顶部和底部可见非浸润性成分

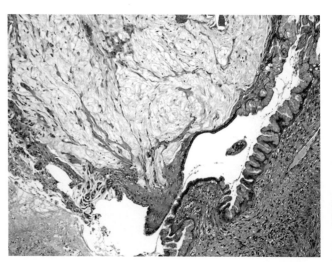

图 5.11.6　APMT 伴腺体破裂　低倍镜下显示大的黏液池切割间质（卵巢假黏液瘤）

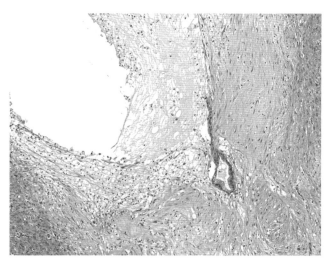

图 5.11.7　**APMT 伴腺体破裂**　黏液侵入，注意围绕图片左上角的腔隙的慢性炎症和大量泡沫状巨噬细胞

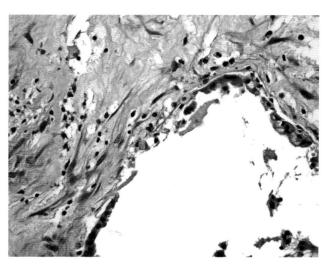

图 5.11.8　**APMT 伴腺体破裂**　高倍镜下显示间质对伴有黏液分割的破裂腺体的反应，表现为水肿和慢性炎症，腔隙局部内衬破损的腺上皮

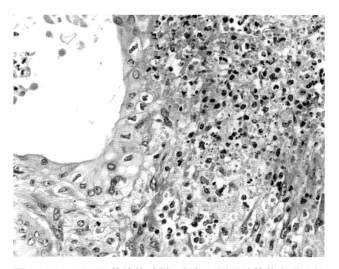

图 5.11.9　**APMT 伴腺体破裂**　毁损区圆形腺体伴有明显的急性和慢性炎症

	APMT，肠型	原发性卵巢浸润性黏液癌
年龄	平均年龄 50 岁	平均年龄 50 岁
部位	卵巢内	卵巢内
症状	盆腔痛、腹痛，腹围增大	盆腔痛、腹痛，腹围增大
体征	巨大的盆腔 / 腹部包块	巨大的盆腔 / 腹部包块
病因学	源于黏液性囊腺瘤；*KRAS* 突变；罕见 *BRAF* 突变，微浸润的发病机制尚不清楚	源于黏液性囊腺瘤，由 APMT 进展而来；*KRAS* 突变；罕见 *BRAF* 突变
组织学	1. 几乎总是单侧发生，平均 22 cm；大体类似黏液性囊腺瘤，伴有大的充满黏液的囊肿；有时可见源于囊内壁的乳头状生长物 2. 结构复杂，腺体拥挤，囊性区内衬复层上皮，腺体内上皮乳头状生长，可见脱落的上皮细胞簇；内衬的黏液上皮富含嗜碱性或嗜酸性细胞质，伴 1~2 级非典型性（3 级非典型性支持诊断为上皮内癌，细胞核明显增大、深染，核仁突出，常见核分裂象）；伴有非典型性结构和富于细胞的增生区在肿瘤中的占比大于 10%，囊腺瘤区可见位于基底部的小细胞核（*图 5.12.1~5.12.5*） 3. 应对肿瘤样本充分取材，以排除浸润	1. 几乎总是单侧发生，平均 21 cm；Ⅰ 期病例约占 90%；大体类似黏液性囊腺瘤和 APMT，伴有大的充满黏液的囊肿；可见源于囊内壁的乳头状生长物 2. 首先，复杂的乳头状和（或）腺样生长［包括背靠背腺体，无腺体间质和（或）腺上皮吻合］，超过了可见于 APMT 的反映浸润的融合 / 扩张模式（*图 5.12.6~5.12.8*）；其次，小到中等大小的黏液性腺体、巢状和单个细胞不规则浸润反映出破坏性的间质浸润（*图 5.12.9 和 5.12.10*）；可见囊腺瘤 /APMT 的背景（大于或等于 5 mm 的融合 / 浸润性生长区是癌与 APMT 的鉴别标准）；内衬的黏液上皮富含嗜碱性或嗜酸性细胞质；浸润区非典型性程度不等（1~3 级）
特殊检查	● 无鉴别诊断价值	● 无鉴别诊断价值
治疗	USO	分期（如有指征，应予以切除）（可不进行淋巴结清扫）；除低级别ⅠA/B 期病例外，可行化疗（辅助或新辅助方案）
预后	良性	Ⅰ 期病例的长期生存率为 95%；极少数进展期患者预后不良

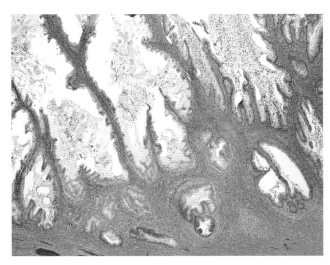

图 5.12.1 **APMT，肠型** 显示多囊性外观和复层上皮。图片底部的间质内腺体因切面角度原因代表的是黏液性肿瘤的基底部，而非浸润癌

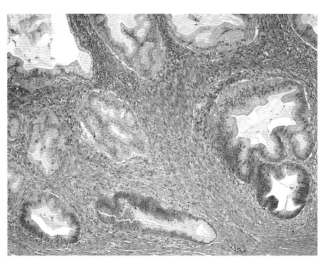

图 5.12.2 **APMT，肠型** 与图 5.12.1 为同一病例，显示被均一的纤维性间质分隔的腺体

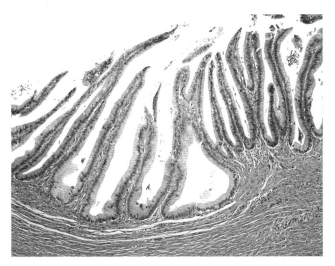

图 5.12.3 **APMT，肠型** 显示绒毛状结构

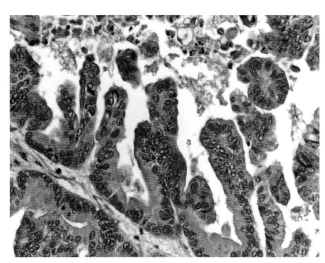

图 5.12.4 **APMT，肠型** 伴中度细胞学非典型性及局灶性脱落的细胞团

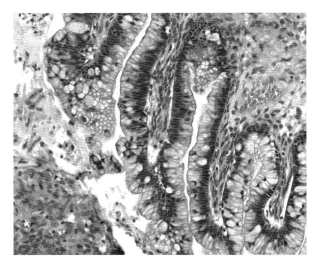

图 5.12.5 **APMT，肠型** 伴肠型黏液上皮，可见杯状细胞和轻度细胞学非典型性

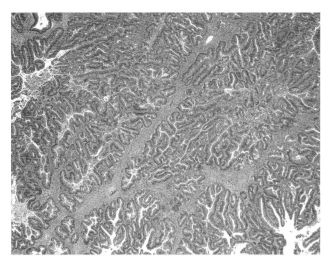

图 5.12.6 **原发性卵巢浸润性黏液癌** 推荐在低倍镜下观察融合性浸润模式

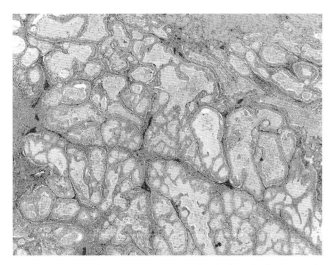

图 5.12.7　原发性卵巢浸润性黏液癌　推荐在低倍镜下观察筛状或膨胀性浸润结构

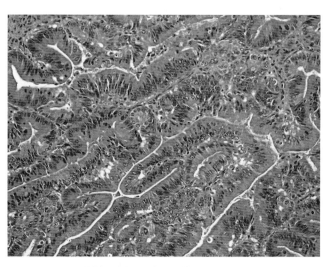

图 5.12.8　原发性卵巢浸润性黏液癌　融合性浸润模式，显示肠型黏液上皮伴有复杂的腺样和乳头状结构

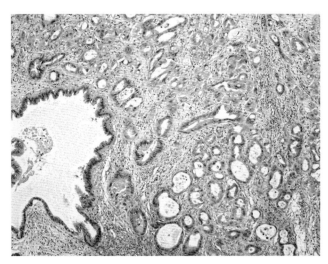

图 5.12.9　原发性卵巢浸润性黏液癌　伴有大小不一的圆形和成角腺体的不规则浸润。当这种结构与卵巢黏液性肿瘤一起出现时，必须排除肿瘤转移继发性累及卵巢的可能

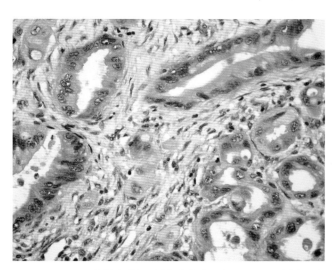

图 5.12.10　原发性卵巢浸润性黏液癌　与图 5.12.9 为同一病例，显示浸润性黏液性腺体的中度细胞学非典型性

	非典型增生性（交界性）子宫内膜样肿瘤（APET）	FIGO 1 级子宫内膜样癌
年龄	平均 53 岁	平均 55~58 岁
部位	卵巢内	卵巢内
症状	盆腔痛、腹痛，阴道出血	盆腔痛，腹围增大，腹胀，早饱，阴道出血，泌尿系统症状
体征	盆腔包块，超过 1/3 的病例伴有子宫内膜增生或癌变	盆腔 / 腹部包块，腹水
病因学	子宫内膜异位症，在癌症相关病例中有 *CTNNB1* 突变	子宫内膜异位症；*hMLH1* 或 *hMSH2* 胚系突变（林奇综合征）；*PTEN*、*β*-catenin（*CTNNB1*）、*KRAS*、*ARID1A* 和 *PIK3CA* 突变
组织学	1. 平均 9 cm；95% 的病例为单侧发生，2% 的病例伴腹膜种植；呈囊实性，常有预示子宫内膜异位症的陈旧性出血 2. 两种主要生长模式：腺纤维瘤样型表现为拥挤，常见子宫内膜样腺体背靠背（*图 5.13.1~5.13.3*）；囊内乳头状 / 腺样型，类似子宫内膜增生或 FIGO 1 级癌 3. 腺体和乳头被覆高柱状细胞，具有锐利的腔缘，轻至中度细胞学非典型性，细胞核圆形至卵圆形，核分裂象少见（*图 5.13.3*） 4. 常见子宫内膜异位症，这一特征提示肿瘤源于子宫内膜异位症。常见鳞状上皮（桑葚样）化生 5. 可有腺体融合或微浸润，但不超过 5 mm	1. 通常为单侧发生，I 期病例约占一半；平均 15 cm；囊性或囊实性；囊内含深褐色黏稠液体［陈旧性出血伴（或不伴）黏液］；可见源于囊内壁的乳头状或结节状生长物 2. 大多数是结构上分化良好的腺上皮融合性增生，类似子宫内膜的子宫内膜样癌；首先，多见筛状（*图 5.13.4~5.13.7*）、绒毛膜管样结构，偶见实体性结构；其次，可见腺样和巢状浸润。融合或浸润灶大于 5 mm 3. 高柱状上皮伴有锐利腔缘，细胞核圆形至卵圆形、深染，核仁明显（*图 5.13.6 和 5.13.7*）；核分裂活性不定，通常较高 4. 近半数病例可见鳞状上皮分化；常见腺纤维瘤样成分；在绝大部分病例中可见子宫内膜异位症相关成分，常呈非典型性、增生和反映其起源于子宫内膜异位囊肿或与 APET 相关的其他特征 5. 可见分泌型、纤毛型和支持细胞样变异
特殊检查	● 无鉴别诊断价值	● 无鉴别诊断价值
治疗	BSO 伴（或不伴）TAH	分期（如有指征，应予以切除），除 FIGO I A/B 期病例外，可行化疗；激素抑制剂可用于复发病例的治疗
预后	1% 以下的病例有复发风险；未见死亡病例报告	I 期病例的长期生存率大于 90%；分期分层分析显示，预后稍好于晚期 HGAC

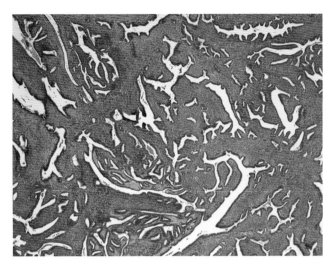

图 5.13.1   非典型增生性（交界性）子宫内膜样肿瘤（APET）
显示腺纤维瘤样形态，伴有腺体拥挤但无融合

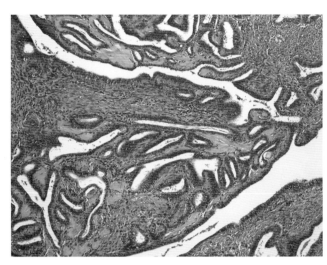

图 5.13.2   非典型增生性（交界性）子宫内膜样肿瘤（APET）
与图 5.13.1 为同一病例，伴有拥挤的子宫内膜样腺体

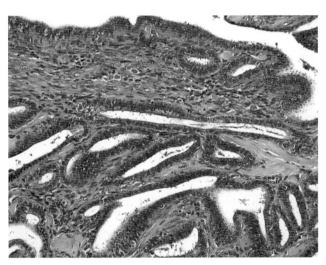

图 5.13.3   非典型增生性（交界性）子宫内膜样肿瘤（APET）
与图 5.13.1 为同一病例，伴有子宫内膜样上皮，呈轻度细胞
学非典型性

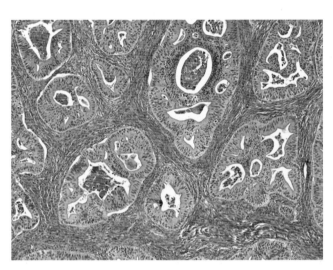

图 5.13.4   FIGO 1 级子宫内膜样癌   伴有筛状腺体浸润

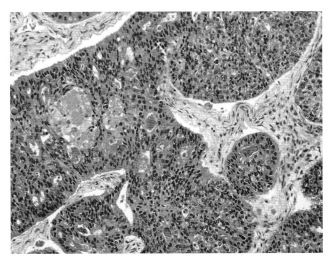

图 5.13.5　FIGO 1 级子宫内膜样癌　伴有筛状结构，显示锐利的腔缘和中度细胞学非典型性

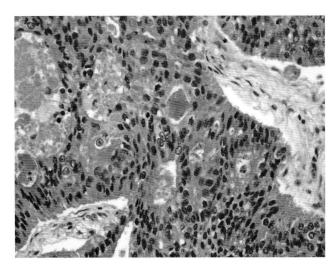

图 5.13.6　FIGO 1 级子宫内膜样癌　与图 5.13.5 为同一病例，显示中度细胞学非典型性

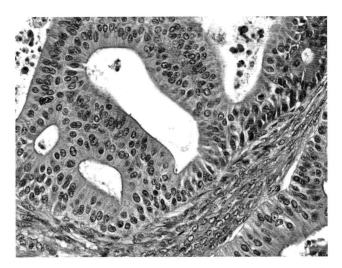

图 5.13.7　FIGO 1 级子宫内膜样癌　与图 5.13.4 为同一病例，显示锐利的腔缘和轻至中度细胞学非典型性

	子宫内膜样癌	转移性结肠癌
年龄	平均 55~58 岁	未确诊结肠癌的病例平均 48 岁，已确诊结肠癌的病例平均 61 岁
部位	卵巢内	卵巢内和卵巢表面
症状	盆腔痛，腹围增大，腹胀，早饱，阴道出血，泌尿系统症状	盆腔痛、腹痛；少数病例大便带血
体征	盆腔 / 腹部包块，腹水	盆腔 / 腹部包块；血清 CA125 或 CEA 可能升高；原发性结肠肿瘤可能未被确诊
病因学	子宫内膜异位症；*hMLH1* 或 *hMSH2* 胚系突变（林奇综合征）；*PTEN*、*β*-catenin（*CTNNB1*）、*KRAS*、*ARID1A* 和 *PIK3CA* 突变	原发性结直肠癌转移伴有继发性累及卵巢，部分病例可能与林奇综合征有关
组织学	1. 通常为单侧发生，Ⅰ期病例约占一半；平均 15 cm；囊性或囊实性；囊内含深褐色黏稠液体［陈旧性出血伴（或不伴）黏液］；可见源于囊内壁的乳头状或结节状生长物 2. 大多数是结构上分化良好的腺上皮融合性增生，类似子宫内膜的子宫内膜样癌；首先，多见筛状、绒毛腺管样结构，偶见实体性结构，其次，可见腺样、巢状和具有锯齿状边缘的实体性肿瘤浸润（*图 5.14.1~5.14.4*） 3. 高柱状上皮伴有锐利腔缘，细胞核圆形至卵圆形、深染，核仁明显（*图 5.14.3~5.14.5*）；核分裂活性不定，通常较高，偶见坏死（*图 5.14.1~5.14.4*）；可见黏液样分化 4. 近半数病例可见鳞状上皮分化；常见腺纤维瘤样成分；在绝大多数病例中可见子宫内膜异位症相关成分，常呈非典型性、增生和反映其起源于子宫内膜异位囊肿或与 APET 相关的其他特征 5. 可见分泌型、纤毛型和支持细胞样变异	1. 平均 13~14 cm，40% 的病例为双侧发生；通常呈囊性；单侧发生且大于 10 cm 的病例少见 2. 融合性浸润的高分化腺体结构伴有花环样结构的坏死；也可伴有促结缔组织增生性浸润模式；可见卵巢表面肿瘤和（或）实质内结节状生长物（*图 5.14.6~5.14.9*） 3. 可呈典型或黏液型结肠癌，典型类型常类似子宫内膜样癌（*图 5.14.8~5.14.10*） 4. 无鳞状上皮分化 5. 无分泌性、纤毛性或支持细胞样分化
特殊检查	● CK7 呈斑片状或弥漫性阳性；CK20 呈阴性，局灶性阳性或斑片状阳性（CK7 的表达程度高于 CK20）；CDX-2 阴性（在黏液样分化成分中也可呈阳性）；ER/PR 阳性；通常 PAX8 呈阳性	● CK20 通常呈弥漫性阳性；CDX-2 通常呈弥漫性阳性；少数 CK7 呈阳性（升结肠和低分化肿瘤）；一般 CK20 的表达程度高于 CK7；ER/PR 阴性，PAX8 阴性
治疗	分期（如有指征，应予以切除）；除低级别ⅠA/B 期病例外，可行化疗；激素抑制剂可用于复发病例的治疗	参照晚期结肠癌
预后	Ⅰ期病例的长期生存率大于 90%	Ⅳ期结肠癌病例的中位生存期可超过 2 年，尤其是当孤立转移灶（通常为肝脏转移）可被完全切除时

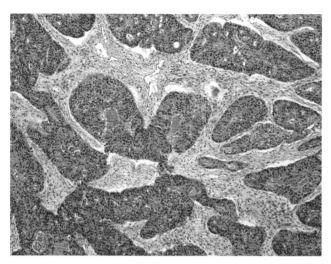

图 5.14.1　子宫内膜样癌　显示圆形、卵圆形和局灶成角的筛状腺体岛状不规则浸润

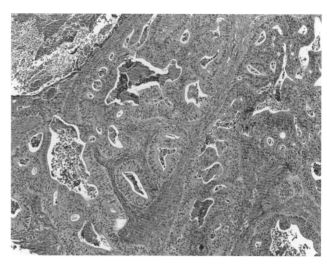

图 5.14.2　子宫内膜样癌　伴有轮廓光滑的筛状腺体岛浸润。图片左上方显示大片的腺腔内坏死

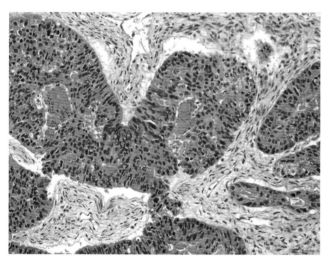

图 5.14.3　子宫内膜样癌　与图 5.14.1 为同一病例，显示类似子宫内膜的子宫内膜样癌的高柱状复层上皮。可见腺腔内坏死

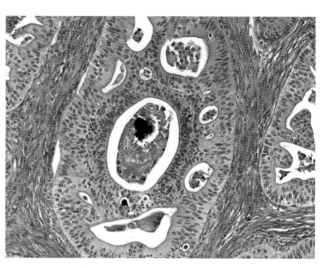

图 5.14.4　子宫内膜样癌　与图 5.14.2 为同一病例，伴有内衬高柱状上皮的筛状腺体，腔缘锐利。图片中央有坏死

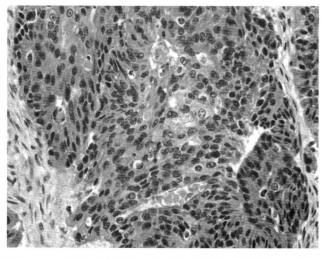

图 5.14.5　子宫内膜样癌　细胞核呈圆形至卵圆形，为中度非典型性

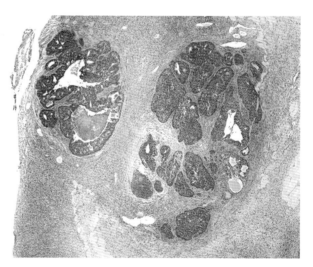

图 5.14.6　转移性结肠癌　低倍镜下显示散在分布的癌结节，图片中央左侧可见局灶花环样结构坏死

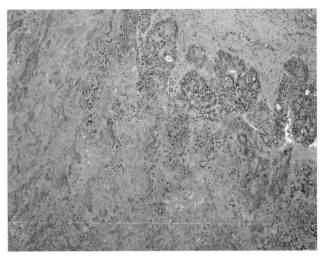

图5.14.7　**转移性结肠癌**　图片左下方显示大量感染性坏死，右上方显示不规则腺体聚集

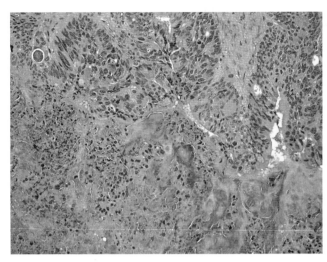

图5.14.8　**转移性结肠癌**　与图 5.1.4.7 为同一病例，显示与筛状结肠型腺体相关的细胞外黏液和坏死

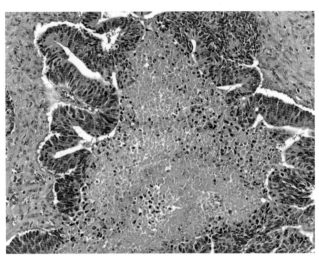

图 5.14.9　**转移性结肠癌**　与图 5.14.6 为同一病例，显示伴有中心坏死的花环样结构，周围围绕有波浪状恶性结肠型上皮

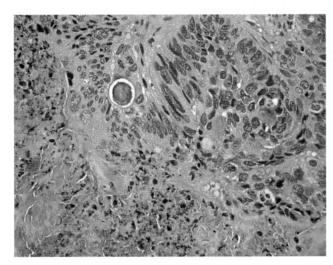

图 5.14.10　**转移性结肠癌**　与图 5.14.7 为同一病例，显示典型结肠癌内的杯状细胞，呈中至重度非典型性和坏死

	子宫内膜样癌	原发性卵巢黏液癌
年龄	平均 55~58 岁	平均 50 岁
部位	卵巢内	卵巢内
症状	盆腔痛，腹围增大，腹胀，早饱，阴道出血，泌尿系统症状	盆腔痛、腹痛，腹围增大
体征	盆腔 / 腹部包块，腹水	巨大的盆腔 / 腹部包块
病因学	子宫内膜异位症；*hMLH1* 或 *hMSH2* 胚系突变（林奇综合征），*PTEN*、*β–catenin（CTNNB1）*、*KRAS*、*ARID1A* 和 *PIK3CA* 突变	源于黏液性囊腺瘤，由 APMT 进展而来；*KRAS* 突变；罕见 *BRAF* 突变
组织学	1. 通常为单侧发生，Ⅰ期病例约占一半；平均 15 cm；囊性或囊实性；囊肿内含深褐色黏稠液体［陈旧性出血伴（或不伴）黏液］；可见源于囊内壁的乳头状或结节状生长物 2. 大多数是结构上分化良好的融合性腺上皮增生，类似于子宫内膜的子宫内膜样癌；多见筛状、绒毛腺管样结构，偶见实体性结构（图 5.15.1~5.15.3）；其次，可见腺样、巢状和具有锯齿状边缘的实体性肿瘤浸润 3. 高柱状上皮伴有锐利腔缘，细胞核圆形至卵圆形、深染，核仁明显（图 5.15.3）；核分裂活性不定，通常较高；偶见局灶细胞内和细胞外黏液 4. 近一半的病例可见鳞状上皮分化（图 5.15.2）；常见腺纤维瘤样成分；在绝大多数病例中可见子宫内膜异位症相关成分，常呈非典型性、增生和反映其起源于子宫内膜异位囊肿或与 APET 相关的其他特征 5. 可见分泌型、纤毛型和支持细胞样变异	1. 几乎总是单侧发生，平均 21 cm；Ⅰ期病例约占 90%；大体类似黏液性囊腺瘤和 APMT，伴有大的充满黏液的囊肿；有时可见源于囊内壁的乳头状生长物 2. 大多数病例呈结构上分化良好的复杂的乳头状和腺样筛状生长；首先，其程度和复杂性反映了其侵袭性的融合 / 扩张模式（图 5.15.4~5.15.6）；其次，可见小至中等大小的黏液性腺体，巢状浸润模式和单个细胞杂乱无章的破坏性间质浸润；要诊断癌必须存在大于或等于 5 mm 的融合或浸润性生长灶 3. 内衬的黏液上皮富含嗜碱性或嗜酸性细胞质（图 5.15.6 和 5.15.7）；囊腺瘤区显示细胞核小且位于基底部；在其他区域，可见不同程度的非典型性，伴有细胞核增大、染色质深染、核仁突出、假复层排列等特征，核分裂象丰富；常见腺体内的细胞外黏液 4. 偶见子宫内膜异位症；缺乏腺纤维瘤样背景和鳞状上皮分化 5. 无分泌型、纤毛型或支持细胞样分化
特殊检查	● ER/PR 呈阳性，PAX8 通常呈阳性 ● 部分病例的 DNA 错配修复蛋白（MLH1、MSH2、PMS2、MSH6）染色缺失	● ER/PR 呈阴性（偶见非常局限的淡染）；PAX8 通常呈阴性，但在某些病例中可呈阳性
治疗	分期（如有指征，应予以切除）；除低级别 IA/B 期病例外，可行化疗（辅助或新辅助方案）；激素抑制剂可用于复发病例的治疗	分期（如有指征，应予以切除），可不进行淋巴结清扫；除低级别 IA/B 期病例外，可行化疗（新辅助或辅助方案）；阑尾切除
预后	Ⅰ期病例的长期生存率大于 90%	Ⅰ期病例的长期生存率大于 95%；晚期病例罕见，预后不良

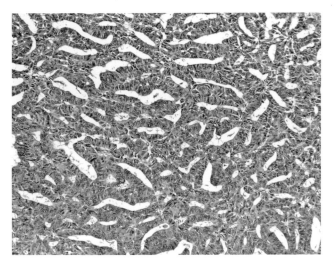

图 5.15.1 **子宫内膜样癌** 伴有融合模式，显示筛状结构

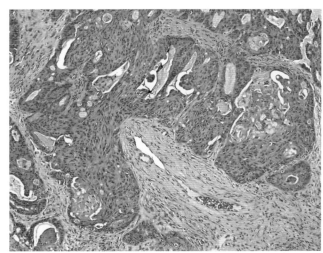

图 5.15.2 **子宫内膜样癌** 显示腺样模式浸润、鳞状上皮分化及促结缔组织增生性间质

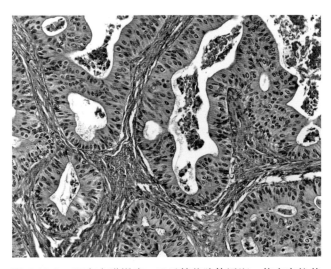

图 5.15.3 **子宫内膜样癌** 显示筛状腺体浸润，伴有高柱状上皮和锐利腔缘，类似子宫内膜的子宫内膜样癌

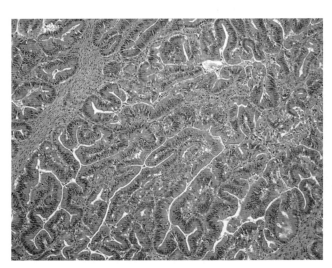

图 5.15.4 **原发性卵巢黏液癌** 浸润性黏液癌的融合或扩张模式，伴有复杂的相互吻合的腺体及被推挤的间质

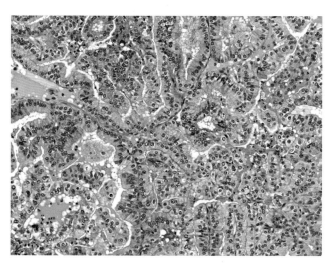

图 5.15.5 原发性卵巢黏液癌 伴极少量的间质和丰富的细胞内黏液

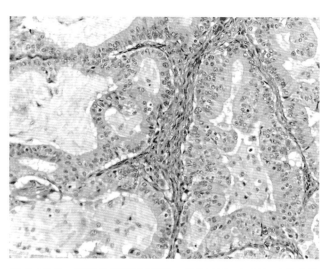

图 5.15.6 原发性卵巢黏液癌 显示富含双嗜性至嗜酸性细胞质的筛状腺体

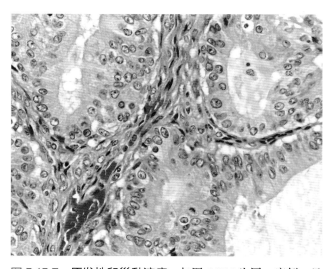

图 5.15.7 原发性卵巢黏液癌 与图 5.15.6 为同一病例，显示中度细胞学非典型性和细胞内及细胞外黏液

第五章 卵巢

	子宫内膜样癌，支持细胞样变异	支持细胞瘤
年龄	平均 60~70 岁	平均 30 岁
部位	卵巢内	卵巢内
症状	盆腔痛，腹围增大，腹胀，早饱，阴道出血，泌尿系统症状	盆腔痛、腹痛，肿胀，阴道出血
体征	盆腔 / 腹部包块；绝经后出血；可伴有男性化特征	40% 的病例有雌激素症状
病因学	子宫内膜异位症；*PTEN*、*β–catenin*（*CTNNB1*）、*KRAS*、*ARID1A* 和 *PIK3CA* 突变	罕见于波伊茨 – 耶格综合征患者，*DICER1* 突变
组织学	1. 以实体性为主，局灶呈囊性；10% 的病例为双侧发生；平均 13.6 cm；绝大多数为 I 期病例 2. 实体性或中空的交织的细长条索伴有复层结构，腺管融合；细胞核呈低级别细胞学特征（通常细胞的非典型性程度大于支持细胞瘤）；腺腔内偶见分泌物；富含纤维瘤样间质，偶有钙化；常见间质黄素化（*图 5.16.1 和 5.16.2*） 3. 普通型低级别子宫内膜样癌区通常与支持细胞样区融合共存；细胞顶端可有黏液，偶见纤毛（*图 5.16.3~5.16.5*） 4. 可见子宫内膜异位症背景，存在鳞状上皮分化或腺纤维瘤样成分（*图 5.16.3*）	1. 单侧发生，I 期，平均 8~9 cm 2. 均一的腺管样结构；中空腺管内衬高立方形或柱状细胞；实体性腺管可呈长椭圆形、圆形或卵圆形；紧密排列的实体性腺管可类似弥漫性成片分布；还可见条索状、小梁状和梭形结构（*图 5.16.6~5.16.9*）；管腔内无分泌物 3. 细胞核呈圆形至卵圆形，形态温和，细胞质淡染至嗜酸，核分裂不活跃（*图 5.16.10*）；罕见富含脂质和嗜酸性变异 4. 缺乏子宫内膜异位症背景；无鳞状上皮分化
特殊检查	● CK7、EMA、ER/PR 呈阳性，PAX8 通常呈阳性 ● WT–1、inhibin 和 calretinin 通常呈阴性，但在少数病例可呈局灶性阳性或强阳性；SF–1 呈阴性 ● 部分病例的 DNA 错配修复蛋白（MLH1、MSH2、PMS2、MSH6）染色缺失	● CK7、EMA 呈阴性，ER/PR 呈阳性，PAX8 呈阴性（其他类型的 CK 染色无特异性，因为它们在支持细胞瘤中也可阳性） ● WT–1、SF–1、inhibin、calretinin 呈阳性
治疗	数据有限；推测与普通型子宫内膜样癌［分期（如有指征，应予以切除），除低级别 IA/IB 期病例外，可行化疗（辅助或新辅助方案）；激素抑制剂可用于复发病例的治疗）］相同	USO
预后	基于有限的资料，通常与分期分层相同的子宫内膜样癌一样	通常为良性

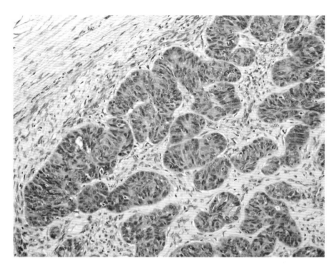

图 5.16.1 子宫内膜样癌，支持细胞样变异 显示类似支持细胞瘤样的实体性细胞巢和细胞条索

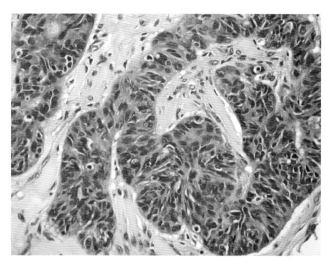

图 5.16.2 子宫内膜样癌，支持细胞样变异 与图 5.16.1 为同一病例，显示条索状排列的拉长的高柱状细胞，细胞核呈卵圆形

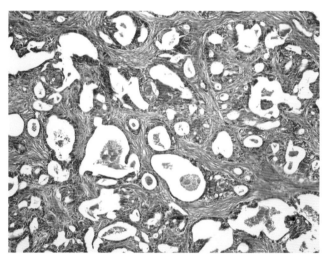

图 5.16.3 子宫内膜样癌，普通型 显示大小不一的腺体的不规则浸润，局灶鳞状上皮分化

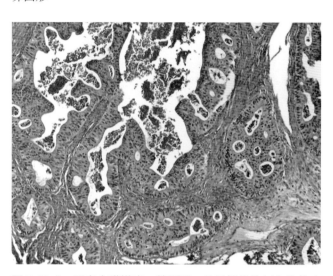

图 5.16.4 子宫内膜样癌，普通型 显示筛状特征和腺体内衬的高柱状上皮伴锐利的腔缘

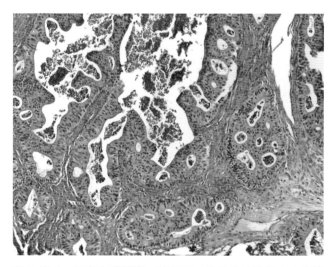

图 5.16.5 子宫内膜样癌，普通型 伴有内衬柱状上皮的腺体，腔缘锐利

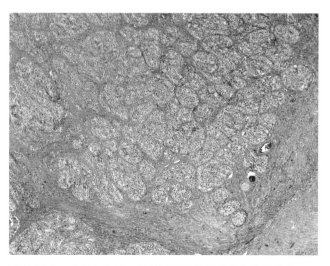

图 5.16.6 支持细胞瘤 伴轮廓光滑的结节状细胞巢和岛

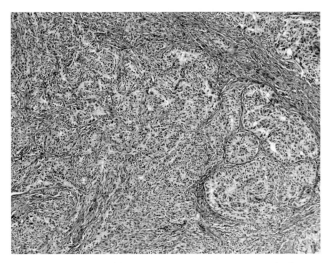

图 5.16.7　**支持细胞瘤**　显示拥挤的小腺管和细胞条索，细胞核极向良好

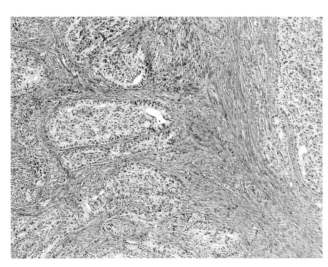

图 5.16.8　**支持细胞瘤**　伴有拥挤的腺管和一定程度的复杂结构

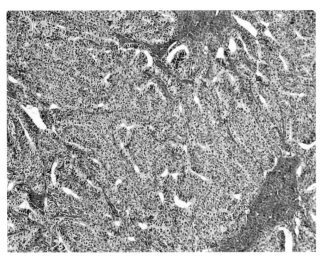

图 5.16.9　**支持细胞瘤**　伴有背靠背的腺体，类似子宫内膜样癌的融合结构

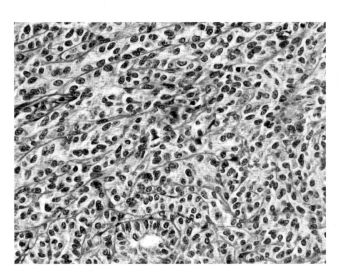

图 5.16.10　**支持细胞瘤**　与图 5.16.9 为同一病例，可见内衬柱状细胞的管腔开放的实体性腺管，细胞核呈圆形至卵圆形，细胞质淡染

	子宫内膜样癌伴梭形鳞状上皮成分	MMMT
年龄	平均 61 岁	平均 65~66 岁
部位	卵巢内	卵巢表面及间质内
症状	盆腔痛 / 痛经	盆腔痛，腹围增大，腹胀，早饱，泌尿系统症状
体征	盆腔肿瘤	盆腔 / 腹部包块，腹水
病因学	子宫内膜异位症；*PTEN*、*β-catenin*（*CTNNB1*）、*KRAS*、*ARID1A* 和 *PIK3CA* 突变	绝大多数来源于浆液性输卵管上皮内癌，通常起源于输卵管伞；几乎所有病例都有 *TP53* 基因突变
组织学	1. 平均 13 cm，实性和囊性，约 1/3 的病例为 I 期 2. 可见广泛的梭形细胞成分，通常在肿瘤中的占比大于 50%，在细胞巢中形成分叶状形态；其次，呈弥漫性梭形细胞样模式；可呈旋涡状和局灶性栅栏样结构（*图 5.17.1~5.17.3*）；鳞状上皮成分可诱发异物型巨细胞反应 3. 所有病例均可见典型的子宫内膜样腺体；在半数病例中，可见散在分布的典型 LGSC 成分（*图 5.17.3~5.17.5*）；近半数病例存在支持细胞样区 4. 梭形细胞的核特征类似子宫内膜样腺体，一般呈低级别（*图 5.17.4*）；通常有丝分裂指数低	1. 卵巢大小正常或稍增大，可见毫米大小的卵巢表面结节；其余病例为不同程度增大的实体性和（或）囊性卵巢，大小为 8~10 cm；输卵管伞可见显著的肿瘤性突起，可沿卵巢表面播散；通常双侧输卵管 - 卵巢受累，且几乎总是伴有腹膜种植癌或广泛肠管侵犯 2. 上皮成分通常呈乳头状、腺管样和实体性的高级别浆液性结构，常混杂存在；其次，可见宽大的尿路上皮样乳头；可见子宫内膜样结构（*图 5.17.6~5.17.8*） 3. 上皮细胞大多伴有明显的非典型性，常见奇异核；核仁大而突出（*图 5.17.8*），可见丰富的异常核分裂象 4. 肉瘤样成分伴有高级别梭形细胞分化，核分裂活性高，细胞学非典型性显著（*图 5.17.8~5.17.10*）；可见黏液样或小细胞区；通常存在异源性成分（大于 50%），恶性软骨细胞、横纹肌母细胞最为常见，偶见骨样和脂肪肉瘤成分
特殊检查	● CK7、ER/PR、EMA 呈阳性；WT-1 和 p16 通常呈阴性，但在少数病例可呈局灶性阳性或强阳性；通常 p53 正常表达 ● 部分病例的 DNA 错配修复蛋白（MLH1、MSH2、PMS2、MSH6）染色缺失	● 上皮成分：p53 表达异常；大多数细胞 CK7、p16（弥漫性）、WT-1、CAM5.2 和 ER 呈阳性；肉瘤样成分一般表达模式相似，但对上皮标记物的染色会呈更弱的或局灶性表达
治疗	分期（如有指征, 应予以切除）；除低级别 IA/B 期病例外，可行化疗（辅助或新辅助方案）；激素治疗可用于复发病例	分期（如有指征, 应予以切除），可行化疗（辅助或新辅助方案）
预后	推测类似普通型子宫内膜样癌：I 期病例的生存率大于 90%；分期分层分析表明，预后稍好于晚期 HGSC	III 期病例的 5 年生存率为 20%~25%

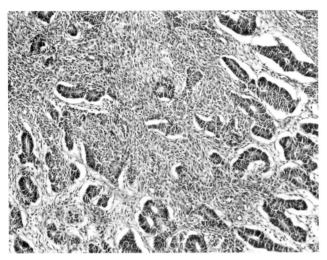

图 5.17.1　子宫内膜样癌伴梭形鳞状上皮成分　伴有紧密混合的腺样和梭形细胞成分

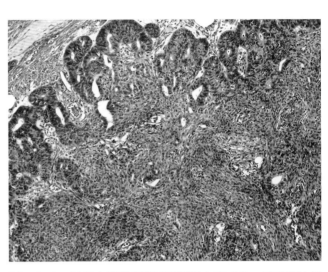

图 5.17.2　子宫内膜样癌伴梭形鳞状上皮成分　显示周边低级别腺样结构（图片顶部），与图片中央和底部的梭形鳞状上皮成分逐渐过渡并融合

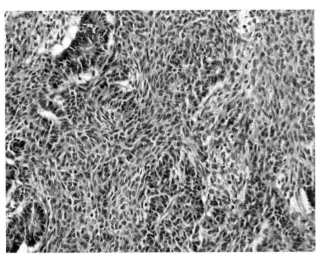

图 5.17.3　子宫内膜样癌伴梭形鳞状上皮成分　以梭形细胞成分为主。虽然紧密混合的腺样和梭形细胞成分可见于癌肉瘤，梭形细胞成分形态温和而非高级别

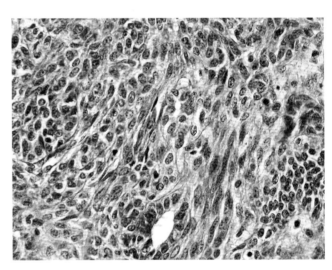

图 5.17.4　子宫内膜样癌伴梭形鳞状上皮成分　腺体和条索状结构被低级别梭形鳞状上皮成分包绕

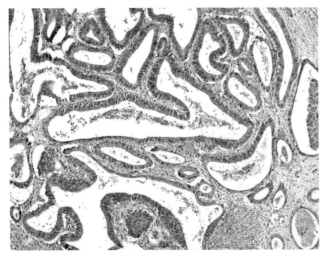

图 5.17.5　子宫内膜样癌伴梭形鳞状上皮成分　显示普通腺样成分，梭形细胞成分在该视野未显示，这种模式也可见于非典型增生性（交界性）子宫内膜样肿瘤

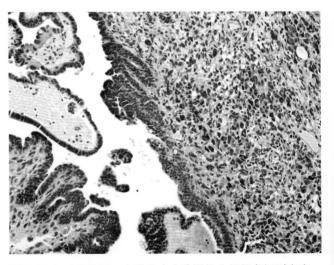

图 5.17.6　MMMT　大乳头内含弥漫性生长的高级别肉瘤，被覆单层恶性上皮成分

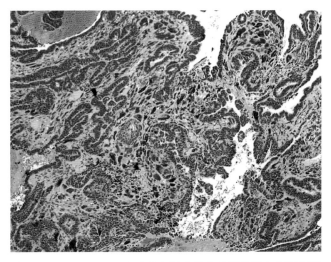

图 5.17.7　MMMT　显示紧密混合的高级别腺体和高级别梭形细胞间质

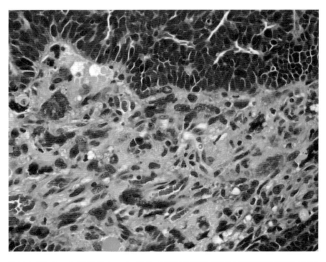

图 5.17.8　MMMT　表现为恶性梭形细胞间质顶端被覆复层恶性柱状上皮

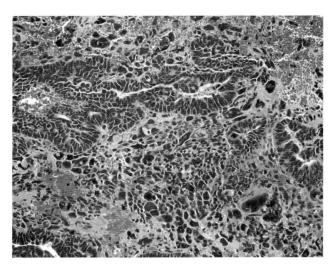

图 5.17.9　MMMT　显示圆形和拉长的恶性腺体与包含大量奇异核的高级别肉瘤样间质成分混合

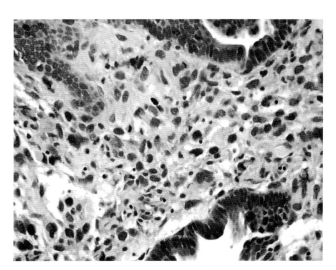

图 5.17.10　MMMT　伴肉瘤样间质及恶性柱状上皮成分

第五章　卵巢

	子宫内膜样癌	成人型颗粒细胞瘤
年龄	平均 55~58 岁	平均 50~55 岁
部位	卵巢内	卵巢内
症状	盆腔痛，腹围增大，腹胀，早饱，阴道出血，泌尿系统症状	盆腔 / 下腹痛，绝经后出血，10% 的病例伴有腹腔积血引起的急腹症
体征	盆腔 / 腹部包块，腹水	盆腔 / 下腹部包块，可伴有雌激素症状
病因学	子宫内膜异位症；*hMLH1* 或 *hMSH2* 胚系突变（林奇综合征）；*PTEN*、*β-catenin*（*CTNNB1*）、*KRAS*、*ARID1A* 和 *PIK3CA* 突变	*FOXL2* 突变
组织学	1. 通常为单侧发生，Ⅰ期病例约占一半；平均 15 cm；囊性或囊实性；囊内含深褐色黏稠液体［陈旧性出血伴（或不伴）黏液］；可见源于囊内壁的乳头状或结节状生长物 2. 大多数是结构上分化良好的腺上皮融合性增生，类似子宫内膜的子宫内膜样癌；首先，多见筛状、绒毛腺管样结构，偶见实体性结构；其次，可见腺样、巢状和具有锯齿状边缘的实体性肿瘤浸润（*图 5.18.1 和 5.18.2*） 3. 高柱状上皮伴锐利腔缘，细胞核呈圆形至卵圆形、深染，核仁明显（*图 5.18.3*）；在癌巢和癌岛边缘可见到栅栏样排列的细胞核；核分裂活性不定，通常较高 4. 近半数病例可见鳞状上皮分化；常见腺纤维瘤样成分；在绝大多数病例中可见子宫内膜异位症相关成分，常呈非典型性、增生和反映其起源于子宫内膜异位囊肿或与 APET 相关的其他特征 5. 可见分泌型、纤毛型和支持细胞样变异（*图 5.18.4 和 5.18.5*）	1. 实性及囊性，出血；平均 10~12 cm；小于 5% 的病例为双侧发生，超过 90% 的病例为 Ⅰ 期；切面呈囊实性，黄褐色或黄色，囊内常见出血伴血凝块 2. 岛叶型的特点是颗粒细胞岛 / 巢被纤维性间质分隔成小叶，但可混杂存在条索状肿瘤细胞；实性管状型类似 Sertoli 瘤；形态多样：弥漫型、微滤泡型、大滤泡型、小梁型、管状型和混合型；微滤泡型可见 Call-Exner 体（*图 5.18.6~5.18.8*） 3. 小细胞含有卵圆形或成角 / 折叠的形态均一的细胞核（*图 5.18.9 和 5.18.10*）；癌巢和癌岛周边可见栅栏样排列的细胞核；核分裂罕见或缺如，2% 的病例含有奇异核 4. 无鳞状上皮成分；除偶发外，无与之相关的子宫内膜异位症 5. 无分泌型或纤毛型变异，但可见支持细胞样变异
特殊检查	● CK7、EMA、ER/PR、PAX8 呈阳性 ● WT-1、inhibin 和 calretinin 通常呈阴性，但少数病例可见局灶性阳性或强阳性；SF-1 呈阴性 ● 部分病例的 DNA 错配修复蛋白（MLH1、MSH2、PMS2、MSH6）染色缺失	● calretinin、inhibin、SF-1、WT-1、ER/PR 呈阳性 ● 通常 CK7 和 EMA 呈阴性 ● 由于在成人型颗粒细胞瘤中呈阳性，其他类型 CK 特异性不强
治疗	分期（如有指征，应予以切除），除低级别 IA/B 期病例外，可行化疗；激素抑制剂适用于复发病例的治疗	TAH-BSO；如有生育需要，可行 USO
预后	Ⅰ 期病例的生存率大于 90%	伴有复发或处于晚期的病例可呈惰性行为，有些病例可在 5~10 年后复发；Ⅰ 期病例的 10 年生存率约为 90%

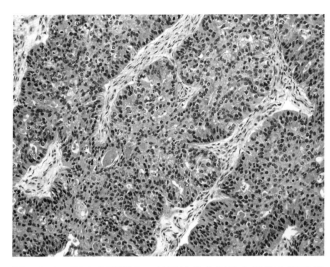

图 5.18.1 **子宫内膜样癌** 显示结构良好的交织状和筛状腺体，内衬高柱状上皮，类似子宫内膜的子宫内膜样癌

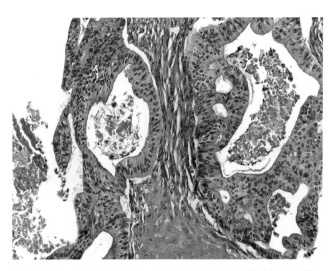

图 5.18.2 **子宫内膜样癌** 伴有腺腔内筛状结构和锐利腔缘

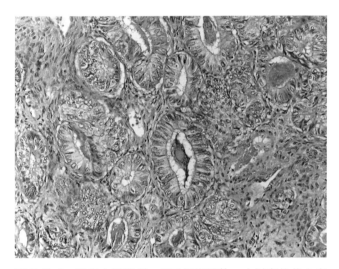

图 5.18.3 **子宫内膜样癌** 显示圆形腺体，内衬高柱状上皮及其形成的锐利腔缘，细胞核呈圆形至卵圆形，细胞质淡染

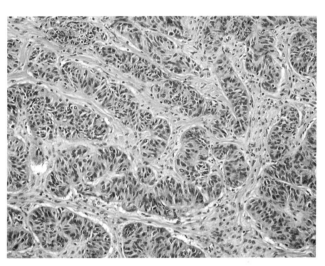

图 5.18.4 **子宫内膜样癌** 伴支持细胞样变异，类似颗粒细胞瘤和支持细胞瘤结构（见章节 5.16）

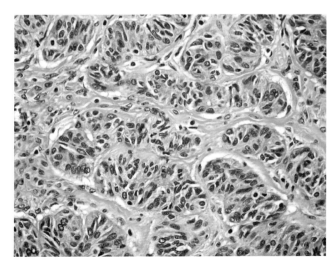

图 5.18.5 **子宫内膜样癌** 与图 5.18.4 为同一病例，伴支持细胞样变异，柱状上皮呈柱状和条索状排列

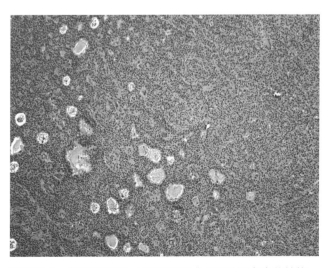

图 5.18.6 **颗粒细胞瘤** 显示交织吻合的柱状和条索状结构，偶见腺样间隙

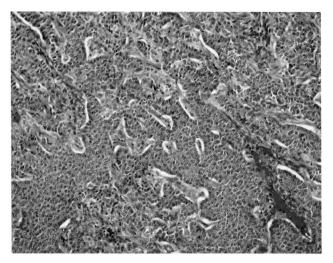

图 5.18.7　**颗粒细胞瘤**　显示交织吻合的条索状和小梁状结构，细胞核形态均一、间隔均匀

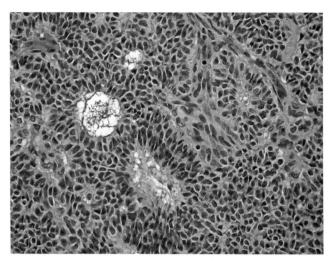

图 5.18.8　**颗粒细胞瘤**　与图 5.18.6 为同一病例，显示卵圆形至长椭圆形的细胞核，呈柱状和条索状排列

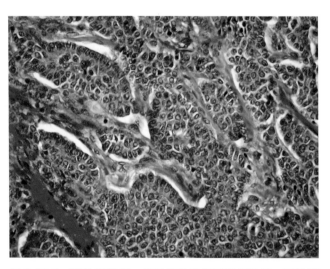

图 5.18.9　**颗粒细胞瘤**　显示淡染的卵圆形细胞核，可见明显的核沟

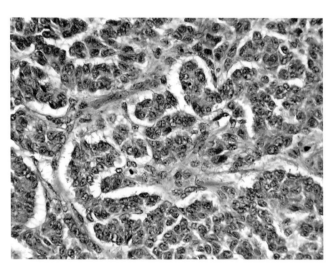

图 5.18.10　**颗粒细胞瘤**　伴有细长的条索状结构，染色质呈细小颗粒状，偶见核沟

	具有分泌特征的子宫内膜样癌	卵黄囊（内胚窦）瘤
年龄	平均 55~58 岁	30 岁以下（偶可发生于老年和绝经后）
部位	卵巢内	卵巢间质内，罕见于其他中线部位（如腹膜后）
症状	盆腔痛，腹围增大，腹胀，早饱，阴道出血，泌尿系统症状	腹围增大，疼痛
体征	盆腔 / 腹部包块，腹水	盆腔 / 下腹部包块，血清 AFP 升高
病因学	子宫内膜异位症；*hMLH1* 或 *hMSH2* 胚系突变（林奇综合征）；*PTEN*、*β-catenin*（*CTNNB1*）、*KRAS*、*ARID1A* 和 *PIK3CA* 突变	生殖细胞起源（极少数病例源自与癌成分相关的老年女性的体细胞），罕见于性腺发育不良者的性腺母细胞瘤
组织学	1. 通常单侧发生，Ⅰ 期病例约占一半；平均 15 cm；囊性或囊实性；囊内含深褐色黏稠液体［陈旧性出血伴（或不伴）黏液］；可见源于囊内壁的乳头状或结节状生长物 2. 大多数是结构上分化良好的腺上皮融合性增生，类似子宫内膜的子宫内膜样癌；多见筛状、绒毛腺管样结构，偶见实体性结构；其次，可见腺样、巢状和具有锯齿状边缘的实体性肿瘤浸润（*图 5.19.1 和 5.19.2*） 3. 高柱状上皮伴锐利腔缘，细胞核呈圆形至卵圆形、深染，核仁明显；可见类似分泌期子宫内膜的均一的核下或核上空泡，说明其具有分泌特征（*图 5.19.3~5.19.5*）；核分裂活性不定，通常较高 4. 近半数的病例可见鳞状上皮分化；常见腺纤维瘤样成分；在绝大多数病例中可见子宫内膜异位症相关成分，常呈非典型性、增生和反映其起源于子宫内膜异位囊肿或与 APET 子宫内膜样肿瘤相关的其他特征	1. 单侧发生，大于 10 cm，常伴有出血和坏死 2. 常见类型为特征性的疏松水肿的微囊 / 筛状、黏液样间质、围血管平生长方式（Schiller–Duvall 小体）、腺泡 / 腺样结构、内衬扁平上皮的较大囊肿（多囊卵泡）、乳头状和实体性生长（*图 5.19.6 和 5.19.7*）。可见伴有颗粒状嗜酸性细胞质的肝样型；类似黏液性肠腺的原始内胚层型 3. 在上述绝大多数结构类型中，常见细胞核大而原始，细胞质透亮，核仁明显（*图 5.19.8*）；子宫内膜样细胞的特征可类似分泌期子宫内膜和子宫内膜样癌的分泌型变异（*图 5.19.9 和 5.19.10*） 4. 可见与之相关的子宫内膜异位症；常伴有其他生殖细胞成分，特别是胚胎性癌
特殊检查	● CK7、EMA、ER/PR 呈阳性，通常 PAX8 呈阳性； ● AFP、glypican-3 和 SALL4 通常呈阴性 ● 部分病例的 DNA 错配修复蛋白（MLH1、MSH2、PMS2、MSH6）染色缺失	● CK7、EMA、ER/PR 呈阳性 ● AFP、glypican-3、SALL4 呈阳性，PAX8 呈阳性的数据有冲突；villin 和 CDX2 呈阳性（如存在肠腺分化）
治疗	分期（如有指征，应予以切除），除低级别 IA/B 期病例外，可行化疗；激素抑制剂可用于复发病例的治疗	采用针对生殖细胞的联合化疗方案
预后	Ⅰ 期病例的长期生存率大于 90%	治愈率为 80%，纯肝样型和原始肠型病例预后差

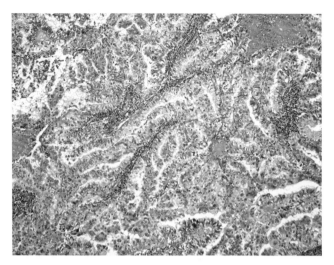

图 5.19.1　具有分泌特征的子宫内膜样癌　伴有结构清晰的腺体，显示细胞质透亮且呈空泡状

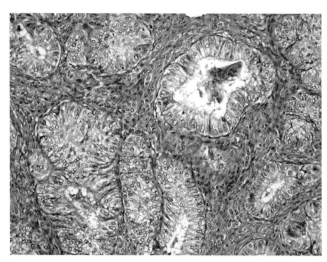

图 5.19.2　具有分泌特征的子宫内膜样癌　伴有形态良好的圆形腺体，显示锐利的腔缘

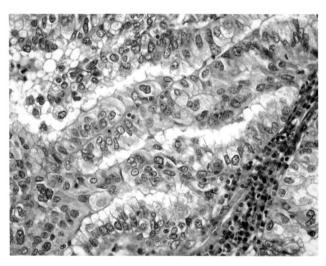

图 5.19.3　具有分泌特征的子宫内膜样癌　与图 5.19.1 为同一病例，类似分泌期子宫内膜

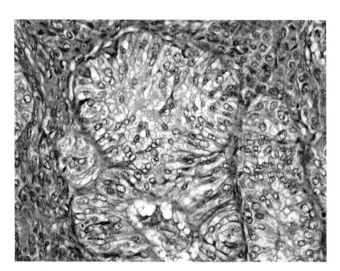

图 5.19.4　具有分泌特征的子宫内膜样癌　类似分泌期子宫内膜

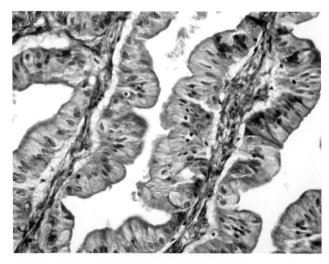

图 5.19.5　具有分泌特征的子宫内膜样癌　显示核上空泡和主要位于基底部的温和的圆形和卵圆形细胞核

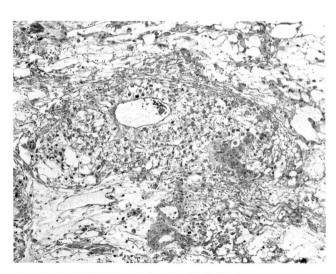

图 5.19.6　卵黄囊瘤　伴有网状 / 微囊型结构

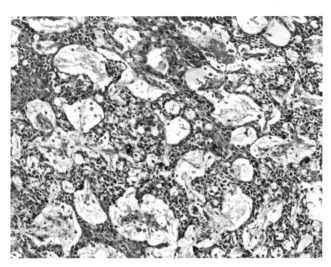

图 5.19.7　**卵黄囊瘤**　伴有网状 / 微囊型结构

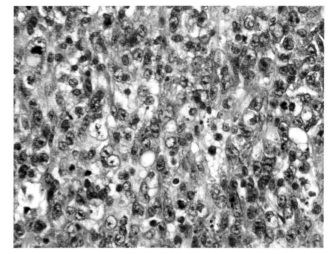

图 5.19.8　**卵黄囊瘤**　伴有原始的高级别细胞核

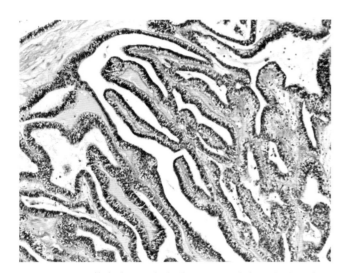

图 5.19.9　**卵黄囊瘤**　子宫内膜样变异，类似具有分泌特征的子宫内膜样癌

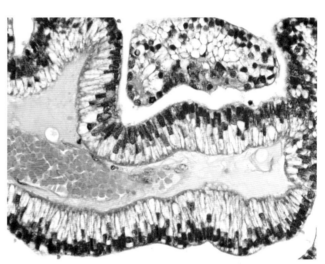

图 5.19.10　**卵黄囊瘤**　子宫内膜样变异，类似具有分泌特征的子宫内膜样癌

	透明细胞癌	卵黄囊（内胚窦）瘤
年龄	平均 50~53 岁	30 岁以下（偶见于老年人和绝经后女性）
部位	在卵巢内，很少发生于卵巢外的子宫内膜异位症	在卵巢间质内，很少发生于其他中线部位（如腹膜后）
症状	盆腔痛，腹围增大，腹胀，早饱，阴道出血，泌尿系统症状	腹围增大，疼痛
体征	盆腔 / 附件包块，罕见血栓栓塞事件或副瘤性高钙血症	盆腔 / 下腹部包块，血清 AFP 升高
病因学	绝大多数源于子宫内膜异位症；*ARID1A*、*PIK3CA*、*PTEN*、*KRAS*、*TGF–β II* 突变；部分病例存在 *MSH2* 胚系突变（林奇综合征）	生殖细胞起源（极少数病例源自与癌成分相关的老年女性的体细胞），罕见于性腺发育不良患者的性腺母细胞瘤
组织学	1. I 期病例占 1/3~1/2；常见于子宫内膜异位症和粘连，肿瘤破裂发生率高；10% 以下的病例为双侧发生；平均 13~15 cm 2. 2/3 的病例源于子宫内膜异位囊肿，表现为囊壁结节状或息肉样生长；1/3 的病例具有腺纤维瘤样结构，切面呈黄白色蜂窝状 3. 特征性结构类型为乳头状、管囊状、管状乳头状（包括环状结构）和螺旋状等。也可见到浸润性小腺体和实体性生长物（*图 5.20.1~5.20.4*）；1/3 的病例有腺纤维瘤样背景；间质致密、嗜酸和呈玻璃样变（尤其在某些乳头状结构中） 4. 细胞核非典型性程度不一（通常不如 HGSC 严重）（*图 5.20.4 和 5.20.5*）；通常核仁突出和增大；细胞质透亮，但并非总是如此；还常富含嗜酸性细胞质；也可见透明小球；绝大多数病例核分裂象极少，但偶尔也会超过 10/10 HPF 5. 罕见病例可见混合性透明细胞癌 – 卵黄囊瘤	1. 单侧发生，大于 10 cm，常伴有出血和坏死 2. 无与之相关的子宫内膜异位症或腺纤维瘤样结构 3. 常见类型为特征性的疏松水肿的微囊 / 筛状结构、黏液样间质、围血管周生长方式（Schiller–Duvall 小体）、腺泡 / 腺样结构、内衬扁平上皮的较大囊肿（多囊卵泡）、乳头状和实体性生长（*图 5.20.6~5.20.9*）。可见伴有颗粒状嗜酸性细胞质的肝样型；类似黏液性肠腺的原始内胚层型；偶见不同程度的间质玻璃样变 4. 在上述绝大多数结构类型中，常见细胞质透亮、细胞核大而原始，核仁明显（*图 5.20.9 和 5.20.10*）；细胞显示不同程度的鞋钉样形态；可见透明小球 5. 常伴有其他生殖细胞成分，尤其是胚胎性癌
特殊检查	● HNF1β、CK7、EMA、Napsin A、PAX8 呈阳性；AFP、glypican-3 呈阴性，90% 左右的病例 ER/PR 呈阴性；SALL4 呈阴性（可呈局灶性 / 弱阳性）	● CK7、EMA、ER/PR、HNF-1β 呈阴性 ● AFP、glypican-3、SALL4 呈阳性，PAX8 阳性的数据有冲突；villin 和 CDX2 呈阳性（如存在肠腺分化）
治疗	分期（如有指征，应予以切除），可行化疗（辅助或辅助方案）	针对生殖细胞的联合化疗方案
预后	I 期病例的生存率为 90%	治愈率为 80%，纯肝样型和原始肠型病例预后差

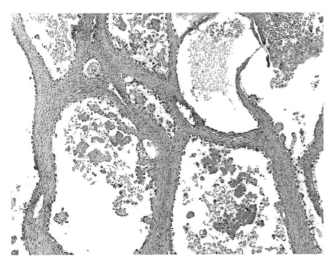

图 5.20.1 透明细胞癌 管囊型，囊内含附壁和脱落的乳头状肿瘤碎片。乳头含有玻璃样变的间质轴心

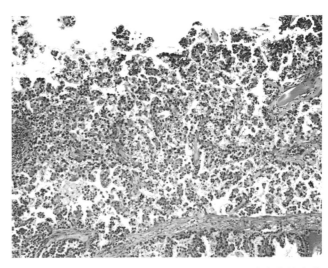

图 5.20.2 透明细胞癌 乳头型，显示纤细和分支状的小乳头，被覆细胞细胞质透亮

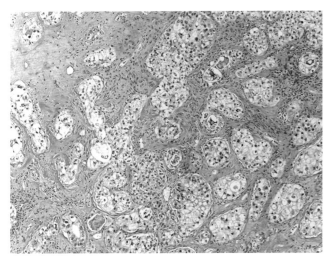

图 5.20.3 透明细胞癌 浸润型，腺体内衬上皮细胞，富含透亮的细胞质

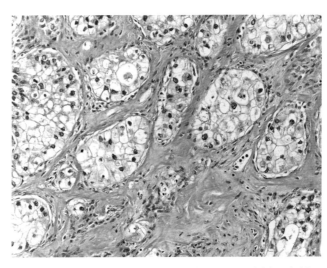

图 5.20.4 透明细胞癌 浸润型，与图 5.20.3 为同一病例，显示透亮至嗜酸性的细胞质和不同程度的细胞核非典型性，局灶更显著；图片下半部分可见嗜酸性玻璃样变的间质

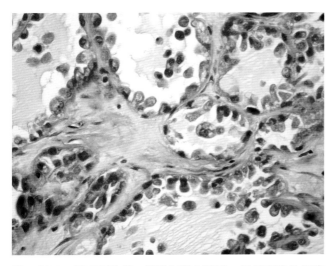

图 5.20.5 透明细胞癌 伴鞋钉样细胞型，显示突出的细胞核和顶端细胞质。注意细胞质呈嗜酸性而非透亮

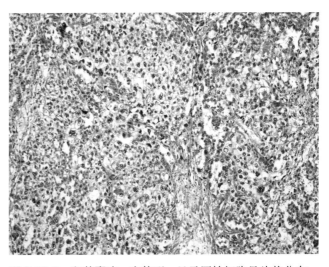

图 5.20.6 卵黄囊瘤 实体型，显示原始细胞呈片状分布，伴有明显的透亮的细胞质

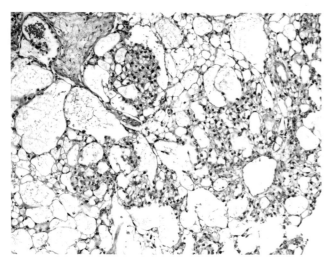

图 5.20.7　卵黄囊瘤　网状 / 微囊状型

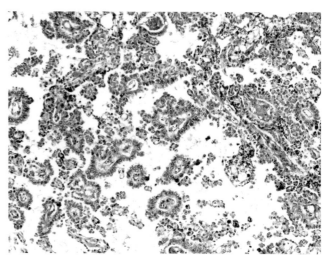

图 5.20.8　卵黄囊瘤　乳头状型

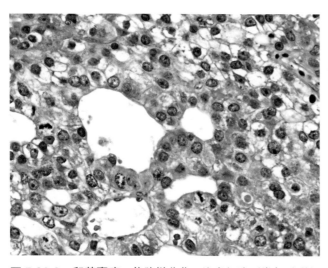

图 5.20.9　卵黄囊瘤　伴腺样分化，注意细胞可类似透明细胞癌

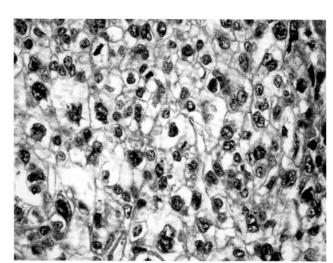

图 5.20.10　卵黄囊瘤　实体型，细胞质透亮，细胞核非典型性明显，染色质呈粗糙团块状，有核分裂象

	APST/SBT	透明细胞癌伴乳头状结构
年龄	平均 49 岁	平均 50~53 岁
部位	卵巢内伴或不伴表面外生性成分，可能局限于卵巢表面	卵巢内，极少数可源于卵巢外的子宫内膜异位症
症状	通常无症状，可有非特异性盆腔痛或泌尿系统症状	盆腔痛，腹围增大，腹胀，早饱，阴道出血，泌尿系统症状
体征	盆腔 / 附件包块	盆腔 / 附件包块，罕见血栓栓塞事件或副瘤性高钙血症
病因学	尚不明确；常起源于浆液性病变，可能起源于输卵管上皮植入；*KRAS* 和 *BRAF* 突变	绝大多数源于子宫内膜异位症；*ARID1A*、*PIK3CA*、*PTEN*、*KRAS*、*TGF-βRⅡ*突变；部分病例存在 *MSH2* 胚系突变（林奇综合征）
组织学	1. 囊性和外生性成分 2. 除偶尔或意外发现外，与子宫内膜异位症无关 3. 多级分支、簇状生长、显著的脱落细胞簇，无浸润（*图 5.21.1~5.21.3*） 4. 输卵管型上皮，常见纤毛（*图 5.21.2 和 5.21.3*），局灶有鞋钉样细胞或致密的嗜酸性细胞质；无透明小体；轻度细胞学非典型性；可有砂粒体 5. 12% 的病例可发生非浸润性腹膜种植；伴有外生性成分的病例更容易发生种植	1. Ⅰ期病例占 1/3~1/2；常见子宫内膜异位症和粘连，肿瘤破裂发生率高，10% 以下的病例为双侧发生；平均 13~15 cm 2. 2/3 的病例源于子宫内膜异位囊肿，表现为囊壁结节状或息肉样生长；1/3 的病例具有腺纤维瘤样结构 3. 乳头状结构显示为纤细、拉长、细长的乳头，伴纤细的纤维血管轴心和鞋钉样细胞（*图 5.21.4 和 5.21.5*）；乳头被覆细胞通常为单层，缺乏常见于 APST 的不同程度的复层上皮；其他结构类型可有管囊状、管状乳头状（包括环状）和鞋钉样；还可见浸润性小腺体和实体性生长物；1/3 的病例可见腺纤维瘤样背景；间质（尤其是小乳头轴心）致密、嗜酸、呈玻璃样变（*图 5.21.6~5.21.8*） 4. 从轻度到重度的不同程度的细胞核非典型性（*图 5.21.5,5.21.7 和 5.21.8*）；通常核仁突出和增大；细胞质透亮，但也并非总是如此，也可常见富含嗜酸性细胞质；可见透明小体；绝大多数病例中核分裂象极少，但偶尔也超过 10/10 HPF 5. 可伴有卵巢外病变
特殊检查	● WT-1、ER、PR 呈阳性 ● HNF1β 呈阳性	● WT-1、ER、PR 呈阴性 ● HNF1β 呈阳性
治疗	根据分期行输卵管 – 卵巢切除术	分期（如有指征，应予以切除），化疗（辅助或新辅助方案）
预后	如病变局限于卵巢（例如，无相关的腹膜种植），则为良性，无浸润性种植者进展为浸润性 LGSC 的风险约为 16%	Ⅰ期病例的长期生存率为 90%，晚期病例的预后似乎比 HGSC 更差

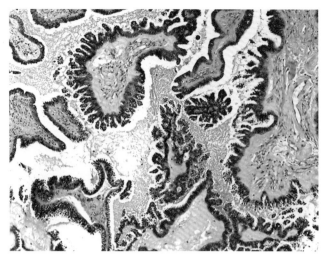

图 5.21.1 APST/SBT 显示多级分支状结构，伴有乳头表面上皮增生和簇状生长

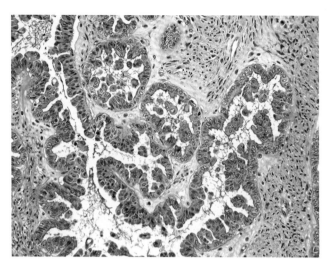

图 5.21.2 APST/SBT 伴簇状和脱落的非典型细胞及细胞团

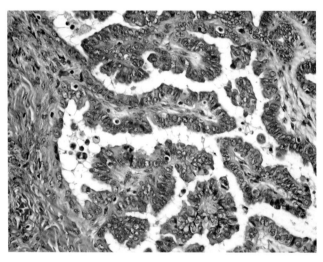

图 5.21.3 APST/SBT 伴复杂的乳头、脱落的细胞簇，仅呈轻度细胞学非典型性

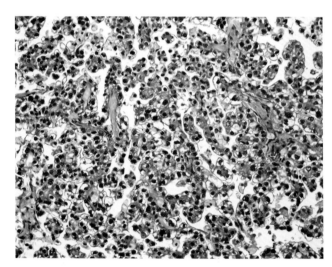

图 5.21.4 透明细胞癌 伴纤细的、拉长的脱落乳头，表面被覆细胞富含透亮的细胞质

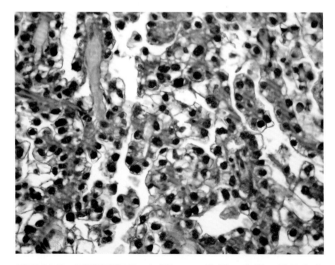

图 5.21.5 透明细胞癌 与图 5.21.4 为同一病例，显示中度细胞学非典型性，富含透亮的细胞质，细胞边界清晰

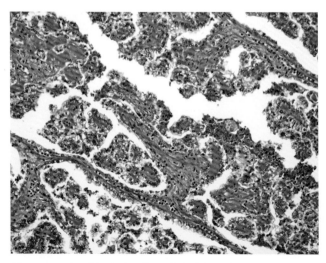

图 5.21.6 透明细胞癌 伴以玻璃样变的嗜酸性间质为特征的宽厚乳头

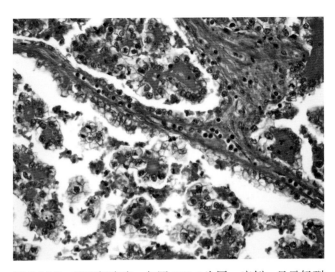

图 5.21.7　**透明细胞癌**　与图 5.21.6 为同一病例，显示轻到中度细胞学非典型性

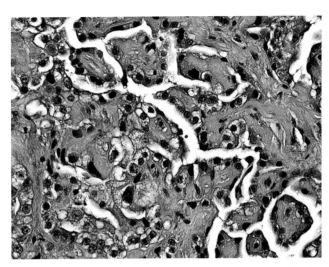

图 5.21.8　**透明细胞癌**　显示乳头间质的玻璃样变，被覆细胞非典型性明显

	HGSC 伴透明细胞	透明细胞癌
年龄	平均 60~63 岁	平均 50~53 岁
部位	卵巢表面及间质内	卵巢内，极少数可源于卵巢外的子宫内膜异位症
症状	盆腔痛，腹围增大，腹胀，早饱，尿频	盆腔痛，腹围增大，腹胀，早饱，阴道出血，泌尿系统症状
体征	盆腔 / 腹部包块，腹水	盆腔 / 附件包块，罕见血栓栓塞事件或副瘤性高钙血症
病因学	大多数来源于浆液性输卵管上皮内癌，通常起源于输卵管伞；几乎都有 *TP53* 突变；相当比例的患者有胚系或体细胞的 *BRCA1* 或 *BRCA2* 突变或 *BRCA* 的表观遗传学沉默	绝大多数源于子宫内膜异位症；*ARID1A*、*PIK3CA*、*PTEN*、*KRAS*、*TGF-βII* 突变；部分病例存在 *MSH2* 胚系突变（林奇综合征）
组织学	1. 卵巢正常大小或稍增大，1/3~1/2 的病例有毫米大小的卵巢表面结节；其余病例为增大的 8~10 cm 的实体性和（或）囊性卵巢包块；输卵管伞可有显著的肿瘤性突起，可沿卵巢表面播散；通常双侧输卵管 – 卵巢受累，且几乎总是伴有腹膜种植或广泛肠管侵犯 2. 约 20% 的病例可伴发子宫内膜异位症 3. 首先，肿瘤呈乳头状、腺样和实体性结构，常混合存在（*图 5.22.1 和 5.22.2*）；其次，常见较宽厚的尿路上皮样乳头（见章节 5.30） 4. 上皮细胞大，伴有明显的非典型性，常见奇异核；核仁大而突出，常见病理性核分裂，细胞质透亮或明显嗜酸（*图 5.22.3~5.22.5*）；无玻璃样小体；缺乏典型的透明细胞癌的管状乳头状和管囊状结构	1. 1/3~1/2 的病例为 I 期；常见子宫内膜异位症和粘连，肿瘤破裂发生率高；10% 以下的病例为双侧发生，平均 13~15 cm 2. 2/3 的病例源于子宫内膜异位囊肿，表现为囊壁结节状或息肉样生长；1/3 的病例伴有腺纤维瘤样结构 3. 特征性结构类型为乳头状、管囊状、管状乳头状（包括环状）和鞋钉样（*图 5.22.6~5.22.9*）。也可见浸润性小腺体和实体性生长物；1/3 的病例可见腺纤维瘤样背景；间质通常致密、嗜酸、呈玻璃样变，但也可呈水肿样变 4. 轻到重度细胞核非典型性（一般，无 HGSC 那样明显；透明细胞癌倾向于拥有比 HGSC 更均一的细胞核）；通常核仁突出和增大；细胞质透亮，但并非总是如此；也常见丰富的嗜酸性细胞质；可见玻璃样小体；绝大多数病例中核分裂象极少，但偶尔也有超过 10/10 HPF（*图 5.22.10*）
特殊检查	● WT-1 呈阳性，HNF-1β 呈阴性；p53 异常过表达；大多数病例 ER 呈阳性	● WT-1、HNF1β、Napsin A 呈阳性，绝大多数病例的 p53 为野生型，在大约 90% 的病例中 ER 和 PR 呈阴性
治疗	分期（如有指征，应予以手术切除），化疗（辅助或新辅助方案）	分期（如有指征，应予以手术切除），化疗（新辅助或辅助）
预后	如达到最佳减瘤效果，III 期的 5 年生存率为 45%~50%；如仅达到次级减瘤效果，则 5 年生存率仅为 20%~30%	I 期的长期生存率为 90%，晚期病例的预后似乎比高级别浆液性癌更差

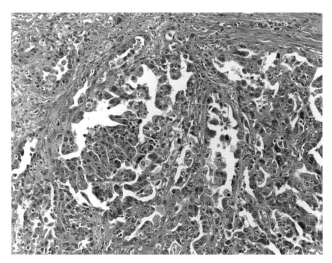

图 5.22.1　HGSC　乳头状、腺样和裂隙样型，伴有局灶性鞋钉样形态，但缺乏典型的透明细胞癌特征

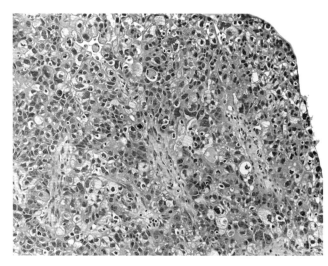

图 5.22.2　HGSC　实体型，显示高级别细胞核非典型性，大多数细胞细胞质透亮

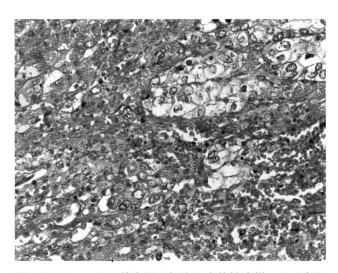

图 5.22.3　HGSC 伴有透明细胞和实体性癌巢　显示高级别细胞核非典型性，局灶性的透亮细胞质和急性间质出血

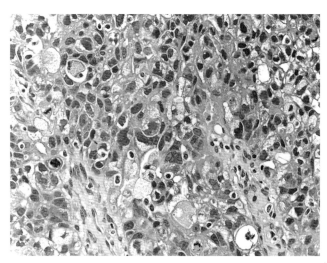

图 5.22.4　HGSC　实体型，与图 5.22.2 为同一病例，高倍视野，伴有奇异核，可见核分裂象，细胞质透亮至嗜酸

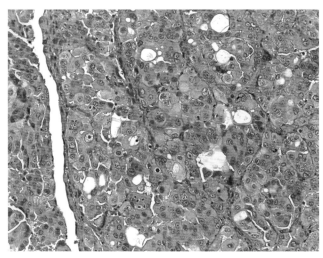

图 5.22.5　HGSC　实体型，显示显著的明确的嗜酸性细胞质。该区域显示的大部分是 HGSC 的常见形态（透明细胞区未显示）。该病例类似嗜酸性变异型透明细胞癌。高级别细胞核，核仁明显

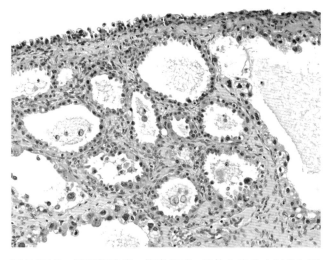

图 5.22.6　透明细胞癌　管囊状型，腺体和囊肿内衬鞋钉样细胞，伴有透亮和嗜酸性的细胞质

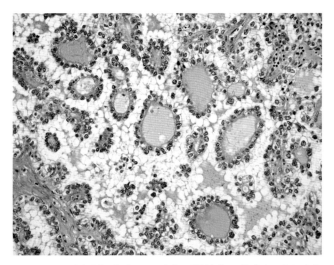

图 5.22.7　**透明细胞癌**　显示花环样结构，特定切面显示中等大小的乳头伴空白间质轴心

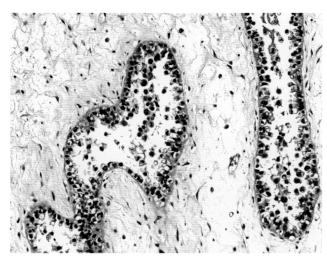

图 5.22.8　**透明细胞癌**　腺体内衬细胞质透亮的鞋钉样细胞

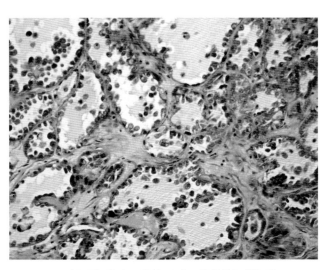

图 5.22.9　**透明细胞癌**　腺体显示显著的鞋钉样细胞

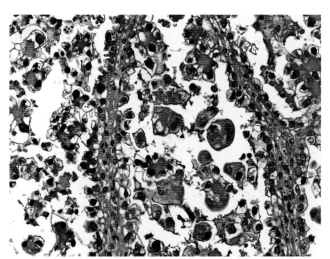

图 5.22.10　**透明细胞癌**　乳头状型，伴有中度细胞核非典型性、鞋钉样细胞，细胞质透亮

	腺纤维瘤样透明细胞癌	支持细胞瘤
年龄	平均 50~53 岁	平均 30 岁
部位	卵巢内，极少数可源于卵巢外的子宫内膜异位症	卵巢内
症状	盆腔痛，腹围增大，腹胀，早饱，阴道出血，泌尿系统症状	盆腔痛、腹痛，肿胀，阴道出血
体征	盆腔 / 附件包块，罕见血栓栓塞事件或副肿瘤性高钙血症	40% 的病例有雌激素症状
病因学	绝大多数源于子宫内膜异位症；*ARID1A*、*PIK3CA*、*PTEN*、*KRAS*、*TGF-β Ⅱ* 突变；部分病例存在 *MSH2* 胚系突变（林奇综合征）	罕见于波伊茨 – 耶格综合征患者，*DICER1* 突变
组织学	1. Ⅰ 期病例占 1/3~1/2；常见子宫内膜异位症和粘连，肿瘤破裂发生率高；10% 以下的病例为双侧发生，平均 13~15 cm。切面呈黄白色的纤维瘤样、蜂窝状；少数病例可见囊性成分 2. 肿瘤主要表现为腺纤维瘤样背景，常含有管囊样结构；也可见浸润性小腺体和实体性生长物；还可有其他混合模式，例如，乳头状、管状乳头状（包括花环状）和鞋钉样；间质主要呈纤维瘤样，但也可致密、嗜酸和呈玻璃样变；部分区域间质淡染和水肿 *（图 5.23.1~5.23.4）* 3. 轻到重度细胞核非典型性 *（图 5.23.4 和 5.23.5）*；核仁突出和增大；细胞质透亮，但并非总是如此；常见丰富的嗜酸性细胞质；也可见玻璃样小体；大多数病例中核分裂极少，但偶尔也可超过 10/10 HPF	1. 单侧发生，Ⅰ 期，平均 8~9 cm 2. 均一的腺管样结构；中空腺管内衬高立方形或柱状细胞；实体性腺管呈长椭圆形、圆形或卵圆形；紧密排列的实体性腺管可类似弥漫性成片分布；其次，可见条索状、小梁状和梭形结构 *（图 5.23.6 和 5.23.7）* 3. 细胞核呈圆形至卵圆形，形态温和、均一，细胞质淡染至嗜酸，核分裂不活跃 *（图 5.23.8 和 5.23.9）*；罕见富含脂质和嗜酸性变异；无玻璃样小体
特殊检查	● HNF1β、Napsin A、CK7、EMA、PAX8 呈阳性；90% 左右的病例 WT-1、ER、PR 呈阴性 ● inhibin、calretinin、SF-1 呈阴性	● WT-1、SF-1、inhibin、calretinin 呈 阳 性；ER/PR 多呈阳性 ● EMA、CK7、HNF1β 呈阴性；其他类型的 CK 染色无特异性，因为其在 Sertoli 细胞瘤中也可阳性
治疗	分期（如有指征，应行减瘤手术），可行化疗（辅助或新辅助方案）	USO
预后	Ⅰ 期的长期生存率为 90%，晚期病例的预后比 HGSC 更差	通常为良性

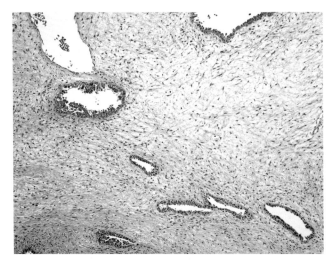

图5.23.1　**腺纤维瘤样透明细胞癌**　显示富含纤维瘤样间质，可出现如图所示的水肿，腺样成分稀疏

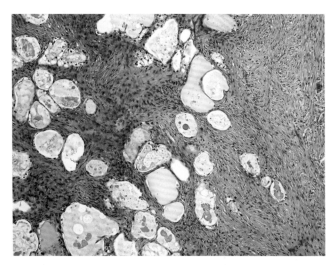

图5.23.2　**透明细胞癌**　管囊状型，富含纤维瘤样间质

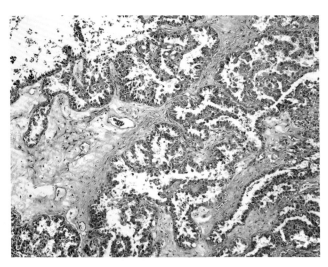

图5.23.3　**透明细胞癌**　腺样和乳头状型，伴有丰富的纤维瘤样间质和斑片状水肿

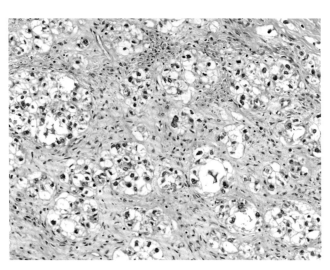

图5.23.4　**腺纤维瘤样透明细胞癌**　显示透明细胞呈巢状和腺样分布，伴有重度细胞学非典型性，局灶有奇异核特征

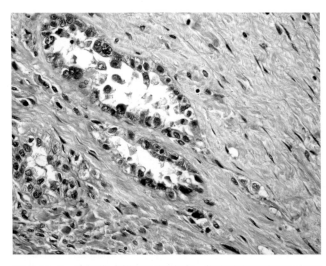

图5.23.5　**腺纤维瘤样透明细胞癌**　伴有致密的嗜酸性纤维性间质。注意腺体内衬的鞋钉样透明细胞，呈高级别细胞核非典型性

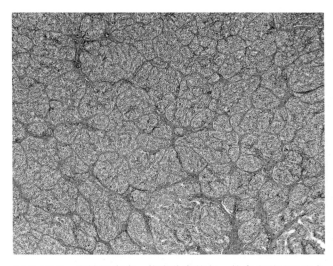

图5.23.6　**支持细胞瘤**　伴有分布均匀、轮廓光滑的细胞岛和细胞巢，绕以薄层卵巢间质带

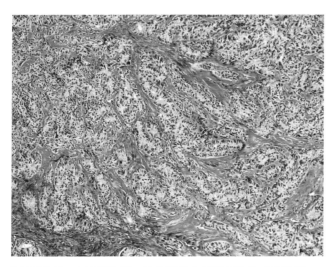

图 5.23.7 **支持细胞瘤** 伴有形态良好的细胞条索和腺管

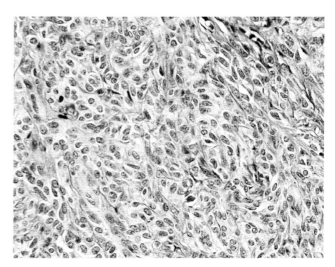

图 5.23.8 **支持细胞瘤** 实性管状，显示温和的卵圆形细胞核，淡染至透亮的细胞质

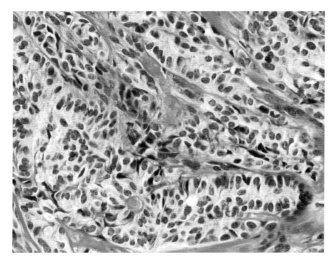

图 5.23.9 **支持细胞瘤** 腺管内衬立方形至柱状细胞，显示温和的卵圆形细胞核，细胞质透亮

	良性布伦纳瘤	非典型增生性（交界性）布伦纳瘤
年龄	平均 53 岁	平均 61 岁
部位	卵巢内，小肿瘤位于近门部与卵巢表面上皮交界处	卵巢内
症状	大多数为偶然发现的小的或显微镜下肿瘤	盆腔痛、腹痛
体征	无症状，大肿瘤可能有盆腔 / 附件包块	盆腔包块
病因学	可能起源于瓦尔塔德细胞巢，也可能起源于输卵管 – 腹腔交界处；有研究报道存在 *KRAS* 的 12 密码子突变和 *CTNNB1* 突变	源于良性布伦纳瘤；有研究报道存在 *CDKN2A*、*PIK3CA*、*KRAS* 突变
组织学	1. 平均 1.7 cm；6% 的病例为双侧发生；实体性，切面呈黄色；局限于卵巢 2. 移行细胞巢呈卵圆形或圆形，散在分布于纤维化的卵巢间质内（*图 5.24.1~5.24.4*）；一半的病例毛刺状钙化（*图 5.24.3*）；细胞巢可进展为囊腔，内衬黏液上皮 3. 肿瘤细胞类似正常尿路上皮，伴卵圆形细胞核，常见与长轴平行的核沟；细胞边界清楚，嗜酸性细胞质淡染；无非典型性，核分裂不活跃（*图 5.24.2~5.24.4*） 4. 30% 的病例含起源于移行细胞巢内的良性黏液上皮	1. 单侧发生的大的囊性肿瘤，平均 17 cm；囊壁可见乳头状肿物；实体性结节可类似良性布伦纳瘤成分；偶尔呈完全的实体性结构 2. 肿瘤呈实体性结构，有显著拥挤的移行细胞巢［伴（或不伴）囊性变］，有些细胞巢有成角且不规则；肿瘤瘤巢较良性布伦纳瘤大，显示更复杂的上皮结构（*图 5.24.5*）；囊内乳头状成分类似非浸润性低级别尿路上皮（移行细胞）癌（*图 5.24.6 和 5.24.7*）；黏液上皮可进展为囊腔（*图 5.24.8*）；缺乏浸润性生长（间质侵袭） 3. 乳头或细胞巢中可见细胞学非典型性和核分裂象（*图 5.24.9*） 4. 可见良性黏液上皮，罕见非典型性
特殊检查	● 无鉴别诊断价值	● 无鉴别诊断价值
治疗	USO	USO
预后	良性	良性（在报道的 35 例随访病例中，2 例复发，1 例可能死亡）

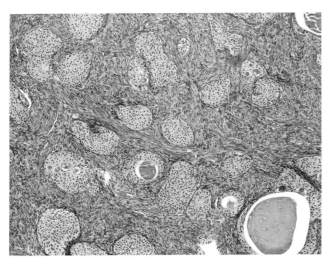

图 5.24.1　**良性布伦纳瘤**　圆形至卵圆形轮廓光滑的细胞巢散在分布于纤维性卵巢间质中

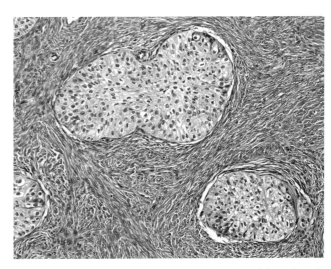

图 5.24.2　**良性布伦纳瘤**　由类似尿路上皮的移行细胞组成的细胞巢

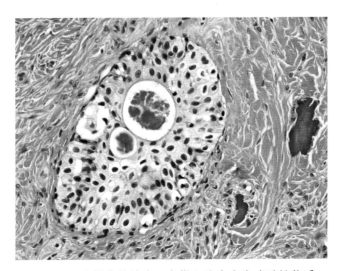

图 5.24.3　**良性布伦纳瘤**　瘤巢空腔内含有嗜酸性物质。注意毛刺状钙化灶

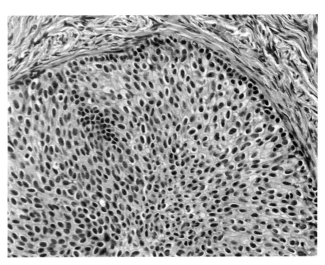

图 5.24.4　**良性布伦纳瘤**　瘤巢显示卵圆形至梭形细胞核，形态温和一致，缺乏核分裂象活性，核沟不明显

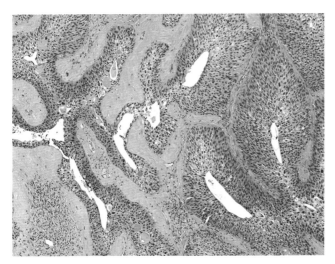

图 5.24.5　**非典型增生性（交界性）布伦纳瘤**　伴有增大的交织连通的瘤巢，内衬类似尿路上皮的增生性移行上皮

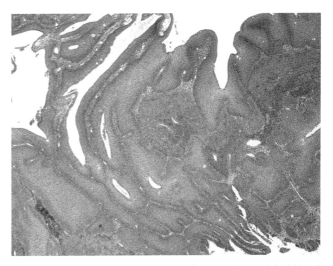

图 5.24.6　**非典型增生性（交界性）布伦纳瘤**　类似低级别乳头状尿路上皮肿瘤

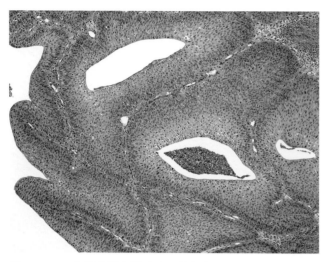

图 5.24.7　非典型增生性（交界性）布伦纳瘤　伴内生性生长的乳头，类似膀胱内翻性乳头状瘤

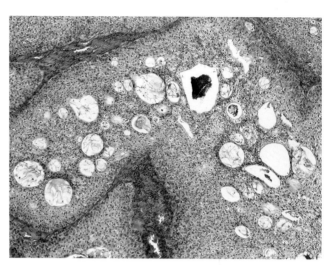

图 5.24.8　非典型增生性（交界性）布伦纳瘤　囊腔内含嗜酸性物质。囊腔可内衬黏液上皮

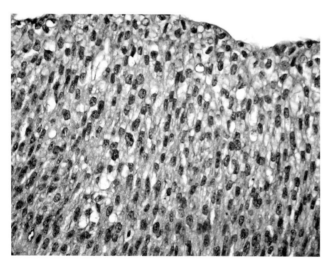

图 5.24.9　非典型增生性（交界性）布伦纳瘤　高度复层移行上皮伴轻至中度非典型性和纵向核沟

	非典型增生性（交界性）布伦纳瘤	恶性布伦纳瘤
年龄	平均 59 岁	平均 63 岁
部位	卵巢内	卵巢内
症状	盆腔痛	盆腔痛、腹痛
体征	盆腔包块	盆腔 / 腹部包块
病因学	源于良性布伦纳瘤；有研究报道存在 *CDKN2A*、*PIK3CA*、*KRAS* 突变	源于良性布伦纳瘤并经非典型增生性布伦纳瘤进展而来，1 例报道有 *PIK3CA* 突变
组织学	1. 单侧发生的大的囊性肿瘤，平均 18 cm；囊壁可见乳头状肿物；实体性结节可类似良性布伦纳成分；偶尔呈完全的实体性结构 2. 囊内乳头状成分类似非浸润性低级别尿路上皮（移行细胞）癌 *（图 5.25.1~5.25.4）*；空腔内含有的嗜酸性物质可因增生而增加，内衬黏液上皮，缺乏浸润性生长（间质浸润） 3. 肿瘤也可呈实体性，有显著拥挤的移行细胞巢，有些细胞巢有成角且不规则 4. 在乳头或瘤巢中可见细胞学非典型性和核分裂活性 *（图 5.25.3 和 5.25.4）*	1. 平均 14~16 cm；12% 的病例为双侧发生，80% 的病例局限于卵巢；体积大，呈实体性或囊实性 2. 浸润性多层尿路上皮（通常类似移行细胞癌，有时类似鳞状细胞癌）*（图 5.25.5~5.25.7）*；囊内乳头状成分，可显示侵犯基底部或纤维血管间质；必须看到良性或非典型增生性（交界性）布伦纳瘤成分才能确诊 *（图 5.25.5）*；如缺失，可考虑诊断为高级别浆液性癌伴移行细胞样变异（见章节 5.30） 3. 单纯的实体性肿瘤可呈不规则分布和成角的移行细胞巢 / 簇和单个细胞散在性不规则浸润 4. 常见高级别恶性细胞核特征和核分裂活性 *（图 5.25.8）*
特殊检查	● 无鉴别诊断价值	● 无鉴别诊断价值
治疗	USO	数据有限；推测可参照其他卵巢癌（分期）处理（如有指征，可行减瘤手术），可行化疗（辅助或新辅助方案）
预后	良性	Ⅰ期病例的长期生存率大于 90%，晚期病例的预后数据不足

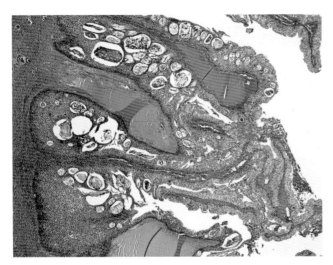

图 5.25.1　非典型增生性（交界性）布伦纳瘤　伴有类似低级别尿路上皮肿瘤的增生性移行上皮。注意囊腔内衬增生性上皮

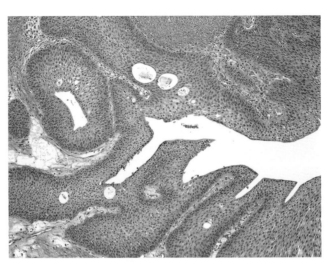

图 5.25.2　非典型增生性（交界性）布伦纳瘤　伴类似低级别尿路上皮肿瘤的增生性移行上皮

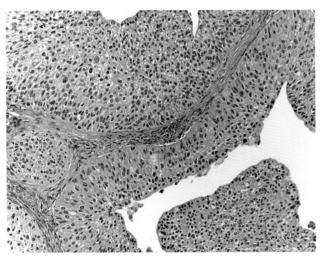

图 5.25.3　非典型增生性（交界性）布伦纳瘤　伴明显增大的瘤巢，内衬移行上皮和明显增大的瘤巢内腔隙；可见中度细胞学非典型性

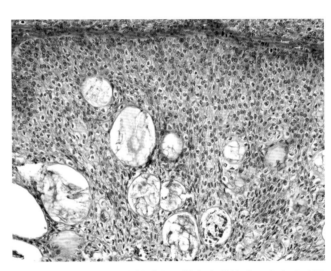

图 5.25.4　非典型增生性（交界性）布伦纳瘤　内含嗜酸性物质的腔隙和增生性移行上皮，细胞具有轻度细胞学非典型性；这样的腔隙内衬黏液上皮（在该图片中不明显）

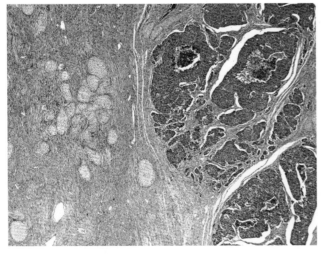

图 5.25.5　恶性布伦纳瘤　图片右侧为浸润性移行细胞癌成分，左侧为良性布伦纳瘤成分

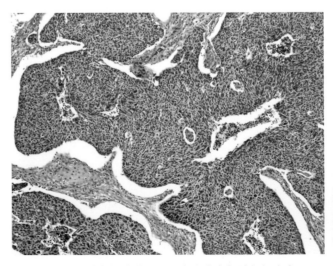

图 5.25.6　恶性布伦纳瘤　浸润癌成分类似移行细胞癌

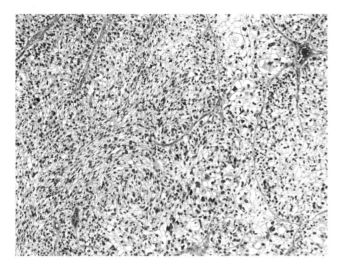

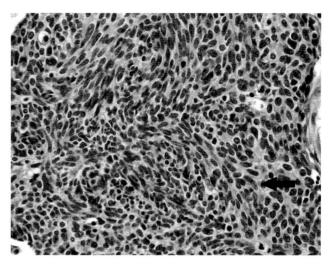

图 5.25.7　恶性布伦纳瘤　浸润癌成分由成片分布的不同程度梭形细胞分化的细胞组成，细胞质透亮类似糖原化的鳞状细胞癌

图 5.25.8　恶性布伦纳瘤　移行细胞癌成分，显示染色质深染，核质比高，细胞核呈椭圆形至长椭圆形。长轴中核沟很少见（箭头）

第五章　卵巢

	低级别未成熟性畸胎瘤	成熟性囊性畸胎瘤伴未成熟神经管
年龄	20 岁以下	通常为 20~29 岁
部位	卵巢内	卵巢内
症状	盆腔痛、腹痛	盆腔痛、腹痛、肿胀
体征	盆腔 / 下腹部包块	盆腔 / 下腹部包块
病因学	源于减数分裂前的生殖细胞；10%~15% 的病例伴对侧成熟囊性畸胎瘤；仅在部分混合有生殖细胞肿瘤时，存在 12 号染色体改变	源于第一次减数分裂后和第二次减数分裂前的原始生殖细胞，二倍体有正常的 46XX 核型
组织学	1. 9~28 cm，质软，分叶状，可呈囊性，常伴出血、坏死；25% 的病例伴有成熟性囊性畸胎瘤（可见毛发或脂肪）；1/3 的病例与腹膜成熟胶质结节（胶质瘤）相关 2. 未成熟性神经上皮，呈管状、菊形团状或实体性生长；内衬复层柱状细胞，细胞核被拉长，染色质深染，边界不清，核质比高，凋亡小体丰富，核分裂活性高；常见锐利腔缘和纤毛（图 5.26.1~5.26.4）；未成熟性神经上皮应局限于一个有限区域（不超过一个 4 倍视野），以符合低级别特征 3. 常见胶质和神经元组织；有时胶质细胞丰富，核分裂活跃；可混杂有不同成熟阶段的畸胎瘤的其他各种成分 4. 可混有其他生殖细胞成分（如无性细胞瘤）	1. 通常为单房囊肿；10%~15% 的病例可双侧发生，平均 6~8 cm；常见毛发和脂类物质，实体性结构罕见 2. 分化种类各异，皮肤、呼吸道黏膜、软骨、脂肪组织、平滑肌、甲状腺和胃肠道黏膜最为常见；囊壁可见脂肪性肉芽肿；可见密集的淋巴细胞浸润（图 5.26.5）；无真性未成熟性神经外胚层组织；在未成熟性畸胎瘤中可见不同成熟阶段的神经管，但缺乏神经上皮的原始细胞学特征［即细胞核增大、核质比高、染色质深染、凋亡小体和（或）核分裂活性］（无未成熟性神经管）；这些可类似儿童脊髓中央管，还可见胎儿型室管膜分化（图 5.26.6~5.26.8） 3. 常见胶质组织；神经元和其他 CNS 成分可与胶质并存；可见小脑组织，尤其是颗粒细胞层成分，类似未成熟性畸胎瘤的原始神经上皮（图 5.26.9 和 5.26.10） 4. 成熟性囊性畸胎瘤可与其他恶性生殖细胞瘤并存
特殊检查	● 神经上皮：SOX2、glypican-3、SALL4、CD99 和 Bcl-2 呈阳性；NSE 可呈阳性；GFAP 呈阴性，SALL4 在肠道成分中也可呈阳性；未成熟性神经外胚层小管中 Ki-67 增殖指数高	● 通常各种成分的染色与其对应的正常组织类似，缺乏能够证实成熟和未成熟神经上皮的标志，但预期无未成熟神经管中的 Ki-67 增殖指数低
治疗	USO 或单侧卵巢切除，高级别肿瘤可行联合化疗	膀胱切除或 USO
预后	低级别（FIGO 1 级）肿瘤预后良好	良性

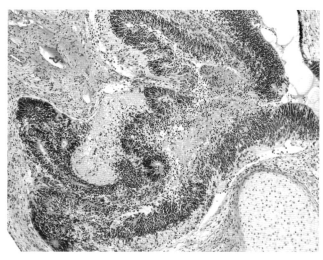

图5.26.1　低级别未成熟畸胎瘤　伴显著的未成熟神经上皮，可见其他畸胎瘤样成分（软骨）（右下）

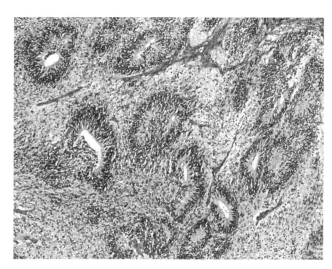

图5.26.2　低级别未成熟性畸胎瘤　伴大量未成熟神经管

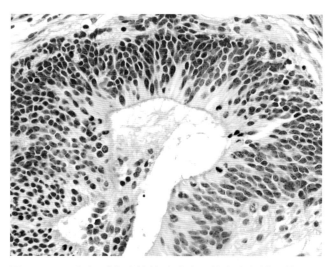

图5.26.3　低级别未成熟性畸胎瘤　伴未成熟神经管，显示细胞核增大、深染，核质比高，核分裂活跃

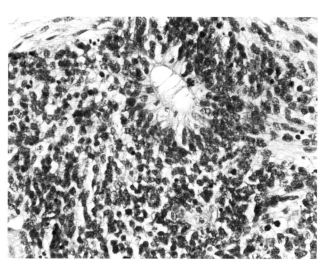

图5.26.4　低级别未成熟性畸胎瘤　伴未成熟的神经管和由原始细胞组成的实性片状区，染色质深染，核质比高，核分裂活跃

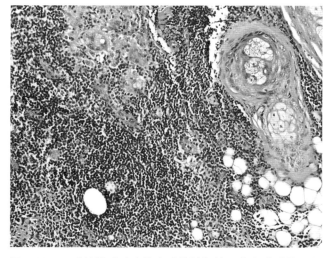

图5.26.5　成熟性畸胎瘤伴未成熟神经管　伴皮肤附件和密集淋巴细胞浸润

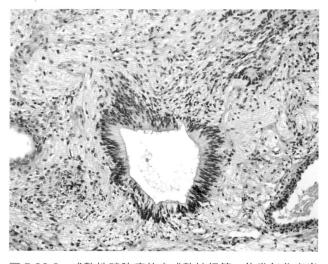

图5.26.6　成熟性畸胎瘤伴未成熟神经管　伴类似儿童脊髓中央管的胎儿型室管膜上皮。注意在胶质组织背景中被拉长的温和细胞核。缺乏未成熟性畸胎瘤中原始神经上皮的高核质比、染色质深染、核分裂活性及凋亡碎片，请与图5.26.1~5.26.3对比

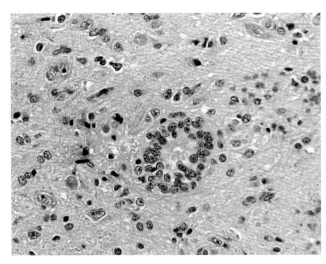

图 5.26.7　成熟性畸胎瘤伴未成熟神经管　胶质背景中的胎儿型室管膜性花环样结构。缺乏未成熟性畸胎瘤中原始神经上皮的高核质比、染色质深染、核分裂活性及凋亡碎片，请与图 5.26.4 对比

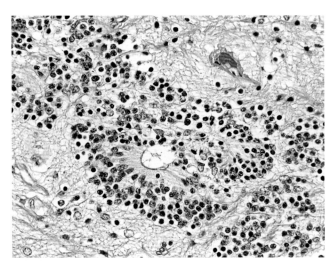

图 5.26.8　成熟性畸胎瘤伴未成熟神经管　胶质背景中的胎儿型室管膜性花环样结构。缺乏未成熟性畸胎瘤中原始神经上皮的高核质比、染色质深染、核分裂活性及凋亡碎片，请与图 5.26.4 对比

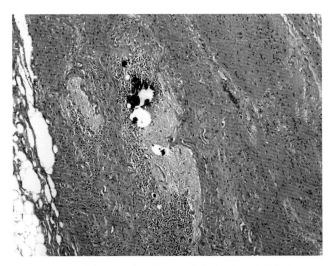

图 5.26.9　成熟性畸胎瘤伴未成熟神经管　胶质组织中富于细胞区的小圆形细胞类似成熟的小脑分化

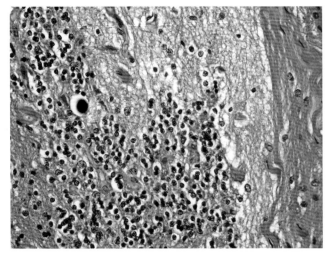

图 5.26.10　成熟性畸胎瘤伴未成熟神经管　与图 5.26.9 为同一病例，显示成熟的小脑组织

	恶性性索–间质肿瘤（成人型颗粒细胞瘤/低分化支持–间质细胞瘤 / 未分类性索 – 间质肿瘤）	细胞性纤维瘤
年龄	平均 50~55 岁（成人型颗粒细胞瘤），平均 25 岁（低分化支持 – 间质细胞瘤）	平均 41~51 岁
部位	卵巢内	卵巢内
症状	盆腔 / 下腹痛，痛经，腹围增大	盆腔 / 下腹痛，泌尿系统症状，腹围增大
体征	盆腔 / 附件包块，腹水，偶尔表现出男性化，偶然在妊娠期被诊断	附件包块；10%~15% 瘤体大于 10 cm 的病例可出现腹水；梅格斯综合征，戈林（痣样基底细胞癌）综合征
病因学	成人型颗粒细胞瘤中存在 *FOXL2* 突变，支持 – 间质细胞瘤中存在 *DICER1* 突变	纤维瘤的细胞学变异
组织学	1. 单侧发生，常为 I 期；平均 9~12 cm 2. 可有典型的成人型颗粒细胞瘤或低分化的支持 – 间质细胞瘤或表现为条索状、小梁状、卵泡样结构，以及与支持 – 间质细胞和成人型颗粒细胞有重叠的特征不清的管状结构；未分类瘤可呈弥漫性梭形细胞增生，缺乏玻璃样 / 纤维性斑块；在成人型颗粒细胞瘤中，可见卵圆形或成角 / 折叠的细胞核及纵向核沟；支持 – 间质细胞瘤中可见间质细胞 *（图 5.27.1~5.27.6）* 3. 有丝分裂指数不定，低分化的支持 – 间质细胞瘤的核分裂活性高；10% 的病例存在奇异核	1. 10% 以下的病例为双侧发生；大小可从数毫米到超过 10 cm；质地坚硬，切面呈粉白色；体积较大者质地软；10% 的病例可有粘连和卵巢外受累 2. 大的梭形细胞与细胞间胶原交错成束排列 *（图 5.27.7~5.27.12）*；肿瘤富于细胞，但可见细胞密集区和细胞稀疏区变化；可见筛状结构 *（图 5.27.7 和 5.27.11）*；小于 10% 的病例存在钙化；极少数病例含有少量性索成分，而具有显著性索结构并不支持细胞纤维瘤的诊断；部分病例可出现囊性退行性变（假性囊肿）；细胞核呈梭形，无纵向核沟 3. 可见轻至中度非典型性 *（图 5.27.12）*，细胞性纤维瘤通常核分裂象大于 4/10 HPF
特殊检查	● 无鉴别诊断价值	● 无鉴别诊断价值
治疗	如有指征，可按检查结果及分期行 TAH–BSO	USO
预后	● 成人型颗粒细胞瘤：伴有恶性行为的病例可表现为惰性病程，有的病例可在 5~10 年后晚期复发；I 期病例的 10 年生存率为 90% ● 低分化支持 – 间质细胞瘤：高达 50% 的病例可出现临床上的恶性行为	良性；可偶尔复发，但实际上并不致死；有些作者将其归入低度恶性潜能肿瘤

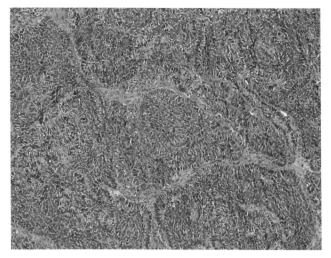

图 5.27.1　成人型颗粒细胞瘤　由条索状和管状成分交织排列组成的大的细胞岛。可见周边细胞核栅栏状排列

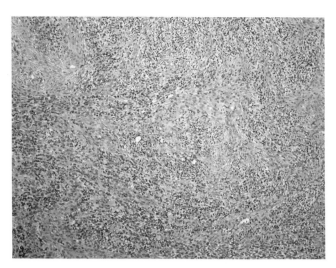

图 5.27.2　成人型颗粒细胞瘤　类似细胞性纤维瘤

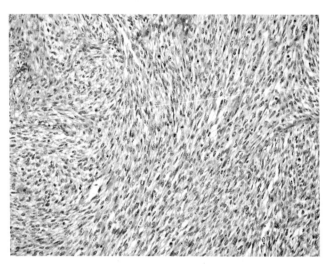

图 5.27.3　低分化支持 – 间质细胞瘤　伴显著的梭形细胞结构和核分裂活性，类似细胞性纤维瘤，其他区域可见明显的支持细胞样分化，该图片未显示间质细胞

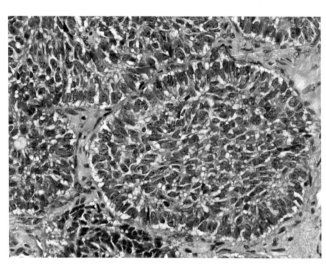

图 5.27.4　成人型颗粒细胞瘤　小的细胞岛伴有周边栅栏样结构；细胞核呈圆形至卵圆形，部分可见核沟

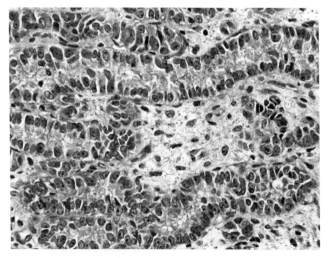

图 5.27.5　恶性性索肿瘤　伴有支持细胞样分化

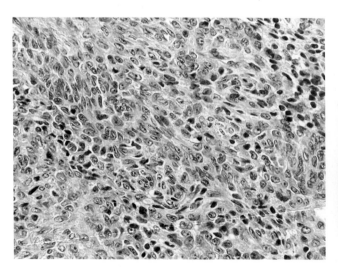

图 5.27.6　成人型颗粒细胞瘤　梭形细胞显示成角 / 折叠的细胞核，偶见核沟

图 5.27.7 细胞性纤维瘤 由成片排列的梭形细胞组成,伴有车辐状区

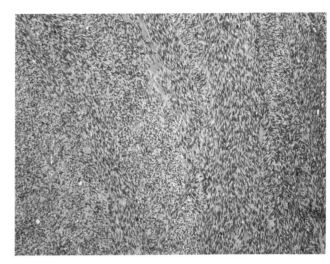

图 5.27.8 细胞性纤维瘤 梭形细胞排列成束

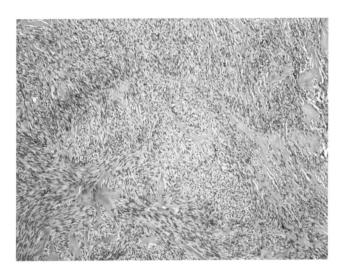

图 5.27.9 细胞性纤维瘤 斑片状梭形细胞间有条带状玻璃样变间质

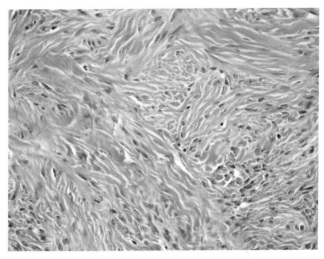

图 5.27.10 细胞性纤维瘤 显示细胞稀疏区(该图片未显示细胞丰富区)。像这样由温和的梭形细胞和细胞间胶原组成的区域是纤维瘤的典型结构,对于难以分类的细胞性性索-间质肿瘤而言,支持细胞性纤维瘤的诊断

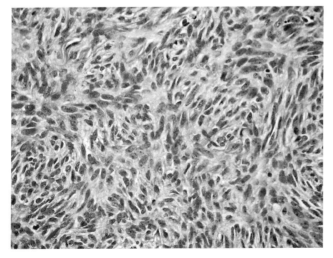

图 5.27.11 细胞性纤维瘤 伴有车辐状结构。肿瘤细胞缺乏成人型颗粒细胞瘤的细胞学特征

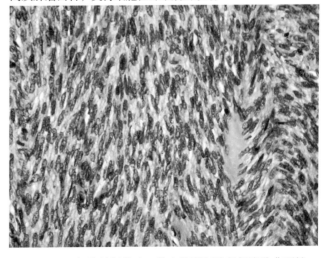

图 5.27.12 细胞性纤维瘤 伴有梭形细胞的轻度非典型性

	成人型颗粒细胞瘤	支持－间质细胞瘤
年龄	平均 50~55 岁	平均 25 岁（高分化型 35 岁），网状型平均 16 岁
部位	卵巢内	卵巢内
症状	盆腔／下腹痛；绝经后出血；10% 的病例伴腹腔积血引起的急腹症	腹胀，盆腔／下腹痛
体征	盆腔／下腹部包块，可能有雌激素症状	盆腔／下腹部包块，1/3 的病例表现出男性化；偶尔有雌激素症状
病因学	*FOXL2* 突变	*DICER1* 突变
组织学	1. 囊实性，出血；平均 10~12cm；小于 5% 的病例为双侧发生；大于 90% 的病例为 I 期；切面囊实性，呈黄褐色或黄色，囊内常见出血伴血凝块 2. 结构模式多样，弥漫性、微滤泡性、大滤泡性、岛状、小梁状、管状和混合性（*图 5.28.1~5.28.4*）；微滤泡型可见 Call-Exner 小体 3. 细胞小，伴有均一的卵圆形至成角／折叠的细胞核，常见核沟（*图 5.28.4 和 5.28.5*）；核分裂活性低或缺失；2% 的病例含有奇异核；可见类似间质细胞的黄素化间质细胞；一般缺少间质细胞，但有报道称极少数成人型颗粒细胞瘤可含有间质细胞 4. 无异源性成分 5. 无网状特征	1. 几乎总是单侧发生且为 I 期，平均 13.5 cm；囊实性；异源性变异可能含有黏液性囊肿；低分化肿瘤体积较大，更常伴有出血和坏死 2. 支持细胞型伴有空心或实心管状／条索状结构；难以定义的中／低分化的分叶状包块，含有未成熟支持细胞（*图 5.28.6~5.28.10*） 3. 立方形至柱状的支持细胞，细胞核呈圆形至卵圆形，非典型性极轻微，高分化肿瘤的核分裂活性低；未成熟支持细胞的细胞核通常较温和（*图 5.28.9 和 5.28.10*），偶见较高非典型性，罕见散在的奇异核；核沟丰富，但并非成人型颗粒细胞瘤的特征；低分化肿瘤的非典型性、核分裂活性和类似肉瘤的梭形细胞分化增加；混杂的间质细胞数量不等，细胞核小，呈圆形，富含嗜酸性细胞质，但可不明显（*图 5.28.10 和 5.28.11*） 4. 20% 的病例存在异源性成分；消化道型黏液上皮最为常见，罕见具有肉瘤样特征的软骨或骨骼肌 5. 15% 的病例可见网状变异，类似卵巢网的腺管；高度分支，有时伴乳头状或水肿性息肉样生长
特殊检查	● 无鉴别诊断价值	● 无鉴别诊断价值
治疗	TAH-BSO；如果有生育需要，可行 USO	USO
预后	伴恶性行为的病例可表现为惰性病程，有些病例在 5~10 年后发生晚期复发；I 期病例的 10 年生存率约为 90%	大多数 I 期病例可通过切除卵巢治愈；分级（高、中、低分化）与预后有关，低分化、异源性和网状型肿瘤更易复发

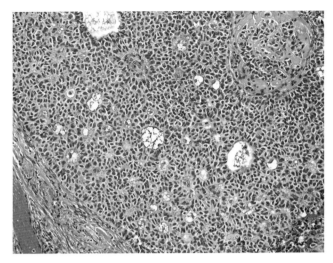

图 5.28.1 成人型颗粒细胞瘤 微滤泡型

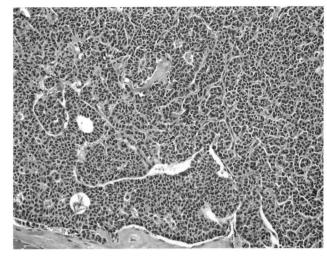

图 5.28.2 成人型颗粒细胞瘤 伴条索状和小梁状型和局灶微滤泡型

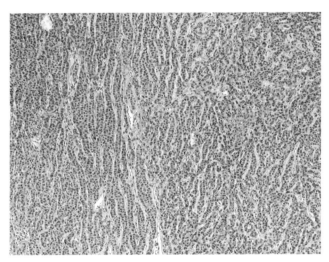

图 5.28.3 成人型颗粒细胞瘤 伴波浪状（左）和脑回状（右）型

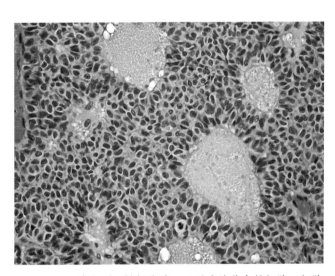

图 5.28.4 成人型颗粒细胞瘤 显示成片分布的细胞，细胞核呈卵圆形，有核沟，微滤泡性腔隙内含嗜酸性物质

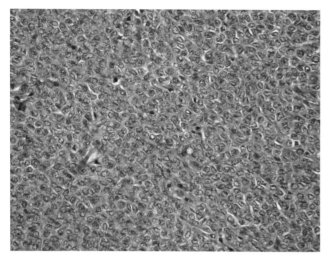

图 5.28.5 成人型颗粒细胞瘤 实体型，显示核沟

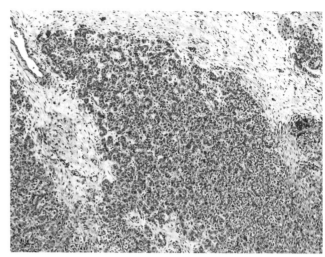

图 5.28.6 支持－间质细胞瘤 伴交织排列的条索及小管

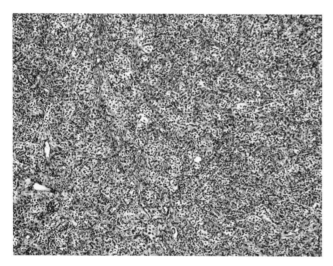

图 5.28.7 支持－间质细胞瘤 圆形的背靠背实性小管

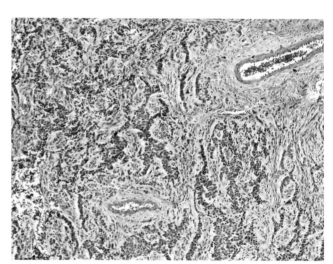

图 5.28.8 支持－间质细胞瘤 交织排列的条索状和条带状未成熟支持细胞

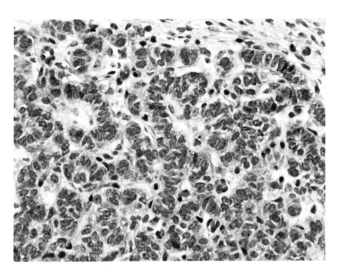

图 5.28.9　支持－间质细胞瘤　与图 5.28.8 为同一病例，交织排列的条索状和条带状未成熟间质细胞，细胞核呈长椭圆形

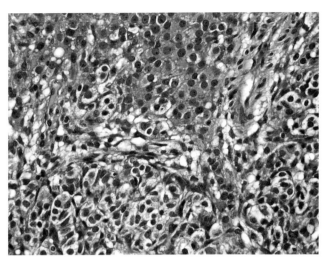

图 5.28.10　支持－间质细胞瘤　图片底部可见圆形实性小管，顶部为伴圆形细胞核和亮的嗜酸性细胞质的间质细胞

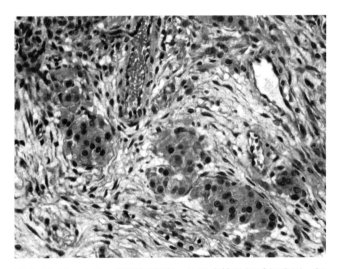

图 5.28.11　支持－间质细胞瘤　显示成簇的间质细胞团。间质细胞在主瘤体周围的水肿间质内更易见到，如本例所示

	黄素化成人型颗粒细胞瘤	卵泡膜细胞瘤
年龄	平均 53 岁	平均 50~59 岁
部位	卵巢内	卵巢内
症状	绝经后或功能失调性子宫出血，闭经	盆腔 / 下腹痛，绝经后出血
体征	附件包块，雌激素分泌过多（与子宫内膜增生及低级别癌相关）	盆腔包块，雌激素症状
病因学	黄素化变异的数据有限；成人型颗粒细胞瘤一般与 *FOXL2* 突变有关	数据有限；有报道称少数病例中存在 *FOXL2* 突变
组织学	1. 实体性，分叶状，呈黄色或红褐色；平均 5 cm；单侧发生，ⅠA 期 2. 通常为弥漫性分布，被菲薄的纤维间隔分隔成大结节（*图 5.29.1 和 5.29.2*）；还可见小梁状、条索状、条带状和巢状结构 3. 在黄素化变异中，细胞大并富含嗜酸性细胞质，常见细胞质空泡；细胞核呈卵圆形，形态均一，核仁突出；偶见核沟；无非典型性；核分裂象罕见或缺失（*图 5.29.3~5.29.5*） 4. 可见少量非黄素化成分	1. 5~10 cm，单侧发生，实体性，切面呈黄白色，偶有局灶性囊肿、出血或坏死 2. 卵圆形至梭形细胞和纤维性 / 玻璃样变斑块交错存在，中度至丰富的淡染或嗜酸性细胞质，呈空泡状，卵圆形的细胞核淡染（*图 5.29.6~5.29.10*）；偶见黏液样改变，罕见钙化；常见黄素化细胞质（*图 5.29.10*） 3. 有丝分裂指数低；极少数病例可见奇异核；虽然偶有病例有一定数量的核沟，但核沟并非典型特征 4. 尽管有报道极少数性腺间质瘤可伴少量性索成分，但性索分化（条索状、小梁状、小管状、分化良好的伴周围栅栏样形态的岛状 / 巢状结构）通常缺如
特殊检查	● 无鉴别诊断价值	● 无鉴别诊断价值
治疗	BSO 或 USO	USO
预后	无数据，推测与普通型颗粒细胞瘤类似	良性

图 5.29.1　黄素化成人型颗粒细胞瘤　实体型

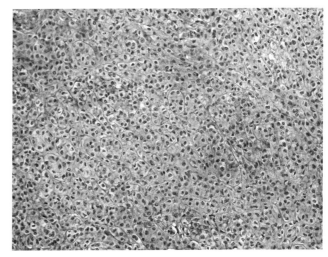

图 5.29.2　黄素化成人型颗粒细胞瘤　与图 5.29.1 为同一病例，细胞呈圆形至多边形，富含嗜酸性细胞质

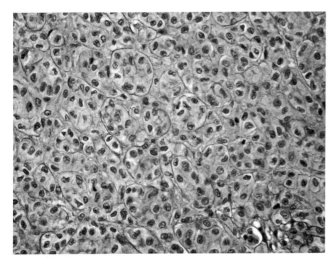

图 5.29.3　黄素化成人型颗粒细胞瘤　与图 5.29.1 为同一病例，细胞核呈圆形至卵圆形，部分有核沟并富含嗜酸性细胞质

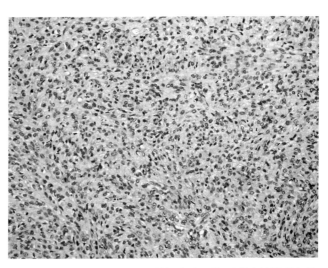

图 5.29.4　黄素化成人型颗粒细胞瘤　伴不明确的梭形细胞分化

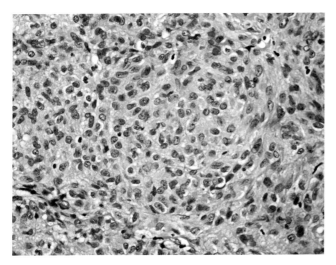

图 5.29.5　黄素化成人型颗粒细胞瘤　与图 5.29.4 为同一病例，细胞核折叠 / 成角，可见核沟，嗜酸性细胞质中等量至丰富

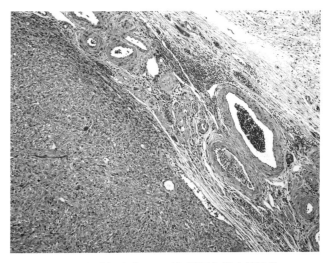

图 5.29.6　卵泡膜细胞瘤　显示与周围卵巢边界清楚

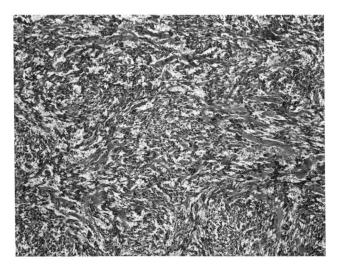

图 5.29.7　卵泡膜细胞瘤 / 纤维卵泡膜细胞瘤　增生的性索样细胞被菲薄的胶原纤维斑块分割

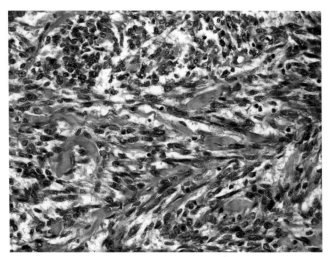

图 5.29.8　卵泡膜细胞瘤 / 纤维卵泡膜细胞瘤　与图 5.29.7为同一病例，卵圆形细胞核无非典型性，胶原沉积

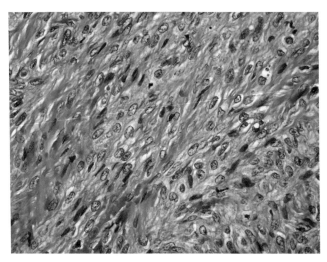

图 5.29.9　卵泡膜细胞瘤　由拉长的梭形细胞组成，细胞核呈卵圆形，无明显的非典型性。在该病例中，少数细胞有核沟，偶见于卵泡膜细胞瘤。只要核沟数量有限，且缺乏诊断成人型颗粒细胞瘤的其他特征，则仍归为卵泡膜细胞瘤

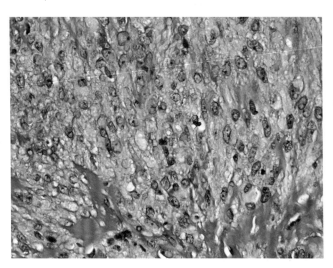

图 5.29.10　卵泡膜细胞瘤　富含嗜酸性细胞质反映黄素化，图片底部可见胶原斑块

	假乳头状成人型颗粒细胞瘤	HGSC 伴移行细胞样变异
年龄	平均 50~55 岁	平均 53 岁
部位	卵巢内	卵巢表面及间质内
症状	盆腔 / 下腹痛，绝经后出血，10% 的病例伴有腹腔积血引起的急腹症	盆腔痛，腹围增大，腹胀，饱胀，泌尿系统症状
体征	盆腔 / 下腹部包块，可伴有雌激素症状	盆腔 / 腹部包块，腹水
病因学	*FOXL2* 突变	大多数来源于浆液性输卵管上皮内癌，通常起源于输卵管伞；几乎都有 *TP53* 突变；相当比例的患者存在胚系或体细胞的 *BRCA1* 或 *BRCA2* 突变或表观遗传学沉默
组织学	1. 囊实性，出血；平均 10~12 cm；小于 5% 的病例为双侧发生，90% 的病例为 I 期；囊实性切面呈黄褐色或黄色，囊内常见出血伴血凝块 2. 细胞小，伴有均一的卵圆形至成角 / 折叠的细胞核，常见核沟；核分裂活性低或缺失；2% 的病例含有奇异核 3. 假乳头型，低倍镜下最为显著，呈明显的特征性乳头状突起（*图 5.30.1~5.30.4*）；在某些病例中，组织固定和切面问题也可导致这种形态；假乳头状结构由典型的小的颗粒细胞组成，细胞可有核沟，轻度细胞学非典型性，有丝分裂指数低（*图 5.30.4*）；可见纤维血管轴心，更类似真性乳头的血管结构（*图 5.30.2~5.30.4*） 4. 形态结构多样，可通过相同的过程被撕裂而产生假乳头状结构：弥漫性、微滤泡性、大滤泡性、岛状、小梁状、管状及混合性；微滤泡性结构可见 Call-Exner 小体	1. 卵巢正常大小或稍增大，1/3~1/2 的病例有毫米大小的卵巢表面小结节；其余病例为增大的实体性和（或）囊性卵巢，大小为 8~10 cm；输卵管伞可有显著的肿瘤性突起，可沿卵巢表面播散；通常双侧输卵管 - 卵巢受累，且几乎总是伴有腹膜种植或广泛肠管侵犯 2. 常见被覆复层上皮的宽厚的尿路上皮样乳头，类似尿路上皮发育不良或恶性尿路上皮（移行细胞）癌（*图 5.30.5~5.30.7*）；其他区域表现为典型的 HGSC 形态，即乳头状、腺样、裂隙样和实体性结构，常混杂存在 3. 上皮细胞大，伴明显的非典型性（*图 5.30.7*），常见奇异核；核仁大而突出，核分裂丰富且呈病理性 4. 缺乏常见于成人型颗粒细胞瘤中的其他结构
特殊检查	● calretinin、inhibin、SF-1、WT-1、ER/PR 呈阳性 ● CK7、EMA 呈阴性；其他类型 CK 由于在成人型颗粒细胞瘤中呈阳性，特异性不强；PAX8 呈阴性	● CK7、EMA、WT-1、PAX8 呈阳性，大部分病例的 ER 呈阳性 ● inhibin 可呈局灶性阳性，但通常为阴性；calretinin 常为阴性，但也可是阳性；SF-1 呈阴性
治疗	TAH-BSO；如有生育需要，可行 USO	分期（如有指征，应行减瘤手术），化疗（新辅助或辅助方案）
预后	伴恶性行为的病例可表现为惰性病程，有的病例可在 5~10 年后晚期复发；I 期病例的 10 年生存率约为 90%	如达到最佳减瘤效果，III 期病例的 5 年生存率为 45%~50%；如仅达到次级减瘤效果，则 5 年生存率仅为 20%~30%

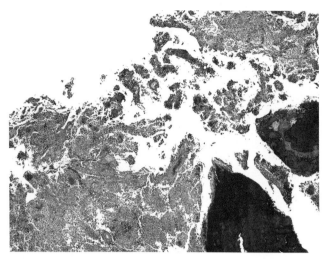

图 5.30.1　假乳头状成人型颗粒细胞瘤　显示实体瘤碎裂成类似乳头的狭长碎片

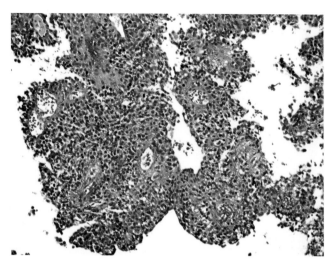

图 5.30.2　假乳头状成人型颗粒细胞瘤　与图 5.30.1 为同一病例，伴乳头状结构和中央性血管支架

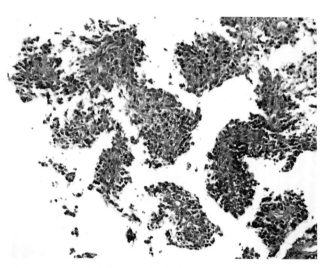

图 5.30.3　假乳头状成人型颗粒细胞瘤　显示表面不规则、锯齿状的假乳头状结构

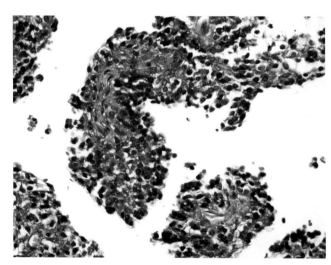

图 5.30.4　假乳头状成人型颗粒细胞瘤　伴温和的颗粒细胞，细胞核呈卵圆形。注意脱落的细胞，表面不规则

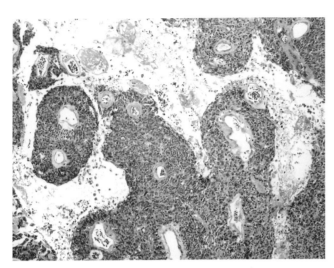

图 5.30.5　HGSC 伴移行细胞癌样变异　伴纤维血管轴心的真性乳头

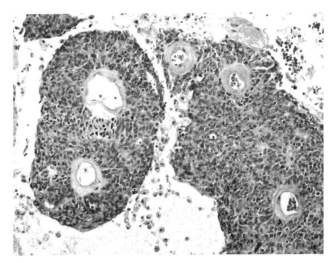

图 5.30.6　HGSC 伴移行细胞癌样变异　与图 5.30.5 为同一病例，显示黏附的上皮细胞增生，乳头表面光滑

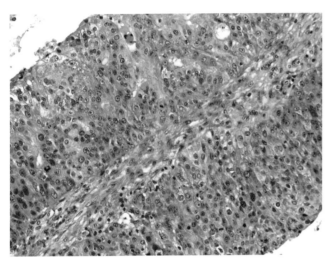

图 5.30.7　HGSC 伴移行细胞癌样变异　细胞核呈高级别非典型性，核分裂活跃，黏附上皮增生，乳头表面光滑。注意图片顶部局灶腺样分化

	囊性成人型颗粒细胞瘤	卵泡囊肿
年龄	平均 46 岁	绝经前
部位	卵巢内	卵巢内
症状	盆腔 / 下腹痛，腹胀，尿频，排尿困难，闭经	无症状（正常变异）；罕见破裂引起盆腔痛
体征	盆腔 / 下腹部包块；可伴有雌激素症状；关于囊性变异是否更易发生男性化的报道不一致	通常没有，罕见急腹症和腹腔出血
病因学	*FOXL2* 突变	正常发育的卵泡囊性扩张
组织学	1. 单房囊性（*图 5.31.1*），内含血性液体；平均 10 cm；单侧发生；Ⅰ期 2. 囊壁内常见颗粒细胞增生、挤压和拉长（*图 5.31.2*）；最常见的结构类型为弥漫性、微滤泡性、大滤泡性、小梁状（*图 5.31.3 和 5.31.4*）；偶见 Call–Exner 小体；一般来说，在成人型颗粒细胞瘤中无卵泡内膜层，但有报道认为在一些表现出男性化的囊性变异型中可见卵泡膜内层 3. 细胞小，伴有均一的卵圆形至成角 / 折叠的细胞核，常见核沟（*图 5.31.4*）；核分裂象 2~7/10 HPF	1. 外表面粗糙光滑，薄壁单房囊肿内表面光滑，通常为 3~7 cm 2. 卵泡内衬 1~3 层正常颗粒细胞，具有小圆形细胞核，细胞质嗜碱（*图 5.31.5 和 5.31.6*）；常见卵泡内膜层，但可不明显（*图 5.31.7*） 3. 缺乏实体性生长或其他类型的颗粒细胞瘤；颗粒细胞无核分裂，卵泡内膜层可见核分裂活性
特殊检查	● 无鉴别诊断价值	● 无鉴别诊断价值
治疗	TAH–BSO；如有生育需要，可行 USO	无须治疗
预后	数据有限，但可发生恶性行为	良性

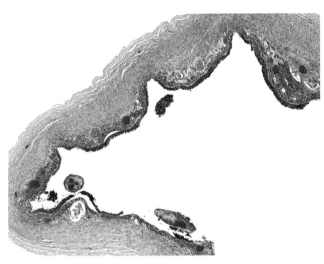

图 5.31.1　囊性成人型颗粒细胞瘤　常为单房，薄层颗粒细胞增生，被卵巢样间质包绕

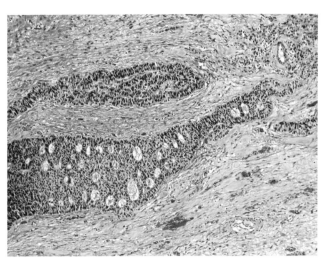

图 5.31.2　囊性成人型颗粒细胞瘤　显示颗粒细胞类型，包括微滤泡性和小梁状结构，如本例所示，囊壁内被压缩和拉长的颗粒细胞

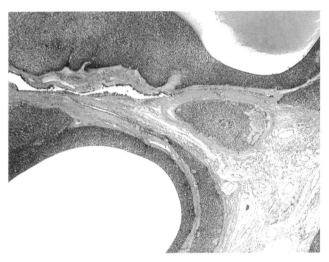

图 5.31.3　囊性成人型颗粒细胞瘤　多房性，显示大滤泡型典型颗粒细胞瘤

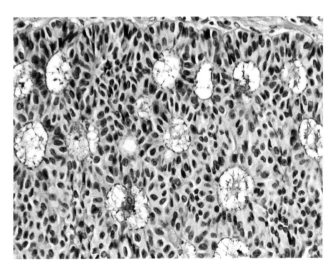

图 5.31.4　囊性成人型颗粒细胞瘤　与图 5.31.2 为同一病例，微滤泡型，显示温和的卵圆形细胞核伴有核沟

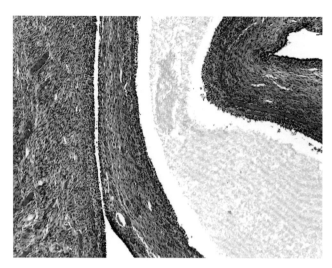

图 5.31.5　卵泡囊肿　典型者含有大约 2 层细胞厚度的薄层颗粒细胞层

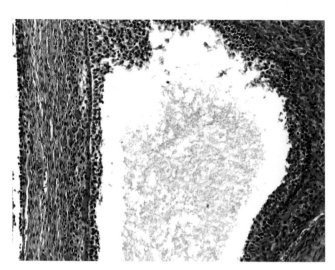

图 5.31.6　卵泡囊肿　显示复层颗粒细胞层，含有最多 4~5 层细胞，可因切面显得更厚一些

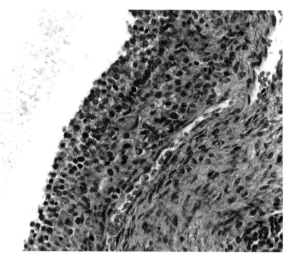

图 5.31.7　卵泡囊肿　显示卵泡内膜层伴有紧邻颗粒细胞层的明显充血的毛细血管

	幼年型颗粒细胞瘤（JGCT）	高钙血症型小细胞癌
年龄	30 岁以下	平均 24 岁
部位	卵巢内	卵巢内
症状	腹痛、浮肿、痛经	腹痛，腹胀
体征	盆腔 / 附件包块，80 % 的病例为同性性早熟；6 % 的病例伴有急腹症	2/3 的病例伴有高钙血症；盆腔 / 腹部包块
病因学	与内生软骨瘤和马富奇综合征相关；一个小亚型中存在 *FOXL2* 突变	*SMARCA4* 突变 (编码 BRG1)
组织学	1. 平均 12.5 cm，2% 的病例为双侧发生，10 % 的病例可发生破裂，几乎均为 I 期病例；囊实性，多房性，常伴出血 2. 实体性细胞成片分布伴有散在的发育良好的卵泡；可为纯实体性型或纯滤泡型；卵泡大小和形状各异，常含蓝色分泌物；与高钙血症型小细胞癌相比，卵泡内衬更为光滑，细胞黏附力更强 (*图 5.32.1 ~ 5.32.4*)；罕见病灶类似卵泡膜细胞瘤 3. 细胞核呈圆形、深染，通常无核沟，细胞内富含嗜酸性细胞质 (*图 5.32.5 和 5.32.6*)，常伴有黄素化形态；梭形卵泡细胞常有黄素化；10%~15% 的病例伴有重度非典型性；核分裂活性不定 4. 无黏液成分	1. 单侧发生，I 期病例占 50 %，平均 15 cm；常为实体性，但可含有囊性成分；切面质软，呈灰白色，可伴出血性坏死 2. 紧密聚集的小细胞呈弥漫性生长模式 (*图 5.32.7 和 5.32.8*)；可见实体片状、巢状、条索状和梭形细胞型；大多数肿瘤显示圆形卵泡样腔隙内含嗜酸性分泌物 (*图 5.32.9*)；卵泡样腔隙内衬上皮稍不规则，上皮间黏附性差；缺乏可见于 JGCT 的分化良好的卵泡结构；常见地图样坏死 3. 细胞小，细胞质稀少，细胞核卵圆形至圆形，染色质呈粗颗粒状、核仁小，细胞边界不清；50% 的病例可见大细胞，但很少占优势 (大细胞变异)；有丝分裂指数高 (*图 5.32.10*) 4. 8%~15 % 的病例伴有黏液样分化
特殊检查	● inhibin、calretinin、SF–1 呈阳性 ● CK 和 EMA 通常呈阴性 ● 无 BRG1 表达缺失	● inhibin、calretinin、SF–1 呈阴性 ● CK 和 EMA 可为阴性或局限性 / 局灶性表达；BRG1 表达缺失
治疗	USO	TAH–BSO，分期手术，减瘤手术；化疗疗效数据有限
预后	97 % 的 I 期病例可被治愈	差，生存率小于 10 %；I 期病例的生存率为 33 %

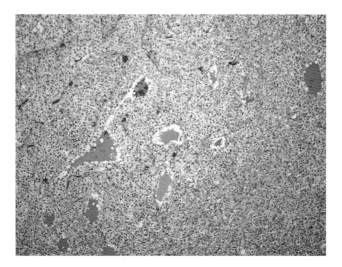

图 5.32.1　幼年型颗粒细胞瘤（JGCT）　显示颗粒细胞弥漫成片分布，囊内含蓝色至嗜酸性液体

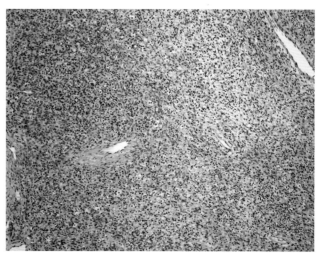

图 5.32.2　幼年型颗粒细胞瘤（JGCT）　弥漫成片样结构，类似高钙血症型小细胞癌

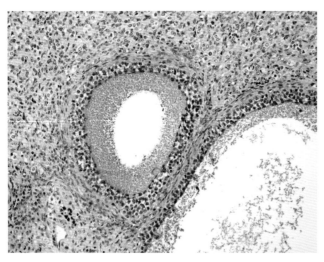

图 5.32.3　幼年型颗粒细胞瘤（JGCT）　伴形成良好的卵泡，内含蓝色分泌物

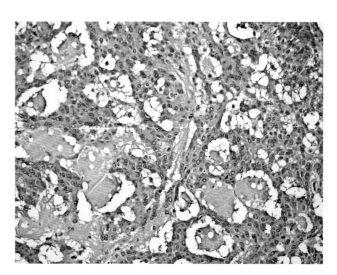

图 5.32.4　幼年型颗粒细胞瘤（JGCT）　伴小滤泡样腔隙，内含淡蓝色分泌物，颗粒细胞核温和，富含嗜酸性细胞质

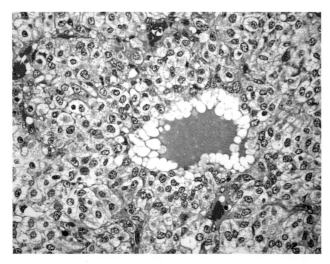

图 5.32.5　外科型颗粒细胞瘤（JGCT）　与图 5.32.1 为同一病例，伴圆形至多角形细胞，富含淡染至嗜酸性细胞质，细胞核呈圆形，核仁小，无核沟

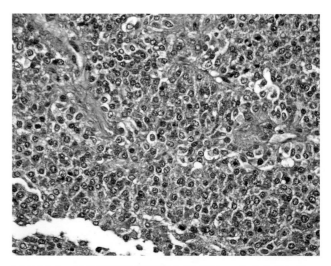

图 5.32.6　幼年型颗粒细胞瘤（JGCT）　伴多角形细胞，内含中等量温和的细胞质，细胞核呈圆形，偶见核沟

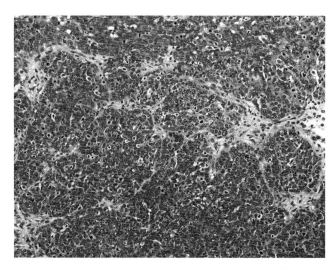

图 5.32.7　高钙血症型小细胞癌　由弥漫成片的低分化细胞组成，细胞核呈高级别，细胞质稀少

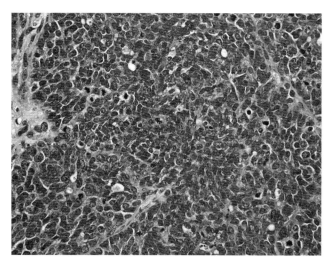

图 5.32.8　高钙血症型小细胞癌　与图 5.32.7 为同一病例，细胞弥漫性生长，细胞核为高级别、深染；核分裂象可见

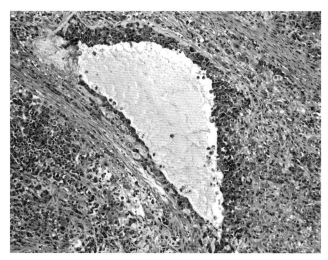

图 5.32.9　高钙血症型小细胞癌　伴内含嗜酸性液体的滤泡样间隙，被弥漫生长的低分化癌包绕

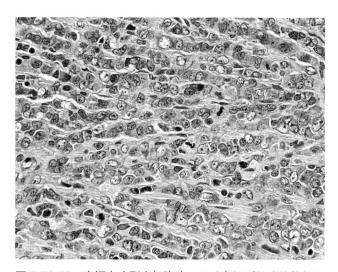

图 5.32.10　高钙血症型小细胞癌　显示高级别细胞核特征和核分裂象；该例大细胞成分中的细胞大，伴泡状核，核仁明显

	假性子宫内膜样高分化支持 – 间质细胞瘤	子宫内膜样癌
年龄	平均 34 岁	平均 55~58 岁
部位	卵巢内	卵巢内
症状	阴道不规则出血，闭经	盆腔痛，腹围增大，腹胀，早饱，阴道出血，泌尿系统症状
体征	盆腔 / 下腹部包块；月经失调，罕见男性化	盆腔 / 腹部包块，腹水
病因	*DICER1* 突变	子宫内膜异位症；在某些病例中，*hMLH1* 或 *hMSH2* 胚系突变（林奇综合征）；*PTEN*、*β–catenin*（*CTNNB1*）、*KRAS*、*ARID* 和 *PIK3CA* 突变
组织学	1. 在报告的 8 例病例中有 1 例为双侧发生；Ⅰ期，平均 7 cm；半数病例为实体性；其他病例可见局灶性囊肿 2. 伴有空心或实体性管状 / 条索状的支持细胞型；立方形至柱状细胞，细胞核呈圆形至卵圆形，极轻度非典型性，低分裂活性；混杂的间质细胞核小，呈圆形，丰富的嗜酸性细胞质可不明显 3. 假性子宫内膜样结构可出现在高、中分化和网状肿瘤中，占肿瘤的 10% 以上；腺管大，常见扩张，内含嗜酸性分泌物；可被纤维样间质紧密挤压或分隔；可与典型的支持管混合存在（图 5.33.1 ~ 5.33.4） 4. 腺管的细胞学特征与典型的支持成分相同；偶见透明细胞质（图 5.33.5 和 5.33.6） 5. 在报告的 9 例病例中有 1 例出现局灶性异源性黏液上皮	1. 通常为单侧发生，Ⅰ期病例约占一半；平均 15 cm；囊性或囊实性；囊内含深褐色黏液［陈旧性出血伴（或不伴）黏液］；可见源于囊内壁的乳头状或结节状生长物 2. 大多数是结构上分化良好的腺上皮融合性增生，类似子宫内膜的子宫内膜样癌；首先，多见筛状、绒毛腺管样结构，偶见实体性结构；其次，可见腺样、巢状和具有锯齿状边缘的实性肿瘤浸润（图 5.33.7 ~ 5.33.10） 3. 高柱状上皮伴锐利腔缘，细胞核圆形至卵圆形、深染，核仁明显（图 5.33.10）；核分裂活性不定，通常较高 4. 近半数病例可见鳞状上皮分化；常见腺纤维瘤样成分；在绝大多数病例中可见子宫内膜异位症相关成分，常呈非典型性、增生和反映其起源于子宫内膜异位囊肿或 APET 相关的其他特征 5. 可见分泌型、纤毛型和支持细胞样变异
特殊检查	● 有限的数据支持与典型的支持 – 间质细胞瘤的免疫组织化学特征相同: inhibin、calretinin、SF–1 呈阳性；EMA、CK7 呈阴性；ER/PR 呈阳性；PAX8 呈阴性；WT–1 呈阳性；其他类型的 CK 呈非特异性染色，因为其在支持 – 间质细胞瘤中也可呈阳性	● CK7、ER/PR、EMA 呈阳性；通常 PAX8 呈阳性；WT–1、inhibin 和 calretinin 通常呈阴性，但也可在少数病例中呈局灶阳性或强阳性；SF–1 呈阴性 ● 部分病例的 DNA 错配修复蛋白 (MLH1、MSH2、PMS2、MSH6) 染色缺失
治疗	USO	分期 (如有指征 , 应行减瘤手术)，除低级别ⅠA / B 期外，可行化疗；激素抑制剂常用于复发病例
预后	数据有限；推测与典型的高、中分化的支持 – 间质细胞瘤相同，几乎均为Ⅰ期病例，USO 可治愈	Ⅰ期病例的生存率大于 90%；FIGO 1 级病例的生存率大于 90%

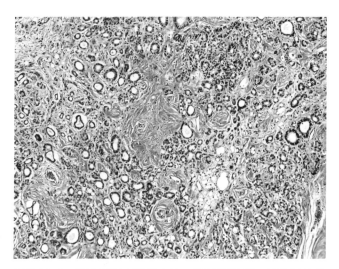

图 5.33.1　**假性子宫内膜样支持 – 间质细胞瘤**　显示拥挤的圆形腺管，类似浸润性子宫内膜样癌

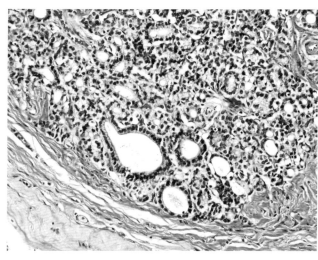

图 5.33.2　**假性子宫内膜样支持 – 间质细胞瘤**　显示背靠背的支持管与几个较大的类似子宫内膜样癌的更大一些的小管混杂存在

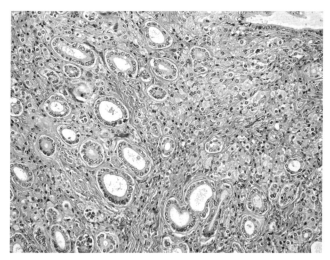

图 5.33.3　**假性子宫内膜样支持 – 间质细胞瘤**　显示拥挤的大小不等的开放小管伴有插入的间质细胞

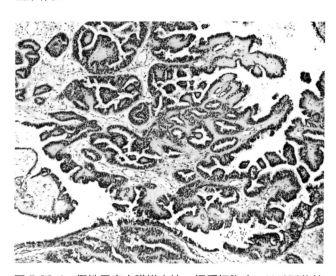

图 5.33.4　**假性子宫内膜样支持 – 间质细胞瘤**　显示网状结构，类似具有乳头特征的子宫内膜样腺癌

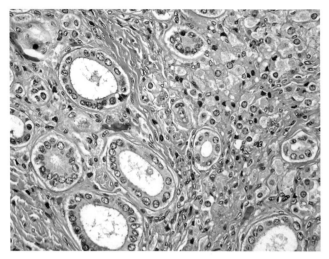

图 5.33.5　假性子宫内膜样高分化支持－间质细胞瘤　与图 5.33.3 为同一病例，腺管内衬立方形细胞，腔缘锐利；小管间可见间质细胞

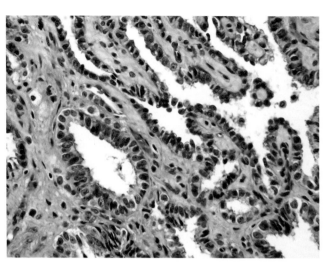

图 5.33.6　假性子宫内膜样支持－间质细胞瘤　显示网状的支持细胞成分分化，图片左侧可见内衬柱状细胞的小管，腔缘锐利

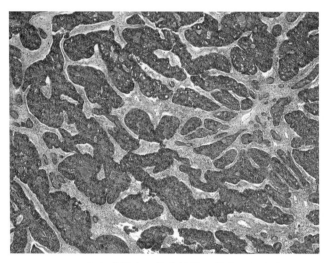

图 5.33.7　子宫内膜样癌　伴实体性和筛状交织吻合及浸润性包块。浆液性癌碎片

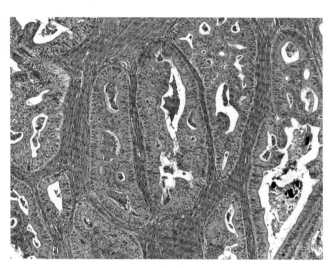

图 5.33.8　子宫内膜样癌　伴浸润性筛状腺体，内衬高柱状上皮

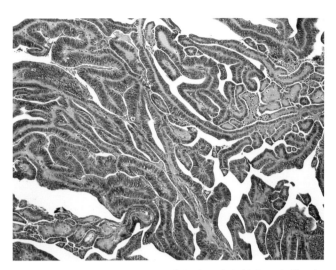

图 5.33.9 绒毛腺管样子宫内膜样癌 类似筛状型支持 – 间质细胞瘤

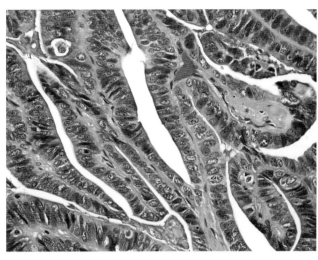

图 5.33.10 绒毛腺管样子宫内膜样癌 与图 5.33.9 为同一病例，伴细胞学非典型性

	支持细胞瘤	卵巢原发性类癌
年龄	平均 30 岁	平均 51~53 岁
部位	卵巢内	卵巢内
症状	盆腔痛 / 腹痛，肿胀，阴道出血	盆腔痛 / 腹痛，腹围增大，阴道出血；面部潮红、腹泻、哮鸣 (类癌综合征)
体征	40 % 的病例有雌激素症状	盆腔 / 腹部包块，1/3~1/4 的患者伴类癌综合征
病因学	罕见于波伊茨 – 耶格综合征患者；*DICER1* 突变	好发于成熟性囊性畸胎瘤
组织学	1. 单侧发生，Ⅰ期，平均 8~9 cm 2. 均一的腺管样结构；中空腺管内衬高立方形或柱状细胞；实体性腺管可呈长椭圆形、圆形或卵圆形；紧密排列的实体性腺管可类似弥漫成片分布；其次可见条索状、小梁状和梭形结构 *(图 5.34.1 ~ 5.34.4)* 3. 细胞核呈圆形至卵圆形，形态温和、均一，细胞质淡染到嗜酸，核分裂不活跃 *(图 5.34.3 和 5.34.4)*；罕见富含脂质和嗜酸性变异 4. 无甲状腺肿样或黏液性成分 5. 无畸胎瘤成分	1. 单侧发生，90% 以上的病例局限于卵巢；6% 的病例可发生腹膜播散；平均 4~5 cm；大多数病例见于囊性畸胎瘤伴囊壁内实体性结节；可为单纯的缺乏相应的上皮样成分的实体性结构，可见过度生长；双侧畸胎瘤的占比为 10 % ~ 15 %；双侧类癌的占比为 1 % 2. 细胞巢散在分布，常见小圆形腺泡 (胰岛样结构)；小梁状类癌显示由柱状细胞构成的条带状和小梁状结构 *(图 5.34.5 ~ 5.34.9)* 3. 圆形细胞核小，具有神经内分泌特征，即椒盐样染色质；可见均一的多角形细胞，中等至丰富的嗜酸性细胞质，*(图 5.34.7 ~ 5.34.9)*；常见棕红色或银灰色颗粒 4. 甲状腺肿类癌变异，表现为甲状腺滤泡分化，散在分布或混杂有类癌成分；40% 的病例显示黏液上皮构成的腺体和囊肿；黏液类癌变异并不常见 5. 多结节性、双侧性和无畸胎瘤支持为卵巢外原发
特殊检查	● WT–1、SF–1、inhibin、calretinin、ER/PR 呈阳性 ● Syn 和 CgA 并不常表达，但可呈局限性表达；由于 CD56 可在支持细胞瘤或类癌中呈阳性表达，因而并不特异 ● CK7、EMA 呈阴性；其他类型的 CK 染色无特异性，因为其在支持细胞瘤中也可呈阳性	● WT–1、SF–1、inhibin、calretinin、ER/PR 呈阴性 ● Syn、CgA 呈阳性；由于 CD56 可在支持细胞瘤或类癌中呈阳性表达，因而并不特异 ● 少数病例可有 CK7 局限性染色；EMA 呈阴性
治疗	USO	USO 或 TAH–BSO
预后	通常为良性	生存率大于 90 %，畸胎瘤相关病例的预后较好

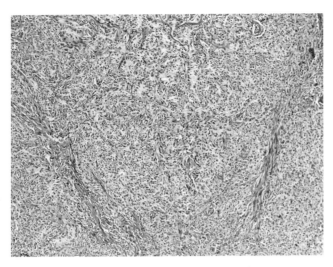

图 5.34.1 **支持细胞瘤** 紧密排列的背靠背小管

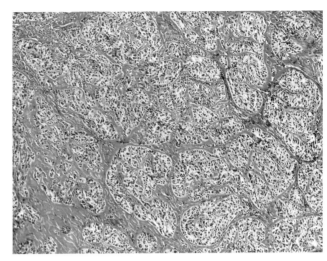

图 5.34.2 **支持细胞瘤** 纤维性卵巢间质内形成分化良好的小管

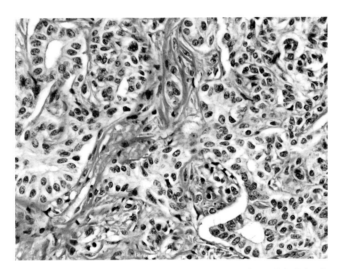

图 5.34.3 **支持细胞瘤** 立方形细胞显示淡染至透亮的细胞质和形态温和的卵圆形细胞核

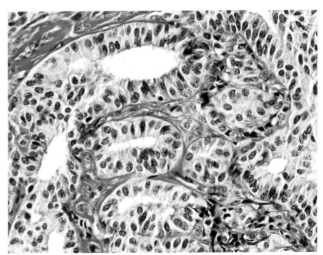

图 5.34.4 **支持细胞瘤** 细胞呈立方形至柱状,细胞质淡染,细胞核呈卵圆形

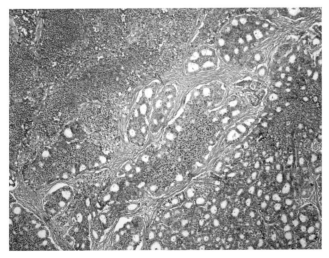

图 5.34.5 **卵巢原发性类癌** 呈实体性和筛状岛状浸润模式

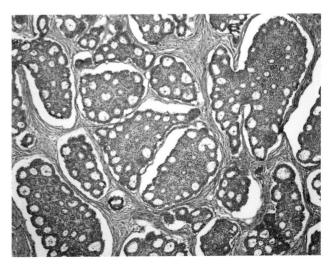

图 5.34.6 **卵巢原发性类癌** 筛状岛状模式

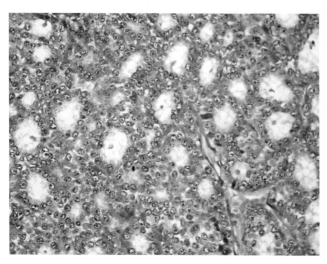

图 5.34.7　卵巢原发性类癌　与图 5.34.5 为同一病例，细胞核呈圆形，均匀分布，染色质呈细颗粒状。注意细胞质周边有粉红色神经内分泌颗粒

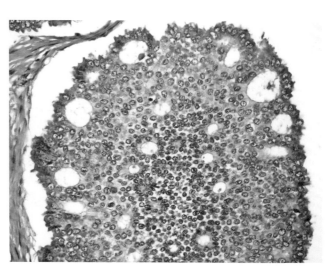

图 5.34.8　卵巢原发性类癌　与图 5.34.6 为同一病例，细胞核呈圆形，均匀分布，染色质呈细颗粒状。注意细胞质周边有粉红色神经内分泌细颗粒

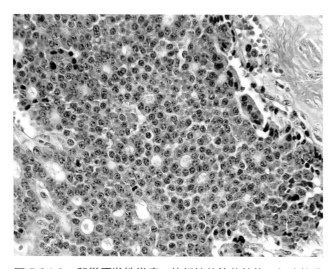

图 5.34.9　卵巢原发性类癌　特征性的筛状结构，细胞核分布均匀，表面光滑，染色质呈细颗粒状

5.35 环状小管性索肿瘤（SCTAT）与微滤泡型成人型颗粒细胞瘤

	环状小管性索肿瘤（SCTAT）	微滤泡型成人型颗粒细胞瘤
年龄	平均27岁（伴波伊茨-耶格综合征）；平均34~36岁（无波伊茨-耶格综合征）	平均50~55岁
部位	卵巢内	卵巢内
症状	偶然发现伴波伊茨-耶格综合征，盆腔痛或其他不适感	盆腔痛/下腹痛；绝经后出血，10%的病例伴有腹腔积血引起的急腹症
体征	1/3的病例伴有波伊茨-耶格综合征，其他病例伴有明显的盆腔包块及雌激素样或孕激素症状	盆腔/下腹部包块，可伴有雌激素症状
病因学	伴波伊茨-耶格综合征患者有 *STK11/LKB1*（综合征基因）胚系突变	*FOXL2* 突变
组织学	1. 伴波伊茨-耶格综合征，双侧多发小黄色结节，小于3cm，可仅为显微镜下可见；无综合征，单侧发生，大于3cm的实体性大包块，囊性少见，切面呈黄色 2. 简单和复杂（筛状）的环状小管；简单的小管呈环状外观；复杂的小管具有特征性的交织联通的花环；周边向心性细胞核围绕中心圆形玻璃样小体排列（*图5.35.1~5.35.6*）；类似伴微滤泡结构的支持细胞瘤或颗粒细胞瘤；可呈弥漫性生长；在综合征相关性肿瘤中可见钙化 3. 高柱状细胞，细胞质淡染，胞核小，呈圆形至卵圆形，核仁小；无核沟；核分裂活性极低（*图5.35.4~5.35.6*）；非综合征性病例中可见明显的非典型性细胞核和核分裂活性	1. 囊实性，出血；平均10~12cm；5%以下的病例为双侧发生；90%的病例为I期；囊实性瘤体切面呈黄褐色或黄色，囊内常见出血伴血凝块 2. 微滤泡型类似筛状型，肿瘤细胞围绕呈小圆形规则分布的腔隙，内含嗜酸性分泌物、碎片或玻璃样变物质（Call-Exner小体）（*图5.35.7~5.35.10*）；可见多样的和其他的结构变异：弥漫性、大滤泡性、岛状、小梁状、管状和混合型 3. 细胞小，伴有均一的卵圆形至成角/折叠的细胞核，常见核沟（*图5.35.8~5.35.10*）；核分裂活性低或缺失；2%的病例含有奇异核
特殊检查	● 无鉴别诊断价值	● 无鉴别诊断价值
治疗	BSO 或 TAH-BSO	TAH-BSO；如有生育需求，可行 USO
预后	波伊茨-耶格综合征相关性肿瘤为良性，20%的非综合征相关性肿瘤有恶性行为	伴恶性行为的病例可表现为惰性病程，有的病例在5~10年后晚期复发；I期病例的10年生存率为90%

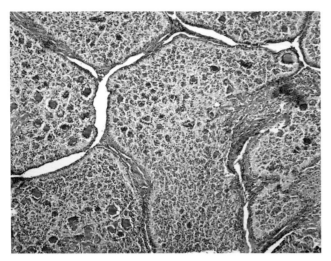

图 5.35.1　环状小管性索肿瘤（SCTAT）　表现为筛状（复杂小管）小岛伴有腺样腔隙，内含伊红染色玻璃样变物质

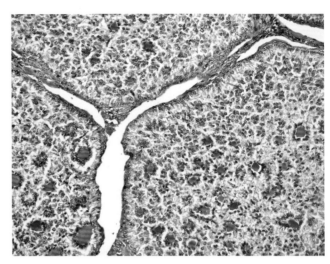

图 5.35.2　环状小管性索肿瘤（SCTAT）　与图 5.35.1 为同一病例，筛状支持细胞团，细胞核位于基底部，呈栅栏状围绕嗜酸性玻璃样变核心

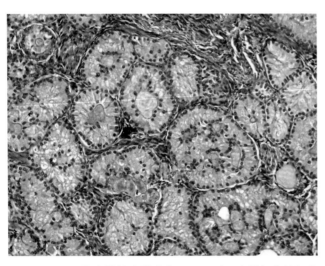

图 5.35.3　环状小管性索肿瘤（SCTAT）　由类似支持细胞的高柱状细胞组成的复杂小管岛

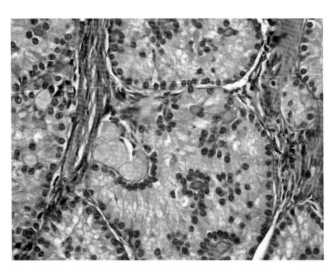

图 5.35.4　环状小管性索肿瘤（SCTAT）　与图 5.35.3 为同一病例，位于基底部的栅栏状排列的细胞核和致密的嗜酸性玻璃样变结节

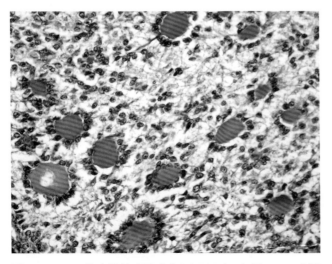

图 5.35.5　环状小管性索肿瘤（SCTAT）　与图 5.35.1 为同一病例，栅栏状排列的细胞核围绕嗜酸性玻璃样变核心

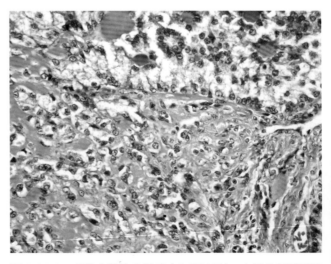

图 5.35.6　环状小管性索肿瘤（SCTAT）　在图片顶部可见筛状小岛，图片底部玻璃样变物质挤压肿瘤细胞而使其失去了筛状结构

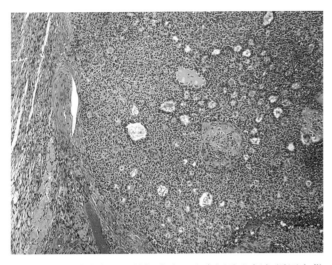

图 5.35.7　微滤泡型颗粒细胞瘤　注意图片左侧与周围卵巢间质间光滑的界面

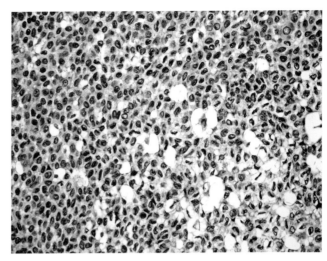

图 5.35.8　微滤泡型颗粒细胞瘤　温和的卵圆形细胞核，可见核沟

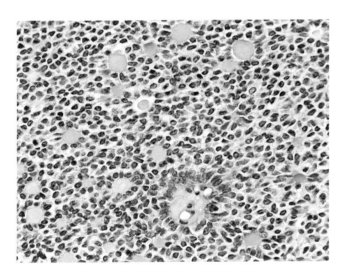

图 5.35.9　微滤泡型颗粒细胞瘤　伴嗜酸性结节 (Call–Exner 小体)，类似 SCTAT 结构

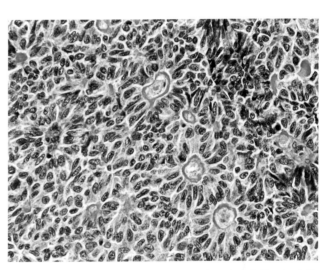

图 5.35.10　微滤泡型颗粒细胞瘤　肿瘤细胞呈柱状，细胞核呈卵圆形至梭形的细胞核，可见核沟，细胞顶端形成了嗜酸性物质

	类固醇（脂质）细胞瘤	无性细胞瘤
年龄	平均 43 岁	中位年龄约 20 岁
部位	卵巢内	卵巢间质内，罕见于其他中线位置（即腹膜后）
症状	盆腔痛，痛经	腹围增大，腹痛
体征	50 % 的病例有雌激素症状；10 % 的病例呈现男性化，罕见库欣综合征和高钙血症	下腹部包块
病因学	可能源于黄素化的卵巢间质细胞	由早期阶段发育停滞的原始生殖细胞衍生而来；可源于性腺发育不良者的性腺母细胞瘤；小的等臂染色体 i（12p）和 DNA 高拷贝数增加（12p、12q、21q、22q）及缺失（13q）；有的病例存在 *KIT*（第 17 外显子）突变
组织学	1. 单侧发生；约 20 % 的病例可发生卵巢外播散；平均直径 8.4 cm；实体性，切面常呈黄色 2. 片状、巢状排列的圆形至多角形大细胞，富含空泡状透亮的或嗜酸性细胞质；常类似正常肾上腺皮质；居中的圆形细胞核，具有轻度非典型性和大小不等的核仁，偶见明显的非典型性；通常核分裂不活跃（*图 5.36.1 ~ 5.36.4*）；40 % 的病例细胞质内含有脂褐素；间质稀疏，血管明显；可有水肿和纤维化（*图 5.36.5*） 3. 变异型包括间质黄体瘤和间质 Leydig 细胞瘤	1. 实体性肥胖包块大于 10 cm 2. 聚集性 / 岛状和弥漫成片的多角形细胞，细胞质嗜酸或透亮；细胞膜清晰；细胞核大而居中，染色质粗糙或呈空泡状，核仁突出（*图 5.36.6 ~ 5.36.9*） 3. 致密的纤维性间质（*图 5.36.9 和 5.36.10*）常伴密集的淋巴细胞浸润，有时可见浆细胞和嗜酸性粒细胞浸润；偶见肉芽肿结构；3% ~ 6% 的病例伴有合体滋养细胞样巨细胞；与睾丸精原细胞瘤相同
特殊检查	● inhibin、calretinin、SF-1、Melan-A/MART1 呈阳性 ● SALL4、CD117(c-kit)、OCT-4、D2-40 呈阴性	● inhibin、calretinin、SF-1、Melan-A/ MART1 呈阴性 ● SALL4、CD117(c-kit)、OCT-4、D2-40 呈阳性
治疗	USO	取决于分期：手术伴（或不伴）联合化疗
预后	43% 的病例为恶性；肿瘤直径大于 7 cm、坏死、非典型性及有丝分裂指数大于 2 / 10HPF 者与恶性有关	5 年生存率在 90% 以上

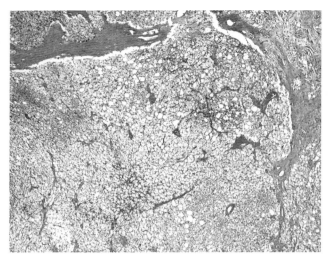

图 5.36.1　**类固醇细胞瘤**　由大的轮廓光滑的成片排列的多角形细胞组成，细胞质透亮

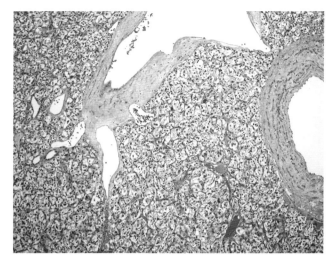

图 5.36.2　**实体型类固醇细胞瘤**　大的厚壁血管和较小的分支血管将肿瘤分隔为小叶状

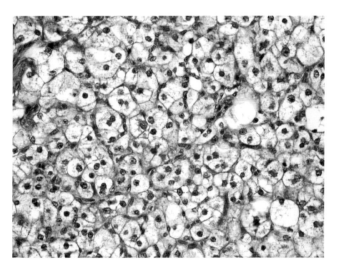

图 5.36.3　**类固醇细胞瘤**　与图 5.36.1 为同一病例，显示细腻的空泡状透亮细胞质，形态温和的圆形细胞核，细胞边界清楚。肿瘤细胞呈实体性腺泡样结构

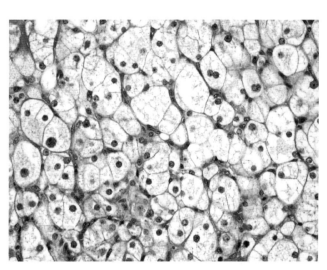

图 5.36.4　**类固醇细胞瘤**　与图 5.36.1 为同一病例，显示细腻的空泡状透亮细胞质，形态温和的圆形细胞核，细胞边界清楚。注意偶见核仁

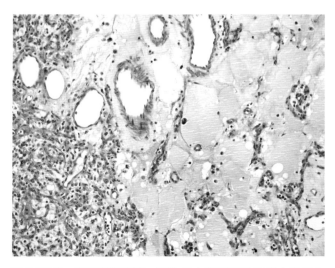

图 5.36.5　**类固醇细胞瘤**　斑片状水肿和明显的细小毛细血管网

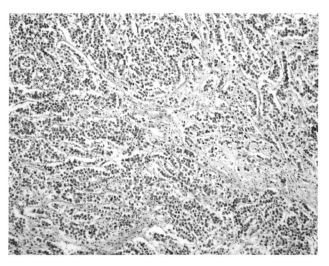

图 5.36.6　**无性细胞瘤**　显示特征性的线状和细条索状浸润

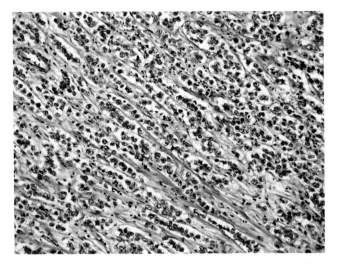

图 5.36.7　无性细胞瘤　呈现单层和由 2~3 层细胞组成的条索样浸润

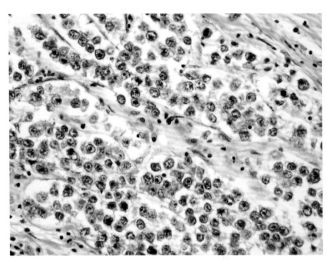

图 5.36.8　无性细胞瘤　与图 5.36.6 为同一病例，光滑的圆形原始细胞核，核仁突出，呈巢状结构。注意丰富的透亮的细胞质

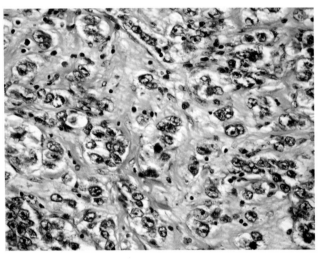

图 5.36.9　无性细胞瘤　显示大的多形性细胞核，核仁突出，纤维性间质致密

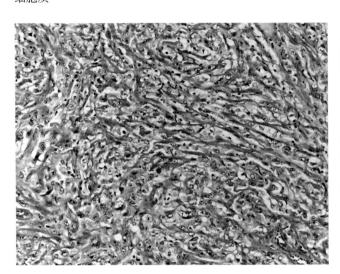

图 5.36.10　无性细胞瘤　显示致密的胶原化间质

	高钙血症型小细胞癌	卵巢原发性弥漫大 B 细胞淋巴瘤
年龄	平均 24 岁	平均 48 岁
部位	卵巢内	弥漫性卵巢受累
症状	腹痛，腹胀	盆腔痛，泌尿系统症状
体征	2/3 的病例伴有高钙血症；盆腔 / 腹部包块	盆腔包块
病因学	*SMARCA4* 突变（编码 BRG1）	缺乏卵巢原发部位的特异性数据
组织学	1. 单侧发生，Ⅰ 期病例占 50 %，平均 15 cm；常为实体性，但可含有囊性成分；切面质软、呈灰白色，可伴有出血性坏死 2. 紧密聚集的小细胞呈弥漫性生长模式；可见巢状、条索状和梭形细胞型；大多数肿瘤显示圆形卵泡样腔隙，内含嗜酸性分泌物（*图 5.37.1 ~ 5.37.3*）；常见地图样坏死 3. 细胞小，细胞质稀少，细胞核卵圆形至圆形，染色质粗颗粒状，核仁小，细胞边界不清（*图 5.37.4 和 5.37.5*）；50% 的病例可见大细胞，但很少占优势（大细胞变异）；有丝分裂指数高 4. 8 %~15% 的病例可见黏液样分化	1. 单侧发生，11 cm 2. 常呈弥漫性结构，偶尔可含有卵泡样区域；常见坏死和硬化 3. 失去黏附性的大的淋巴样细胞成片分布，细胞质中等量、淡染；细胞核呈圆形或轮廓不规则，核仁突出，有丝分裂指数高（*图 5.37.6 ~ 5.37.10*） 4. 无黏液样分化
特殊检查	● CK 和 EMA 可为阴性或局限性 / 局灶性表达 ● BRG1 表达缺失 ● 淋巴造血系统标志阴性	● CK 或 EMA 呈阴性 ● BRG1 在淋巴瘤中的资料不足，预期不会表达缺失 ● CD20（*图 5.37.11, 左*）、CD45、（*图 5.37.11, 右*）、Bcl-6、Bcl-2 和 CD10 阳性
治疗	TAH-BSO，分期手术和减瘤手术；化疗疗效数据有限	参照淋巴瘤治疗方案进行化疗
预后	差，生存率小于 10 %；Ⅰ 期病例的生存率为 33 %	有限的数据显示，5 年生存率为 80%~100 %

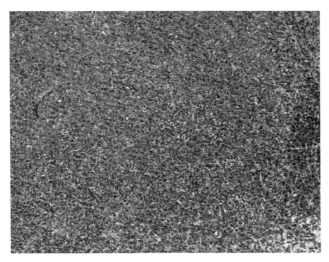

图 5.37.1　高钙血症型小细胞癌　显示弥漫性无结构的成片分布的圆形细胞

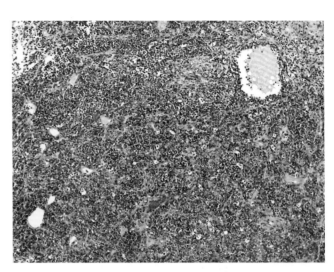

图 5.37.2　高钙血症型小细胞癌　显示图片右上方弥漫性成片分布的圆形细胞伴有卵泡样腔隙，内含嗜酸性液体

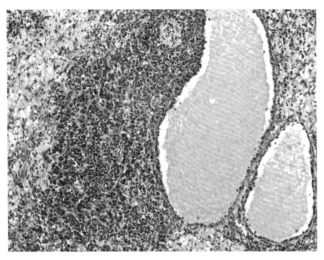

图 5.37.3　高钙血症型小细胞癌　含嗜酸性液体的卵泡样腔隙

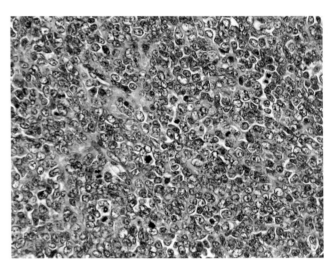

图 5.37.4　高钙血症型小细胞癌　高级别恶性细胞核，细胞质稀少，核分裂活跃

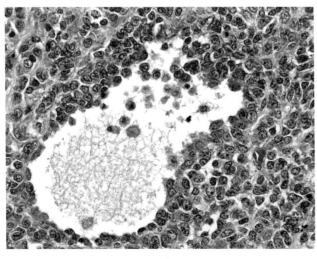

图 5.37.5　高钙血症型小细胞癌　卵泡样腔隙内衬不规则上皮，显示脱落的肿瘤细胞

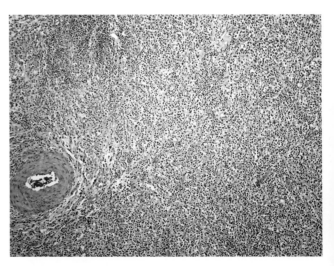

图 5.37.6　卵巢原发性弥漫大 B 细胞淋巴瘤　累及卵巢门部，包裹大的厚壁动脉

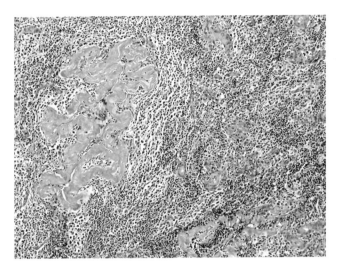

图 5.37.7 卵巢原发性弥漫大 B 细胞淋巴瘤 包绕和浸润纤维化白体

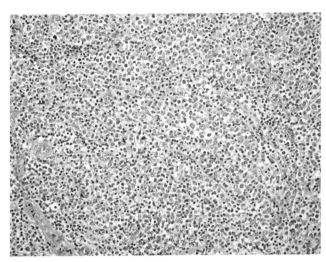

图 5.37.8 卵巢原发性弥漫大 B 细胞淋巴瘤 显示弥漫成片的圆形淋巴样细胞

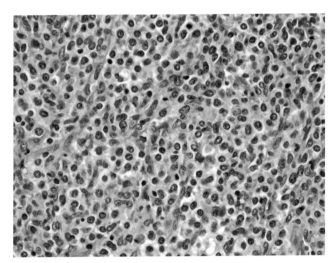

图 5.37.9 卵巢原发性弥漫大 B 细胞淋巴瘤 细胞核呈圆形至卵圆形，富含中等量的嗜酸性细胞质

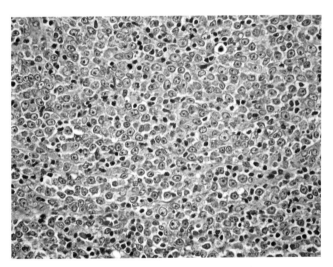

图 5.37.10 卵巢原发性弥漫大 B 细胞淋巴瘤 细胞成片分布，细胞核呈圆形，染色质呈空泡状，核仁突出

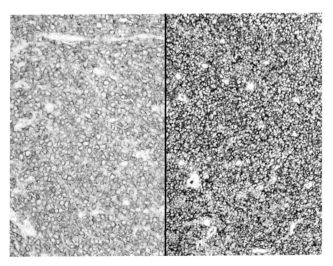

图 5.37.11 卵巢原发性弥漫大 B 细胞淋巴瘤 免疫组织化学染色显示 CD20（左）和 CD45（右）均呈弥漫性表达

	转移性子宫内膜起源的子宫内膜样腺癌	卵巢原发性子宫内膜样癌
年龄	平均 55~60 岁	平均 55~58 岁
部位	卵巢内和卵巢表面	卵巢内
症状	痛经，绝经后出血，盆腔痛	盆腔痛，腹围增大，腹胀，饱胀，阴道出血，泌尿系统症状
体征	盆腔 / 腹部包块	盆腔 / 腹部包块，腹水
病因学	原发性子宫内膜样腺癌伴卵巢转移 *MSH6*、*MSH2*、*MLH1* 或 *PMS2* 胚系突变（林奇综合征）[（约 2 %~5 % 的病例），或因 *MLH1* 启动子高甲基化而失活；*PTEN*、*β -catenin (CTNNB1),* 和 *PIK3CA* 突变；偶见 *KRAS* 突变	伴发独立的原发性子宫内膜和卵巢腺癌；卵巢肿瘤，子宫内膜异位症是其前驱病变；少数病例存在 *MLH1* 或 *MSH2* 胚系突变（林奇综合征）；*PTEN*、*β -catenin (CTNNB1)*、*KRAS*、*ARID1A* 和 *PIK3CA* 突变
组织学	1. 常双侧发生，呈小的多结节状，也可为囊性和（或）实体性；通常小于 5 cm 2. 受累卵巢呈结节状（*图 5.38.1 和 5.38.2*）；类似常见的子宫内膜样腺癌，常为高级别；筛状和实体型常伴有高级别细胞核，常见浸润性腺样模式和显著的核分裂活性；可累及卵巢表面或卵巢浅层皮质（*图 5.38.1~5.38.3*）；高柱状上皮形成的腺腔缘锐利，细胞核呈圆形至卵圆形、深染，核仁突出（*图 5.38.4*） 3. 缺乏子宫内膜异位症和腺纤维瘤/非典型增生性（交界性）子宫内膜样肿瘤成分，可见鳞状上皮分化 4. 子宫内膜样癌可呈高级别和（或）深肌层浸润；可见淋巴 - 血管腔隙浸润；通常子宫内膜和卵巢肿瘤的组织学结构相似；可伴有子宫外 / 卵巢外病变；一些伴发的子宫内膜 / 卵巢肿瘤显示相互独立的子宫内膜和卵巢原发灶肿瘤的传统临床病理学特征，分子学研究已证实两者存在克隆相关性（与原发性子宫内膜样癌向卵巢转移病例一致）；因此，传统的临床病理学特征并不可靠	1. 通常为单侧发生，Ⅰ 期病例约占一半；平均 15 cm；囊性或囊实性；囊内含深褐色黏稠液体 [陈旧性出血伴（或不伴）黏液]；可见源于囊内壁的乳头状或结节状生长物 2. 大多数是结构上分化良好的腺上皮融合性增生，类似子宫内膜的子宫内膜样癌；首先，多见筛状、绒毛腺管样结构，偶见实体性结构（*图 5.38.5 和 5.38.6*）和花环样坏死（*图 5.38.7*）；其次，可见腺样、巢状和具有锯齿状边缘的实体性肿瘤浸润；高柱状上皮腔缘锐利，细胞核圆形至卵圆形、深染，核仁明显（*图 5.38.8*）；核分裂活性不定，通常较高 3. 近半数病例可见鳞状上皮分化；常见腺纤维瘤样成分；在绝大多数病例中可见子宫内膜异位症相关成分，常呈非典型性、增生和其他反映其起源于子宫内膜异位囊肿或与非典型增生性（交界性）子宫内膜样肿瘤相关的其他特征 4. 子宫内膜肿瘤通常无肌层浸润或未侵入至肌层的内 1/2；无淋巴 - 血管腔隙侵犯；子宫内膜和卵巢肿瘤可具有某些不同的组织学特征
特殊检查	● 免疫组织化学无鉴别诊断价值	● 免疫组织化学无鉴别诊断价值
治疗	TAH-BSO；参照 FIGO Ⅲ期子宫内膜样癌，可联合化疗和（或）盆腔放疗；激素抑制剂可用于复发的治疗	分期（如有指征，应行减瘤手术）；除低级别 ⅠA / B 期病例外，可行化疗（辅助或新辅助方案）；激素抑制剂可用于复发病例的治疗；可根据伴发的独立子宫肿瘤的特点予以治疗
预后	与Ⅲ期子宫内膜样癌一样，复发率约为 50 %	Ⅰ期卵巢肿瘤病例的生存率大于 90 %

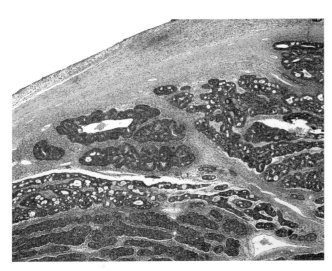

图 5.38.1 转移性子宫内膜起源的子宫内膜样癌 显示受累卵巢的皮质结节样模式

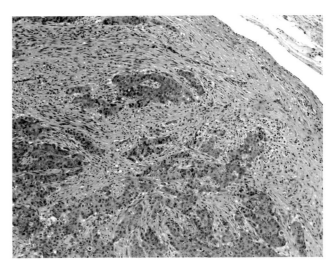

图 5.38.2 转移性子宫内膜起源的子宫内膜样癌 局部结节状特征不明显，但显示伴促结缔组织增生性浸润模式。图片右上方可见卵巢表面

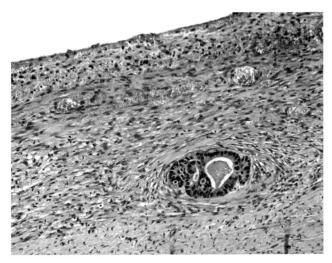

图 5.38.3 转移性子宫内膜起源的子宫内膜样癌 嵌入卵巢表面的粘连物中

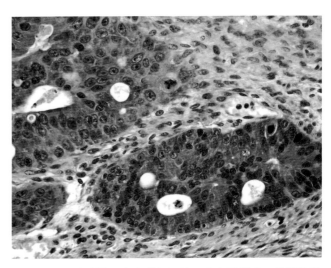

图 5.38.4 转移性子宫内膜起源的子宫内膜样癌 伴筛状腺体，显示高级别非典型性和核分裂活性

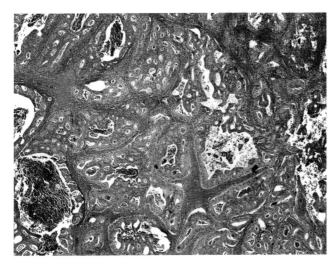

图 5.38.5 卵巢原发性子宫内膜样癌 显示由筛状腺体构成的轮廓平滑，但局部成角的岛状浸润模式

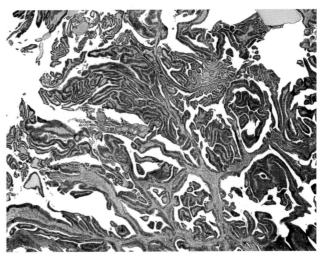

图 5.38.6 卵巢原发性子宫内膜样癌 伴融合的绒毛腺管样模式

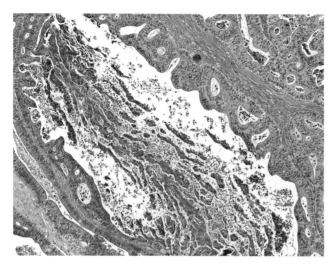

图 5.38.7　卵巢原发性子宫内膜样癌　伴中央坏死的花环样结构，类似转移性结肠癌（见章节 5.14 和 5.39）

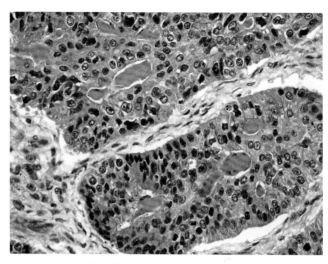

图 5.38.8　卵巢原发性子宫内膜样癌　伴筛状腺体及中度细胞学非典型性

	转移性结肠黏液癌	原发性卵巢黏液癌
年龄	平均 60 岁	平均 50 岁
部位	卵巢内和卵巢表面	卵巢内
症状	盆腔痛 / 腹痛	盆腔痛 / 腹痛，腹围增大
体征	盆腔 / 腹部包块	巨大的盆腔 / 腹部包块
病因学	原发性结直肠癌转移伴继发性累及卵巢的结直肠黏液腺癌；更常见于右半结肠；*KRAS*、*BRAF*、*APC*、*CTNNB1* 突变，可伴 *TP53* 突变；1/3 的病例存在高度微卫星不稳定性；部分病例与林奇综合征有关	源于黏液性囊腺瘤，经 APMT 进展而来；*KRAS* 突变或罕见 *BRAF* 突变与林奇综合征无关
组织学	1. 60 % 的病例为双侧发生，平均 13 cm，通常呈囊性，其次为囊实性 2. 低倍镜下常呈结节状，2~4 mm 的结节侵入间质之间；可见筛状腺体围绕坏死区形成的花环样结构；可见小到中等大小的圆形和成角的黏液性腺体呈融合性生长或弥漫性不规则浸润；黏液性腺体 / 囊肿破裂可形成卵巢假黏液瘤；可见肿瘤累及卵巢门部 (尤其是伴有淋巴管侵犯) *(图 5.39.1 ~ 5.39.5)* 3. 细胞学非典型性因原发肿瘤形态而异；非浸润性囊肿内衬细胞学形态温和的黏液上皮，结构单一和轻度增生的黏液上皮呈重度非典型性提示转移；在 5% 的病例中可见印戒细胞成分 4. 原发性结肠肿瘤显示丰富的细胞外黏液 (大于 50 % 的肿瘤) 形成的夹层	1. 几乎总是单侧发生，平均 21 cm；90 % 的病例为 I 期；大体类似黏液性囊腺瘤和 APMT 伴有大的充满黏液的囊肿；有时可见源于囊内壁的乳头状生长物 2. 内衬的黏液上皮富于嗜碱性 (其侵袭性的或嗜酸性) 细胞质；复杂的乳头状和腺样生长反映了融合 / 扩张模式 *(图 5.39.6 ~ 5.39.9)*；其次，可见到小到中等大小的黏液性腺体，巢状浸润模式和单个细胞的破坏性间质浸润；大于或等于 5mm 的融合性或浸润性生长是诊断癌的所必要条件；可伴有 APMT 样背景；不应存在卵巢假黏液瘤 (可见腺体破裂) 3. 在细胞学上，囊腺瘤区显示细胞核小，位于基底部；在其他区域可见从轻度到重度的不同程度的非典型性，伴有细胞核增大、染色质深染、核仁突出、假复层排列等特征，常见大量核分裂象 4. 未见同时伴发的原发性结肠肿瘤
特殊检查	● CK7 阴性或局灶性表达；CK20 呈斑片状或弥漫性表达；表达程度：CK7 小于 CK20 ● 注意：罕见的源于畸胎瘤的原发性卵巢黏液癌可具有与结肠腺癌相同的组织学和免疫组织化学特征	● CK7 呈斑片状或弥漫性表达；CK20 呈阴性、局灶性或斑片状表达；表达程度：CK7 大于 CK20
治疗	可参照 IV 期结直肠癌治疗	分期 (如有指征，应行减瘤手术) (可不行淋巴结清扫)；除低级别 I A/B 期病例外，可行化疗 (辅助或辅助新方案)；阑尾切除
预后	IV 期病例的 5 年生存率大约为 10 %	I 期病例的生存率为 95%；晚期病例罕见，预后不良

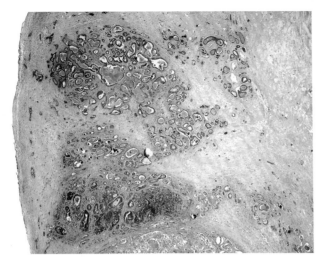

图 5.39.1   **转移性结肠黏液癌**   显示受累卵巢呈结节状结构

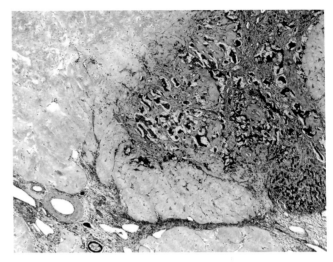

图 5.39.2   **转移性结肠黏液癌**   伴结节状结构侵犯白体

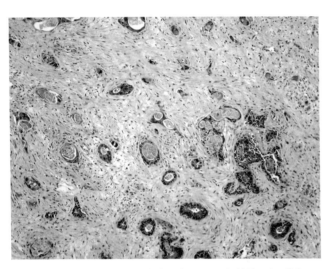

图 5.39.3   **转移性结肠黏液癌**   伴浸润及促结缔组织增生

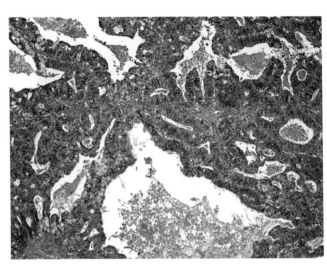

图 5.39.4   **转移性结肠黏液癌**   伴交错成筛状的腺体融合模式，内衬肠型上皮和杯状细胞。这种模式类似卵巢原发性黏液瘤

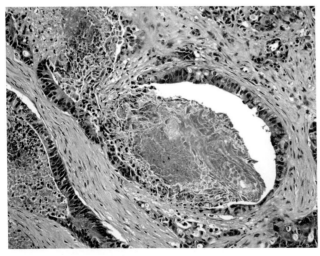

图 5.39.5   **转移性结肠黏液癌**   伴流产型腺体和坏死

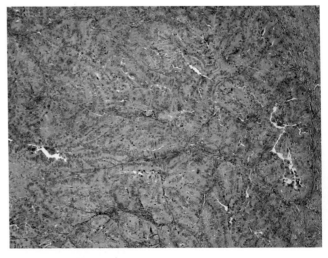

图 5.39.6   **原发性卵巢黏液癌**   伴融合性腺样生长，腺体背靠背，很多区域腺体间缺乏间质

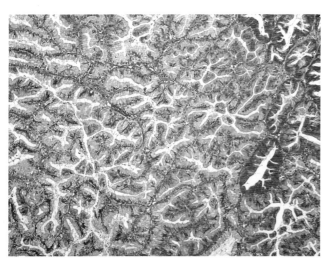

图 5.39.7 **原发性卵巢黏液癌** 伴融合和复杂的腺体和乳头状模式，上皮吻合

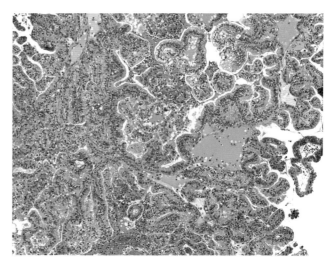

图 5.39.8 **原发性卵巢黏液癌** 伴融合性乳头状模式

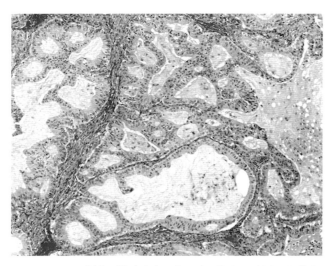

图 5.39.9 **原发性卵巢黏液癌** 伴融合/扩张的腺样浸润模式

	普通型转移性宫颈腺癌	APMT 伴上皮内癌
年龄	平均 43 岁	平均 50 岁
部位	卵巢内	卵巢内
症状	盆腔痛 / 腹痛，腹围增大	盆腔痛 / 腹痛，腹围增大
体征	盆腔附件包块，17 % 的病例既往已确诊为宫颈腺癌	巨大的盆腔 / 腹部包块
病因学	原发性宫颈癌转移继发性累及卵巢；HPV 相关，通常为 HPV16 型或 18 型；部分病例可经输卵管 / 逆行播散	源于黏液性囊腺瘤；可见 *KRAS* 突变，罕见 *BRAF* 突变
组织学	1. 2/3 的病例为单侧多发，平均 13 cm；大多数单侧肿瘤大于 10 cm；通常为多囊性，有时具有实体性或乳头状区 2. 原发性卵巢上皮性肿瘤可呈单一或多种模式，即交界性、腺体融合或条索状、绒毛腺管样 / 乳头状模式；可类似 APMT 或浸润性黏液癌；通常呈局灶性浸润；10 % 的病例以浸润为主 *(图 5.40.1 ~ 5.40.3)* 3. 常为子宫内膜样 – 黏液样混合形态，即低倍镜下呈子宫内膜样模式，高倍镜下可见顶端黏液；细胞核增大、拉长、深染；基底部有凋亡小体，有丝分裂指数高 *(图 5.40.3)*；在细胞的腔面 1/2 的核分裂象尤为明显 4. 宫颈肿瘤通常呈明确浸润，但偶见原位腺癌伴微浸润；常扩散至子宫下段	1. 几乎总是单侧发生，平均 22 cm；大体类似黏液性囊腺瘤，伴有大的充满黏液的囊肿；有时可见源于囊内壁的乳头状生长物 2. 复杂的腺样和乳头状结构，无腺体融合性生长；上皮呈复层排列，囊腔或腺体可见脱落的上皮细胞簇；无交织吻合或筛状结构；无结节样生长，也不累及卵巢表面或门部 *(图 5.40.5 和 5.40.6)* 3. 内衬的黏液上皮富含嗜碱性或嗜酸性细胞质；囊腺瘤区细胞核小，位于基底部；可见 Ⅲ 级非典型性区，显示为明确的恶性细胞学特征，如细胞核增大及深染、核仁突出和假复层排列；核分裂象可见，但并不很常见 *(图 5.40.7)* 4. 应对肿瘤样本充分取材，以排除浸润
特殊检查	● p16 呈阳性（弥漫性，通常阳性细胞 > 90 %）*(图 5.40.4)*，原位杂交检测通常可检出 HPV（大多数为 HPV16 或 18）*(图 5.40.4, 插图)*，但原位杂交检测的敏感性不到 100 %；CK7、CK20 和 ER / PR 免疫组织化学染色无鉴别诊断价值	● p16 呈阴性（非弥漫性）；原位杂交检测未检出 HPV；CK7、CK20 和 ER / PR 免疫组织化学染色无鉴别诊断价值
治疗	数据不足；可参照晚期宫颈癌治疗，但宫颈癌是根据临床分期而不是手术分期	USO
预后	3 年生存率约为 75 %	如能充分取材并严格排除卵巢转移癌，则生存率近 100 %

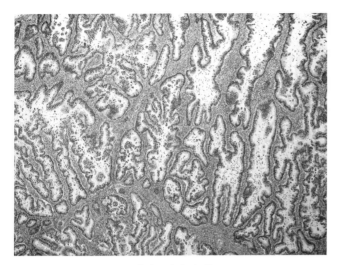

图 5.40.1　**转移性宫颈腺癌**　类似卵巢 APMT

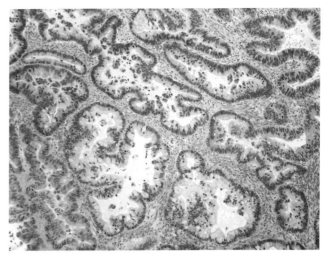

图 5.40.2　**转移性宫颈腺癌**　与图 5.40.1 为同一病例，显示分支状和不规则状腺体，内衬黏液上皮伴有复层深染的细胞核，核分裂象多见

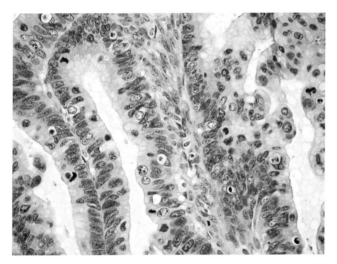

图 5.40.3　**转移性宫颈腺癌**　与图 5.40.1 为同一病例，伴重度非典型黏液上皮，核分裂活性高，可见凋亡小体

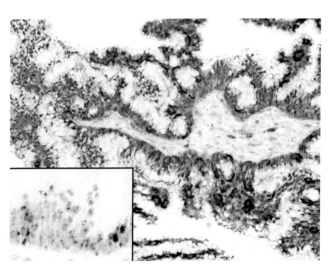

图 5.40.4　**转移性宫颈腺癌**　p16 免疫组化染色显示弥漫性细胞核和细胞质阳性着色，HPV 16 型原位杂交检测显示阳性信号位于肿瘤细胞核内（插图）

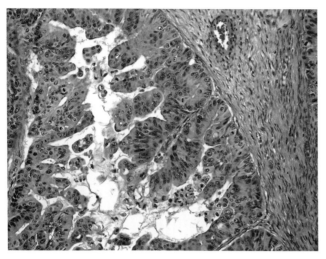

图 5.40.5　APMT 伴上皮内癌　显示腺体内乳头状增生伴明显的细胞学非典型性

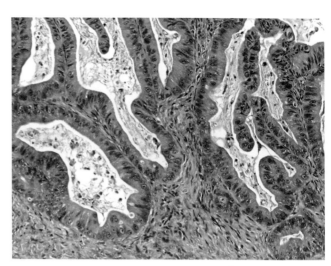

图 5.40.6　APMT 伴上皮内癌　显示细胞核增大，核仁突出

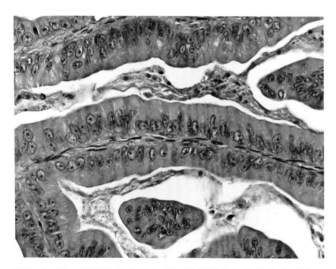

图 5.40.7　APMT 伴上皮内癌　显示重度细胞学非典型性和大而突出的核仁

	转移性胰腺癌	APMT
年龄	平均 56~63 岁	平均 50 岁
部位	卵巢间质及表面，常双侧发生	卵巢内
症状	腹痛，呕吐，发热，黄疸，体重减轻	盆腔痛 / 腹痛，腹围增大
体征	可有盆腔 / 附件包块	巨大的盆腔 / 腹部包块
病因学	原发胰腺癌转移继发性累及卵巢	源于黏液性囊腺瘤；可见 *KRAS* 突变，罕见 *BRAF* 突变
组织学	1. 实体性或大的囊性多房性；平均和中位大小分别为 9 cm 和 7.4 cm；常累及卵巢表面；常见卵巢外 / 腹部播散，但并非总是发生；双侧发生与源于器官转移的特征一致，罕见单侧发生 2. 在实体性结节性模式中，小的成角腺体不规则浸润促结缔组织增生性间质 *(图 5.41.1 ~ 5.41.3)*；囊性肿瘤类似黏液性囊腺瘤和 APMT *(图 5.41.4 和 5.41.5)*；明显的浸润癌区可能较小；与原发黏液性肿瘤相比，黏液性肉芽肿并不常见 3. 常伴高度细胞学非典型性 *(图 5.41.6)*，但细胞核貌似温和 *(图 5.41.4)* 4. 对于诊断困难的病例，广泛取材有助于发现更明显的支持转移的证据	1. 几乎总是单侧发生，平均约 22 cm；大体类似黏液性囊腺瘤，伴有大的充满黏液的囊肿；有时可见源于囊壁的乳头状生长结节 2. 结构复杂，腺体拥挤，囊性区内衬复层上皮，腺体内上皮乳头状生长，可见脱落的上皮细胞簇 *(图 5.41.7 和 5.41.8)* 3. 内衬的黏液上皮富含嗜碱性或嗜酸性细胞质，伴有 1~2 级非典型性 *(图 5.41.9 和 5.41.10)*，3 级非典型性提示存在上皮内癌，伴细胞核明显增大、深染，核仁突出，常见核分裂象；伴有非典型性结构和富于细胞的增生区在肿瘤中的占比大于 10 %；囊腺瘤区位于基底部的小细胞核 4. 应对肿瘤样本充分取材，以排除浸润
特殊检查	● 半数病例 Dpc4 表达缺失 ● CK7 / CK20 共表达模式无助于鉴别是否原发于卵巢（表达程度：CK7 大于 CK20），ER/ PR 阴性 ● PAX8 阴性	● 无 Dpc4 表达缺失 ● CK7 / CK20 共表达模式无助于鉴别是否原发于胰腺（表达程度：CK7 大于 CK20）；ER / PR 阴性（可见微弱和局灶性表达） ● PAX8 常呈阴性，但在部分病例也可为阳性
治疗	可参照Ⅳ期胰腺癌的化疗方案	USO
预后	接受过最佳治疗的Ⅳ期病例的中位生存期为 11 个月	良性

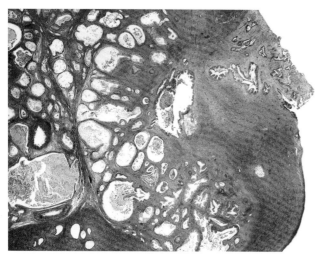

图 5.41.1　**转移性胰腺癌**　低倍镜下显示卵巢间质中的结节状浸润。图片右上方可见表面种植

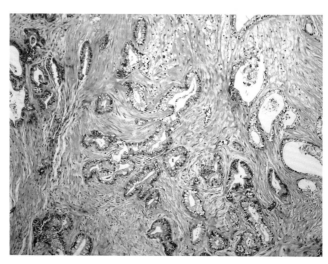

图 5.41.2　**转移性胰腺癌**　伴中等大小腺体不规则浸润和反应性水肿的纤维样间质

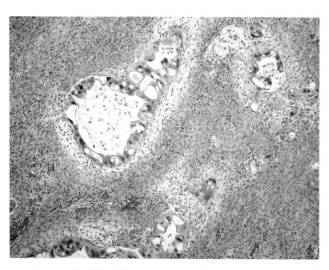

图 5.41.3　**转移性胰腺癌**　伴不同大小腺体的单个细胞及小细胞簇和细胞巢的不规则浸润

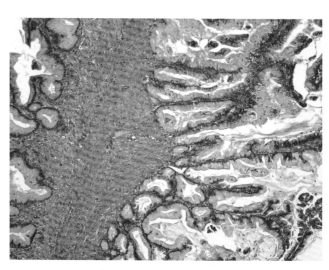

图 5.41.4　**转移性胰腺癌**　类似 APMT 伴有排列规则的腺样和乳头状结构，无浸润特征

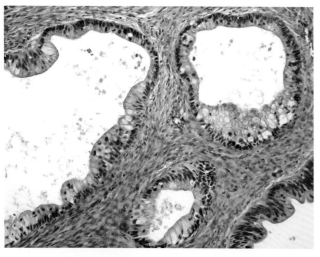

图 5.41.5　**转移性胰腺癌**　类似 APMT 显示无浸润特征的腺体和轻至中度细胞学非典型性

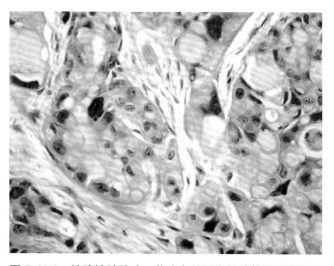

图 5.41.6　**转移性胰腺癌**　伴成角的浸润性腺体及重度细胞学非典型性

第五章　卵巢

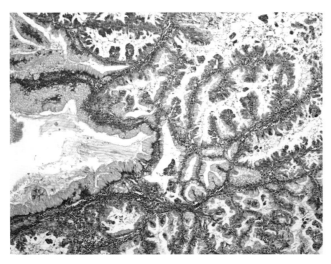

图 5.41.7　APMT　伴囊性、腺样和乳头状结构，被覆复层上皮，簇状突起

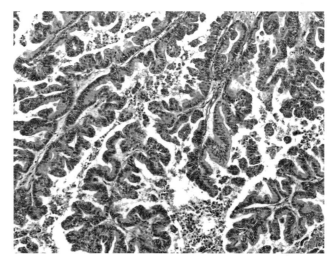

图 5.41.8　APMT　伴复杂乳头状增生，被覆复层上皮，簇状突起

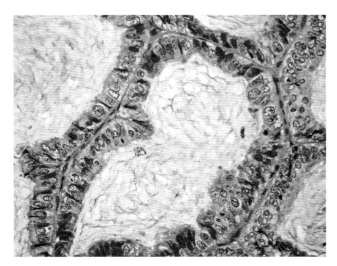

图 5.41.9　APMT　伴中度细胞学非典型性

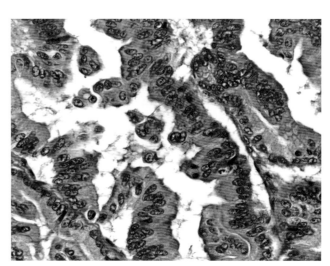

图 5.41.10　APMT　伴复层上皮和轻至中度细胞学非典型性

	转移性乳腺癌	子宫内膜样癌
年龄	平均 49 岁	平均 55~58 岁
部位	卵巢内	卵巢内
症状	通常无提示卵巢病变的症状	盆腔痛，腹围增大，腹胀，饱胀，阴道出血，泌尿系统症状
体征	绝大多数病例是在进行治疗性卵巢切除时意外发现的；10 % ~ 15 % 的病例可见盆腔包块，大多数病例在确诊乳腺癌平均 1 年后发生	盆腔 / 腹部包块，腹水
病因学	原发性乳腺癌转移继发性累及卵巢	子宫内膜异位症；部分病例可见 *hMLH1* 或 *hMSH2* 胚系突变（木椅综合征）；*PTEN*、*β-catenin* (*CTNNB1*)、*KRAS*、*ARID1A* 和 *PIK3CA* 突变
组织学	1. 约 2/3 的病例为双侧发生；半数病例卵巢大体正常；1/3 的病例卵巢呈实体性弥漫性增大；1/3 病例的转移病灶为镜下可见（小于 1 mm）；1/2 病例的肿瘤结节小于 1 cm 2. 首先，导管型和小叶（单个小叶）型最为常见；其次为实体性弥漫性和单细胞浸润型；偶见印戒细胞和筛状结构（图 5.42.1 ~ 5.42.4） 3. 上皮细胞呈低级别伴有可见于乳腺低级别导管癌的单一形态的圆形、温和的细胞核（图 5.42.4 和 5.42.5）卵巢间质可伴黄素化 4. 无鳞状上皮分化或子宫内膜异位症 5. 无分泌型、纤毛型或支持细胞样分化	1. 通常为单侧发生，Ⅰ 期病例约占一半；平均 15 cm；囊性或囊实性；囊内含深褐色黏稠液体［陈旧性出血伴（或不伴）黏液］；可见源于囊内壁的乳头状或结节状生长物 2. 大多数是结构上分化良好的腺上皮融合性增生，类似子宫内膜的子宫内膜样癌（图 5.42.6 和 5.42.7）；首先，多见筛状、绒毛腺管样或乳头状结构（图 5.42.8），偶见实体性结构；其次，可见腺样、巢状和具有锯齿状边缘的实体性肿瘤浸润 3. 高柱状上皮腔缘锐利，细胞核圆形至卵圆形、深染，核仁明显；核分裂活性不定，通常较高（图 5.42.7 和 5.42.9） 4. 近半数的病例可见鳞状上皮分化；常见腺纤维瘤样成分；在绝大多数病例中可见子宫内膜异位症相关成分，常呈反映其起源于子宫内膜异位囊肿或非典型增生性（交界性）子宫内膜样肿瘤的非典型性、增生和其他特征 5. 可见分泌型、纤毛型和支持细胞样变异
特殊检查	● GATA-3 呈阳性；部分病例 GCDFP-15 呈阳性；PAX8 呈阴性；取决于原发肿瘤特点，可以出现 ER / PR 阳性和 HER2 阳性	● GATA-3 呈阴性；GCDFP-15 呈阴性；通常 PAX8 呈阳性；ER/PR 呈阳性或阴性 ● 部分病例的 DNA 错配修复蛋白 (MLH1、MSH2、PMS2、MSH6) 染色缺失
治疗	参照晚期乳腺癌，取决于 HER2 和 ER / PR 的表达水平	分期（如有指征，应行减瘤手术），可行化疗（辅助或新辅助方案），除低级别 Ⅰ A/B 期外；激素抑制剂可用于复发病例的治疗
预后	参照晚期乳腺癌，取决于 HER2 和 ER / PR 的表达水平	Ⅰ 期病例的生存率大于 90%

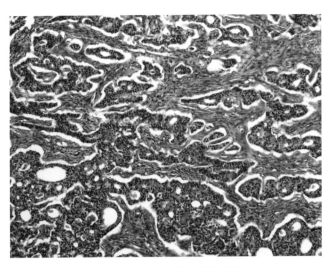

图 5.42.1　**转移性乳腺导管癌**　伴不规则浸润

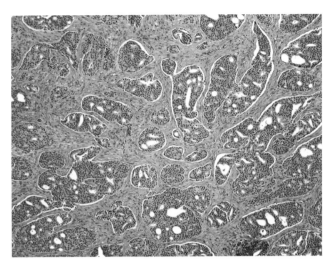

图 5.42.2　**转移性乳腺癌**　伴轮廓光滑的局灶成角的筛状上皮细胞岛和细胞巢，类似子宫内膜样癌的浸润模式

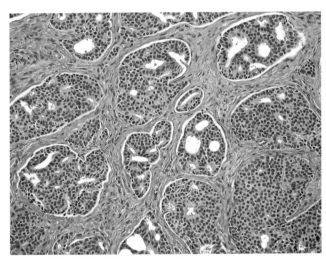

图 5.42.3　**转移性乳腺癌**　与图 5.42.2 为同一病例，表现为乳腺低级别导管癌特征性的筛状模式，细胞核呈单一的圆形，形态温和，分布均匀

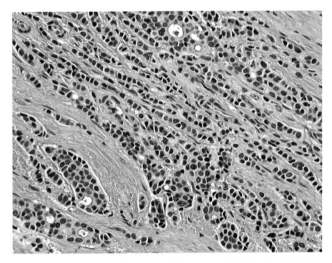

图 5.42.4　**转移性乳腺癌**　以浸润性小叶型为主，伴有以浸润性小叶癌为特征的小细胞单行浸润，具有浸润性小叶癌特征性的成角细胞核；注意图片左下方和上方中心区域的腺体反映出的局灶导管特征

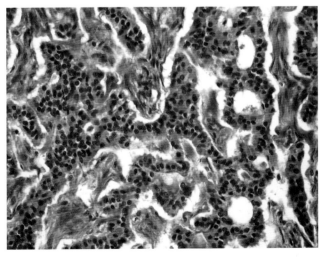

图 5.42.5　**转移性乳腺导管癌**　与图 5.42.1 为同一病例，显示乳腺低级别导管癌的腺体和相互吻合的条索；注意，小圆形细胞核间隔均匀，伴有轻微非典型性

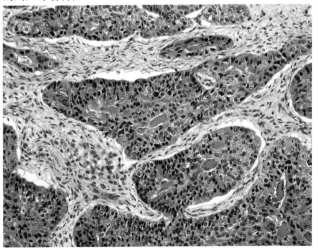

图 5.42.6　**子宫内膜样癌**　上皮细胞呈筛状、岛状浸润模式

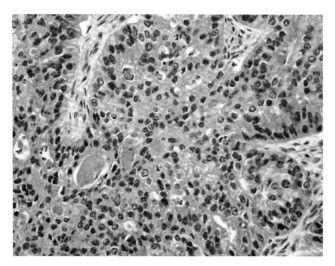

图 5.42.7　**卵巢子宫内膜样癌**　伴类似子宫内膜样腺癌的低级别细胞核特征的柱状上皮细胞

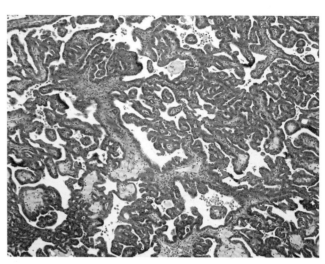

图 5.42.8　**乳头状低级别子宫内膜样癌**　伴有复杂、融合的结构

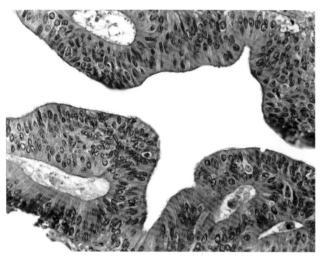

图 5.42.9　**卵巢子宫内膜样癌**　伴类似子宫内膜样癌的高柱状上皮细胞，腺体腔缘锐利

	转移性宫颈非 HPV 相关性腺癌（包括恶性腺瘤 / 微偏腺癌）	APMT
年龄	40~60 岁	平均 50 岁
部位	卵巢内和卵巢表面	卵巢内
症状	盆腔痛 / 腹痛；部分患者可有波伊茨 – 耶格综合征（恶性腺瘤 / 微偏腺癌）病史；卵巢肿瘤可为该病首发表现，可能并不清楚此前是否存在宫颈肿瘤；部分患者可能在未发现宫颈肿瘤的情况下，在报告中发现既往因"良性"病变行子宫切除术的病史，因此可能被误认为良性病变	盆腔痛 / 腹痛，腹围增大
体征	盆腔包块，宫颈细胞学一般为阴性	巨大的盆腔 / 腹部包块
病因学	原发性非 HPV 相关宫颈腺癌转移继发性累及卵巢，与波伊茨 – 耶格综合征（*STK11/LKB1* 突变）（恶性腺瘤 / 微偏腺癌）相关	源于黏液性囊腺瘤；*KRAS* 突变，*BRAF* 突变罕见
组织学	1. 双侧发生，伴腹膜转移 2. 可见结节性生长模式和卵巢表面受累；常缺乏浸润性生长模式；有些病例可见假囊性和类似原发性卵巢黏液性囊腺瘤（*图 5.43.1 和 5.43.2*）或 APMT，缺乏可见于转移癌继发性累及卵巢的典型组织学特征 3. 分化良好的黏液性腺体，无或轻度非典型性（*图 5.43.3*）；与见于宫颈的恶性腺瘤的典型细胞学特征一样，也可见于卵巢的上皮成分（富含黏液的柱状细胞，位于基底部的中等大小圆形细胞核，染色质略淡染，核仁小；有丝分裂指数低）；可见伴有杯状细胞和帕内特细胞的肠化 4. 为发现更为明确的转移模式，必须对卵巢肿瘤样本进行广泛取材；其他相关发现可提高综合征患者中转移性恶性腺瘤的检出率，如卵巢内 SCTAT 和输卵管黏膜的黏液化生；如可见同期子宫切除标本，将所有宫颈组织进行取材对鉴别诊断是有帮助的	1. 几乎总是单侧发生，平均 22 cm；大体类似黏液性囊腺瘤，伴有大的充满黏液的囊肿；有时可见源于囊内壁的乳头状生长物 2. 结构复杂，腺体拥挤，囊性区内衬复层上皮，腺体内上皮乳头状生长，可见脱落的上皮细胞簇（*图 5.43.4~5.43.6*） 3. 内衬的黏液上皮细胞富含嗜碱性或嗜酸性细胞质，伴 1~2 级非典型性（*图 5.43.7*）。3 级非典型性支持诊断为上皮内癌，伴细胞核明显增大、深染，核仁突出，常见核分裂象；伴有非典型结构和富于细胞的增生区在肿瘤中的占比大于 10%；囊腺瘤区可见位于基底部的小细胞核 4. 应对肿瘤样本充分取材，以排除浸润
特殊检查	● 免疫组织化学（尤其是 ER/PR 和 p16）和 HPV 原位杂交检测无鉴别诊断价值	● 免疫组织化学（尤其是 ER/PR 和 p16）和 HPV 原位杂交检测无鉴别诊断价值
治疗	数据有限；可参照晚期宫颈癌治疗，但宫颈癌治疗是根据临床分期而非手术分期	USO
预后	数据有限	良性

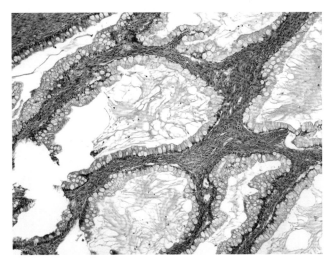

图 5.43.1　转移性宫颈非 HPV 相关性腺癌（包括恶性腺瘤 /
微偏腺癌）　表现为大而扩张的黏液腺，缺乏明确的浸润特征。
低倍镜下非常类似卵巢原发性黏液性肿瘤

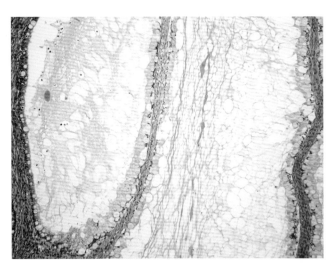

图 5.43.2　转移性宫颈非 HPV 相关性腺癌（包括恶性腺瘤 /
微偏腺癌）　与图 5.43.1 为同一病例，伴有扩张的黏液腺

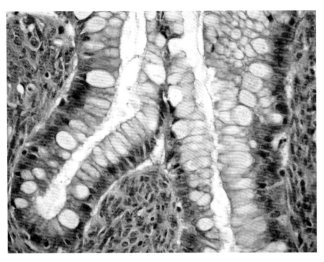

图 5.43.3　转移性宫颈非 HPV 相关性腺癌（包括恶性腺
瘤 / 微偏腺癌）　伴有杯状细胞和貌似温和的细胞核，呈轻
度非典型性

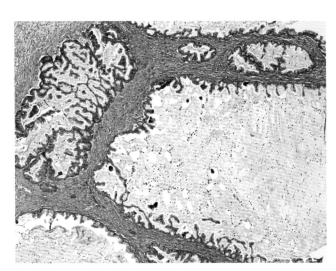

图 5.43.4　APMT　伴有囊性结构和复层上皮

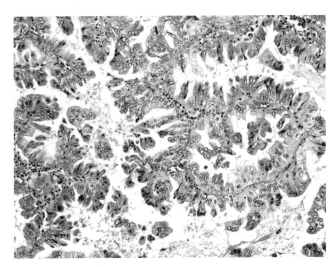

图 5.43.5　APMT　伴乳头状结构、复层上皮和簇状突起

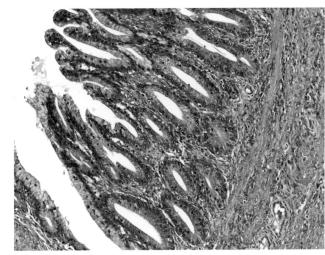

图 5.43.6　APMT　显示拥挤的位于基底部的黏液腺，表面有小乳头

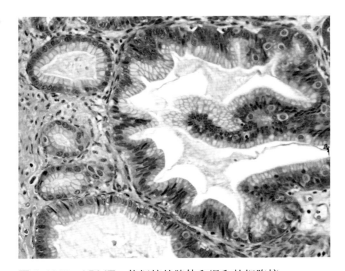

图 5.43.7　APMT　伴拥挤的腺体和温和的细胞核

	低级别阑尾黏液性肿瘤继发性累及卵巢	APMT
年龄	平均 45 岁	平均 50 岁
部位	卵巢表面和浅层及深层皮质间质	卵巢内
症状	腹胀，腹痛	盆腔痛 / 腹痛，腹围增大
体征	盆腔 / 腹部包块，腹水；可伴发腹膜假黏液瘤	巨大的盆腔 / 腹部包块
病因学	低级别阑尾黏液性肿瘤破裂继发性卵巢受累	源于黏液性囊腺瘤；*KRAS* 突变，罕见 *BRAF* 突变
组织学	1. 平均 7~16 cm，75% ~ 80% 的病例为双侧发生；单侧肿瘤以右侧多见；黏液性结节累及卵巢表面和间质；通常伴有阑尾破裂和（或）扩张 2. 累及卵巢表面、浅层和深层皮质，约 2/3 的病例的黏液侵入卵巢间质 (卵巢假黏液瘤)，在大多数病例中可广泛存在 (*图 5.44.1 和 5.44.2*) 3. 黏液池含少量单层、局灶增生性黏液上皮条带，细胞核呈轻度非典型性，核分裂活性极低 (*图 5.44.3*)；细胞富含黏液样形态，伴有簇状和小乳头结构 (*图 5.44.4 和 5.44.5*)；腹膜病变具有类似形态 4. 原发性阑尾肿瘤典型破裂，伴有广泛的黏液穿过管壁且类似卵巢病变的上皮	1. 几乎总是单侧发生，平均 22 cm；大体类似黏液性囊腺瘤，伴有大的、充满黏液的囊肿；有时可见源于囊壁的乳头状生长物 2. 囊状和腺样生长模式，具有复杂的乳头状或腺体内生长 (*图 5.44.6 和 5.44.7*)；卵巢假黏液瘤通常少见；呈局灶性 3. 内衬的黏液上皮细胞富含嗜碱性或嗜酸性细胞质，呈 1 ~ 2 级非典型性 (*图 5.44.8 和 5.44.9*)。3 级非典型性支持诊断为上皮内癌，伴细胞核明显增大，核仁突出，常见核分裂象；增生区伴有非典型结构，其细胞成分在肿瘤中的占比大于 10%；囊腺瘤区可见位于基底部的小细胞核 4. 应对肿瘤样本充分取材，以排除浸润
特殊检查	● CK7 阴性或局灶性表达；CK20 呈斑片状或弥漫性表达；表达强度：CK7 小于 CK20 ● 注意：罕见的源于畸胎瘤的低级别原发性卵巢 (腺瘤样) 黏液性肿瘤，可显示出与低级别阑尾黏液性肿瘤相同的组织学和免疫组织化学特征	● CK7 呈斑片状或弥漫性表达，CK20 呈阴性、局灶性或斑片状表达，表达强度：CK7 大于 CK20
治疗	TAH–BSO，腹部及盆腔肿瘤减瘤手术；常用腹腔热灌注化疗，但缺乏数据支持其有效性	USO
预后	惰性病程，10 年生存率接近 50%	良性

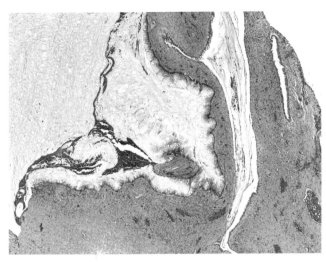

图 5.44.1 低级别阑尾黏液性肿瘤继发性累及卵巢 特征性的内衬黏液上皮的大囊肿，细胞外黏液池侵入卵巢间质（卵巢假黏液瘤）

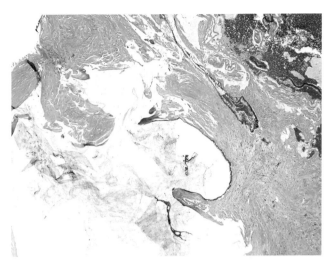

图 5.44.2 低级别阑尾黏液性肿瘤继发性累及卵巢 伴撕裂的黏液性腺体，含黏液的大囊肿部分内衬黏液上皮，细胞外黏液池侵入致密的纤维组织（卵巢假黏液瘤）

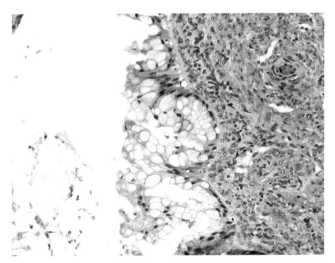

图 5.44.3 低级别阑尾黏液性肿瘤继发性累及卵巢 细胞内黏液丰富，杯状细胞显著，细胞核呈轻度非典型性

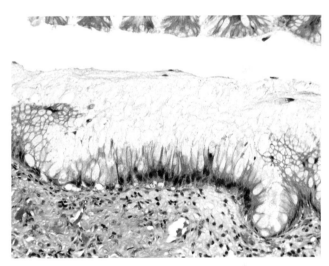

图 5.44.4 低级别阑尾黏液性肿瘤继发性累及卵巢 富于黏液样形态的上皮细胞产生大量黏液并被排入腺腔内

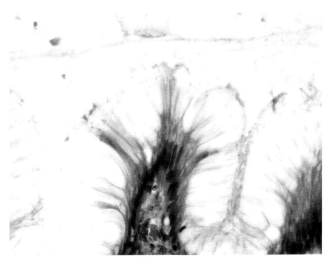

图 5.44.5 低级别阑尾黏液性肿瘤继发性累及卵巢 表现为富于黏液样形态的上皮细胞，细胞核形态温和，位于基底部

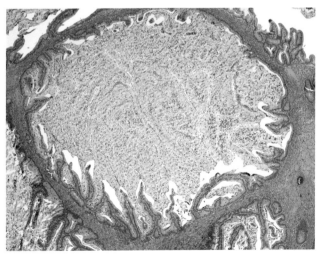

图 5.44.6 APMT 伴复层上皮细胞和绒毛结构

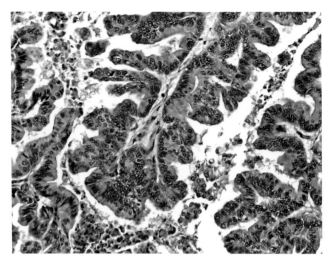

图 5.44.7 APMT 伴复层上皮簇状突起，细胞呈中度非典型性

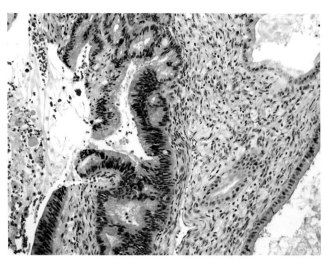

图 5.44.8 APMT 图片左侧可见轻度非典型性复层上皮，与图片右侧的无上皮增生和呈轻度非典型性的黏液性囊腺瘤成分相比较

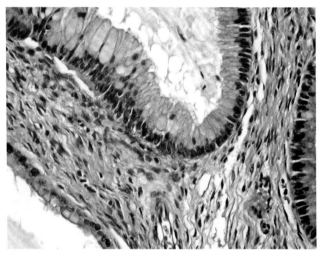

图 5.44.9 APMT 伴轻度非典型性的黏液上皮。注意，与低级别阑尾黏液性肿瘤继发性累及卵巢相比较存在细胞学差异

	子宫内膜异位囊肿伴上皮非典型性	子宫内膜囊肿伴早期透明细胞癌 [包括非典型增生性透明细胞肿瘤 （囊性型）伴上皮内癌]
年龄	平均 35 岁	平均 40~50 岁
部位	通常为卵巢，偶见于盆腔腹膜，较少发生于子宫内膜异位症的常见部位	通常为卵巢，偶见于盆腔腹膜，较少发生于子宫内膜异位症的常见部位
症状	盆腔痛，痛经	盆腔痛，痛经
体征	盆腔包块	盆腔包块
病因学	源于子宫内膜异位症，常为肿瘤性；多灶性病变常呈克隆性特征，包括一些无非典型性的病变；可见 *ARID1A* 表达缺失，提示突变	*ARID1A* 和 *PIK3CA* 突变常见于源于子宫内膜异位症的相关癌性病变；一些突变可见于相关的不伴非典型性的非连续性子宫内膜异位病灶；有时可见 *MET* 扩增
组织学	1. 子宫内膜异位症典型的巧克力囊肿，通常为单侧发生 2. 通常囊肿内衬扁平或立方上皮；常见急性炎症；细胞核的非典型性表现为体积增大，核仁明显，染色质粗糙，核分裂不活跃（*图 5.45.1 ~ 5.45.3*）；形态特征支持修复性 / 反应性改变；非典型性不如透明细胞癌明显；常见上皮脱落区；上皮下常见含铁血黄素或假黄色瘤细胞；可见子宫内膜异位症样间质（*图 5.45.4*） 3. 可见局限性复层上皮。呈轻度簇状，偶见小乳头状，常伴黏液化生；缺乏透明细胞癌的其他典型特征；如遇可疑病例，建议将整个标本取材并进行组织学检查	1. 子宫内膜异位症典型的巧克力囊肿，通常为单侧发生 2. 大多数囊肿被覆单层上皮，局灶可见复层和复杂性上皮（*图 5.45.5 和 5.45.6*）；上皮显示程度不定的细胞核非典型性（*图 5.45.7 ~ 5.45.9*），可呈轻度非典型性，表现为细胞核增大，核仁突出等特征，但也可呈现出显著的多形性；非典型性程度常高于不伴有透明细胞癌的非典型子宫内膜异位症；可见鞋钉样细胞，细胞核透亮或淡染，细胞质嗜酸的特征；核分裂不活跃；假黄色瘤细胞常见于反应性子宫内膜异位症样间质 3. 此病变很少单独存在；常伴浸润性透明细胞癌，这可被广泛取样所证实；在某些病例中，不伴透明细胞癌的非典型子宫内膜异位症中的非典型性程度与伴早期透明细胞癌的子宫内膜异位症有明显重叠，需排除明确诊断（如遇可疑病例，建议将整个标本取材并进行组织学检查）
特殊检查	● 有限的数据支持与子宫内膜异位症相同的免疫组织化学表型：ER / PR 呈阳性；HNF1β 染色数据不足	● ER 和 HNF1β 染色数据不足
治疗	与普通型子宫内膜异位症一样，应用激素抑制剂或 BSO；对于组织学表现不明确的卵巢切除标本，建议予以随访；对于组织学表现不明确的囊肿切除标本，建议根据临床相关性来评估切除的完整性和是否需要切除卵巢	数据不足
预后	良性；子宫内膜异位症持续存在	数据不足

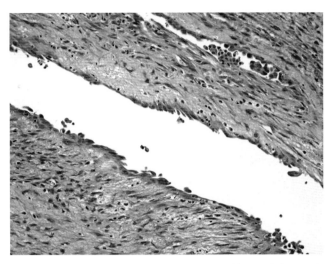

图 5.45.1　**子宫内膜异位囊肿伴上皮非典型性**　病变表现为内壁平坦的囊肿，被覆伴有非典型性和局灶性鞋钉样特征的上皮细胞；间质内可见少量淋巴细胞和中性粒细胞

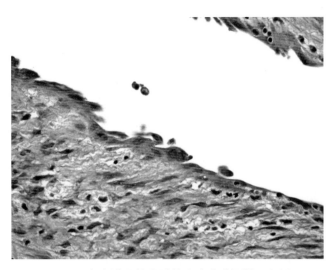

图 5.45.2　**子宫内膜异位囊肿伴上皮非典型性**　与图 5.45.1 为同一病例。病灶显示局灶性细胞核呈非典型性，染色质粗糙；注意下方间质内散在的炎症细胞

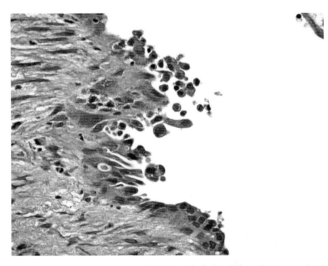

图 5.45.3　**子宫内膜异位囊肿伴上皮非典型性**　病变显示小灶复层细胞和部分失去黏附性的细胞，细胞呈非典型性，染色质粗糙，下方纤维反应性间质内有少量中性粒细胞和细胞核碎片

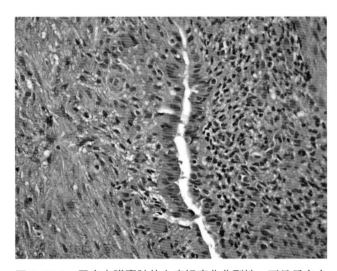

图 5.45.4　**子宫内膜囊肿伴上皮轻度非典型性**　可见子宫内膜异位间质

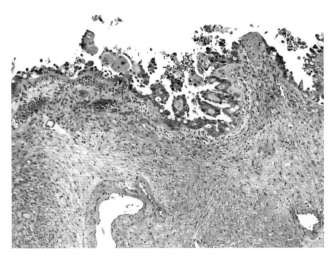

图 5.45.5　**子宫内膜异位囊肿伴早期透明细胞癌**　注意早期乳头形成伴乳头轴心的玻璃样变

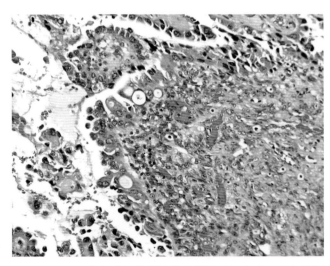

图 5.45.6　**子宫内膜异位囊肿伴早期透明细胞癌**　注意早期乳头形成及下方的子宫内膜异位间质

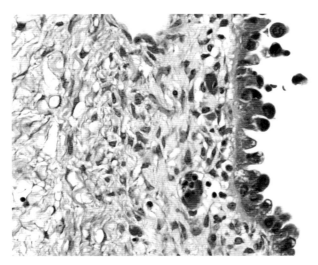

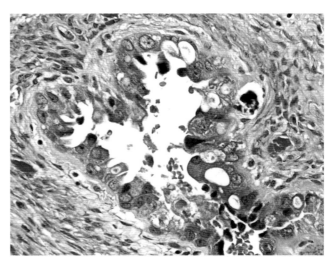

图 5.45.7　子宫内膜异位囊肿伴早期透明细胞癌　毗邻的早期透明细胞癌具有显著的细胞核非典型性（未显示）。这些细胞显示出鞋钉样特征，细胞核增大，呈圆形，深染。这些特征高度提示透明细胞癌的诊断，但并不足以作为独立的诊断指标

图 5.45.8　子宫内膜异位囊肿伴早期透明细胞癌

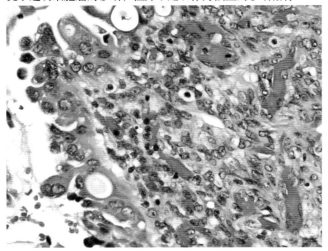

图 5.45.9　子宫内膜异位囊肿伴早期透明细胞癌　注意下方的子宫内膜异位间质，与图 5.45.6 为同一病例

	妊娠黄体瘤	类固醇（脂质）细胞瘤
年龄	平均 30 岁	平均 43 岁
部位	卵巢间质内	卵巢内
症状	发生于晚孕期	盆腔痛，痛经
体征	25% 的病例有男性化表现，常在剖宫产时偶然发现	50% 的病例有雌激素症状，10% 的病例有男性化表现，罕见库欣综合征及高钙血症
病因学	一种假瘤状态，可能来源于 hCG 诱导的黄素化间质细胞增生；来源于黄素化颗粒细胞和卵泡膜细胞是另一种可供选择的假说	可能源于黄素化的卵巢间质细胞
组织学	1. 30% 的病例为多灶性和双侧发生；多结节性切面可见红褐色结节，偶见单发；平均直径 6~7 cm 2. 黄素化细胞弥漫成片形成结节挤压并插入卵巢间质 (*图 5.46.1 和 5.46.2*)，可形成卵泡样间隙 3. 多角形细胞体积大，细胞核小、呈圆形，富含嗜酸性细胞质，核仁小而突出 (*图 5.46.3 ~ 5.46.5*)；偶见非典型细胞核；可见核分裂象；在妊娠期单侧单发病变中，可能无法明确区分源于妊娠女性的卵巢类固醇细胞瘤	1. 单侧发生；约 20% 的病例可发生卵巢外播散，平均直径 8.4 cm；实体性，切面常呈黄色 2. 大的嗜酸性细胞弥漫性片状分布，通常无结节 (*图 5.46.6 和 5.46.7*)；与周围卵巢间质界限清楚；无卵泡样腔隙 3. 大的圆形至多角形大细胞，富于空泡状透亮的或嗜酸性细胞质 (*图 5.46.7 和 5.46.8*)；常类似正常肾上腺皮质；居中的圆形细胞核核仁小，呈轻度非典型性；核分裂不活跃；40% 的病例内细胞质含有脂褐素；间质稀疏，血管明显 (*图 5.46.7 和 5.46.8*)；可见纤维化；变异型包括间质黄体瘤、间质细胞瘤
特殊检查	● 无鉴别诊断价值	● 无鉴别诊断价值
治疗	无须治疗	USO 或 TAH-BSO；治疗方法取决于分期
预后	通常在妊娠后自然萎缩	恶性病例占 43%

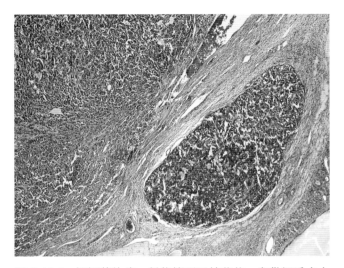

图 5.46.1　**妊娠黄体瘤**　低倍镜下呈结节状，卵巢间质内大小不等、轮廓光滑的由实体片状分布的嗜酸性细胞结节

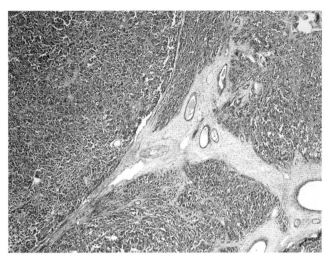

图 5.46.2　**妊娠黄体瘤**　低倍镜下呈结节状，卵巢间质内有大小不等、轮廓光滑的实体片状分布的嗜酸性细胞结节。注意结节间卵巢间质水肿

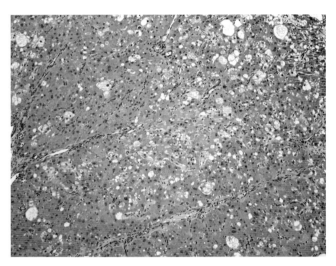

图 5.46.3　**妊娠黄体瘤**　成片分布的细胞，细胞核小，富含嗜酸性或透亮的和空泡状细胞质。一些微囊性改变代表早期卵泡样腔隙形成

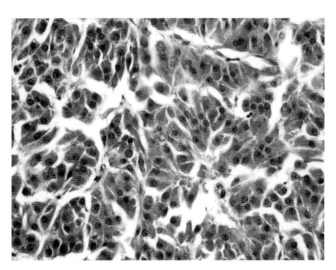

图 5.46.4　**妊娠黄体瘤**　显示小圆形细胞核，染色质均匀分散，淡染，核仁小，富含嗜酸性颗粒状细胞质

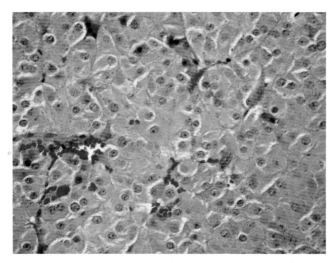

图 5.46.5　**妊娠黄体瘤**　显示小圆形细胞核伴有小而突出的核仁，染色质均匀分散，细胞质丰富嗜酸；注意肿瘤细胞聚集区间细微的毛细血管网

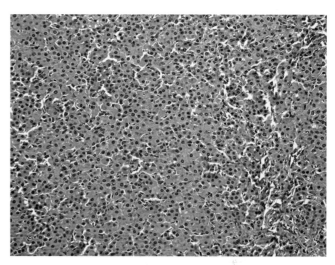

图 5.46.6　**类固醇细胞瘤**　乏脂型，嗜酸性大细胞成片分布

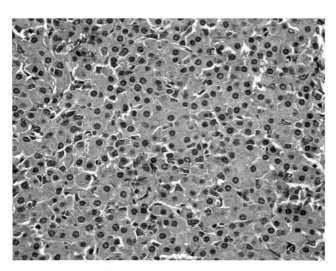

图 5.46.7　**类固醇细胞瘤**　乏脂型，与图 5.46.6 为同一病例，高倍视野，大多边形细胞，细胞核呈圆形，染色质均匀分散；注意细微的毛细血管网

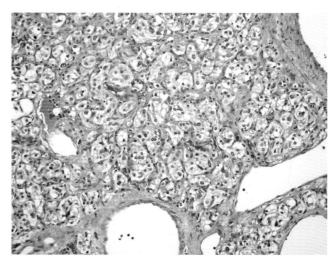

图 5.46.8　**类固醇细胞瘤**　富脂型，呈巢状分布的大多边形细胞，细胞质透亮，呈空泡状

	间质卵泡膜细胞增生症	转移性印戒细胞癌
年龄	绝经后	平均 45 岁
部位	卵巢间质	卵巢间质
症状	无症状，可伴有内分泌表现	腹部肿胀 / 腹痛
体征	常表现出男性化	仅 1/3 的病例能在卵巢受累前确诊原发肿瘤，43% 的病例伴有腹水，12% 的病例无症状，10% 的病例合并妊娠
病因学	常发生于老年女性 (1/3 的病例年龄大于 65 岁)；高胰岛素血症和雄激素分泌过多可能发挥作用；与 HAIR-AN 综合征 (高雄激素血症、胰岛素抵抗、糖尿病、黑棘皮病) 相关	印戒细胞癌继发性卵巢受累；胃或阑尾的原发性癌最为常见，但也可来自胃肠道其他部位和乳腺
组织学	1. 双侧卵巢正常大小或中度增大 (可达 7 cm)，切面呈黄白色 2. 高度富于长梭形细胞的卵巢间质伴黄素化细胞呈弥漫性单个散在或小灶状聚集分布 *(图 5.47.1 ~ 5.47.3)* 3. 缺乏腺样结构 4. 增生的间质细胞核呈卵圆形，细胞质稀少；黄素化细胞核呈小圆形 (无非典型性)，富含淡染、透亮或呈嗜酸性的细胞质 *(图 5.47.2 和 5.47.3)*；如黄素化间质显示印戒样改变，则提示细胞内缺乏黏液	1. 约 3/4 的病例为双侧发生；平均直径 10.4 cm；结节状，切面质硬，1/3 的病例可有小囊腔；常见出血或坏死 2. 细胞弥漫成片分布，结节状聚集，形成细胞密集和稀疏区；中间的卵巢间质可正常，也可黄体化、水肿、纤维化或含分泌的细胞外黏液 / 黏液池；偶见癌细胞散在分布 *(图 5.47.4 和 5.47.5)*；因此，低倍镜下表现类似间质增生 / 卵泡膜细胞增生 (尤其是在冰冻切片中)，其主要原因是富于反应性间质增生和无明显巢状或腺样结构的单个肿瘤细胞散在分布 3. 印戒细胞可呈单个、小灶性簇状或片状分布 *(图 5.47.6 ~ 5.47.8)*；管状至腺样结构呈小到中等大小腺体，有时被覆扁平细胞；也可见实性条索状或肠型腺体 4. 细胞核常呈新月形，具有小而淡染等貌似温和的特征 *(图 5.47.7 和 5.47.8)* 或呈染色质深染和中度多形性；细胞质内黏液 *(图 5.47.8)* 可透亮或呈嗜碱性空泡状，偶见嗜酸性改变；淡染的细胞质和位于基底部的细胞核类似管状结构中的支持细胞分化；低分化细胞常无明显黏液，偶占优势 *(图 5.47.6)*
特殊检查	● 黄素化细胞 EMA 和 CK 呈阴性 ● inhibin、calretinin 和 SF-1 呈阳性；黏液和 PAS 染色呈阴性	● CK 和 EMA 呈阳性；inhibin、calretinin 和 SF-1 呈阴性 ● 黏液和 PAS 染色能清晰显示印戒细胞内的黏液成分
治疗	无	因分期或转移部位不同而存在差异
预后	良性	通常预后差；因分期或转移部位不同，大多数患者 1 年内死亡

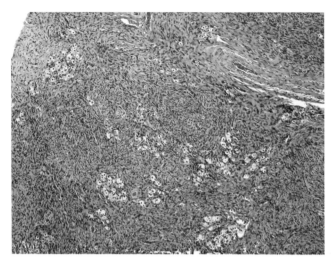

图 5.47.1　间质卵泡膜细胞增生症　显示富于细胞的卵巢间质，内含散在淡染的簇状黄素化间质细胞

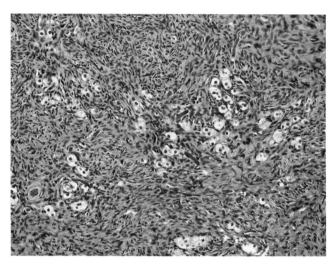

图 5.47.2　间质卵泡膜细胞增生症　富于细胞的卵巢间质内含簇状黄素化间质细胞，富含淡染到透亮的空泡状细胞质，图 5.47.1 的高倍视野

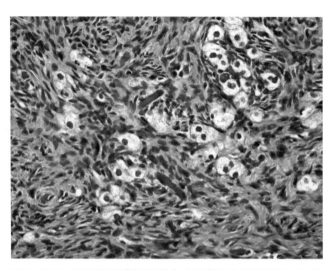

图 5.47.3　间质卵泡膜细胞增生症伴黄素化间质细胞　细胞核小而圆，淡染，富含空泡状细胞质，与图 5.47.2 为同一病例，高倍视野

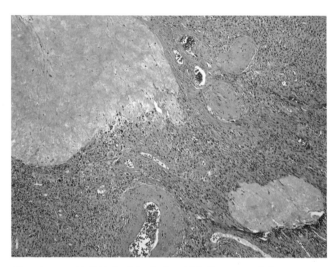

图 5.47.4　转移性印戒细胞癌　低倍镜下显示卵巢结构基本保留，肿瘤细胞浸润于完整的卵巢白体与大的厚壁血管之间

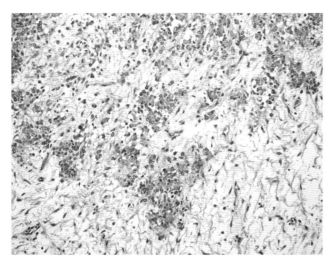

图 5.47.5　**转移性印戒细胞癌**　显示水肿的卵巢间质背景中的簇状癌细胞浸润

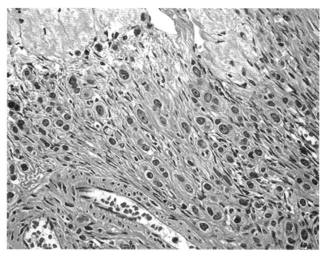

图 5.47.6　**转移性印戒细胞癌**　与图 5.47.4 为同一病例，伴有单个肿瘤细胞浸润的卵巢间质，表现为细胞核增大、深染和非典型性。该照片未显示典型的细胞质内充满黏液的空泡，但呈现了一些类似间质卵泡膜细胞增生的形态学特征

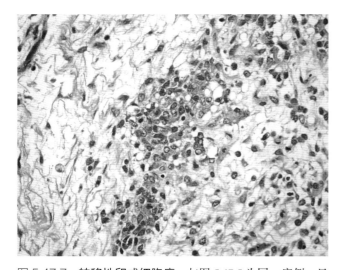

图 5.47.7　**转移性印戒细胞癌**　与图 5.47.5 为同一病例，显示簇状癌细胞浸润，呈现水肿背景中貌似温和的细胞核特征

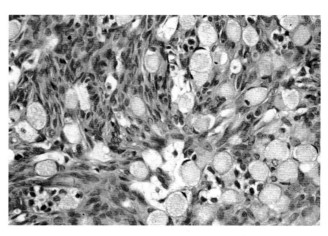

图 5.47.8　**转移性印戒细胞癌**　伴纤维性间质内的单个细胞。注意细胞质内黏液和貌似温和的偏位细胞核

参考文献

5.1

Hanibal CG, Vang R, Junge J, et al. A nationwide study of serous"borderline" ovarian tumors in Denmark 1978–2002: centralized pathology review and overall survival compared with the gen-eral population. Gynecol Oncol. 2014;134:267–273.

Seidman JD, Bell D, Gilks CB, et al. Tumours of the ovary: Seroustumours. In: Kurman RJ, Carcangiu ML, Herrington S, et al., eds. WHO Classification of Tumours of the Female Reproductive Organs. Lyon, France: IUCC; 2014:17–24.

Seidman JD, Cho KR, Ronnett BM, et al. Surface epithelial tumorsof the ovary. In: Kurman RJ, Ellenson LH, Ronnett BM, eds. Blaustein's pathology of the female genital tract. 6th ed. New York: Springer; 2011:679–784.

Seidman JD, Soslow RA, Vang R, et al. Borderline ovarian tumors: diverse contemporary viewpoints on terminology and diagnostic criteria with illustrative images. Hum Pathol. 2004;35:918–933.

Tsang YT, Deavers MT, Sun CC, et al. KRAS (but not BRAF) mutations in ovarian serous borderline tumour are associated with recur-rent low-grade serous carcinoma. J Pathol. 2013;231:449–456.

Vang R, Shih IM, Kurman RJ. Ovarian low grade and high grade serous carcinoma: pathogenesis, clinicopathologic and molec-ular biological features, and diagnostic problems. Adv Anat Pathol. 2009;16:267–282.

5.2

Dube V, Roy M, Plante M, et al. Mucinous ovarian tumors of mul-lerian type: an analysis of 17 cases including borderline tumors and intraepithelial, microinvasive, and invasive carcinomas. Int J Gynecol Pathol. 2005;24:138–146.

Rutgers JL, Scully RE. Ovarian mullerian mucinous papillary cysta-denomas of borderline malignancy: a clinicopathologic analysis. Cancer. 1988;61:340–348.

Shappell HW, Riopel MA, Smith Sehdev AE, et al. Diagnostic cri-teria and behavior of ovarian seromucinous (endocervical-type mucinous and mixed cell-type) tumors: atypical proliferative (borderline) tumors, intraepithelial, microinvasive, and invasive carcinomas. Am J Surg Pathol. 2002;26:1529–1541.

Taylor J, McCluggage WG. Ovarian seromucinous carcinoma: report of a series of a newly categorized and uncommon neo-plasm. Am J Surg Pathol. 2015;39:983–992.

5.3

Hogg R, Scurry J, Kim S-N, et al. Microinvasion links ovarian serous borderline tumor and grade 1 invasive carcinoma. Gynecol Oncol. 2007;106:44–51

Kraus JA, Seidman JD. The relationship between papillaryinfarction and microinvasion in ovarian atypical proliferative (" borderline") serous and seromucinous tumors. Int J Gynecol Pathol. 2010;29:303–309.

Maniar KP, Wang Y, Visvanathan K, et al. Evaluation of microin-vasion and lymph node involvement in ovarian serous border-line/atypical proliferative serous tumors: a morphologic and immunohistochemical analysis of 37 cases. Am J Surg Pathol. 2014;38:743–755.

McKenney JK, Balzer BL, Longacre TA. Patterns of stromal invasion in ovarian serous tumors of low malignant potential (borderline tumors): a reevaluation of the concept of stromal microinvasion. Am J Surg Pathol. 2006;30:1209–1221.

Rollins SE, Young RH, Bell DA. Autoimplants in serous borderline tumors of the ovary: a clinicopathologic study of 30 cases of a process to be distinguished from serous adenocarcinoma. Am J Surg Pathol. 2006;30:457–462.

5.4

Camatte S, Morice P, Atallah D, et al. Lymph node disorders and prognostic value of nodal involvement in patients treated for a borderline ovarian tumor: an analysis of a series of 42 lymph-adenectomies. J Am Coll Surg. 2002;195:332–338.

Esselen KM, Ng S-K, Hua Y, et al. Endosalpingiosis as it relates to tubal, ovarian and serous neoplastic tissues: an immunohisto-chemical study of tubal and Mullerian antigens. Gynecol Oncol. 2014;132:316–321.

McKenney JK, Balzer BL, Longacre TA. Lymph node involvement in ovarian serous tumors of low malignant potential (borderline tumors): pathology, prognosis and proposed classification. Am J Surg Pathol. 2006;30:614–624.

5.5

Cheng EJ, Kurman RJ, Wang M, et al. Molecular genetic analysis of ovarian serous cystadenomas. Lab Invest. 2004;84:778–784.

Hunter SM, Anglesio MS, Sharma R, et al. Copy number aberra-tions in benign ovarian serous tumors: a case for reclassifica-tion? Clin Cancer Res. 2011;17:7273–7282.

Seidman JD, Mehrotra A. Benign ovarian serous tumors: a re-eval-uation and proposed reclassification of serous "cystadenomas" and "cystadenofibromas." Gynecol Oncol. 2005;96:395–401.

Yemelyanova A, Mao TL, Nakayama N, et al. Low-grade serous carcinoma of the ovary displaying a macropapillary pattern of invasion. Am J Surg Pathol. 2008;32:1800–1806.

5.6

Bell DA. Low grade serous tumors of ovary. Int J Gynecol Pathol. 2014;33:348–356.

Bodurka DC, Deavers MT, Tian C, et al. Reclassification of serous ovar-ian carcinoma by a 2-tier system. Cancer. 2012;118:3087–3094.

Fader AN, Java J, Ueda S, et al. Survival in women with grade 1 serous ovarian carcinoma. Obstet Gynecol. 2013;122:225–232.

Malpica A, Deavers MT, Lu K, et al. Grading ovarian serous carcinoma using a two-tier system. Am J Surg Pathol. 2004;28:496–504.

Malpica A, Deavers MT, Tornos C, et al. Interobserver and intraob-server variability of a two-tier system for grading ovarian serous carcinoma. Am J Surg Pathol. 2007;31:1168–1174.

Schlosshauer PW, Deligdish L, Penault-Llorca F, et al.

Loss of p16 INK4A expression in low grade ovarian serous carcinomas. Int J Gynecol Pathol. 2011;30:22–29.

Silva EG, Deavers MT, Malpica A. Patterns of low-grade serous car-cinoma with emphasis on the nonepithelial-lined spaces pattern of invasion and the disorganized orphan papillae. Int J Gynecol Pathol. 2010;29:507–512.

Vang R, Shih IM, Kurman RJ. Ovarian low grade and high grade serous carcinoma: pathogenesis, clinicopathologic and molec-ular biological features, and diagnostic problems. Adv Anat Pathol. 2009;16:267–282.

5.7

Imamura H, Ohishi Y, Aman M, et al. Ovarian high grade serous car-cinoma with a noninvasive growth pattern simulating a serous borderline tumor. Hum Pathol. 2015;46:1455–1463.

Vang R, Shih IM, Kurman RJ. Ovarian low grade and high gradeserous carcinoma: pathogenesis, clinicopathologic and molec-ular biological features, and diagnostic problems. Adv Anat Pathol. 2009;16:267–282.

5.8

Cancer Genome Atlas Research Network. Integrated genomic anal-yses of ovarian carcinoma. Nature. 2011;474:609–615.

Espinosa I, Gallardo A, D'Angelo E, et al. Simultaneous carcinomasof the breast and ovary: utility of PAX-8, WT-1, and GATA3 for distinguishing independent primary tumors from metastases. Int J Gynecol Pathol. 2015;34: 257–265.

Garg K, Levine DA, Olvera N, et al. BRCA1 immunohistochemistry in a molecularly characterized cohort of ovarian high-grade serous carcinomas. Am J Surg Pathol. 2013;37:138–146.

Rauh-Hain J, Diver EJ, Clemmer JT, et al. Carcinosarcoma of theovary compared to papillary serous ovarian carcinoma: a SEER analysis. Gynecol Oncol. 2013;131:46–51.

Vang R, Levine DA, Soslow RA, et al. Molecular alterations of TP53 are a defining feature of ovarian high-grade serous carcinoma: a rereview of cases lacking TP53 mutations in The Cancer Genome Atlas Ovarian Study. Int J Gynecol Pathol. 2016;35:48–55.

5.9

Geyer JT, Lopez-Garcia M, Sanchez-Estevez C, et al. Pathogenetic pathways in ovarian endometrioid adenocarcinoma: a molec-ular study of 29 cases. Am J Surg Pathol. 2009;33:1157–1163.

Lim D, Murali R, Murray MP, et al. Morphological and immunohis-tochemical reevaluation of tumors initially diagnosed as ovarian endometrioid carcinoma with emphasis on high-grade tumors. Am J Surg Pathol. 2016;40:302–312.

Storey DJ, Rush R, Stewart M, et al. Endometrioid epithelial ovar-ian cancer: 20 years of prospectively collected data from a single center. Cancer. 2008;112:2211–2220.

Vang R, Gown AM, Farinola M, et al. p16 expression in primary ovarian mucinous and endometrioid tumors and metastatic ade-nocarcinomas in the ovary: utility

for identification of metastatic HPV-related endocervical adenocarcinomas. Am J Surg Pathol. 2007;31:653–663.

Zhao C, Bratthauer GL, Barner R, et al. Comparative analysis of alternative and traditional immunohistochemical markers for the distinction of ovarian sertoli cell tumor from endometrioid tumors and carcinoid tumor: a study of 160 cases. Am J Surg Pathol. 2007;31:255–266.

5.10

Irving JA, Clement PB. Recurrent intestinal mucinous borderline tumors of the ovary: a report of 5 cases causing problems in diagnosis, including distinction from mucinous carcinoma. Int J Gynecol Pathol. 2014;33:156–165.

Khunamornpong S, Settakorn J, Sukpan K, et al. Mucinous tumor of low malignant potential ("borderline" or "atypical proliferative" tumor) of the ovary: a study of 171 cases with the assessment of intraepithelial carcinoma and microinvasion. Int J Gynecol Pathol. 2011;30:218–230.

Ronnett BM, Kajdacsy-Balla A, Gilks CB, et al. Mucinous borderline tumors: points of general agreement, and persistent controver-sies regarding nomenclature, diagnostic criteria and behavior. Hum Pathol. 2004;35:949–960.

Vang R, Gown AM, Barry TS, et al. Cytokeratins 7 and 20 in pri-mary and metastatic mucinous tumors of the ovary: analysis of coordinate immunohistochemical expression profiles and staining distribution in 179 cases. Am J Surg Pathol. 2006;30: 1130–1139.

Vang R, Gown AM, Wu LSF, et al. Immunohistochemical expres-sion of CDX2 in primary ovarian mucinous tumors and metastatic mucinous carcinomas involving the ovary: comparison with CK20 and correlation with coordinate expression of CK7. Mod Pathol. 2006;19:1421–1428.

5.11

Kim K-R, Lee H-I, Lee S-K, et al. Is stromal microinvasion in primary mucinous ovarian tumors with "mucin granuloma" true inva-sion? Am J Surg Pathol. 2007;31:546–554.

5.12

Khunamornpong S, Settakorn J, Sukpan K, et al. Primary ovar-ian mucinous adenocarcinoma of intestinal type: a clinico-pathologic study of 46 cases. Int J Gynecol Pathol. 2014;33: 176–185.

Tabrizi AD, Kalloger SE, Kobel M, et al. Primary ovarian mucinous carcinoma of intestinal type: significance of pattern of invasion and immunohistochemical expression profile in a series of 31 cases. Int J Gynecol Pathol. 2010;29:99–107.

Zaino RJ, Brady MF, Lele SM, et al. Advanced stage mucinous adenocarcinoma is both rare and highly lethal: a Gynecologic Oncology Group study. Cancer. 2011;117:554–562.

5.13

Bell KA, Kurman RJ. A clinicopathologic analysis of atypical prolifera-tive (borderline) tumors and well-differentiated endometrioid ade-nocarcinomas of the ovary. Am J Surg Pathol. 2000;24:1465–1479.

Chen S, Leitao MM, Tornos, et al. Invasion patterns in stage I endo-metrioid and mucinous ovarian carcinomas: A clinicopathologic analysis emphasizing favorable outcomes in carcinomas with-out destructive stromal invasion and the occasional malignant course of carcinomas with limited destructive stromal invasion. Mod Pathol. 2005;18:903–911.

Geyer JT, López-García MA, Sánchez-Estevez C, et al. Pathogenetic pathways in ovarian endometrioid adenocarcinoma: a molecular study of 29 cases. Am J Surg Pathol. 2009;33:1157–1163.

Uzan C, Berretta R, Rolla M, et al. Management and prognosisof endometrioid borderline tumors of the ovary. Surg Oncol. 2012;21:178–184.

Zhao C, Bratthauer G, Barner R, et al. Comparative analysis of alter-native and traditional immunohistochemical markers for the dis-tinction of ovarian Sertoli cell tumor from endometrioid tumors and carcinoid tumor: a study of 160 cases. Am J Surg Pathol. 2007;31:255–266.

5.14 和 5.15

Chen S, Leitao MM, Tornos, et al. Invasion patterns in stage I endo-metrioid and mucinous ovarian carcinomas: a clinicopathologic analysis emphasizing favorable outcomes in carcinomas with-out destructive stromal invasion and the occasional malignant course of carcinomas with limited destructive stromal invasion. Mod Pathol. 2005;18:903–911.

Judson K, McCormick C, Vang R, et al. Women with undiagnosed colorectal adenocarcinomas presenting with ovarian metas-tases: clinicopathologic features and comparison with women having known colorectal adenocarcinomas and ovarian involve-ment. Int J Gynecol Pathol. 2008;27:182–190.

Lewis MR, Deavers MT, Silva EG, et al. Ovarian involvement by metastatic colorectal adenocarcinoma: still a diagnostic chal-lenge. Am J Surg Pathol. 2006;30:177–184.

Vang R, Gown AM, Barry TS, et al. Cytokeratins 7 and 20 in primaryand metastatic mucinous tumors of the ovary: analysis of coordi-nate immunohistochemical expression profiles and staining dis-tribution in 179 cases. Am J Surg Pathol. 2006;30:1130–1139.

Vang R, Ronnett BM. A practical approach to mucinous tumors involving the ovary: distinction of primary from metastatic tumors and prediction of site of origin for metastases of uncer-tain origin. Pathol Case Rev. 2006;11:18–30.

Yemelyanova AV, Vang R, Judson K, et al. Distinction of primary and metastatic mucinous tumors involving the ovary: analysis of size and laterality data by primary site with reevaluation of an algo-rithm for tumor classification. Am J Surg Pathol. 2008;32:128–138.

5.16

Farinola MA, Gown AM, Judson K, et al. Estrogen receptor alpha and progesterone receptor expression in ovarian adult granulosa cell tumors and Sertoli-Leydig cell tumors. Int J Gynecol Pathol. 2007;26:375–382.

Misir A, Sur M. Sertoliform endometrioid carcinoma of the ovary: a potential diagnostic pitfall. Arch Pathol Lab Med. 2007;131:979–981.

Oliva E, Alvarez T, Young RH. Sertoli cell tumors of the ovary: a clinicopathologic and immunohistochemical study of 54 cases. Am J Surg Pathol. 2005;29:143–156.

Ordi J, Schammel DP, Rasekh L, et al. Sertoliform endometrioid carcinomas of the ovary: a clinicopathologic and immunohisto-chemical study of 13 cases. Mod Pathol. 1999;12:933–940.

Young RH, Prat J, Scully RE. Ovarian endometrioid carcinomas resembling sex cord-stromal tumors. A clinicopathological anal-ysis of 13 cases. Am J Surg Pathol. 1982;6:513–522.

Zhao C, Bratthauer GL, Barner R, et al. Comparative analysis ofalternative and traditional immunohistochemical markers for the distinction of ovarian Sertoli cell tumor from endometrioid tumors and carcinoid tumor: a study of 160 cases. Am J Surg Pathol. 2007;31:255–266.

Zhao C, Bratthauer GL, Barner R, et al. Diagnostic utility of WT-1 immunostaining in ovarian Sertoli cell tumor. Am J Surg Pathol. 2007;31:1378–1386.

Zhao C, Barner R, Vinh TN, et al. SF-1 is a diagnostically usefulimmunohistochemical marker and comparable to other sex cord-stromal tumor markers for the differential diagnosis of ovar-ian sertoli cell tumor. Int J Gynecol Pathol. 2008;27:507–514.

5.17

Tornos C, Silva EG, Ordonez NG, et al. Endometrioid carcinoma of the ovary with a prominent spindle-cell component, a source of diagnostic confusion: a report of 14 cases. Am J Surg Pathol. 1995;19:1343–1353.

5.18

Farinola MA, Gown AM, Judson K, et al. Estrogen receptor alpha and progesterone receptor expression in ovarian adult granulosa cell tumors and Sertoli-Leydig cell tumors. Int J Gynecol Pathol. 2007;26:375–382.

Wang WC, Lai YC. Molecular pathogenesis in granulosa cell tumor is not only due to somatic FOX L2 mutation. J Ovarian Res. 2014;7:88.

Young RH, Prat J, Scully RE. Ovarian endometrioid carcinomas resembling sex cord-stromal tumors. A clinicopathological anal-ysis of 13 cases. Am J Surg Pathol. 1982;6:513–522.

Zhao C, Bratthauer GL, Barner R, et al. Comparative analysis of alterna-tive and traditional immunohistochemical markers for the distinction of ovarian Sertoli cell tumor from endometrioid tumors and carcinoid tumor: a study of 160 cases. Am J Surg Pathol. 2007;31:255–266.

5.19

Lim D, Ip PPC, Cheung ANY, et al. Immunohistochemical comparison of ovarian and uterine endometrioid carcinoma, endometrioid carcinoma with clear cell change, and clear cell carcinoma. Am J Surg Pathol. 2015;39:1061–1069.

Ramalingam P, Malpica A, Silva EG, et al. The use of cytokera-tin 7 and EMA in differentiating ovarian yolk sac tumors from endometrioid and clear cell carcinomas. Am J

Surg Pathol. 2004;28:1499–1505.

5.20 和 5.21

Anglesio MS, Bashashati A, Wang YK, et al. Multifocal endometri-otic lesions associated with cancer are clonal and carry a high mutation burden. J Pathol. 2015;236:201–209.

Bennett JA, Dong F, Young RH, et al. Clear cell carcinoma of the ovary:evaluation of prognostic parameters based on a clinicopathologi-cal analysis of 100 cases. Histopathology. 2015;66:808–815.

DeLair D, Oliva E, Köbel M, et al. Morphologic spectrum of immu-nohistochemically characterized clear cell carcinoma of the ovary: a study of 155 cases. Am J Surg Pathol. 2011;35:36–44.

Sangoi AR, Soslow RA, Teng NN, et al. Ovarian clear cellcarcinoma with papillary features: a potential mimic of serous tumor of low malignant potential. Am J Surg Pathol. 2008;32:269–274.

Veras E, Mao TL, Ayhan A, et al. Cystic and adenofibromatous clear cell carcinomas of the ovary: distinctive tumors that differ in their pathogenesis and behavior: a clinicopathologic analysis of 122 cases. Am J Surg Pathol. 2009;33:844–853.

Zhao C, Wu LS, Barner R. Pathogenesis of ovarian clear cell adenofibroma, atypical proliferative (borderline) tumor, and carcinoma: clinicopathologic features of tumors with endome-triosis or adenofibromatous components support two related pathways of tumor development. J Cancer. 2011;2:94–106.

5.22

Delair D, Han G, Irving JA, et al. HNF1-beta in ovarian carcino-mas with serous and clear cell change. Int J Gynecol Pathol. 2013;32:541–546.

Han G, Gilks CB, Leung S, et al. Mixed ovarian epithelial carci-nomas with clear cell and serous components are variants of high-grade serous carcinoma: an interobserver correlative and immunohistochemical study of 32 cases. Am J Surg Pathol. 2008;32:955–964.

5.23

Oliva E, Alvarez T, Young RH. Sertoli cell tumors of the ovary: a clinicopathologic and immunohistochemical study of 54 cases. Am J Surg Pathol. 2005;29:143–156

Veras E, Mao TL, Ayhan A, et al. Cystic and adenofibromatous clearcell carcinomas of the ovary: distinctive tumors that differ in their pathogenesis and behavior: a clinicopathologic analysis of 122 cases. Am J Surg Pathol. 2009;33:844–853.

Zhao C, Wu LS, Barner R. Pathogenesis of ovarian clear cell adeno-fibroma, atypical proliferative (borderline) tumor, and carcinoma: clinicopathologic features of tumors with endometriosis or ade-nofibromatous components support two related pathways of tumor development. J Cancer. 2011;2:94–106.

5.24 和 5.25

Austin RM, Norris HJ. Malignant Brenner tumor and transitional cell carcinoma of the ovary: a comparison. Int J Gynecol Pathol. 1987;6:29–39.

Cuatrecasas M, Catasus L, Palacios J, et al. Transitional cell tumorsof the ovary: a comparative clinicopathologic, immunohistochem-ical, and molecular genetic analysis of Brenner tumors and tran-sitional cell carcinomas. Am J Surg Pathol. 2009;33:556–567.

Hallgrimsson J, Scully RE. Borderline and malignant Brenner tumours of the ovary. A report of 15 cases. Acta Pathol Microbiol Scand A. 1972;233:56–66.

Kuhn E, Ayhan A, Shih I-M, et al. Ovarian Brenner tumor: a morpho-logic and immunohistochemical analysis suggesting an origin from fallopian tube epithelium. Eur J Cancer. 2013;49:3839–3849.

Kuhn E, Ayhan A, Shih I-M, et al. The pathogenesis of atypical pro-liferative Brenner tumor: an immunohistochemical and molecu-lar genetic analysis. Mod Pathol. 2014;27:231–237.

Miles PA, Norris HJ. Proliferative and malignant Brenner tumors of the ovary. Cancer. 1972;30:174–186.

Roth LM, Dallenbach-Hellweg G, Czernobilsky B. Ovarian Brenner tumors. I. Metaplastic, proliferating, and of low malignant potential. Cancer. 1985;56:582–591.

Seidman JD, Khedmati F. Exploring the histogenesis of ovarianmucinous and transitional cell (Brenner) tumors: a study of 120 tumors. Arch Pathol Lab Med. 2008;132:1753–1760.

Seidman JD, Yemelyanova A, Zaino RJ, et al. The fallopian tube-peritoneal junction: a potential site of carcinogenesis. Int J Gynecol Pathol. 2011;30:4–11.

Uzan C, Dufeau-Lefebvre M, Fauvet R, et al. Management andprognosis of borderline ovarian Brenner tumors. Int J Gynecol Cancer. 2012;22:1332–1336.

5.26

Alwazzan AB, Popowich S, Dean E, et al. Pure immature teratoma of the ovary in adults: thirty year experience of a single tertiary care center. Int J Gynecol Cancer. 2015;25:1616–1622.

Norris HJ, Zirkin HJ, Benson WL. Immature (malignant) teratomaof the ovary: a clinical and pathologic study of 58 cases. Cancer. 1976;37:2359–2372.

O'Connor DM, Norris HJ. The influence of grade on the outcome of stage I ovarian immature (malignant) teratomas and the repro-ducibility of grading. Int J Gynecol Pathol. 1994;13:283–289.

5.27

Irving JA, et al. Cellular fibromas of the ovary: a report of 75 cases including 40 mitotically active tumors emphasizing their distinc-tion from fibrosarcoma. Am J Surg Pathol. 2006;30:929–938.

Roth LM, Czernobilsky B. Perspectives on pure ovarian stromal neo-plasms and tumor-like proliferations of the ovarian stroma. Am J Surg Pathol. 2011;35:e15–e33.

Seidman JD. Unclassified ovarian gonadal stromal tumors: a clinico-pathologic study of 32 cases. Am J Surg Pathol. 1996;20:699–706.

Simpson JL, Michael H, Roth LM. Unclassified sex cord-stromal tumors of the ovary: a report of eight cases. Arch Pathol Lab Med. 1998;122:52–55.

Stewart CJR, Alexiadis M, Crook ML, et al. An immunohistochem-ical and molecular analysis of problematic and unclassified sex cord-stromal tumors. Hum Pathol. 2013;44:2774–2781.

5.28
Conlon N, Schultheis AM, Piscuoglio S, et al. A survey of DICER1 hotspot mutations in ovarian and testicular sex cord-stromal tumors. Mod Pathol. 2015;28:1603–1612.

Oost EE, Charles A, Choong CS, et al. Ovarian sex cord-stromaltumors in patients with probable or confirmed germline DICER1 mutations. Int J Gynecol Pathol. 2015;34:266–274.

Schultz KAP, Harris A, Messinger Y, et al. Ovarian tumors related to intronic mutations in DICER1: a report from the international ovarian and testicular stromal tumor registry. Fam Cancer. 2016;15:105–110.

Young RH, Scully RE. Ovarian Sertoli-Leydig cell tumors. A clinico-pathological analysis of 207 cases. Am J Surg Pathol. 1985;9: 543–569.

5.29
Ganesan R, Hirschowitz L, Baltrušaitytė I, et al. Luteinized adultgranulosa cell tumor—a series of 9 cases: revisiting a rare vari-ant of adult granulosa cell tumor. Int J Gynecol Pathol. 2011;30: 452–459.

Young RH, Oliva E, Scully RE. Luteinized adult granulosa cell tumors of the ovary: a report of 4 cases. Int J Gynecol Pathol. 1994;13:302–310.

5.30
Ali RH, Seidman JD, Luk M, et al. Transitional cell carcinoma of the ovary is related to high grade serous carcinoma and is distinct from malignant Brenner tumor. Int J Gynecol Pathol. 2012;31:499–506.

Irving JA, Young RH. Granulosa cell tumors of the ovary with a pseudopapillary pattern: a study of 14 cases of an unusual mor-phologic variant emphasizing their distinction from transitional cell neoplasms and other papillary ovarian tumors. Am J Surg Pathol. 2008;32:581–586.

5.31
Mulvany NJ, Riley CB. Granulosa cell tumors of unilocular cystic type. Pathology. 1997;29:348–353.

Nakashima N, Young RH, Scully RE. Androgenic granulosa celltumors of the ovary. A clinicopathologic analysis of 17 cases and review of the literature. Arch Pathol Lab Med. 1984;108: 786–791.

5.32
Jarboe EA, Hirschowitz SL, Geiersbach KB, et al. Juvenile gran-ulosa cell tumors: immunoreactivity for CD99 and Fli-1 and EWSR1 translocation status: a study of 11 cases. Int J Gynecol Pathol. 2014;33:11–15.

Seidman JD. Small cell carcinoma of the ovary of the hypercalce-mic type: p53 protein accumulation and clinicopathologic fea-tures. Gynecol Oncol. 1995;59:283–287.

Young RH, Dickersin GR, Scully RE. Juvenile granulosa cell tumor ofthe ovary. A clinicopathological analysis of 125 cases. Am J Surg Pathol. 1984;8:575–596.

Young RH, Oliva E, Scully RE. Small cell carcinoma of the ovary, hypercalcemic type: a clinicopathological analysis of 150 cases. Am J Surg Pathol. 1994;18:1102–1116.

Zaloudek C, Norris HJ. Granulosa tumors of the ovary in children:a clinical and pathologic study of 32 cases. Am J Surg Pathol. 1982;6:503–512.

5.33
McCluggage WG, Young RH. Ovarian Sertoli Leydig cell tumors with pseudoendometrioid tubules (pseudoendometrioid Sertoli-Leydig cell tumors). Am J Surg Pathol. 2007;31:592–597.

5.34
Oliva E, Alvarez T, Young RH. Sertoli cell tumors of the ovary: a clinicopathologic and immunohistochemical study of 54 cases. Am J Surg Pathol. 2005;29:143–156.

Soga J, Osaka M, Yakuwa Y. Carcinoids of the ovary: an analysis of 329 reported cases. J Exp Clin Cancer Res. 2000;19:271–280.

Zhao C, Bratthauer GL, Barner R, et al. Comparative analysis of alter-native and traditional immunohistochemical markers for the dis-tinction of ovarian Sertoli cell tumor from endometrioid tumors and carcinoid tumor: a study of 160 cases. Am J Surg Pathol. 2007;31: 255–266.

5.35
Scully RE. Sex cord tumor with annular tubules: a distinctive ovar-ian tumor of the Peutz-Jeghers syndrome. Cancer. 1970;25: 1107–1121.

Young RH, Welch WR, Dickersin GR, et al. Ovarian sex cord tumorwith annular tubules: review of 74 cases including 27 with Peutz-Jeghers syndrome and four with adenoma malignum of the cervix. Cancer. 1982;50:1384–1402.

5.36
Hayes MC, Scully RE. Ovarian steroid cell tumors (not otherwise specified). A clinicopathological analysis of 63 cases. Am J Surg Pathol. 1987;11:835–845.

Jones MW, Harri R, Dabbs DJ, et al. Immunohistochemical pro-file of steroid cell tumor of the ovary: a study of 14 cases and a review of the literature. Int J Gynecol Pathol. 2010;29: 315–320.

5.37
Kosari F, Daneshbod Y, Parwaresch R, et al. Lymphomas of the female genital tract: a study of 186 cases and review of the lit-erature. Am J Surg Pathol. 2005;29:1512–1520.

Vang R, Medeiros LJ, Fuller GN, et al. Non-Hodgkin's lymphomainvolving the gynecologic tract. A review of 88 cases. Adv Anat Pathol. 2001;8:200–217.

Vang R, Medeiros LJ, Warnke RA, et al. Ovarian non-

Hodgkin's lym-phoma: a clinicopathologic study of eight primary cases. Mod Pathol. 2001;14:1093–1099.

Young RH, Oliva E, Scully RE. Small cell carcinoma of the ovary,hypercalcemic type: a clinicopathological analysis of 150 cases. Am J Surg Pathol. 1994;18:1102–1116.

5.38

Anglesio MS, Wang YK, Maassen M, et al. Synchronous endo-metrial and ovarian carcinomas: evidence of clonality. J Natl Cancer Inst. 2016;108(6):10.1093

Lin KY, Miller DS, Bailey AA, et al. Ovarian involvement in endometrioid adenocarcinoma of the uterus. Gynecol Oncol. 2015;138:532–535.

Ramus SJ, Elmasry K, Luo Z, et al. Predicting clinical outcome in patients diagnosed with synchronous ovarian and endometrial cancer. Clin Cancer Res. 2008;14:5840–5848.

Soliman PT, Slomovitz BM, Broaddus RR, et al. Synchronous pri-mary cancers of the endometrium and ovary: a single institution review of 84 cases. Gynecol Oncol. 2004;94:456–462.

Zaino R, Whitney C, Brady MF, et al. Simultaneously detected endo-metrial and ovarian carcinomas— a prospective clinicopath-ologic study of 74 cases: a gynecologic oncology group study. Gynecol Oncol. 2001;83:355–362.

5.39~5.43

Elishaev E, Gilks CB, Miller D, et al. Synchronous and metachronous endocervical and ovarian neoplasms: evidence supporting inter-pretation of the ovarian neoplasms as metastatic endocervical adenocarcinomas simulating primary ovarian surface epithelial neoplasms. Am J Surg Pathol. 2005;29:281–294.

Gagnon Y, Tetu B. Ovarian metastases of breast carcinoma: a clini-copathologic study of 59 cases. Cancer. 1989;64:892–898.

Lewis MR, Deavers MT, Silva EG, et al. Ovarian involvement by metastatic colorectal adenocarcinoma: still a diagnostic chal-lenge. Am J Surg Pathol. 2006;30:177–184.

Meriden Z, Yemelyanova AV, Vang R, et al. Ovarian metastasesof pancreaticobiliary tract adenocarcinomas: analysis of 35 cases with emphasis on the ability of metastases to simulateprimary ovarian mucinous tumors. Am J Surg Pathol. 2011;35: 276–288.

Ronnett BM, Yemelyanova AV, Vang R, et al. Endocervical adeno-carcinomas with ovarian metastases: analysis of 29 cases with emphasis on minimally invasive cervical tumors and the ability of the metastases to simulate primary ovarian neoplasms. Am J Surg Pathol. 2008;32:1835–1853.

Tornos C, Soslow R, Chen S, et al. Expression of WT-1, Ca 125, and GCDFP-15 as useful markers in the differential diagnosis of pri-mary ovarian carcinoma versus metastatic breast cancer to the ovary. Am J Surg Pathol. 2005;29:1482–1489.

Vang R, Gown AM, Barry TS, et al. Cytokeratins 7 and 20 in pri-mary and metastatic mucinous tumors of the ovary: analysis of coordinate immunohistochemical expression profiles and staining distribution in 179 cases. Am J Surg Pathol. 2006;30: 1130–1139.

Vang R, Ronnett BM. A practical approach to mucinous tumors involving the ovary: distinction of primary from metastatic tumors and prediction of site of origin for metastases of uncer-tain origin. Pathol Case Rev. 2006;11:18–30.

Yemelyanova A, Vang R, Judson K, et al. Distinction of primary and metastatic tumors involving the ovary: analysis of size and lat-erality data by primary site with reevaluation of an algorithm for tumor classification. Am J Surg Pathol. 2008;32:128–138.

5.44

Ronnett BM, Kurman RJ, Zahn CM, et al. Pseudomyxoma peri-tonei in women: a clinicopathologic analysis of 30 cases with emphasis on site of origin, prognosis, and relationship to ovar-ian mucinous tumors of low malignant potential. Hum Pathol. 1995;26:509–524.

Vang R, Gown AM, Barry TS, et al. Cytokeratins 7 and 20 in pri-mary and metastatic mucinous tumors of the ovary: analysis of coordinate immunohistochemical expression profiles and staining distribution in 179 cases. Am J Surg Pathol. 2006;30: 1130–1139.

5.45

Anglesio MS, Bashashati A, Wang YK, et al. Multifocal endometri-otic lesions associated with cancer are clonal and carry a high mutation burden. J Pathol. 2015;236:201–209.

Samartzis EP, Noske A, Dedes KJ, et al. ARID1A mutations andPI3K/AKT pathway alterations in endometriosis and endo-metriosis associated ovarian carcinomas. Int J Mol Sci. 2013;14:18824–18849.

Seidman JD. Prognostic importance of hyperplasia and atypia in endometriosis. Int J Gynecol Pathol. 1996;15:1–9.

Veras E, Mao TL, Ayhan A, et al. Cystic and adenofibromatous clearcell carcinomas of the ovary: distinctive tumors that differ in their pathogenesis and behavior: a clinicopathologic analysis of 122 cases. Am J Surg Pathol. 2009;33:844–853.

5.46

Burandt E, Young RH. Pregnancy luteoma: a study of 20 cases on the occasion of the 50th anniversary of its description by Dr. William H. Sternberg, with an emphasis on the common presence of follicle-like spaces and their diagnostic implications. Am J Surg Pathol. 2014;38:239–244.

Deavers MT, Malpica A, Ordonez NG, et al. Ovarian steroid cell tumors: an immunohistochemical study including a comparison of calretinin with inhibin. Int J Gynecol Pathol. 2003;22:162–167.

Hayes MC, Scully RE. Ovarian steroid cell tumors (not otherwise specified). A clinicopathological analysis of 63 cases. Am J Surg Pathol. 1987;11:835–845.

5.47

Kiyokawa T, Young RH, Scully RE. Krukenberg tumors of the ovary: a clinicopathologic analysis of 120 cases with emphasis on their variable pathologic manifestations. Am J Surg Pathol. 2006;30:277–299.

Vang R, Ronnett BM. A practical approach to mucinous tumors involving the ovary: distinction of primary from metastatic tumors and prediction of site of origin for metastases of uncer-tain origin. Pathol Case Rev. 2006;11:18–30.

第六章
腹膜或网膜

6.1 浆液性交界性肿瘤[非典型增生性浆液性肿瘤
（典型浆液性交界性肿瘤）或非浸润性低级别
浆液性癌（微乳头状浆液性交界性肿瘤）]相
关的非浸润性种植与输卵管子宫内膜异位症

6.2 浆液性交界性肿瘤［非典型增生性浆液性肿瘤
（典型浆液性交界性肿瘤）或非浸润性低级别
浆液性癌（微乳头状浆液性交界性肿瘤）］相
关的非浸润性种植与低级别浆液性癌（浸润性
种植）

6.3 非诊断性低级别浆液性增生与低级别浆液性癌

6.4 高分化乳头状间皮瘤与非典型增生性（交界性）
浆液性肿瘤/低级别浆液性癌

6.5 高级别浆液性癌与恶性间皮瘤

6.6 角质肉芽肿与转移性子宫内膜样癌伴鳞状上皮
分化

6.7 播散性腹膜平滑肌瘤与转移性平滑肌肉瘤

6.8 旺炽型间皮增生与卵巢肿瘤继发性累及（浆液
性交界性肿瘤种植/转移性低级别浆液性癌）

6.1 浆液性交界性肿瘤［非典型增生性浆液性肿瘤（典型浆液性交界性肿瘤）或非浸润性低级别浆液性癌（微乳头状浆液性交界性肿瘤）］相关的非浸润性种植与输卵管子宫内膜异位症

	浆液性交界性肿瘤［非典型增生性浆液性肿瘤（典型浆液性交界性肿瘤）或非浸润性低级别浆液性癌（微乳头状浆液性交界性肿瘤）］相关的非浸润性种植	输卵管子宫内膜异位症
年龄	中位年龄 50 岁	绝经前
部位	腹膜表面（包括网膜）	腹膜表面（包括网膜）和（或）淋巴结
症状	卵巢包块所致症状	无症状
体征	可表现为腹膜表面的小结节，或为显微镜下所见	无肉眼可见病变，为显微镜下所见
病因学	大部分种植与卵巢原发肿瘤有克隆上的相关性；这被认为是从肿瘤上脱落并直接种植于腹膜表面的，而非独立的腹膜原发起源	未知；可能源于脱落的输卵管上皮种植在腹膜表面（与子宫内膜异位相同的机制）；可伴发卵巢浆液性交界性肿瘤和（或）种植
组织学	1. 浆膜表面或网膜脂肪小叶间隔内有数量不等的病灶（*图6.1.1*） 2. 病灶主要由腺样、乳头状和（或）实性巢状结构构成（*图6.1.2*） 3. 病灶可散在或拥挤 4. 病变上皮结构复杂，伴复层或游离簇状；由形态温和的腺管型细胞构成（*图6.1.3~6.1.6*） 5. 种植灶可呈单纯上皮性或伴有促结缔组织增生性间质（后者常表现为浆膜表面的斑块）（*图6.1.1*） 6. 可见砂粒体	1. 浆膜表面或网膜脂肪小叶间隔内有数量不等的病灶 2. 病灶仅由腺体构成（罕见局限于腺体内的乳头状结构）（*图6.1.7*） 3. 病灶常散在分布，但偶见一定程度的拥挤（*图6.1.8*） 4. 上皮缺乏复杂性，腺体内衬形态温和的单层腺管型细胞（*图6.1.9*） 5. 无结缔组织增生 6. 可见砂粒体（*图6.1.10*）
特殊检查	●无鉴别诊断价值	●无鉴别诊断价值
治疗	手术切除，切除肉眼可见的所有病变	无须治疗
预后	存在种植则符合进展期浆液性交界性肿瘤（通常为Ⅱ期或Ⅲ期）；伴有非浸润性种植的女性后续进展为低级别浆液性癌的风险明显高于不伴种植的浆液性交界性肿瘤病例	良性；有卵巢浆液性交界性肿瘤的情况下，输卵管子宫内膜异位并不会上调分期或影响预后

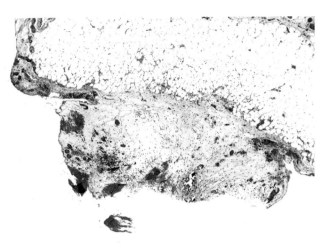

图 6.1.1 非典型增生性（交界性）浆液性肿瘤伴促结缔组织增生性非浸润性种植 伴网膜表面斑片状受累

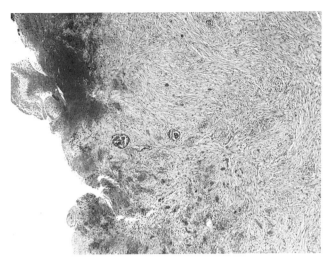

图 6.1.2 非典型增生性（交界性）浆液性肿瘤伴促结缔组织增生性非浸润性种植 低倍镜下，腺体可类似输卵管子宫内膜异位

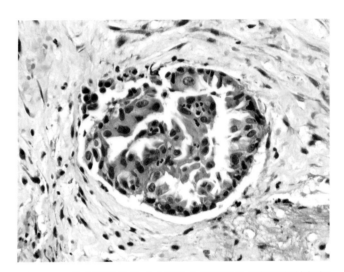

图 6.1.3 非典型增生性（交界性）浆液性肿瘤伴促结缔组织增生性非浸润性种植 腺体呈一定程度的上皮复层化

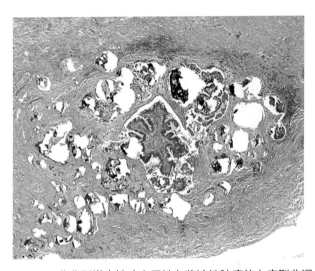

图 6.1.4 非典型增生性（交界性）浆液性肿瘤伴上皮型非浸润性种植 伴乳头状结构

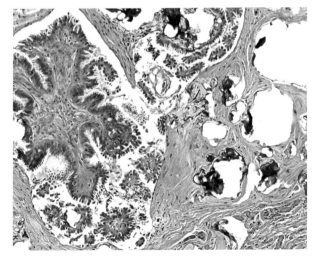

图 6.1.5 非典型增生性（交界性）浆液性肿瘤伴上皮型非浸润性种植 与图 6.1.4 为同一病例高倍视野，伴乳头状结构，注意可见砂粒体

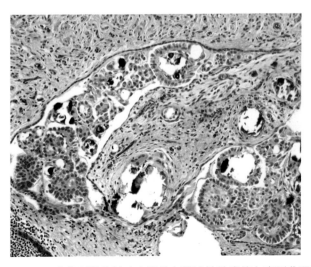

图 6.1.6 非典型增生性（交界性）浆液性肿瘤伴上皮型非浸润性种植 伴乳头状结构及游离的上皮细胞簇

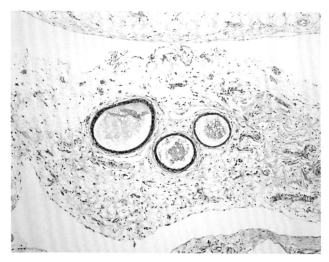

图 6.1.7 输卵管子宫内膜异位症 伴结构单一且囊性扩张的腺体

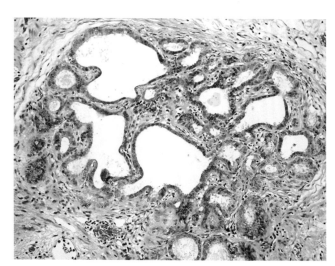

图 6.1.8 输卵管子宫内膜异位症 伴较典型病例更为拥挤的腺体

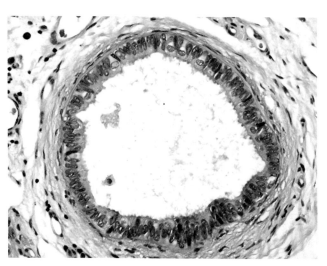

图 6.1.9 输卵管子宫内膜异位症 由单层腺管型上皮构成，有纤毛细胞

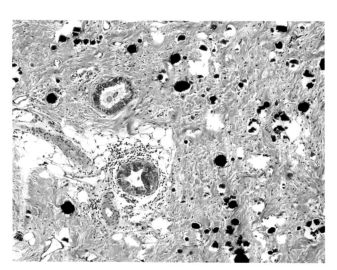

图 6.1.10 输卵管子宫内膜异位症 伴大量砂粒体

	浆液性交界性肿瘤 [非典型增生性浆液性肿瘤（典型浆液性交界性肿瘤）或非浸润性低级别浆液性癌（微乳头状浆液性交界性肿瘤）] 相关的非浸润性种植	低级别浆液性癌（浸润性种植）
年龄	中位年龄 50 岁	中位年龄 50 岁
部位	腹膜表面（包括网膜）	腹膜表面（包括网膜）
症状	卵巢包块所致症状	卵巢包块所致症状
体征	可表现为腹膜表面的小结节，或为显微镜下所见	可表现为腹膜表面的小结节或为显微镜下所见；有些病例可有肉眼可见的包块
病因学	大部分种植与卵巢原发肿瘤有克隆上的相关性；被认为是从肿瘤上脱落并直接种植于腹膜表面，而非独立的腹膜原发起源	大部分种植与卵巢原发肿瘤有克隆上的相关性；浸润性种植可表现为源自卵巢肿瘤内偶发浸润的转移灶，自卵巢外生性非浸润性低级别浆液性癌脱落并直接种植于腹膜表面或非浸润性种植的转化，而非独立的腹膜原发起源；非浸润性种植在 2014 年 WHO 分类中原本的定义是指低级别浆液性癌
组织学	1. 浆膜表面或网膜脂肪小叶间隔内有数量不等的病灶；不累及深部组织 2. 浸润性种植扩展标准指显著的透明花环状裂隙内有少量小的实性巢状结构，无明显拥挤，仍属于非浸润性种植的范畴 3. 病灶为腺样、乳头状和（或）实性巢状结构构成（图 6.2.1 和 6.2.2） 4. 病灶散在分布或拥挤 5. 病变上皮结构复杂，伴复层及游离簇状（图 6.2.3） 6. 种植灶可呈单纯上皮性，或伴有促结缔组织增生性间质（后者常表现为浆膜表面的斑块）（图 6.2.4）；也可见具有大量嗜酸性细胞质的单个上皮细胞（图 6.2.5） 7. 上皮和间质的比例，倾向于间质较多 8. 可见砂粒体	1. 浆膜表面或网膜脂肪小叶间隔内有数量不等的病灶；浸润性种植也可累及下方组织，形态学表现与卵巢浸润性低级别浆液性癌一致（巢状、腺样、乳头状结构无规则排列）（图 6.2.6 和 6.2.7） 2. 扩展标准包括：外生性微乳头状结构（包括筛状结构）如果位于卵巢内（微乳头状浆液性交界性肿瘤），则等同于非浸润性低级别浆液性癌；实性小巢位于透明花环状裂隙内（这种情况的相同区域应由显著拥挤的大量巢状结构构成，形态学表现类似卵巢低级别浆液性癌中所见）（图 6.2.8~6.2.10） 3. 病灶为腺样、乳头状和（或）实性巢状结构构成；背景可同时存在非浸润性肿胀 4. 病灶可散在分布或拥挤 5. 病变上皮结构复杂，伴复层及游离簇状 6. 可有促结缔组织增生性间质，但这并非是归类为低级别浆液性癌（浸润性种植）的必要条件；背景中同时可见非浸润性种植 7. 上皮和间质的比例，倾向于上皮较多 8. 可见砂粒体
特殊检查	● 无鉴别诊断价值	● 无鉴别诊断价值
治疗	手术切除，包括完整切除所有肉眼可见病变	手术切除，包括完整切除所有肉眼可见病变；进一步的治疗措施有观察或化疗
预后	与伴浸润性种植的病例相比，伴非浸润性种植病例的生存率要显著增高，病变进展的风险较低	与伴非浸润性种植的病例相比，伴浸润性种植病例的生存率要显著降低，病变进展的风险更高，这支持将其归为低级别浆液性癌

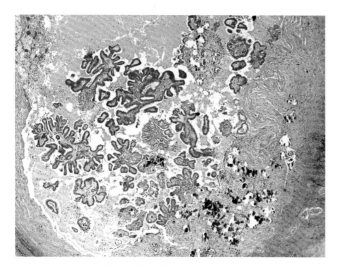

图 6.2.1　上皮型非浸润性种植　伴有复杂的乳头状结构

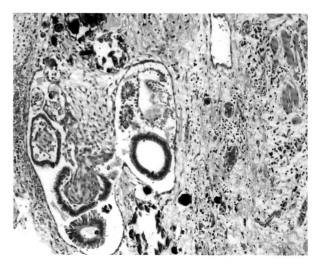

图 6.2.2　上皮型非浸润性种植　可见伴纤维轴心的乳头状结构

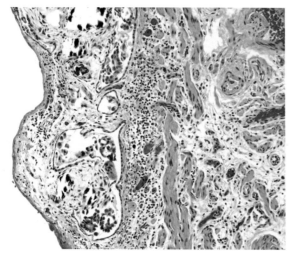

图 6.2.3　上皮型非浸润性种植　衬覆上皮的裂隙内有游离的上皮细胞簇

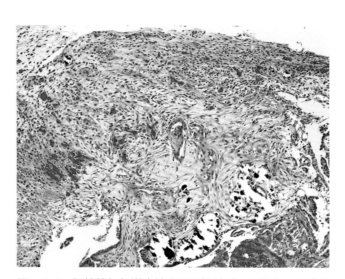

图 6.2.4　促结缔组织增生性非浸润性种植　腺体位于促结缔组织增生性间质内

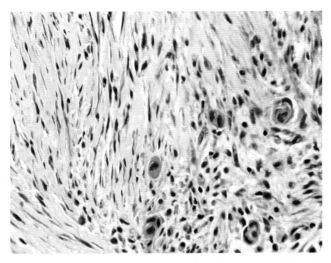

图 6.2.5　**促结缔组织增生性非浸润性种植**　单个上皮细胞具有丰富的嗜酸性细胞质，位于促结缔组织增生性间质内

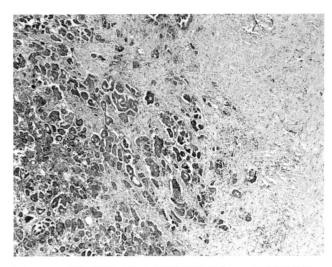

图 6.2.6　**低级别浆液性癌（浸润性种植）**　伴浸润表现

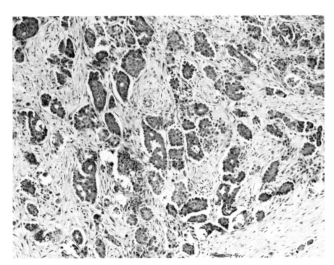

图 6.2.7　**低级别浆液性癌（浸润性种植）**　伴浸润表现，注意细胞巢的杂乱分布

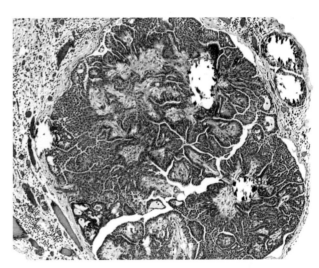

图 6.2.8　**低级别浆液性癌（浸润性种植）**　具有外生型卵巢非浸润性低级别浆液性癌（微乳头状浆液性交界性肿瘤）中的微乳头状表现，上皮和间质的边界光滑，无浸润，但按照扩展标准，这种模式被视为浸润性种植

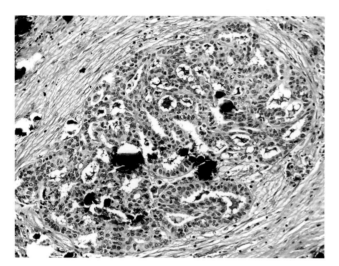

图 6.2.9　低级别浆液性癌（浸润性种植）　伴筛状结构

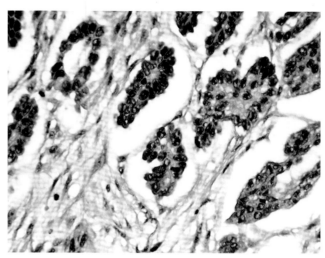

图 6.2.10　低级别浆液性癌（浸润性种植）　这类实性 / 微乳头状细胞巢位于透明花环状裂隙内

	非诊断性低级别浆液性增生	低级别浆液性癌
年龄	一般为绝经前	大部分为围绝经期或绝经后
部位	腹腔内，盆腔浆膜，腹膜处	腹腔内，盆腔浆膜，腹膜处；可有腹腔 / 盆腔实质器官受累或淋巴结受累（*图 6.3.7 和 6.3.8*）
症状	显微镜下偶见于因其他原因切除的手术标本中，或患者可表现为盆腔痛 / 腹痛	腹痛，但也可为偶见
体征	可为显微镜下偶见，或患者可有粘连或腹腔颗粒 / 结节；但不应存在包块	结节、粘连和（或）显著的包块
病因学	低级别浆液性增生是对一组定义不明确的异质性类别的描述性诊断，具体可表现为以下情况。 （1）低级别浆液性肿瘤（交界性肿瘤或癌）的继发性显微镜下腹膜受累，其中的低级别浆液性肿瘤仅为首次手术后发现，且腹膜低级别浆液性增生本身不足以进一步分类 （2）显微镜下腹膜病变，进一步临床评估后未见低级别浆液性肿瘤，且低级别浆液性增生不足以进一步分类 这种非诊断性病变可类似非浸润性种植，但其他部位无浆液性交界性肿瘤。此处讨论的此类病变类似其他作者所述的腹膜浆液性交界性肿瘤及腹膜低度恶性潜能的浆液性微乳头状瘤病；不过，由于病变中缺乏这两种肿瘤的诊断性组织学特征，这一非诊断性低级别浆液性增生不足以进一步分类为浆液性交界性肿瘤或低级别浆液性癌（包括浆液性砂粒体样癌）	前驱病变有输卵管子宫内膜异位、浆液性交界性肿瘤，逐步进展为与 *BRAF/KRAS* 突变相关的癌
组织学	1. 病变累及浆膜 / 腹膜表面，未累及下方组织（*图 6.3.1 和 6.3.2*）；也不符合浸润性种植扩展标准的情况（见章节 6.2） 2. 病变可为单灶或多灶 3. 由腺样、乳头状和（或）实性巢状结构混合构成；类似浆液性交界性肿瘤中的非浸润性种植（*图 6.3.3 和 6.3.4*）；上皮结构的拥挤程度并不像在癌中那样显著（*图 6.3.4*）；无杂乱排列；病变上皮可位于粘连组织内，可伴有砂粒体（*图 6.3.5 和 6.3.6*） 4. 病变上皮可呈复层，且可呈脱落的上皮细胞簇（*图 6.3.5 和 6.3.6*） 5. 由形态温和的管状上皮构成（*图 6.3.4 和 6.3.6*） 6. 可有输卵管子宫内膜异位的背景	1. 病变累及浆膜 / 腹膜表面，但应存在下方组织的侵犯（或存在符合浸润性种植扩展标准的情况）（详见章节 6.2）（*图 6.3.9 和 6.3.10*） 2. 病变可为单灶或多灶，但很多病例伴有广泛播散性病变 3. 由腺样、乳头状和（或）实性巢状结构混合构成，上皮结构显著拥挤、分布杂乱，可见砂粒体（*图 6.3.7~6.3.10*） 4. 病变上皮可呈复层，且可呈脱落的上皮细胞簇 5. 由形态温和的管状上皮构成，但纤毛细胞散在至缺失；可有非典型性，但为低级别 6. 可有输卵管子宫内膜异位症的背景
特殊检查	● 无鉴别诊断价值	● 无鉴别诊断价值
治疗	需进一步临床评估以排除是否存在浆液性交界性肿瘤的非浸润性种植或其他部位低级别浆液性癌的微小转移	子宫切除并双侧输卵管 – 卵巢切除，包括切除所有肉眼可见的病变；进一步治疗措施有观察或化疗

非诊断性低级别浆液性增生		低级别浆液性癌
预后	未知；根据组织学表现类似文献中此前报道的腹膜浆液性交界性肿瘤或腹膜低度恶性潜能浆液性微乳头状瘤病（但其他区域无浆液性交界性肿瘤）相对有限的随访数据表明，一般预后良好，无进展性病变；在进一步的临床检查并未检出同时存在交界性肿瘤或癌的情况下，还不清楚该病变属于哪种情况：①是否为低级别浆液性肿瘤的前驱病变，需数年才能完全表现出来；②后续发生低级别浆液性肿瘤的风险增加。因此，建议长期随访	中位生存期为 42~82 个月（进展期的卵巢低级别浆液性癌）

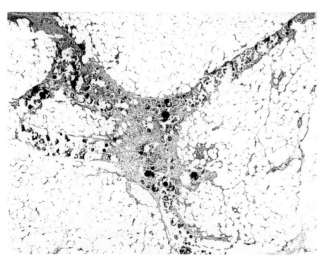

图 6.3.1　非诊断性低级别浆液性增生　沿着网膜内脂肪小叶间隔分布。未见浸润至下方组织

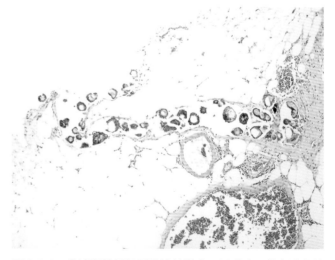

图 6.3.2　非诊断性低级别浆液性增生　网膜表面伴有游离的乳头

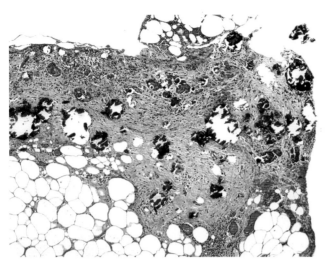

图 6.3.3　非诊断性低级别浆液性增生　尽管组织学表现会考虑到低级别浆液性癌，但本例分布的解剖部位有限（未显示）且无包块形成，并不足以诊断为低级别浆液性癌。此外，注意表面与网膜黏附的区域内有上皮细胞簇，未侵犯下方脂肪组织

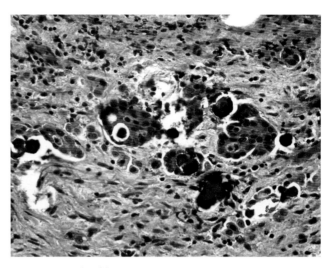

图 6.3.4　非诊断性低级别浆液性增生　图6.3.3的同一区域，高倍视野。组织学所见可使人考虑低级别浆液性癌，但还不足以明确诊断（见图 6.3.3 图下注）

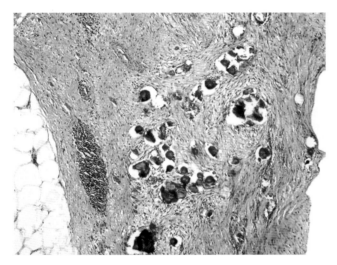

图 6.3.5　非诊断性低级别浆液性增生　粘连处有大量砂粒体（该区域未显示上皮成分）

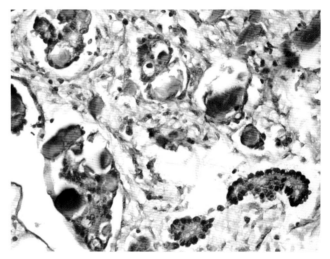

图 6.3.6　非诊断性低级别浆液性增生　小乳头内有砂粒体。在高倍镜下，该处病灶的组织学表现可考虑为低级别浆液性癌。不过，对该例病变解剖部位分布评估发现增生范围很局限、无包块、粘连处有增生的上皮细胞簇但并未真正侵犯下方脂肪组织，综合评估尚不足以诊断为低级别浆液性癌

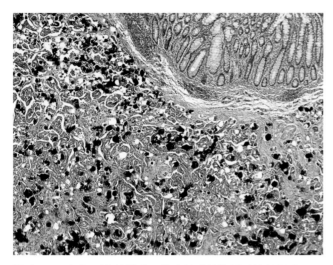

图 6.3.7   **低级别浆液性癌**   伴大量砂粒体累及结肠肠壁

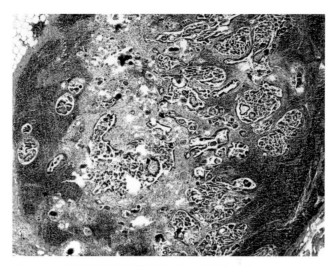

图 6.3.8   **转移性低级别浆液性癌**   累及淋巴结

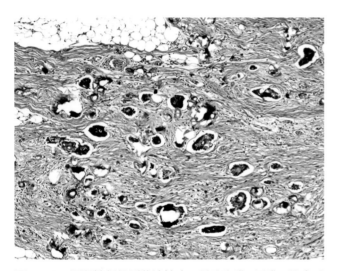

图 6.3.9   **浸润性低级别浆液性癌**   累及腹膜 / 网膜，注意透明花环样裂隙内的实性细胞巢

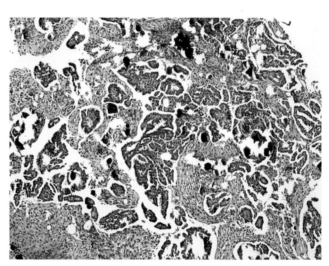

图 6.3.10   **浸润性低级别浆液性癌**   累及腹膜 / 网膜。拥挤的微乳头状结构杂乱分布，伴损毁性间质浸润

	高分化乳头状间皮瘤	非典型增生性（交界性）浆液性肿瘤 / 低级别浆液性癌
年龄	平均年龄 49 岁	一般为围绝经期或绝经后
部位	腹腔内 / 盆腔浆膜 / 腹膜处	浆膜 / 腹膜处，卵巢和（或）输卵管
症状	一般偶见于因其他原因切除的手术标本	腹痛，但也可为偶见
体征	单个或多个结节，大小 0.1~2 cm 不等，大部分小于 1 cm	肉眼可见的包块，腹腔内 / 盆腔内癌和（或）种植 / 瘤结节
病因学	未知，但似乎与石棉接触有关	低级别浆液性肿瘤以缓慢地逐步进展的方式，从非典型增生性（交界性）浆液性肿瘤逐步进展为肺浸润性低级别浆液性癌和浸润性低级别浆液性癌，且与 *BRAF/KRAS* 突变有关
组织学	1. 主要为乳头状结构；大小不等的单纯性乳头，且有中等量至显著的纤维性间质；无纤细的纤维血管轴心；无复杂的乳头状分支（*图 6.4.1~6.4.3*） 2. 局灶可见管状结构（*图 6.4.4*） 3. 无间质浸润（已有伴乳头内小灶浸润的病例报道，但被认为属于高分化乳头状间皮瘤的谱系） 4. 无上皮复层化（*图 6.4.5*） 5. 上皮结构内衬细胞主要为矮立方形细胞（*图 6.4.5*） 6. 无纤毛细胞 7. 细胞核形态温和 8. 无砂粒体	1. 单纯至复杂的乳头状结构，大小不等的乳头伴拱形分支，有数量不等的纤维性间质，有纤细的纤维血管轴心，无侵犯 [非典型增生性（交界性）浆液性肿瘤]（*图 6.4.6 和 6.4.7*） 2. 可见乳头状 [包括微乳头状特征（*图 6.4.8*）]、腺样和巢状结构，排列紊乱（低级别浆液性癌） 3. 有间质浸润（低级别浆液性癌）（*图 6.4.9*） 4. 上皮复层化，伴有游离的细胞簇（*图 6.4.10*） 5. 上皮结构内衬细胞主要为立方形细胞 6. 纤毛细胞存在不定（*图 6.4.11*） 7. 细胞核形态温和（癌细胞可有非典型性，但为低级别） 8. 砂粒体存在不定
特殊检查	● calretinin 呈弥漫表达 ● PAX8 表达不定 ● WT-1 呈阳性 ● MOC-31 呈阴性 ● Ber-EP4 呈阴性 ● ER/PR 呈阴性	● calretinin 呈阴性或非弥漫性表达 ● PAX8 呈阳性 ● WT-1 呈阳性 ● MOC-31 呈阳性 ● Ber-EP4 呈阳性 ● ER/PR 呈阳性
治疗	手术切除，并仔细检查以排除可能未取材到的恶性间皮瘤	手术切除，包括完整切除所有肉眼可见病变；对于低级别浆液性癌，进一步治疗措施有观察或化疗
预后	生物学行为良好，少部分会有复发；但该类病变被认为属于需随访的恶性潜能未定肿瘤	非典型增生性（交界性）浆液性肿瘤伴非浸润性种植：总体预后良好，但部分病例后续会发生低级别浆液性癌；低级别浆液性癌的中位生存期为 48~82 个月

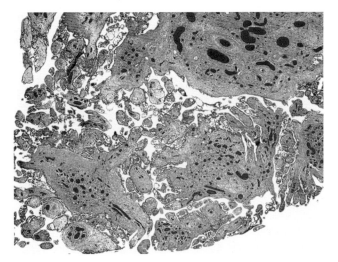

图 6.4.1　**高分化乳头状间皮瘤**　伴显著的乳头状结构

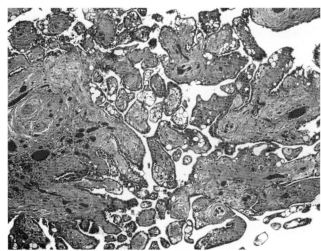

图 6.4.2　**高分化乳头状间皮瘤**　伴大量拥挤的乳头

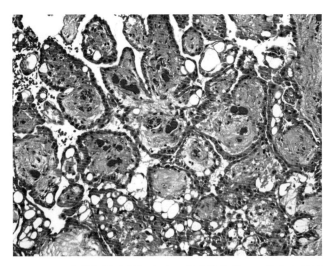

图 6.4.3　**高分化乳头状间皮瘤**　乳头结构单一，伴丰富的纤维性间质

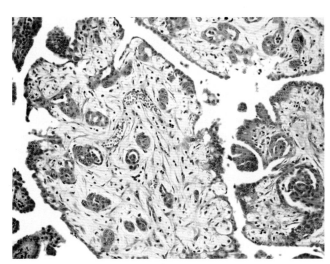

图 6.4.4　**高分化乳头状间皮瘤**　乳头间质内有管状结构

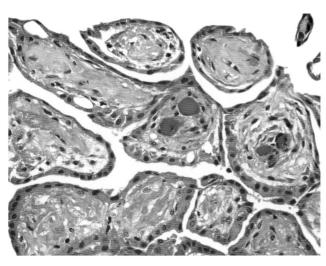

图 6.4.5　高分化乳头状间皮瘤　乳头被覆单层矮立方形细胞

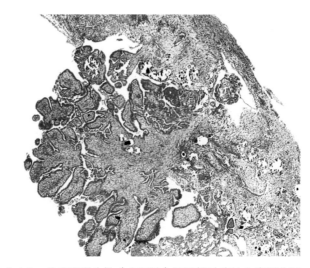

图 6.4.6　非典型增生性（交界性）浆液性肿瘤的上皮型非浸润性种植　类似高分化乳头状间皮瘤

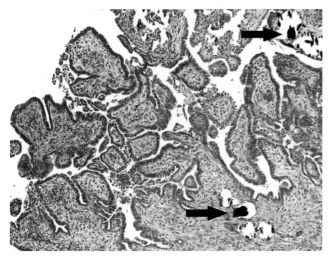

图 6.4.7　非典型增生性（交界性）浆液性肿瘤的上皮型非浸润性种植　与图 6.4.6 为同一病例，类似高分化乳头状间皮瘤。也可见砂粒体（箭头）

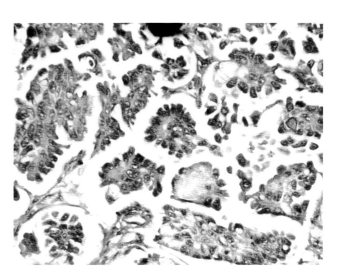

图 6.4.8　低级别浆液性癌　伴微乳头

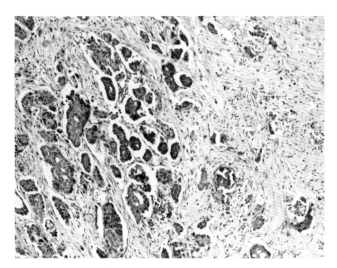

图 6.4.9　浸润性低级别浆液性癌

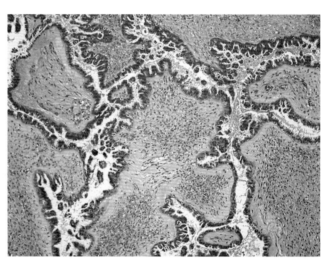

图 6.4.10　非典型增生性（交界性）浆液性肿瘤　伴上皮复层化和脱落的上皮细胞簇

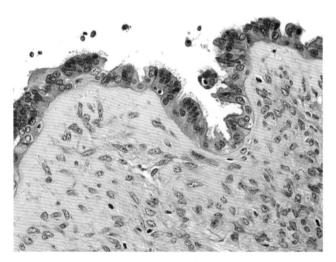

图 6.4.11　非典型增生性（交界性）浆液性肿瘤　含有纤毛细胞

	高级别浆液性癌	恶性间皮瘤
年龄	绝经后（平均年龄 50~70 岁）	平均年龄 46 岁
部位	腹腔 / 盆腔内	腹腔 / 盆腔内
症状	腹痛	盆腔痛 / 腹痛，体重减轻
体征	腹部不适，盆腔包块，腹水，腹腔内 / 盆腔内癌，血清 CA-125 升高	腹水，弥漫性多发结节及斑块累及腹腔，盆腔包块
病因学	源自浆液性输卵管上皮内癌；*TP53* 突变为早期事件	对于女性腹膜受累病例来说，与石棉的具体关系尚不明确；常见 *BAP1* 突变
组织学	1. 复杂的乳头状、腺样及实体性结构，伴显著的上皮复层化、不规则裂隙样间隙、间质浸润（*图 6.5.1~6.5.4*） 2. 乳头可呈宽大、细小、复杂或微乳头状形态 3. 腺体可呈非特异性形态或假内膜样形态 4. 细胞呈立方形或柱状，细胞质多少不一 5. 细胞核大，呈圆形或多形性，核仁显著，可见大而深染的怪物样（奇异型）细胞；染色质呈泡沫状（*图 6.5.5*） 6. 有丝分裂指数高 7. 砂粒体存在不定	1. 可有管状、乳头状及实体性结构混合存在；上皮复层化程度较浆液性癌轻微；可见不规则的裂隙样间隙，但并非如浆液性癌中那么有特征性；可见基于表面的生长，但也可有浸润；双相性表型，可见肉瘤样和鳞状上皮形态；常见炎性浸润（*图 6.5.6~6.5.9*） 2. 不同形态的乳头；复杂程度低于浆液性癌（*图 6.5.9*）；乳头间质轴心的玻璃样变较浆液性癌更为常见 3. 腺体可呈管状或腺瘤样瘤形态 4. 上皮样细胞；细胞质较浆液性癌更为丰富，嗜酸性更强（*图 6.5.8*） 5. 细胞核形态较浆液性癌更为均一，非典型性低（*图 6.5.10*） 6. 通常有丝分裂指数低 7. 少数病例可见砂粒体；即便有砂粒体，通常也不如浆液癌中那么丰富
特殊检查	● calretinin 呈阴性或非弥漫性表达 ● PAX8 呈阳性 ● WT-1 呈阳性 ● MOC-31 呈阳性 ● Ber-EP4 呈阳性 ● ER/PR 呈阳性	● calretinin 呈弥漫性表达 ● PAX8 呈阴性 ● WT-1 呈阳性 ● MOC-31 呈阴性 ● Ber-EP4 呈阴性 ● ER/PR 呈阴性
治疗	子宫加双侧输卵管 – 卵巢切除，包括完整切除所有肉眼可见的病灶，化疗	手术，包括完整切除所有肉眼可见的病灶，化疗
预后	5 年生存率约为 30%	5 年生存率为 34%~63%

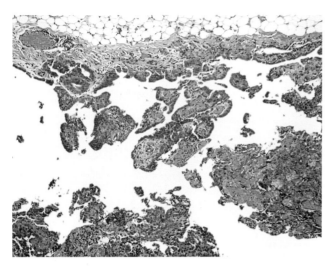

图 6.5.1　高级别浆液性癌　伴乳头状结构，累及网膜表面

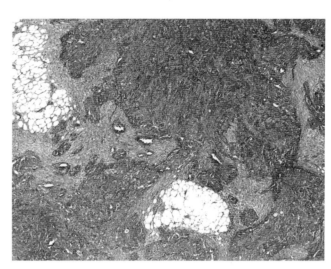

图 6.5.2　高级别浆液性癌　肿瘤累及网膜，并有实体性及腺样结构

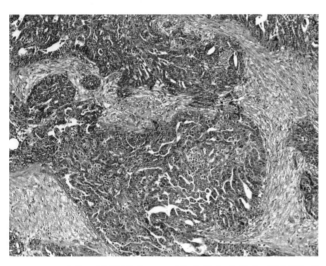

图 6.5.3　高级别浆液性癌　显示复杂的上皮伴有不规则的裂隙样间隙

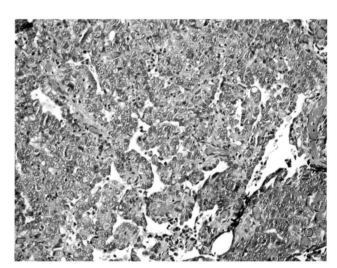

图 6.5.4　高级别浆液性癌　上皮复层化并呈簇状

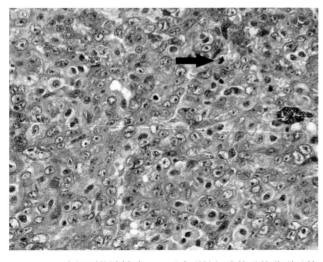

图 6.5.5　高级别浆液性癌　显示多形性细胞核及核分裂（箭头）

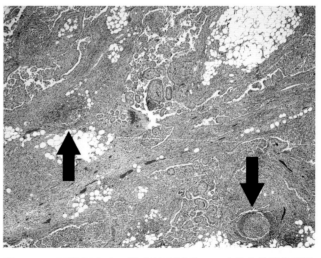

图 6.5.6　恶性间皮瘤　肿瘤累及网膜，显示乳头状结构及淋巴细胞聚集（箭头）

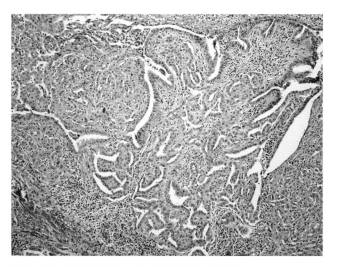

图 6.5.7　**恶性间皮瘤**　伴有管状乳头状结构

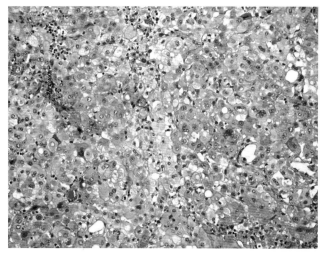

图 6.5.8　**恶性间皮瘤**　显示实体性结构及蜕膜细胞样形态

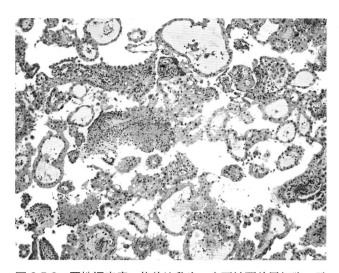

图 6.5.9　**恶性间皮瘤**　伴单纯乳头，主要被覆单层细胞，无常见于高级别浆液性癌的复杂上皮和上皮复层化

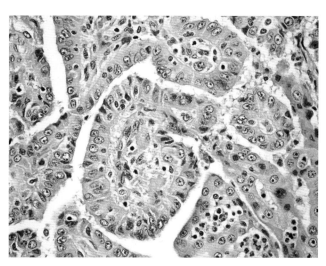

图 6.5.10　**恶性间皮瘤**　非典型性的程度不如高级别浆液性癌严重

	角质肉芽肿	转移性子宫内膜样癌伴鳞状上皮分化
年龄	绝经前至绝经后	大部分为绝经后
部位	浆膜 / 腹膜表面	浆膜 / 腹膜表面，也可累及淋巴结、腹腔 / 盆腔内器官
症状	无特异性；患者可伴发子宫或卵巢的子宫内膜样癌，症状与子宫或卵巢肿瘤有关	症状与子宫或卵巢肿瘤有关
体征	通常为显微镜下所见，但少部分病例可表现为微小颗粒或小结节	腹腔内 / 盆腔内结节，或为显微镜下所见
病因学	伴鳞状上皮分化的卵巢或自子宫内膜的子宫内膜样癌中脱落的角质种植于浆膜 / 腹膜表面形成肉芽肿，类似转移癌	来自子宫或卵巢癌的转移癌，累及浆膜 / 腹膜表面
组织学	1. 由层状角化物或无细胞核的鳞状细胞的空壳轮廓形成的肉芽肿（*图 6.6.1~6.6.4*） 2. 无肿瘤细胞（尤其是由有核肿瘤细胞组成的腺样、乳头状或实性成分） 3. 环绕着肉芽肿的巨噬细胞（包括多核巨细胞）和其他炎症细胞（*图 6.6.3~6.6.5*） 4. 肉芽肿被纤维组织分割	1. 可有鳞状上皮分化（*图 6.6.6~6.6.9*） 2. 可见有核肿瘤细胞，包括腺样、乳头状、实性细胞分化（*图 6.6.7 和 6.6.9*） 3. 伴或不伴炎性反应；但多核巨细胞并不具有特征性 4. 可见促结缔组织增生反应（*图 6.6.6*）
特殊检查	● 无鉴别诊断价值	● 无鉴别诊断价值
治疗	无须特殊治疗	取决于原发肿瘤的分期及解剖部位，治疗措施有手术、化疗伴（或不伴）放疗
预后	不应考虑为转移癌，无须上调子宫或卵巢的肿瘤分期；无预后意义	浆膜 / 腹膜表面受累病例的分期 / 预后取决于转移癌和原发肿瘤（可为 FIGO 2~4 级）的解剖部位

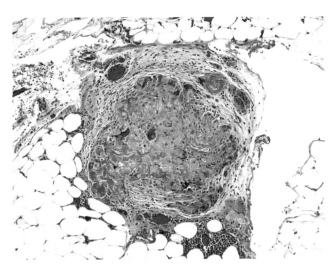

图 6.6.1 角质肉芽肿 表现为网膜内圆形小结节

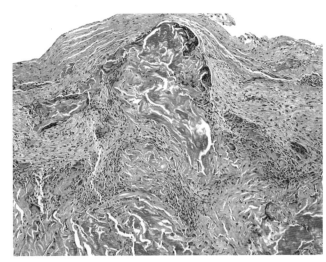

图 6.6.2 角质肉芽肿 多个小的融合性角质肉芽肿形成了较图 6.6.1 中所见的更大的结节

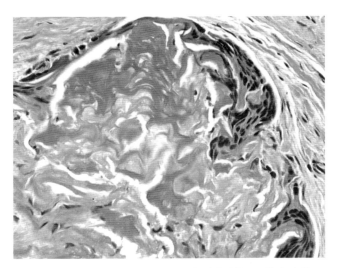

图 6.6.3 角质肉芽肿 显示层状角化物周围环绕有多核巨细胞

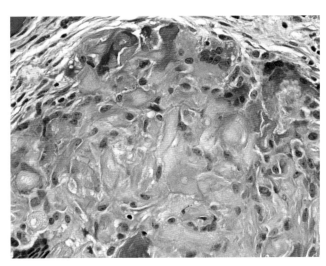

图 6.6.4 角质肉芽肿 伴无核鳞状细胞的模糊轮廓。鳞状细胞间可见巨噬细胞

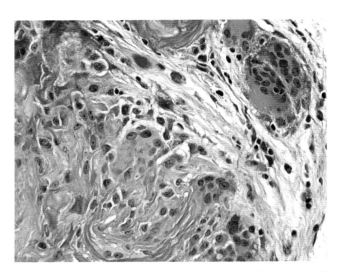

图 6.6.5 角质肉芽肿 图中右上角可见一个多核巨细胞，同时角质肉芽肿周边也可见单核巨噬细胞（左下角）

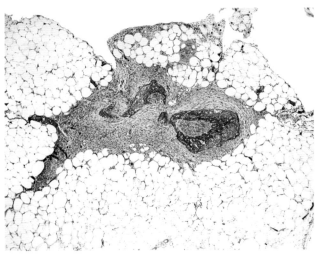

图 6.6.6 转移性子宫内膜样癌伴鳞状上皮分化 在低倍镜下类似角质肉芽肿。可见促结缔组织增生性反应

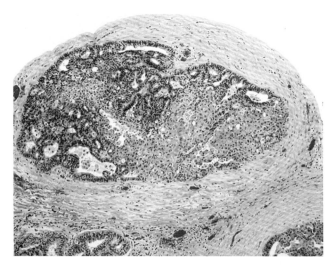

图 6.6.7 转移性子宫内膜样癌伴鳞状上皮分化 结节状结构类似角质肉芽肿，但除鳞状上皮分化外，还可见混杂分布的腺样成分

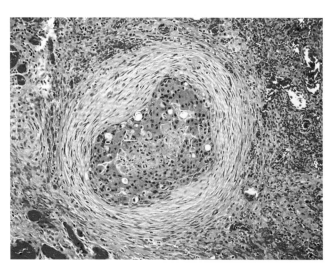

图 6.6.8 转移性子宫内膜样癌伴鳞状上皮分化 该病灶完全由分化的鳞状上皮组成，无明显腺样成分

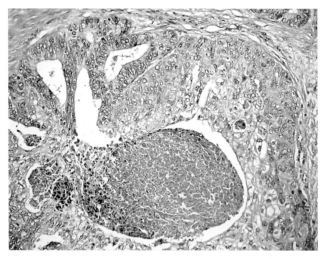

图 6.6.9 转移性子宫内膜样癌伴鳞状上皮分化 伴有肿瘤性腺体，含有完整的细胞核（左）及鳞状上皮分化（右）

	播散性腹膜平滑肌瘤	转移性平滑肌肉瘤
年龄	大部分发生于绝经前，常与妊娠有关	一般大于 50 岁
部位	浆膜 / 腹膜表面，包括网膜	腹腔内 / 盆腔内，伴有浆膜 / 腹膜表面的受累，包括网膜；可有其他器官实质受累，如肝、肺、肠
症状	常无症状	可有子宫平滑肌肉瘤病史，或以进展期（子宫外）病变为首发表现
体征	腹膜腔内多发结节（通常小于 1 cm）*（图 6.7.1）*	可有子宫增大；腹腔内 / 盆腔内包块；结节通常较少，但比播散性腹膜平滑肌瘤的结节大 *（图 6.7.7）*
病因学	未知，但认为与激素有关，且克隆性多中心病变；也称为平滑肌瘤腹膜播散	源于子宫平滑肌肉瘤的转移，累及腹腔内 / 盆腔内
组织学	1. 局限性结节，通常被覆浆膜但无浸润*（图 6.7.2~6.7.4）* 2. 平滑肌细胞增生，常伴束状结构 *（图 6.7.5）* 3. 细胞核无非典型性 *（图 6.7.6）* 4. 无核分裂 5. 无坏死	1. 结节可侵犯相邻组织 2. 肿瘤细胞呈弥漫性成片分布；常伴束状结构及梭形细胞分化；可有上皮样或黏液样特征 *（图 6.7.8）* 3. 通常显示出显著的非典型性（在个别病例中，非典型性的程度貌似温和）*（图 6.7.9）* 4. 常可见核分裂 5. 坏死存在不定
特殊检查	● 无鉴别诊断价值	● 无鉴别诊断价值
治疗	保守治疗，手术切除	子宫切除伴（或不伴）双侧输卵管 – 卵巢切除，同时切除子宫外包块；进一步治疗措施有化疗伴（或不伴）放疗
预后	良性	取决于分期，5 年生存率为 15%~25%

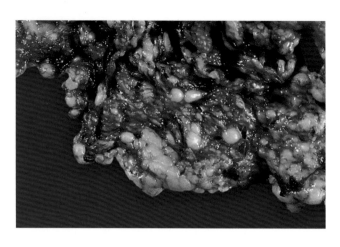

图 6.7.1　**播散性腹膜平滑肌瘤**　网膜大体标本，多个小圆形结节受累

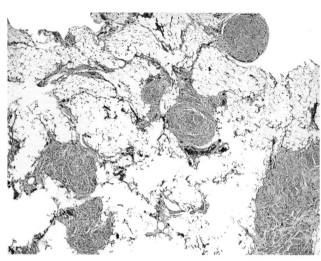

图 6.7.2　**播散性腹膜平滑肌瘤**　网膜被平滑肌增生形成的多个小圆形结节累及

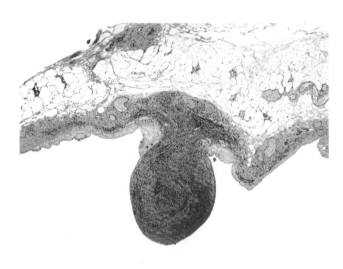

图 6.7.3　**播散性腹膜平滑肌瘤**　网膜表面被平滑肌增生形成的多个小圆形结节累及。本图未显示病变中的其他结节

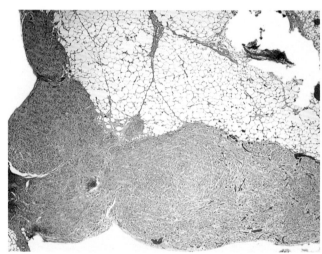

图 6.7.4　**播散性腹膜平滑肌瘤**　平滑肌增生形成的小结节融合，形成被覆网膜表面的斑块

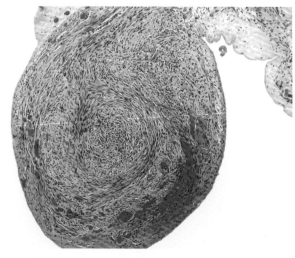

图 6.7.5　**播散性腹膜平滑肌瘤**　与图 6.7.3 为同一病例，伴束状结构

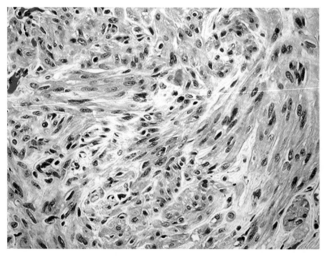

图 6.7.6　**播散性腹膜平滑肌瘤**　伴梭形细胞，细胞核形态温和

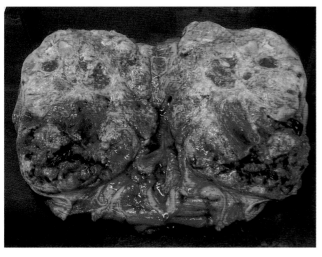

图 6.7.7 **复发性平滑肌肉瘤** 大体标本显示包块体积大，切面质地不均匀（请与图 6.7.1 对照）

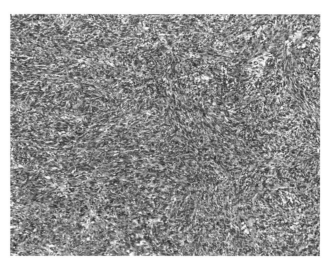

图 6.7.8 **转移性平滑肌肉瘤** 显示弥漫性成片分布的细胞伴模糊的束状结构

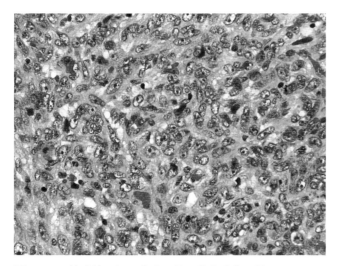

图 6.7.9 **转移性平滑肌肉瘤** 伴显著的非典型性

	旺炽型间皮增生	卵巢肿瘤继发性累及（浆液性交界性肿瘤种植 / 转移性低级别浆液性癌）
年龄	任何年龄	通常为围绝经期或绝经后
部位	腹腔内 / 盆腔内浆膜 / 腹膜处（常为网膜）；罕见情况下，可累及淋巴结的被膜下窦	浆膜 / 腹膜处、卵巢、输卵管、淋巴结
症状	取决于实施手术的基本情况	腹痛，但也可为偶然发现
体征	通常为显微镜下所见的间皮增生，但也可见小结节；也可伴发于卵巢上皮性肿瘤	明显的包块，腹腔内 / 盆腔内癌变，和（或）种植 / 肿瘤结节
病因学	间皮细胞的反应性增生，可能是对石棉、炎症、子宫内膜异位或肿瘤的反应	低级别浆液性肿瘤以逐步递进的方式，从非典型增生性（交界性）浆液性肿瘤发展为非浸润性低级别浆液性癌（微乳头状浆液性交界性肿瘤），而后又逐渐发展为浸润性低级别浆液性癌，与 *BRAF/KRAS* 突变有关
组织学	1. 间皮细胞呈结节状或片状分布，主要被覆于浆膜表面而无浸润（图 6.8.1） 2. 可见乳头状结构，但无浆液性肿瘤中所见的复杂结构或上皮复层化 3. 纤维性间质内可见巢状、管状及条索状结构，但其分布常呈线状平行于浆膜表面，并无癌中常见的杂乱分布（图 6.8.2 和 6.8.3） 4. 缺乏纤毛细胞 5. 无明显的非典型性（图 6.8.4） 6. 可伴发相关炎症 7. 无典型砂粒体 8. 可出现簇状结节状 / 片状分布的巨噬细胞，伴非常少的间皮细胞（在此类病例中，CD68、广谱 CK 免疫组织化学染色可有助于证实关注的病变并非上皮性）	1. 癌细胞可呈结节状、片状或实体性结构；可以呈斑片状累及浆膜表面，或累及下方组织（图 6.8.6） 2. 简单至复杂的乳头状结构，伴多级分支，乳头大小不一，纤维性间质数量不等，纤维血管轴心纤细，无浸润［非典型增生性（交界性）浆液性肿瘤］；可见伴有间质浸润的微乳头（低级别浆液性癌）（图 6.8.6） 3. 腺管样及巢状结构杂乱分布，可有间质浸润（低级别浆液性癌）；可见为无间质浸润的乳头状、腺管样和（或）巢状结构（浆液性角化型肿瘤的非浸润性种植，伴或不伴促结缔组织增生性间质；促结缔组织增生性非浸润性种植通常在浆膜表面呈斑片状分布）（图 6.8.7~6.8.10） 4. 纤毛细胞存在不定 5. 细胞核形态温和（癌组织中可有低级别非典型性） 6. 在癌组织中见到的炎性成分是间质侵犯的组成部分 7. 砂粒体存在不定 8. 关注的病变无簇状 / 片状分布的巨噬细胞
特殊检查	● calretinin 呈弥漫性表达（图 6.8.5） ● PAX8 表达不定 ● WT–1 呈阳性 ● MOC–31 呈阴性 ● Ber–EP4 呈阴性 ● ER/PR 呈阴性	● calretinin 呈阴性或非弥漫性表达 ● PAX8 呈阳性 ● WT–1 呈阳性 ● MOC–31 呈阳性 ● Ber–EP4 呈阳性 ● ER/PR 呈阳性
治疗	无须治疗	手术切除，包括完整切除所有肉眼可见的病灶；低级别浆液性癌进一步的治疗措施有观察、化疗
预后	良性	浆液性交界性肿瘤的非浸润性种植：总体预后良好，但部分病例后续可进展为低级别浆液性癌；低级别浆液性癌的中位生存期为 48~82 个月

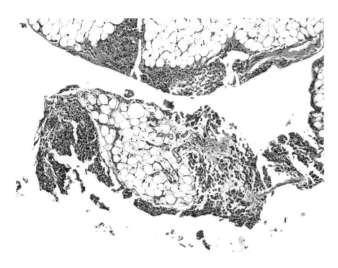

图 6.8.1　**间皮增生**　包被于网膜表面，可见游离及不规则的细胞团片（中间偏右）。在低倍镜下该形态易被误判为卵巢浆液性肿瘤的继发性累及

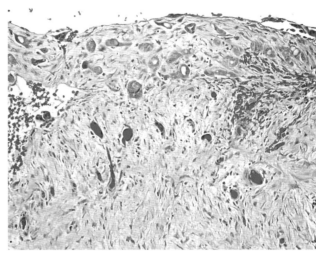

图 6.8.2　**间皮增生**　伴有平行和紧邻浆膜表面呈线状分布的管状结构

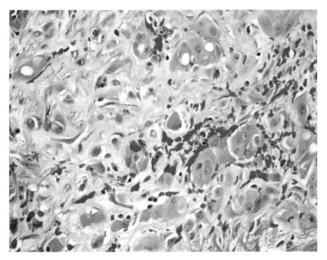

图 6.8.3　**间皮增生**　伴单个细胞及小簇状细胞，可类似浆液性癌

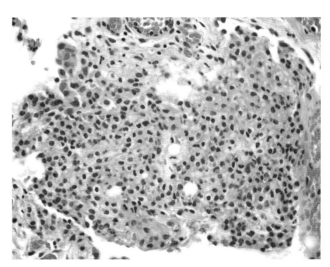

图 6.8.4　**片状间皮增生**　伴有局灶的圆形腔隙样结构，类似腺癌中的腺样分化。细胞簇可由组织细胞及间皮细胞混合构成

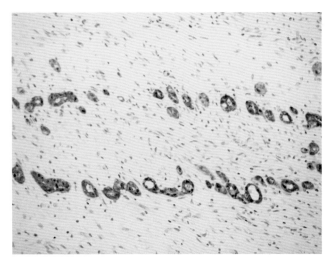

图 6.8.5　间皮增生　与图 6.8.2 为同一病例，显示线状分布的腺管结构，calretinin 弥漫阳性表达

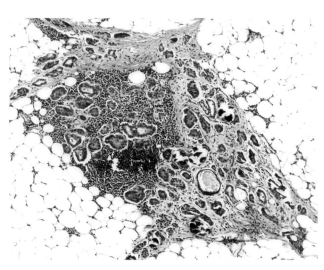

图 6.8.6　浸润性低级别浆液性癌　累及网膜

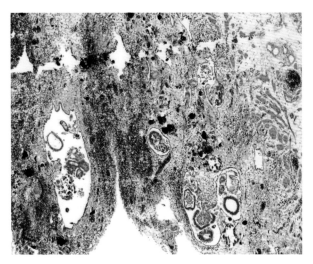

图 6.8.7　非典型增生性（交界性）浆液性肿瘤的非浸润性种植　在浆膜下可见内衬上皮腔隙内的中等大小的乳头

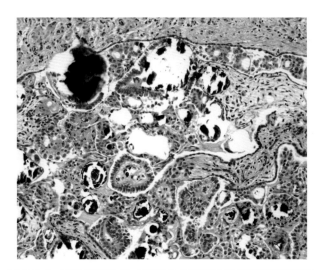

图 6.8.8　非典型增生性（交界性）浆液性肿瘤的非浸润性种植　可见游离的乳头（伴或不伴纤维血管轴心）和砂粒体

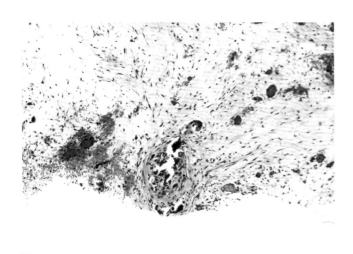

图 6.8.9 非典型增生性（交界性）浆液性肿瘤的促结缔组织增生性非浸润性种植 在低倍镜下类似间皮增生

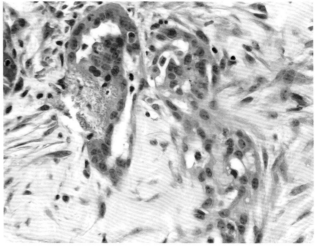

图 6.8.10 非典型增生性（交界性）浆液性肿瘤的促结缔组织增生性非浸润性种植 细胞学特征与间皮增生有重叠

参考文献

6.1 和 6.2

Bell DA, Weinstock MA, Scully rE. Peritoneal implants of ovarian serous borderline tumors. Histologic features and prognosis. Cancer. 1988;62:2212.2222.

Bell KA, Smith Sehdev AE, Kurman rJ. refined diagnostic crite.ria for implants associated with ovarian atypical proliferative serous tumors (borderline) and micropapillary serous carcino.mas. Am J Surg Pathol. 2001;25:419.432.

Hannibal CG, Vang r, Junge J, et al. A nationwide study of serous "borderline" ovarian tumors in Denmark 1978.2002: centralized pathology review and overall survival compared with the gen.eral population. Gynecol Oncol. 2014;134:267.273.

Longacre tA, McKenney JK, tazelaar HD, et al. ovarian serous tumors of low malignant potential (borderline tumors): out.come-based study of 276 patients with long-term (> or =5-year) follow-up. Am J Surg Pathol. 2005;29:707.723.

Seidman JD, Bell DA, Crum CP, et al. tumours of the ovary: epithelial tumours-serous tumours. in: Kurman rJ, Carcangiu ML, Herrington CS, Young rH, eds. WHO Classification of Tumours of Female Reproductive Organs. 4th ed. Lyon, France: iArC Press; 2014:17.24.

Seidman JD, Kurman rJ. ovarian serous borderline tumors: a criti.cal review of the literature with emphasis on prognostic indica.tors. Hum Pathol. 2000;31:539.557.

Seidman JD, Soslow rA, Vang r, et al. Borderline ovarian tumors: diverse contemporary viewpoints on terminology and diagnostic criteria with illustrative images. Hum Pathol. 2004;35:918.933.

Zinsser Kr, Wheeler JE. Endosalpingiosis in the omentum: a study of autopsy and surgical material. Am J Surg Pathol. 1982;6:109.117.

6.3

Bell DA, Scully rE. Serous borderline tumors of the peritoneum. Am J Surg Pathol. 1990;14:230.239.

Biscotti CV, Hart Wr. Peritoneal serous micropapillomatosis of low malignant potential (serous borderline tumors of the perito.neum). A clinicopathologic study of 17 cases. Am J Surg Pathol. 1992;16:467.475.

Gilks CB, Bell DA, Scully rE. Serous psammocarcinoma of the ovary and peritoneum. Int J Gynecol Pathol. 1990;9:110.121.

Weir MM, Bell DA, Young rH. Grade 1 peritoneal serous carci.nomas: a report of 14 cases and comparison with 7 peritoneal serous psammocarcinomas and 19 peritoneal serous borderline tumors. Am J Surg Pathol. 1998;22:849.862.

6.4

Churg A, Allen t, Borczuk AC, et al. Well-differentiated papillary mesothelioma with invasive foci. Am J Surg Pathol. 2014;38: 990.998.

Malpica A, Sant'Ambrogio S, Deavers Mt, et al. Well-differentiated papillary mesothelioma of the female peritoneum: a clinicopath.ologic study of 26 cases. Am J Surg Pathol. 2012;36:117.127.

6.5

Baker PM, Clement PB, Young rH. Malignant peritoneal mesotheli.oma in women: a study of 75 cases with emphasis on their mor.phologic spectrum and differential diagnosis. Am J Clin Pathol. 2005;123:724.737.

Husain AN, Colby t, ordonez N, et al. Guidelines for pathologic diagnosis of malignant mesothelioma: 2012 update of the con.sensus statement from the international Mesothelioma interest Group. Arch Pathol Lab Med. 2013;137:647.667.

Krasinskas AM, Borczuk AC, Hartman DJ, et al. Prognostic signif.icance of morphological growth patterns and mitotic index of epithelioid malignant peritoneal mesothelioma. Histopathology. 2016;68:729.737.

Seidman JD, Bell DA, Crum CP, et al. tumours of the ovary: epithelial tumours-serous tumours. in: Kurman rJ, Carcangiu ML, Herrington CS, Young rH, eds. WHO Classification of Tumours of Female Reproductive Organs. 4th ed. Lyon, France: iArC Press; 2014:17.24.

Vang r, ronnett BM. Metastatic and miscellaneous primary tumors of the ovary. in: Nucci Mr, oliva E, eds. Gynecologic Pathology. 2nd ed. Philadelphia, PA: Elsevier (in Press).

6.6

Kim Kr, Scully rE. Peritoneal keratin granulomas with carcinomas of endometrium and ovary and atypical polypoid adenomyoma of endometrium. A clinicopathological analysis of 22 cases. Am J Surg Pathol. 1990;14:925.932.

6.7

Quade BJ, McLachlin CM, Soto-Wright V, et al. Disseminated peri.toneal leiomyomatosis. Clonality analysis by X chromosome inactivation and cytogenetics of a clinically benign smooth mus.cle proliferation. Am J Pathol. 1997;150:2153.2166.

tavassoli FA, Norris HJ. Peritoneal leiomyomatosis (leiomyoma.tosis peritonealis disseminata): a clinicopathologic study of 20 cases with ultrastructural observations. Int J Gynecol Pathol. 1982;1:59.74.

6.8

Chikkamuniyappa S, Herrick J, Jagirdar JS. Nodular histiocytic/ mesothelial hyperplasia: a potential pitfall. Ann Diagn Pathol. 2004;8:115.120.

Clement PB, Young rH. Florid mesothelial hyperplasia associated with ovarian tumors: a potential source of error in tumor diagno.sis and staging. Int J Gynecol Pathol. 1993;12:51.58.

oparka r, McCluggage WG, Herrington CS. Peritoneal mesothelial hyperplasia associated with gynaecological disease: a potential diagnostic pitfall that is commonly associated with endometrio.sis. J Clin Pathol. 2011;64:313.318.

ordó.ez NG, ro JY, Ayala AG. Lesions described as nodular meso.thelial hyperplasia are primarily composed of histiocytes. Am J Surg Pathol. 1998;22:285.292.

第七章

输卵管和输卵管旁区

7.1 乳头状输卵管增生与正常输卵管黏膜

7.2 输卵管乳头状瘤与分化良好的输卵管肿瘤〔FIGO1级子宫内膜样癌/低级别浆液性癌/非典型增生性（交界性）浆液性肿瘤〕

7.3 浆液性输卵管上皮内癌（STIC）与不能诊断的黏膜非典型性

7.4 STIC与黏膜移行细胞化生

7.5 分泌细胞增生（SCOUT）与STIC

7.6 结节性峡部输卵管炎与浸润癌

7.7 输卵管腔内子宫内膜样癌脱落碎片与累及输卵管的FIGO 3级子宫内膜样癌

7.8 腺瘤样肿瘤与转移性非妇科癌

7.9 转移性非妇科癌与原发性输卵管癌

7.10 中肾管起源的女性附件肿瘤（FATWO）与子宫内膜样癌

	乳头状输卵管增生	正常输卵管黏膜
年龄	平均年龄 42 岁	任何年龄
部位	输卵管腔和黏膜（不均一累及所有输卵管黏膜）	输卵管
症状	无症状，可与卵巢非典型增生性（交界性）浆液性肿瘤并存	N/A
体征	无；通常为偶然发现，可与卵巢非典型增生性（交界性）浆液性肿瘤并存	N/A
病因学	尚不完全明确；可能归因于输卵管黏膜的炎性损伤，可作为非典型增生性（交界性）浆液性肿瘤、种植和输卵管子宫内膜异位症前驱病变	N/A
组织学	1. 较正常黏膜更为复杂的乳头状结构，复杂程度从轻到重不等（图 7.1.1~7.1.3） 2. 复层上皮，从输卵管黏膜芽生的小乳头（伴有纤维血管轴心），从输卵管腔内脱落的上皮细胞簇（图 7.1.1~7.1.5） 3. 砂粒体（输卵管结石）（自由漂浮于输卵管腔内或位于间质或黏膜上皮内）（图 7.1.4~7.1.6） 4. 输卵管黏膜背景可有输卵管炎或皱襞结构变形	1. 无复杂性乳头（图 7.1.7~7.1.9） 2. 无复层上皮，从输卵管黏膜芽生的小乳头（伴有纤维血管轴心）或从输卵管腔内脱落的上皮细胞簇（图 7.1.7~7.1.10） 3. 无砂粒体（输卵管结石） 4. 输卵管黏膜背景可有输卵管炎或皱襞结构变形
特殊检查	● 免疫组化无鉴别诊断价值	● 免疫组化无鉴别诊断价值
治疗	不需要	N/A
预后	良性，后续进展为非典型增生性（交界性）浆液性肿瘤的风险（如果可能）不详	N/A

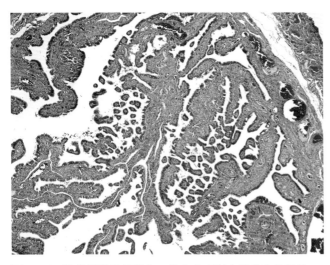

图 7.1.1　**乳头状输卵管增生**　伴有高度复杂的乳头状结构

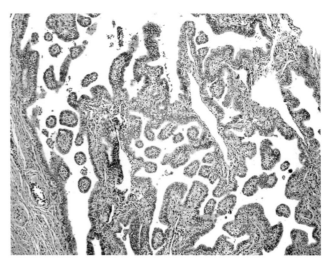

图 7.1.2　**乳头状输卵管增生**　显示乳头分支形成大量的小乳头

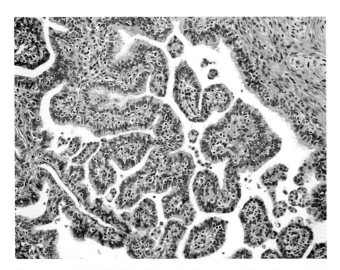

图 7.1.3　**乳头状输卵管增生**　与图 7.1.2 为同一病例，小乳头具有与背景黏膜相同的细胞学特征

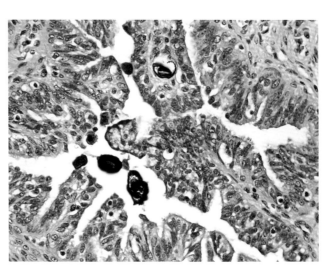

图 7.1.4　**乳头状输卵管增生**　部分区域（特别是右上角）显示复层上皮。显示管腔和间质内砂粒体（输卵管结石）

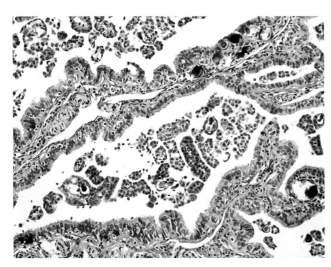

图 7.1.5　**乳头状输卵管增生**　显示管腔内脱落的小上皮细胞簇。与这些细胞簇相关的砂粒体（输卵管结石），也可见于背景黏膜间质内

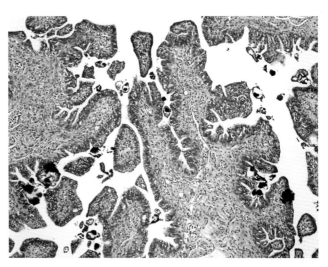

图 7.1.6　**乳头状输卵管增生**　管腔内和背景间质内可见与乳头相关的砂粒体（输卵管结石）。乳头的复杂程度和黏膜的复杂程度超出了正常黏膜所见的程度

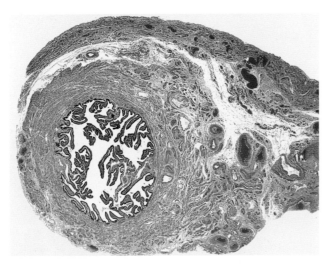

图 7.1.7　**正常输卵管**　在正常限度内有序排列的乳头状结构

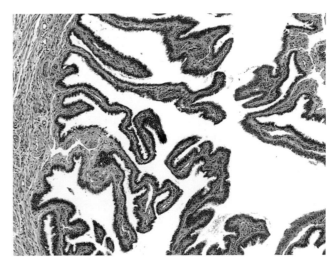

图 7.1.8　**正常输卵管**　黏膜无异常的乳头状分支

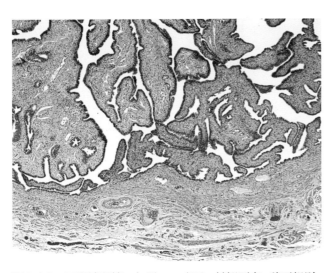

图 7.1.9　**正常输卵管**　与图 7.1.8 相比，皱褶更宽，稍不规则，但黏膜结构并不会引起过度关注

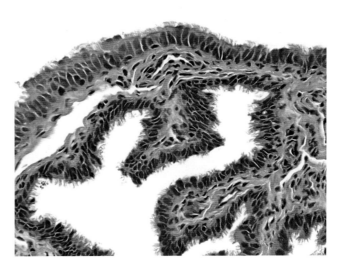

图 7.1.10　**正常输卵管**　黏膜无复层排列

输卵管乳头状瘤与分化良好的输卵管肿瘤［FIGO1级子宫内膜样癌/低级别浆液性癌/非典型增生性（交界性）浆液性肿瘤］

	输卵管乳头状瘤	分化良好的输卵管肿瘤［FIGO 1 级子宫内膜样癌 /低级别浆液性癌 /非典型增生性(交界性)浆液性肿瘤］
年龄	绝经前	围绝经期或绝经后
部位	输卵管腔	输卵管（也可累及输卵管外）
症状	无预期症状，但证据有限；可偶然发现	附件包块引起的症状
体征	管腔内小包块，可见输卵管积水	附件包块，可累及输卵管外
病因学	未知	从非典型增生性（交界性）浆液性肿瘤逐步进展为具有 *BRAF/KRAS* 突变的低级别浆液性癌，从子宫内膜异位症进展为具有 *CTNNB1*，*PTEN*，*PIK3CA* 和（或）*ARID1A* 突变和（或）微卫星不稳定性的子宫内膜样癌
组织学	1. 腺瘤样形态伴有复杂但有序的乳头状结构［伴（或不伴）复层上皮］；无下层组织浸润；整体结构基本类似正常黏膜，但乳头数量增多*(图7.2.1~7.2.3)*；无砂粒体（输卵管结石） 2. 乳头（有分支）具有绒毛状形态和纤细的纤维血管轴心*(图7.2.3)* 3. 无腺体融合，呈实体性结构，伴有鳞状上皮分化或子宫内膜异位 4. 含有类似正常输卵管黏膜的纤毛细胞和分泌细胞*(图7.2.4)* 5. 无非典型性 6. 无核分裂活性	1. 非典型增生性（交界性）浆液性肿瘤中有多层分支乳头和脱落的复层上皮细胞簇*(图7.2.5)*，低级别浆液性癌中可见微乳头的间质浸润*(图7.2.6)* 伴（或不伴）两种浆液性肿瘤中均可见到砂粒体 2. FIGO 1 级子宫内膜样癌中可见绒毛腺管样结构*(图7.2.7)* 3. 子宫内膜样癌可有腺体融合、实体性区（小于5%的肿瘤）、鳞状上皮分化或子宫内膜异位*(图7.2.8 和7.2.9)* 4. 浆液性肿瘤中可见输卵管型上皮；虽然子宫内膜样癌大多数区域具有典型的子宫内膜样细胞形态，但可发生输卵管分化，可见纤毛细胞*(图7.2.10)* 5. 低级别浆液性或子宫内膜样肿瘤中可见不同程度的非典型性（但不明显） 6. 有丝分裂指数低
特殊检查	● 虽然有 WT-1 表达，但免疫组化无鉴别诊断价值	● 尽管子宫内膜样癌通常缺乏 WT-1 表达，但免疫组化无鉴别诊断价值
治疗	不需要	治疗方式取决于组织学类型和分期
预后	推测是良性（数据有限）	取决于组织学类型和分期

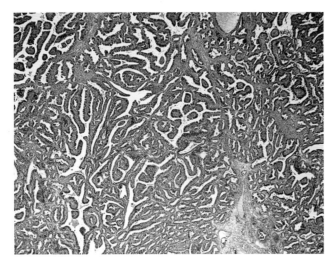

图 7.2.1　输卵管乳头状瘤　伴有复杂的乳头状结构

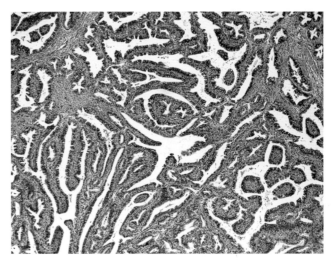

图 7.2.2　输卵管乳头状瘤　显示有序排列的乳头

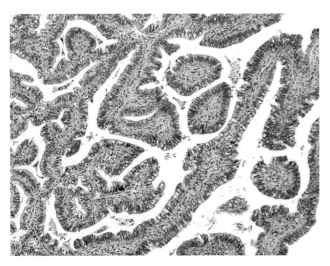

图 7.2.3　输卵管乳头状瘤　伴有类似正常输卵管黏膜的细长分支乳头

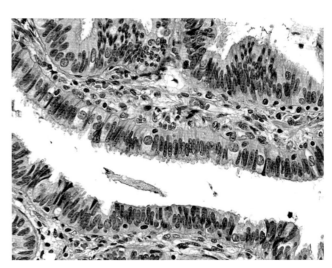

图 7.2.4　输卵管乳头状瘤　类似正常输卵管黏膜的细胞组成和形态

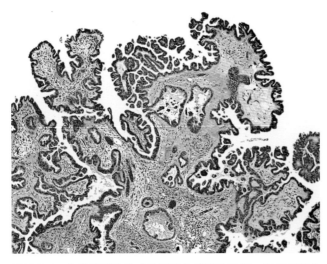

图 7.2.5　非典型增生性（交界性）浆液性肿瘤　伴有多层分支乳头和脱落的复层上皮细胞簇

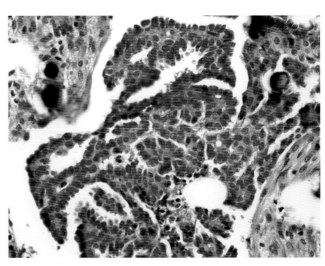

图 7.2.6　低级别浆液性癌　伴有复杂的微乳头状结构、不规则的裂隙和砂粒体

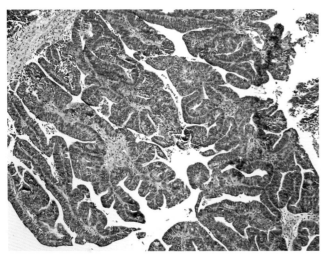

图 7.2.7 FIGO 1 级子宫内膜样癌 伴有复杂的绒毛腺管样结构

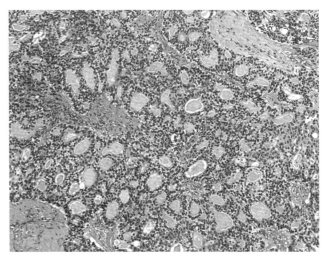

图 7.2.8 FIGO 1 级子宫内膜样癌 伴有筛状结构

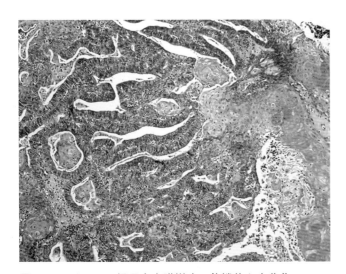

图 7.2.9 FIGO 1 级子宫内膜样癌 伴鳞状上皮分化

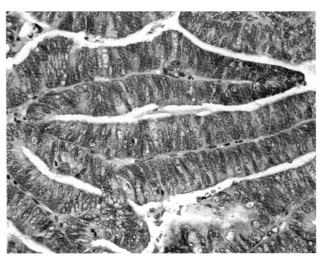

图 7.2.10 FIGO 1 级子宫内膜样癌 伴有假复层上皮、柱状细胞，管腔边界平坦，无纤毛细胞

	浆液性输卵管上皮内癌（STIC）	不能诊断的黏膜非典型性
年龄	通常见于绝经前后	任何年龄
部位	输卵管黏膜，通常位于伞端末端	输卵管黏膜伴（或不伴）伞端末端
症状	如孤立发现，则无症状；如同时存在输卵管/卵巢/腹膜高级别浆液性癌，则可出现与之相关的症状	如孤立发现，则无症状；可出现需行输卵管切除的潜在病症的相关症状
体征	如孤立发现（STIC是显微镜下所见，并不产生肉眼可见病变），则无体征；可出现与输卵管/卵巢/腹膜高级别浆液性癌相关的症状	如孤立发现（黏膜非典型性面积微小，不会产生明显可见的病变），则无体征；可出现与输卵管/卵巢/腹膜高级别浆液性癌相关的症状
病因学	起源于输卵管黏膜（大概是通过p53信号的进展途径，以及介于p53信号和STIC之间非典型病变），是通过*TP53*突变引起的早期病变；伴（或不伴）*BRCA*突变	可为反应性/修复性非肿瘤性改变或介于p53信号和STIC之间的瘤前病变；也称为过渡期的输卵管上皮内病变和浆液性输卵管上皮内病变
组织学	1. 复层上皮伴（或不伴）脱落的细胞簇（*图7.3.1和7.3.2*） 2. 管腔表面不规则（*图7.3.2和7.3.3*） 3. 核增大，圆形，核质比增加，核挤压，染色质异常（色素沉着过度，分布不均或呈囊泡状），核膜不规则，极性丧失和（或）核仁突出（*图7.3.2和7.3.3*） 4. 可见核分裂活性和（或）凋亡小体 5. 纤毛细胞消失 6. 上述特征可组合出现	1. 不同程度的复层上皮伴有脱落的细胞簇（*图7.3.8~7.3.10*） 2. 管腔表面不规则程度不定 3. 不同程度的核增大，核质比增加，核挤压，染色质异常（色素沉着过度，分布不均或呈囊泡状），核膜不规则，极性消失和（或）核仁突出（*图7.3.9和7.3.10*） 4. 通常无核分裂活性或凋亡小体 5. 通常可见纤毛细胞，但也可缺如 6. 上述特征通常较STIC轻，但黏膜的非典型性形态学特征与STIC中所见的特征明显重叠
特殊检查	● p53呈异常表达模式［弥漫性中至强度染色（大于75%细胞）或完全不表达（无效模式）］（*图7.3.4, 7.3.5*） ● Ki-67增殖指数高（细胞阳性率大于或等于10%）（*图7.3.6和7.3.7*） ● 要诊断STIC，必须有显著的非典型性、p53异常表达模式和高Ki-67增殖指数	● p53可具有与STIC一样的异常表达模式，或无异常表达模式（局灶性或斑片状染色） ● Ki-67增殖指数可具有与STIC一样的高Ki-67增殖指数或低增殖指数（细胞阳性率小于10%） ● 不符合所有3条标准（显著的非典型性，p53异常表达模式和高Ki-67增殖指数）的非典型性病变不能诊断为STIC
治疗	数据有限，但通常不进行化疗	无
预后	孤立性STIC预后较好，但文献中的数据有限（随访时间短，病例数量有限，现有数据严重偏重于BRCA胚系突变而非散发病例）；然而，有一部分女性病例有进展为高级别浆液性癌的风险（BRCA胚系突变病例的短期风险似乎较低）	未知，预期预后好

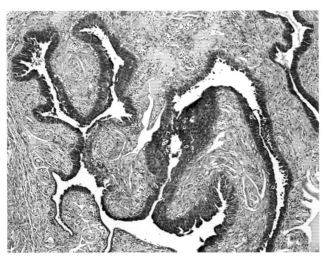

图 7.3.1 浆液性输卵管上皮内癌（STIC） 伴有复层上皮（与正常黏膜对比，底部中心）

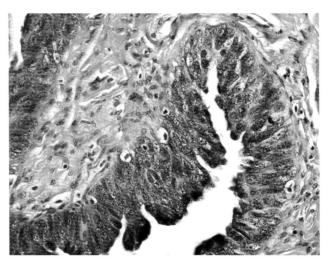

图 7.3.2 浆液性输卵管上皮内癌（STIC） 与图 7.3.1 为同一病例，伴有复层上皮和明显的核非典型性

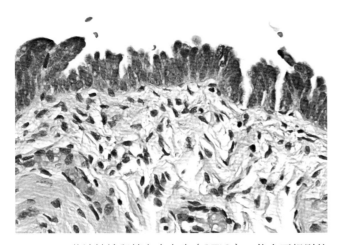

图 7.3.3 浆液性输卵管上皮内癌（STIC） 伴有不规则的管腔表面，核深染

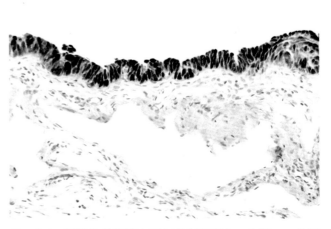

图 7.3.4 浆液性输卵管上皮内癌（STIC） 与图 7.3.3 为同一病例，伴有 p53 弥漫性表达

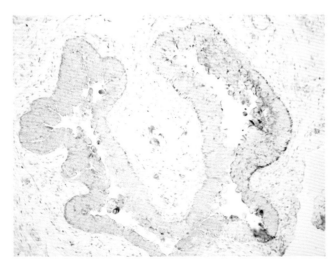

图 7.3.5 浆液性输卵管上皮内癌（STIC） 与图 7.3.2 为同一病例，p53 核表达完全缺失（无效模式）

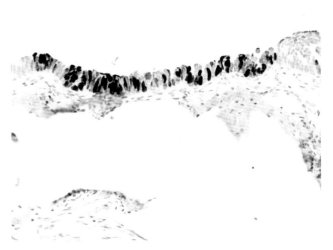

图 7.3.6 浆液性输卵管上皮内癌（STIC） 与图 7.3.3 为同一病例，高 Ki-67 增殖指数

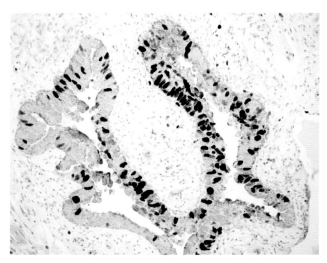

图 7.3.7　浆液性输卵管上皮内癌（STIC）　与图 7.3.2 为同一病例，高 Ki–67 增殖指数

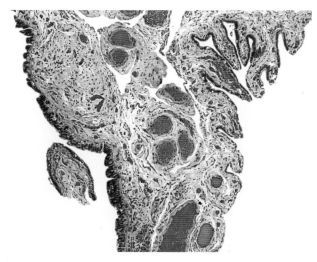

图 7.3.8　不能诊断的黏膜非典型性　伴有复层上皮（左下）（与正常黏膜对比，右上）

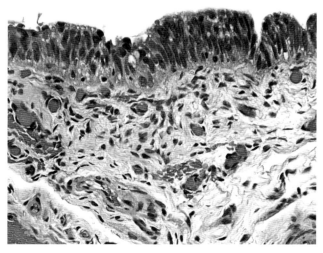

图 7.3.9　不能诊断的黏膜非典型性　复层上皮，染色质稍粗，核挤压，纤毛细胞缺失；但诊断为浆液性输卵管上皮内癌的形态学特征尚不充分

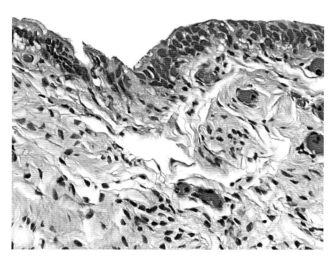

图 7.3.10　不能诊断的黏膜非典型性（右上）　复层上皮，细胞核呈圆形、纤毛细胞缺失，细胞核轻微增大（与正常黏膜对比，左上）

	STIC	黏膜移行细胞化生
年龄	绝经前后	绝经前后
部位	输卵管黏膜，通常在伞端末端	输卵管黏膜，通常在伞端末端
症状	如孤立发现，则无症状；与输卵管 / 卵巢 / 腹膜高级别浆液性癌相关的症状（如果同时存在）	偶然发现
体征	如孤立发现（STIC 尺寸很小并且不会产生明显可见的病变），则无体征；可能与输卵管 / 卵巢 / 腹膜高级别浆液性癌有关	偶然发现（显微镜下可见，不会造成肉眼可见的病变）
病因学	起源于输卵管黏膜（大概是通过 p53 信号的进展途径，以及介于 p53 信号和 STIC 之间的非典型病变），是由 TP53 突变引起的早期病变；伴（或不伴）*BRCA* 突变	不适用；移行细胞化生常见于输卵管 – 腹膜交界处，可能是正常现象
组织学	1. 复层上皮伴（或不伴）脱落的细胞簇*（图 7.4.1~7.4.6）* 2. 管腔表面不规则 *（图 7.4.3,7.4.5 和 7.4.6）* 3. 核增大，呈圆形，核质比增加，核挤压，染色质异常（色素沉着过度，分布不均或呈囊泡状），核膜不规则，极性丧失和（或）核仁突出 *（图 7.4.4~7.4.6）* 4. 可见核分裂活性和（或）凋亡小体 5. 纤毛细胞消失 6. 上述特征可组合出现	1. 上皮分层 *（图 7.4.7~7.4.9）* 2. 管腔表面光滑 *（图 7.4.7 和 7.4.8）* 3. 细胞呈圆形至椭圆形，细胞核均匀，染色质苍白，核沟纵向，细胞质丰富；无非典型性 *（图 7.4.8 和 7.4.9）* 4. 无核分裂活性或凋亡小体 5. 通常缺乏纤毛细胞 6. 未显示 STIC 中形态学发现的组合
特殊检查	● p53 呈异常表达模式［弥漫性中至重度染色（大于 75% 的细胞）或完全不表达（无效模式）］ ● Ki-67 增殖指数高（细胞阳性率大于或等于 10%） ● 要诊断 STIC，必须有显著的非典型性、p53 异常表达模式和高 Ki-67 增殖指数	● 没有异常的 p53 表达模式 ● Ki-67 增殖指数没有增加 ● 不能满足诊断 STIC 的 3 个标准（显著非典型性、p53 异常表达模式和高 Ki-67 增殖指数）
治疗	数据有限，但通常不进行化疗	无
预后	孤立性 STIC 预后较好，但文献中的数据有限（随访时间短，病例数量有限，现有数据严重偏重于 *BRCA* 胚系突变而非散发病例）；然而，有一部分女性病例有进展为高级别浆液性癌的风险（*BRCA* 胚系突变病例的短期风险似乎较低）	良性

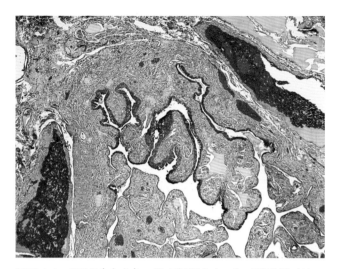

图 7.4.1 STIC（中心） 具有复层上皮，与正常黏膜对比，底部

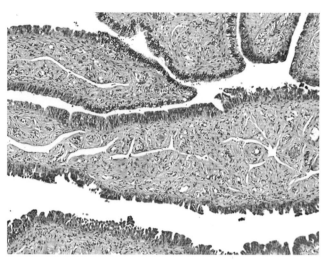

图 7.4.2 STIC（中心和底部） 具有复层上皮，与正常黏膜对比，上方中心

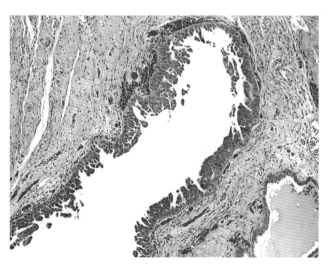

图 7.4.3 STIC 具有复层上皮和不规则管腔表面

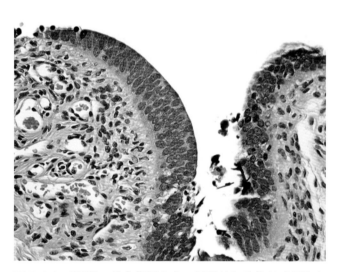

图 7.4.4 STIC 具有复层上皮，圆形的细胞核显示粗染色质，缺乏纤毛细胞。中心部分和左上部分具有平坦的光面

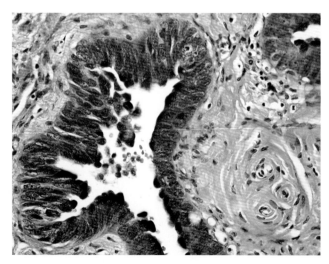

图 7.4.5 STIC 上皮分层，管腔表面不规则，核不典型

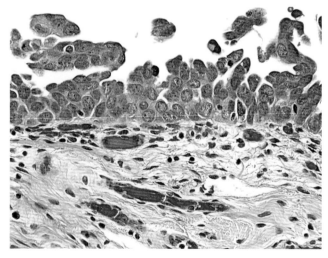

图 7.4.6 STIC 上皮分层，管腔表面不规则，细胞脱落，核非典型性明显

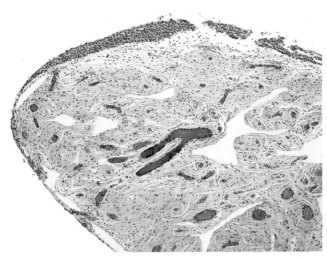

图 7.4.7　**黏膜移行细胞化生**　显示上皮分层和平坦的管腔表面

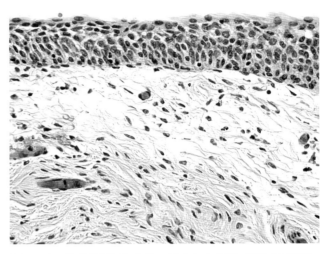

图 7.4.8　**黏膜移行细胞化生**　显示上皮分层、管腔表面平坦、无核非典型性，存在纵向核沟

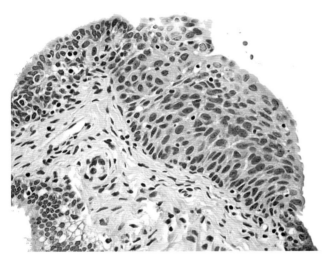

图 7.4.9　**黏膜移行细胞化生**　核质比比图 7.4.8 中的低。一些纵向核沟几乎看不到

	分泌细胞增生（SCOUT）	STIC
年龄	通常见于绝经前后	通常见于绝经前后
部位	输卵管黏膜，累及输卵管远端或近端；SCOUT 的一个子集［p53 信号（见下文）］通常出现在输卵管伞端末端	输卵管黏膜，通常在伞端末端
症状	与对照组相比，输卵管 / 卵巢 / 腹膜高级别浆液性癌更常见，但也可能是偶然发现	如孤立发现，则无症状；与输卵管 / 卵巢 / 腹膜高级别浆液性癌相关的症状（如果同时存在）
体征	偶然发现（微观尺寸，不会产生明显可见的病变），可见输卵管 / 卵巢 / 腹膜高级别浆液性癌	如孤立发现（STIC 尺寸很小并且不会产生明显可见的病变），则无体征；可出现与输卵管 / 卵巢 / 腹膜高级别浆液性癌相关的症状
病因学	与 *PAX2* 失调有关；SCOUT 可能参与导致 STIC 进展的途径，但没有 p53 过表达和 p53 信号的 SCOUT 之间的确切关系尚不清楚；对于 p53 特征（见下文），输卵管黏膜的遗传毒性损伤可能是病因；有研究者提出 p53 特征是 STIC 发病机制中最早的一步，但 p53 特征在 *BRCA* 胚系突变组和对照组的女性中都很常见；p53 特征显示 DNA 损伤的证据，并且一个子集具有 *TP53* 突变（没有 p53 过表达的 SCOUT 不显示 DNA 损伤或 *TP53* 突变的证据）	起源于输卵管黏膜（大概是通过 p53 信号的进展途径，以及介于 p53 信号和 STIC 之间的非典型病变），是由 *TP53* 突变引起的早期病变；伴（或不伴）*BRCA* 突变
组织学	1. 主要由分泌细胞组成的黏膜的离散性线段；通常没有纤毛细胞（图 7.5.1 和 7.5.2） 2. 可能有伪复层；通常比正常黏膜厚 3. 平坦的发光表面 4. 没有非典型性的立方形至柱状细胞（图 7.5.2） 5. 无核分裂活性或凋亡小体 6. 未显示 STIC 中形态学特征的组合	1. 纤毛细胞丢失（图 7.5.5~7.5.10） 2. 复层上皮伴（或不伴）脱落的细胞簇（图 7.5.9 和 7.5.10） 3. 管腔表面不规则（图 7.5.6 和 7.5.10） 4. 核增大，呈圆形，核质比增加，核挤压，染色质异常（色素沉着过度，分布不均或呈囊泡状），核膜不规则，极性丧失和（或）核仁突出（图 7.5.9 和 7.5.10） 5. 可见核分裂活性和（或）凋亡小体（图 7.5.8） 6. 上述特征可组合出现
特殊检查	● p53：SCOUT 的一个子集将有弥漫性染色，涉及线性延伸大于或等于 12 个连续的分泌细胞（p53 特征）（图 7.5.3 和 7.5.4） ● Ki-67 增殖指数低（细胞阳性率小于 10%） ● 不能满足诊断 STIC 的 3 条标准（显著的非典型性、p53 异常表达模式和高 Ki-67 增殖指数）	● p53 呈异常表达模式［弥漫性中至重度染色（75% 的细胞）或完全不表达（无效模式）］ ● Ki-67 增殖指数高（细胞阳性率大于或等于 10%） ● 要诊断 STIC，必须有显著的非典型性、p53 异常表达模式和高 Ki-67 增殖指数
治疗	无	数据有限，但通常不进行化疗
预后	良性；SCOUT 和 p53 特征这两个术语只能用于研究，不能用于病理报告	孤立性 STIC 预后较好，但文献中的数据有限（随访时间短，病例数量有限，现有数据严重偏重于 *BRCA* 胚系突变而非散发病例）；然而，有一部分女性病例有进展为高级别浆液性癌的风险（*BRCA* 胚系突变病例的短期风险似乎较低）

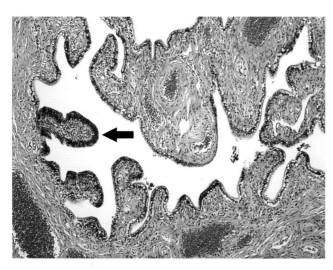

图 7.5.1 SCOUT 富含局灶性分泌细胞的部分（箭头）看起来比邻近的黏膜更暗，这可以在低倍视野下模拟浆液性输卵管上皮内癌

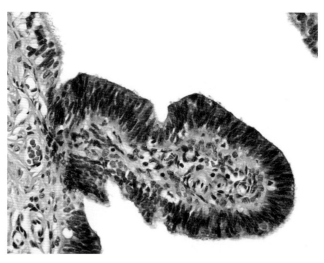

图 7.5.2 SCOUT 与图 7.5.1 相同的情况。尽管纤毛细胞显著减少，但不存在非典型性

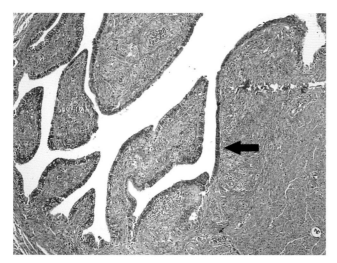

图 7.5.3 SCOUT（p53 特征） 一段黏膜（箭头）缺乏纤毛细胞，与本照片中黏膜的其他区域相比，呈现更暗的染色。不存在非典型性（未显示高倍视野）

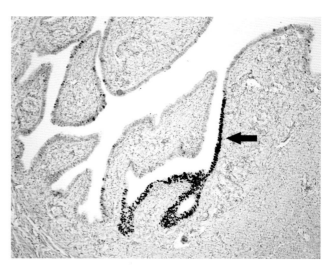

图 7.5.4 SCOUT（p53 特征） 图 7.5.3（箭头）中的相同焦点显示 p53 阳性细胞的连续片段，而不介入 p53 阴性细胞

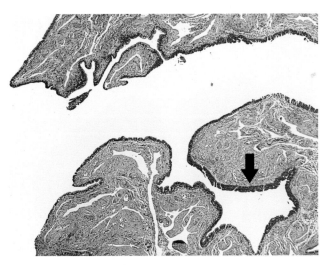

图 7.5.5　STIC（箭头）　具有复层上皮，该部分比箭头下方和左侧的相邻黏膜暗

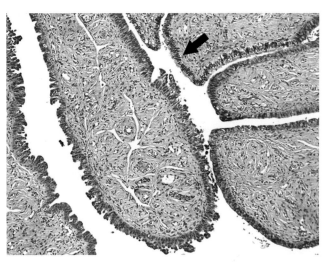

图 7.5.6　STIC　与正常黏膜（箭头）对比，具有复层上皮和不规则管腔表面

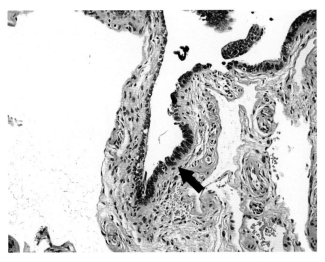

图 7.5.7　STIC　显示衰减灶（箭头），具有非复层上皮的浆液性输卵管上皮内癌由于其衰减的性质在低倍放大下可能不明显。与衰减的浆液性输卵管上皮内癌左侧的正常黏膜部分形成对比

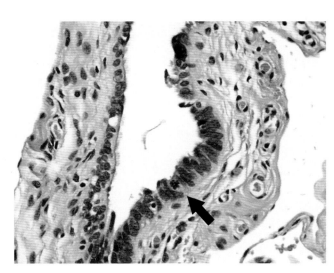

图 7.5.8　衰减 STIC　与图 7.5.7 为同一病例，存在有丝分裂（箭头）

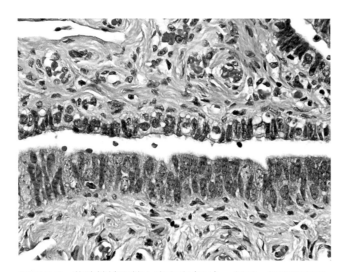

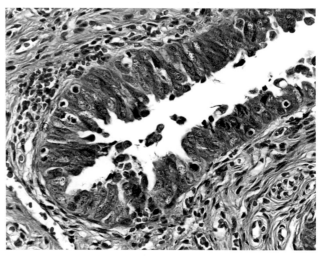

图 7.5.9　浆液性输卵管上皮内癌（下）　复层，细胞核变圆，明显的非典型性和纤毛缺失，存在正常黏膜（上）

图 7.5.10　浆液性输卵管上皮内癌　复层非典型性明显，管腔表面不规则，细胞脱落

	结节性峡部输卵管炎	浸润癌
年龄	通常是绝经前	通常是绝经前后
部位	输卵管峡部	输卵管；早期高级别浆液性癌优先发生在伞端末端
症状	偶然发现	附件包块相关症状
体征	输卵管峡部区域内偶发的显微镜下发现或小结节（直径高达 1~2 cm）；通常为双侧	附件包块；可能患有输卵管外疾病
病因学	假浸润性憩室病变；病因不明，但有可能发生炎症后的结构扭曲和子宫腺肌病样病变	前驱病变：浆液性输卵管上皮内癌（高级别浆液性癌），非典型增生性（交界性）浆液性肿瘤（低级别浆液性癌），子宫内膜异位症（子宫内膜样癌）
组织学	1. 圆形到细长的腺体穿透输卵管的肌壁；腺体在输卵管扩张的中央管腔周围旋转 *（图 7.6.1~7.6.5）* 2. 由单层输卵管型上皮排列形成的腺体 *（图 7.6.6）* 3. 存在纤毛细胞 *（图 7.6.6）* 4. 没有非典型性 5. 没有核分裂活性 6. 无结缔组织增生，但可能存在慢性炎症	1. 复杂的乳头状结构，腺体、融合性生长和（或）浸润的腺体或实性巢 *（图 7.6.7~7.6.9）* 2. 肿瘤上皮由浆液性或子宫内膜样细胞组成，通常分层 3. 纤毛细胞通常不存在；部分子宫内膜样癌可发生伴有纤毛细胞的输卵管型分化 4. 存在非典型性（在高级别浆液性癌中标记；在低级别浆液性癌或子宫内膜样癌中标记为低级别非典型性）*（图 7.6.10）* 5. 高级别浆液性癌的有丝分裂指数高；低级别浆液性癌或子宫内膜样癌的有丝分裂指数低 6. 经常出现促结缔组织增生性反应
特殊检查	● p53 无异常表达模式 ● Ki–67 增殖指数低	● p53 在高级别浆液性癌中表现为异常表达模式（弥漫性表达或完全不表达）；低级别浆液性癌或子宫内膜样癌无异常表达模式 ● Ki–67 增殖指数在高级别浆液性癌中高，在低级别浆液性癌或子宫内膜样癌中低
治疗	无	取决于组织学类型和分期
预后	良性，但不孕和异位妊娠是并发症	取决于组织学类型和分期

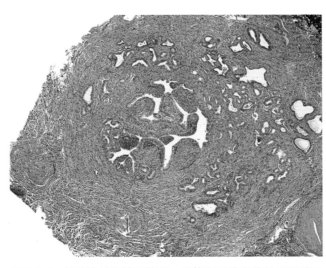

图 7.6.1 结节性峡部输卵管炎 腺体穿透输卵管的肌壁并围绕管腔（中心）周围向中心旋转

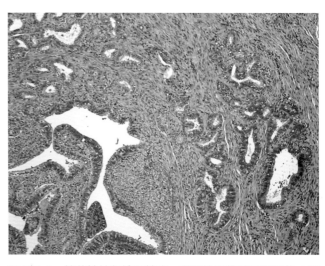

图 7.6.2 结节性峡部输卵管炎 穿透输卵管肌壁的腺体（照片的左上和右半部分）与管腔黏膜（左下）没有直接联系，但整体外观与憩室过程一致，如结节性峡部输卵管炎

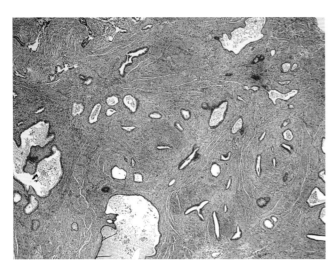

图 7.6.3 结节性峡部输卵管炎 腺体穿透输卵管的肌壁（扭曲的管腔存在于左侧，浆膜存在于右上方）

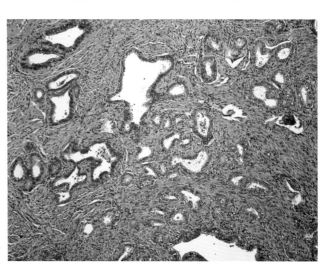

图 7.6.4 结节性峡部输卵管炎 腺体明显拥挤，暗示着偶然的发现。一些腺体小而呈管状，而另一些腺体大且囊性扩张

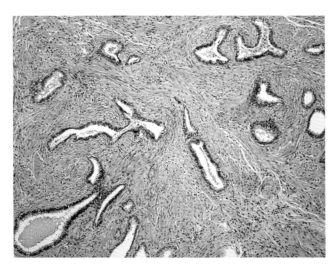

图 7.6.5 结节性峡部输卵管炎 一些腺体是圆形的，而另一些则是细长的

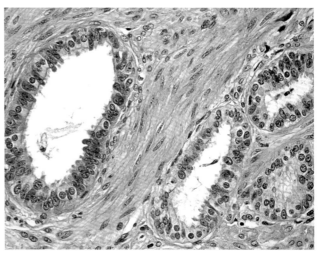

图 7.6.6 结节性峡部输卵管炎 显示输卵管型上皮细胞、纤毛细胞，不存在非典型性

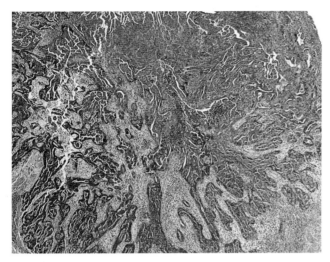

图 7.6.7　浸润癌　具有浸润性复杂腺体的浸润性高级别浆液性癌

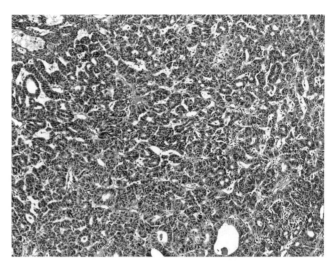

图 7.6.8　浸润癌　浸润性子宫内膜样癌与管状腺体汇合

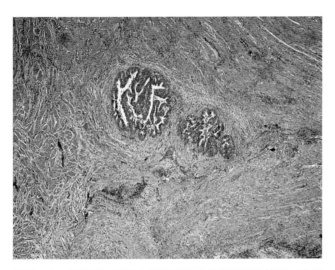

图 7.6.9　浸润癌　子宫内膜样癌伴腺体侵犯输卵管壁。该照片中未显示肿瘤的主体

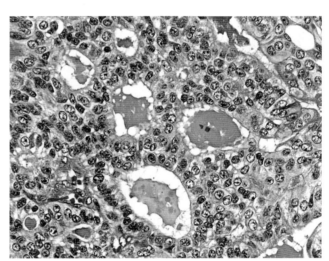

图 7.6.10　浸润癌　虽然这是一种低级别恶性肿瘤，但非典型性程度大于结节性输卵管炎

	输卵管腔内子宫内膜样癌脱落碎片	累及输卵管的 FIGO 3 级子宫内膜样癌
年龄	通常是绝经后	绝经后
部位	输卵管腔	输卵管黏膜、输卵管壁和（或）浆膜
症状	没有与输卵管腔内子宫内膜样癌脱落碎片相关的特异性症状，通常伴有阴道出血（子宫内膜样癌）	可能有（或没有）与输卵管受累相关的盆腔痛
体征	显微镜下发现	可有累及输卵管的大体包块或显微镜下发现
病因学	输卵管腔内子宫内膜样癌的脱落碎片〔特别是对于低级别子宫内膜肿瘤（例如，机器人子宫切除术中的 FIGO 1~2 级子宫内膜样癌）〕（不黏附或累及黏膜），最有可能代表由术中子宫操作造成的人为位移（污染物）	子宫内膜样癌对输卵管的真正继发性累及（直接延伸或转移）
组织学	1. 输卵管腔内子宫内膜样癌碎片 *（图 7.7.1~7.7.3）* 2. 没有黏附或累及输卵管黏膜壁或浆膜 *（图 7.7.2 和 7.7.3）* 3. 子宫内膜原发性癌可以是任何组织学类型 / 等级	1. 伴（或不伴）输卵管腔内子宫内膜样癌碎片 2. 黏附或累及输卵管黏膜，壁和（或）浆膜 *（图 7.7.4~7.7.7）* 3. 子宫内膜原发性可以是任何组织学类型 / 等级
特殊检查	● 免疫组化无鉴别诊断价值	● 免疫组化无鉴别诊断价值
治疗	单凭这一发现并不足以升高分期	术后治疗：化疗伴（或不伴）放疗
预后	临床意义未知；对于高级别子宫内膜肿瘤（如浆液性癌，FIGO 3 级子宫内膜样癌等），子宫内膜样癌的输卵管腔内碎片的存在与腹膜转移在统计学上相关；Ⅰ期子宫内膜样癌 5 年生存率为 75%~88%	ⅢA 期子宫内膜样癌的 5 年生存率在 58% 以下

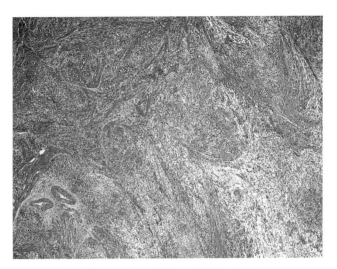

图 7.7.1　输卵管腔内子宫内膜样癌的脱落碎片

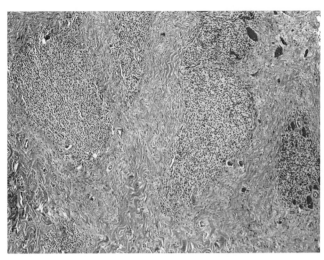

图 7.7.2　输卵管腔内子宫内膜样癌的脱落碎片　碎片不直接黏附或累及黏膜

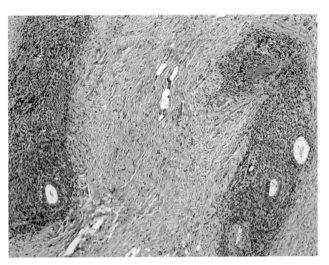

图 7.7.3　输卵管腔内子宫内膜样癌脱落碎片　输卵管腔内具有化生样特征，碎片不直接黏附或累及黏膜

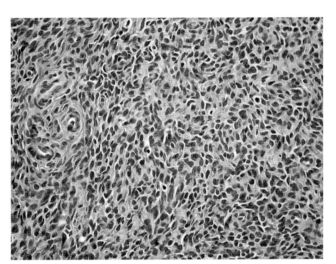

图 7.7.4　子宫内膜样癌继发性累及输卵管　虽然一些碎片在管腔内分离，但其他碎片直接侵犯黏膜

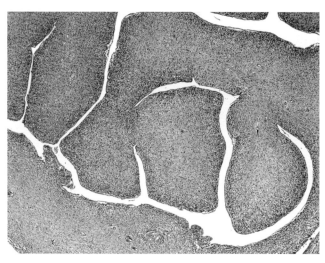

图 7.7.5 子宫内膜样癌继发性累及输卵管 肿瘤累及皱褶的上皮和间质

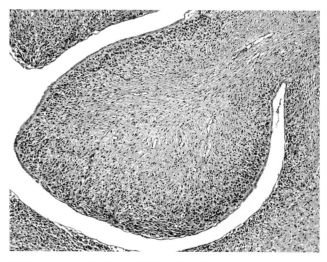

图 7.7.6 未分化子宫内膜样癌的多灶性淋巴 – 血管间隙和输卵管间质侵犯

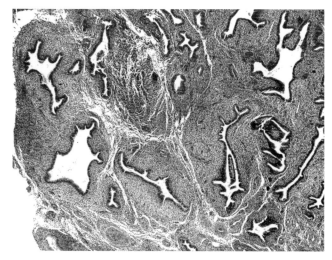

图 7.7.7 未分化子宫内膜样癌侵犯输卵管淋巴 – 血管间隙（左下）和间质（右上） 与图 7.7.6 为同一病例

	腺瘤样肿瘤	转移性非妇科癌
年龄	绝经前、围绝经期或绝经后	围绝经期或绝经后
部位	输卵管，浆膜下；可见于附件软组织内；偶尔可见于子宫浆膜和子宫肌层	各种主要部位，包括上/下消化道，胃/胰胆区和乳房
症状	通常是偶然发现的	可能有既往或并发腺癌的病史
体征	输卵管壁内通常有直径 1~2 cm 的结节，且通常是单侧发生的	输卵管的表现可能与包块有关，或者肿瘤可能只是微观的；盆腔或腹部可能有输卵管外肿瘤；可能是单侧或双侧的
病因学	源自浆膜间皮的良性间皮肿瘤	来自各种原发部位的输卵管继发性受累
组织学	1. 相对限制 2. 通过输卵管肌壁的小管增生，其中一些稍微扩张 *(图 7.8.1~7.8.4)* 3. 小管内衬单层低立方形至扁平嗜酸性细胞 *(图 7.8.2)* 4. 中性核，没有核分裂活性 5. 小管可能是空的 *(图 7.8.3)* 或含有无色液体（黏蛋白在福尔马林固定后消散，但在冷冻切片时黏蛋白可能存在于小管中） *(图 7.8.4)* 6. 细胞质可能含有小液泡 7. 细胞质细丝桥接小管腔 *(图 7.8.3)* 8. 基质可以是纤维状或透明化的，或含有淋巴聚集体 *(图 7.8.5 和 7.8.6)* 9. 无淋巴–血管间隙侵犯	1. 可有限制或渗透的边界 2. 肿瘤常累及浆膜，但也可累及输卵管黏膜和壁；也可能有印戒细胞、腺体、乳头状和实性片状结构，肿瘤使皱褶间质扩大 *(图 7.8.7~7.8.10)* 3. 腺体和乳头由柱状至立方形细胞排列形成，具有简单或复杂的上皮细胞；印戒细胞可类似腺瘤样肿瘤的小管 4. 非典型性和核分裂活性可能很明显；然而，细胞核可能看似平静，核分裂的图形可能很难找到 5. 黏蛋白存在于印戒细胞内 *(图 7.8.8)* 6. 伴（或不伴）细胞质液泡 7. 没有细胞质链桥接小管/腺体的内腔 8. 间质可能是非特异性的或促结缔组织增生性的 9. 可能存在淋巴–血管间隙侵入，特别是在皱褶的间质中
特殊检查	● calretinin 呈弥漫性表达 ● WT-1 呈阳性 ● MOC-31 呈阴性 ● Ber-EP4 呈阴性	● calretinin 以非播散模式（阴性，局灶性或斑片状）表达 ● WT-1 呈阴性 ● MOC-31 呈阳性
治疗	无	治疗方式主要取决于原发性病灶
预后	良性	差

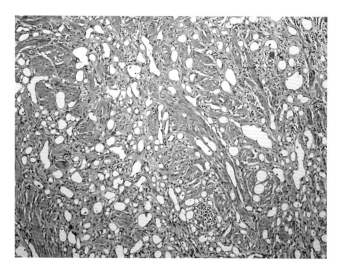

图 7.8.1 腺瘤样肿瘤 小管穿过输卵管壁

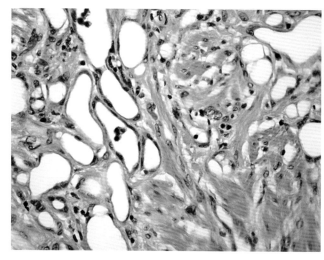

图 7.8.2 腺瘤样肿瘤 小管内衬单层扁平细胞核

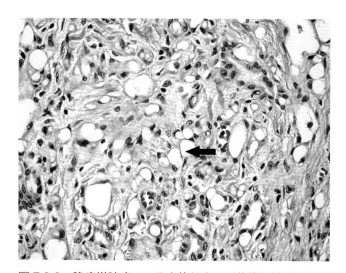

图 7.8.3 腺瘤样肿瘤 一些小管很小，可能模拟转移性印戒细胞癌，但管腔是空的，存在薄的细胞质桥（箭头）

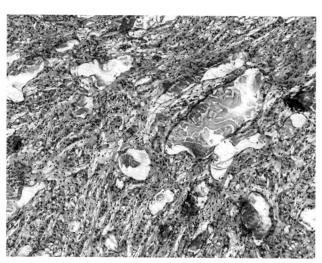

图 7.8.4 腺瘤样肿瘤 该冷冻切片中的小管充满黏蛋白，黏蛋白在福尔马林固定后消散（见图 7.8.5）。冷冻切片时的这种外观可以模拟转移性黏液癌

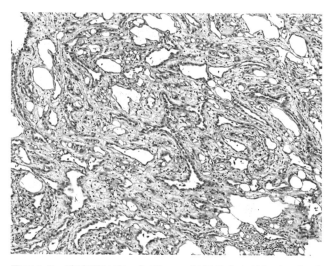

图 7.8.5 腺瘤样肿瘤 与图 7.8.4 相同的永久性切片，间质松散

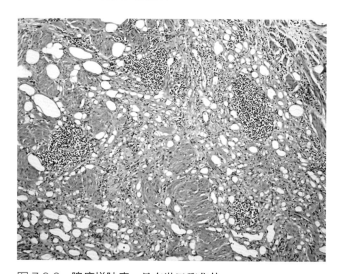

图 7.8.6 腺瘤样肿瘤 具有淋巴聚集体

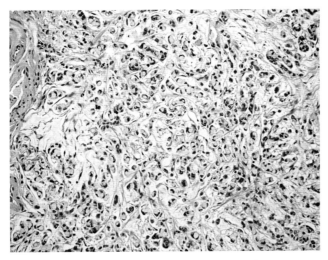

图 7.8.7　**转移性非妇科癌**　印戒细胞浸润输卵管壁

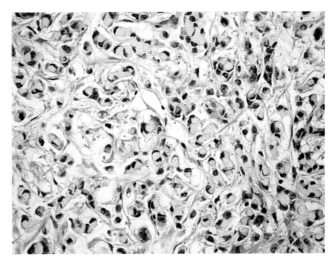

图 7.8.8　**转移性非妇科癌**　印戒细胞内充满黏蛋白

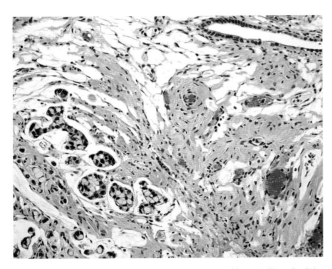

图 7.8.9　**转移性非妇科癌**　间质内具有固体细胞巢和印戒细胞分化及细胞外黏蛋白，正常输卵管黏膜存在于右上角

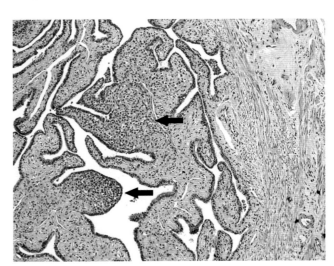

图 7.8.10　**转移性非妇科（乳腺小叶）癌（箭头）**　具有皱褶间质扩张

	转移性非妇科癌	原发性输卵管癌
年龄	围绝经期或绝经后	围绝经期或绝经后
部位	各种主要部位，包括上/下消化道，胃/胰胆区和乳房	输卵管，早期高级别浆液性癌优先发生在输卵管末端
症状	可能有既往或并发腺癌的病史	与附件包块有关的症状
体征	输卵管的表现可能与包块有关，或者肿瘤可能只是微观的；盆腔或腹部可能有输卵管外肿瘤；可能是单侧或双侧的	附件包块；可能有输卵管外肿瘤，可能是单侧或双侧的
病因学	来自各种原发部位的输卵管继发性受累	前驱病变：STIC（*TP53* 突变，高级别浆液性癌），非典型增生性（交界性）浆液性肿瘤（低级别浆液性癌）和子宫内膜异位症（子宫内膜样癌）
组织学	1. 肿瘤常累及浆膜，但也可累及输卵管黏膜和壁（*图7.9.1*）；可能存在由肿瘤扩张形成的皱褶间质隔室（*图7.9.2*）；肿瘤可涉及伞端类似 STIC 的黏膜（*图7.9.3*） 2. 由印戒细胞、腺体、乳头状和（或）实性片状结构组成的肿瘤（*图7.9.4 和 7.9.5*） 3. 腺体和乳头由柱状至立方形细胞排列形成的，具有简单或复杂的上皮细胞；可能存在黏液分化 4. 非典型性和核分裂活性可能很明显；然而，细胞核可能看似平静，核分裂的图形可能很难找到 5. 细胞外黏蛋白可能存在于间质中 6. 没有砂粒体 7. 可能存在淋巴-血管间隙侵入，特别是在皱褶的间质中（*图7.9.5*）	1. 肿瘤优先侵犯输卵管黏膜和壁，而非主要分布于浆膜，但体积庞大的肿瘤可能会使下方的输卵管消失；高级别浆液性癌可能在纤维末端黏膜中伴有 STIC（*图7.9.6*） 2. 复杂的乳头状结构，汇合的腺体生长和（或）浸润的固体巢（*图7.9.7 和 7.9.8*） 3. 肿瘤上皮由浆液性或子宫内膜样细胞组成，通常分层；子宫内膜样癌中可能存在鳞状化生（*图7.9.9 和 7.9.10*） 4. 存在非典型性（在高级别浆液性癌中标记明显，在低级别浆液性癌或子宫内膜样癌中标记为轻度非典型性），高级别浆液性癌的有丝分裂指数高，低级别浆液性癌或子宫内膜样癌有丝分裂指数低 5. 无细胞外黏蛋白 6. 砂粒体可能伴有浆液性癌 7. 伴（或不伴）淋巴-血管间隙侵入
特殊检查	● WT-1 呈阴性 ● PAX8 呈阴性 ● ER/PR 呈阴性（乳腺癌阳性，GATA-3 也为阳性） ● CK7/CK20 共表达（非下消化道）：CK7 强于 CK20 ● CK7/CK20 共表达（下消化道）：CK7 弱于 CK20	● WT-1 呈阳性（浆液性癌） ● PAX8 呈阳性 ● ER/PR 通常为阳性 ● CK7/CK20 共表达：CK7 强于 CK20
治疗	治疗方式主要取决于原发性病灶	治疗方式取决于组织学类型和分期
预后	差	取决于组织学类型和分期

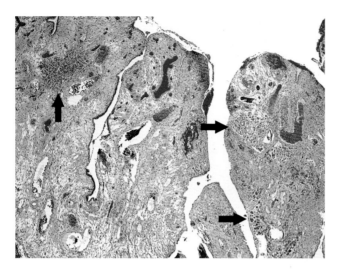

图 7.9.1　**转移性非妇科癌**　多个小的癌灶（箭头）侵袭皱褶的间质

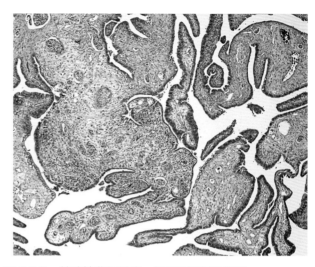

图 7.9.2　**转移性非妇科癌**　伴有皱褶间质扩张

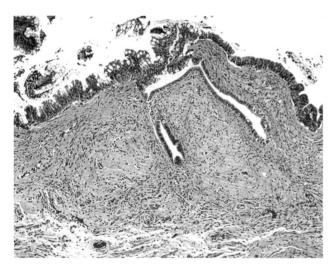

图 7.9.3　**低级别阑尾黏液性肿瘤的继发性累及**　病变在输卵管黏膜（顶部）呈现上皮内扩散，与正常黏膜（中心）形成对比。如果杯状细胞在该病变中不发生增殖，它可以类似浆液性输卵管上皮内癌

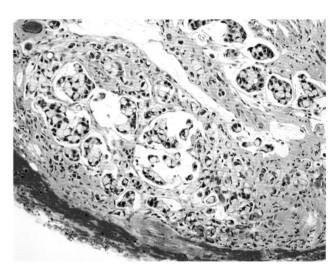

图 7.9.4　**转移性非妇科癌**　显示印戒细胞分化

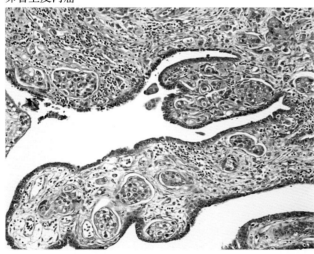

图 7.9.5　**转移性非妇科癌**　与图 **7.9.2** 为同一病例，有实体癌巢和淋巴 – 血管间隙侵入

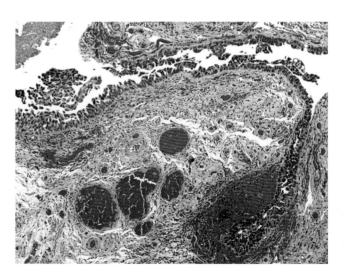

图 7.9.6　**原发性输卵管癌**

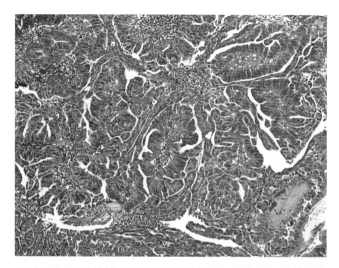

图 7.9.7　原发性输卵管高级别浆液性癌　具有复杂的乳头状结构和不规则的狭缝状空间

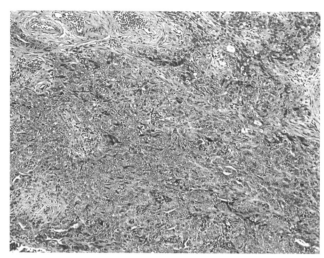

图 7.9.8　原发性输卵管高级别浆液性癌　结构坚实

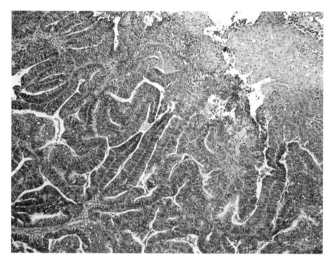

图 7.9.9　原发性输卵管子宫内膜样癌　具有复杂的绒毛膜结构和鳞状分化（右上）

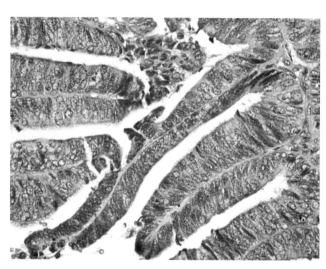

图 7.9.10　原发性输卵管子宫内膜样癌　具有典型细胞学特征

	中肾管起源的女性附件肿瘤（FATWO）	子宫内膜样癌
年龄	年龄范围广，平均年龄在 40 岁左右	年龄范围广，但大多数患者发生于围绝经期
部位	通常见于阔韧带，也可以出现在卵巢内	输卵管、输卵管旁或卵巢
症状	腹痛或偶然发现	与盆腔包块有关的症状
体征	可触及的包块或偶然发现；通常是单侧的，仅限于原发位点；平均大小 6 cm，但也可能是显微镜下发现	输卵管或输卵管旁的包块；大小不一；可能有局部晚期或转移性疾病
病因学	被认为是由中肾管残留物引起的	从子宫内膜异位症进展为具有 *CTNNB1*、*PTEN*、*PIK3CA* 和（或）*ARID1A* 突变和（或）微卫星不稳定性的子宫内膜样癌
组织学	1. 生长方式的组合：管状（开放或实心小管）、囊性、弥漫性 / 实体性、分叶状、筛状 / 网状和（或）腺瘤样 *（图 7.10.1~7.10.4）* 2. 管状腔和筛状空间中可有胶体状成分；缺乏子宫内膜样癌典型的其他确诊特征 3. 立方形、扁平形和（或）梭形细胞；细胞通常细胞质不足 *（图 7.10.5）* 4. 没有相关的子宫内膜异位症或共存的子宫内膜样癌 5. 中性核；有丝分裂指数通常较低 6. 纤维或透明基质 *（图 7.10.6）*	1. 缺乏 FATWO 中常见的功能组合；然而，有些病例可能会有一个 FATWO 样表现 2. 与子宫相似的组织学表现，包括典型的子宫内膜样腺体分化、绒毛膜结构、鳞状及其他类型的化生性分化和（或）囊状结构 *（图 7.10.7~7.10.9）* 3. 主要是柱状和立方形细胞，但可以看到一定比例的嗜氧细胞和梭形细胞 *（图 7.10.10）* 4. 可见肿瘤内或盆腔其他部位的子宫内膜异位症背景；子宫内膜样癌可能同时存在于子宫内 5. 根据生长程度和核非典型性，等级可以为 FIGO 1 级 ~ 3 级 6. 间质可能是非特异性的或促结缔组织增生性的
特殊检查	● 广义细胞角蛋白和 CD10 通常呈阳性 ● calretinin 和低分子量细胞角蛋白通常呈阳性，但也可能呈阴性 ● CK7 和抑制素可以是阳性或阴性 ● ER、PR 和 EMA 通常呈阴性 ● PAX8 可用数据表明呈阴性，但数据有限	● 广义细胞角蛋白阳性，CD10 为可变量 ● calretinin 为可变量，低分子量细胞角蛋白呈阳性 ● CK7 通常呈阳性，抑制素呈阴性 ● ER 和 PR 通常呈阳性，EMA 呈阳性 ● PAX8 通常呈阳性
治疗	手术	手术，额外的治疗取决于分期和分级
预后	通常是良性的；已有恶性类型的报道；预测行为的标准尚不明确，但恶性 FATWO 常常具有非典型性和核分裂活性，虽然在所有病例中都不可能对良性和恶性类型进行可靠的组织学区分	取决于分期和分级

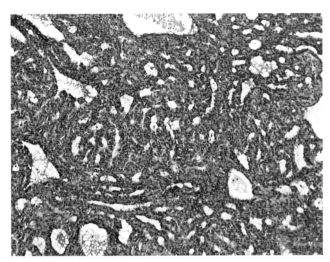

图 7.10.1　FATWO　具有开放小管

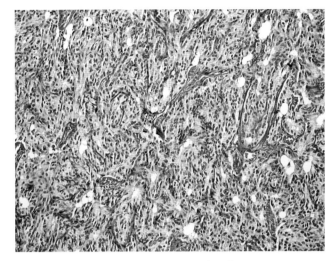

图 7.10.2　FATWO　具有开放和闭合小管

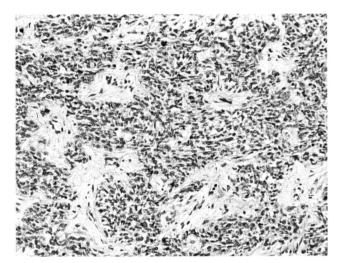

图 7.10.3　FATWO　具有实性结构和轻微的梭形细胞分化

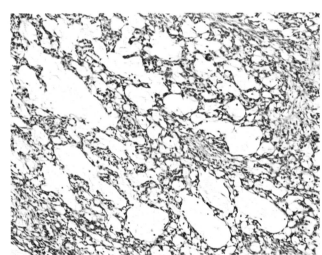

图 7.10.4　FATWO　具有筛状外观

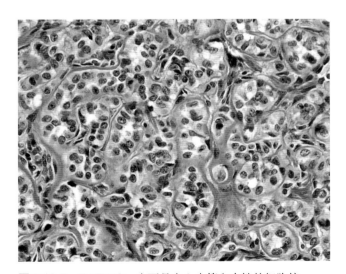

图 7.10.5　FATWO　主要是实心小管和中性的细胞核

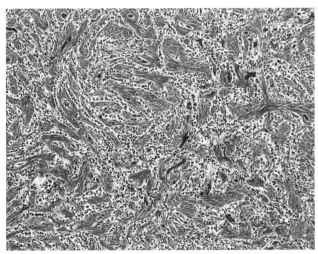

图 7.10.6　FATWO　具有实心小管 / 绳索和透明带

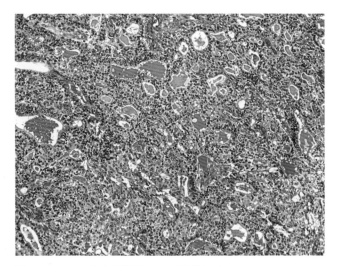

图 7.10.7　**子宫内膜样癌**　显示腺体汇合

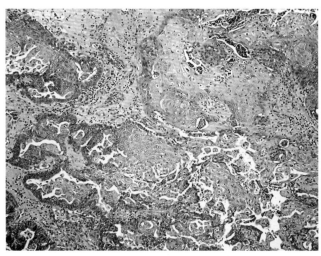

图 7.10.8　**子宫内膜样癌**　具有鳞状分化

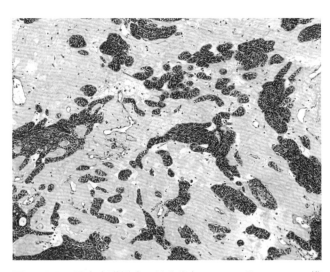

图 7.10.9　**子宫内膜样癌**　具有类似 FATWO 的 sertoliform 模式的子宫内膜样癌

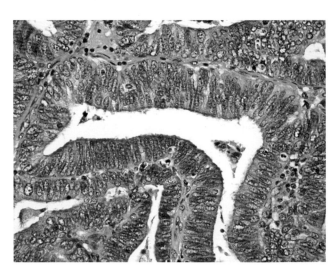

图 7.10.10　**子宫内膜样癌**　腺体由柱状细胞形成，呈假复层排列

参考文献

7.1

Kurman RJ, Vang R, Junge J, et al. Papillary tubal hyperplasia: theputative precursor of ovarian atypical proliferative (borderline) serous tumors, noninvasive implants, and endosalpingiosis. AmJ Surg Pathol. 2011;35:1605-1614.

Seidman JD, Yemelyanova A, Zaino RJ, et al. The fallopian tube-peritoneal junction: a potential site of carcinogenesis. Int J Gynecol Pathol. 2011;30:4-11.

Vang R, Shih IM, Kurman RJ. Fallopian tube precursors of ovarian low- and high-grade serous neoplasms. Histopathology. 2013;62:44-58.

7.2

Crum CP, Alvarado-Cabrero I, Bijron JG, et al. Tumours of the fallopian tube. In: Kurman RJ, Carcangiu ML, Herrington CS, et al., eds. WHO Classification of Tumours of Female Reproductive Organs. 4th ed. Lyon, France: IARC Press; 2014:103-112.

Gisser SD. Obstructing fallopian tube papilloma. Int J Gynecol Pathol. 1986;5:179-182.

Vang R, Wheeler JE. Diseases of the fallopian tube and paratubal region. In: Kurman RJ, Ellenson LH, Ronnett BM, eds. Blaustein's Pathology of the Female Genital Tract. 6th ed. New York, NY: Springer; 2011:529-578.

7.3~7.5

Chen EY, Mehra K, Mehrad M, et al. Secretory cell outgrowth,PAX2 and serous carcinogenesis in the Fallopian tube. J Pathol.2010;222:110-116.

Conner JR, Meserve E, Pizer E, et al. Outcome of unexpected adnexal neoplasia discovered during risk reduction salpingo-oophorectomy in women with germline BRCA1 or BRCA2 mutations. Gynecol Oncol. 2014;132:280–286.

Lee Y, Miron A, Drapkin R, et al. A candidate precursor to serous carcinoma that originates in the distal fallopian tube. J Pathol. 2007;211:26–35.

Morrison JC, Blanco LZ Jr, Vang R, et al. Incidental serous tubal intraepithelial carcinoma and early invasive serous carcinoma in the non-prophylactic setting: analysis of a case series. Am J Surg Pathol. 2015;39:442–453.

Patrono MG, Iniesta MD, Malpica A, et al. Clinical outcomes in patients with isolated serous tubal intraepithelial carcinoma (STIC): a comprehensive review. Gynecol Oncol. 2015;139:568–572.

Powell CB, Swisher EM, Cass I, et al. Long term follow up of BRCA1 and BRCA2 mutation carriers with unsuspected neoplasia identified at risk reducing salpingo-oophorectomy. Gynecol Oncol. 2013;129:364–371.

Przybycin CG, Kurman RJ, Ronnett BM, et al. Are all pelvic (non-uterine) serous carcinomas of tubal origin? Am J Surg Pathol. 2010;34:1407–1416.

Quick CM, Ning G, Bijron J, et al. PAX2-null secretory cell outgrowths in the oviduct and their relationship to pelvic serous cancer. Mod Pathol. 2012;25:449–455.

Rabban JT, Crawford B, Chen LM, et al. Transitional cell metaplasia of fallopian tube fimbriae: a potential mimic of early tubal carcinoma in risk reduction salpingo-oophorectomies from women with BRCA mutations. Am J Surg Pathol. 2009;33:111–119.

Seidman JD, Sherman ME, Bell KA, et al. Salpingitis, salpingoliths and serous tumors of the ovaries: is there a connection? Int J Gynecol Pathol. 2002;21:101–107.

Vang R, Shih IM, Kurman RJ. Fallopian tube precursors of ovarian low- and high-grade serous neoplasms. Histopathology. 2013;62:44–58.

Vang R, Visvanathan K, Gross A, et al. Validation of an algorithm for the diagnosis of serous tubal intraepithelial carcinoma. Int J Gynecol Pathol. 2012;31:243–253.

Visvanathan K, Vang R, Shaw P, et al. Diagnosis of serous tubal intraepithelial carcinoma based on morphologic and immunohistochemical features: a reproducibility study. Am J Surg Pathol. 2011;35:1766–1775.

Wethington SL, Park KJ, Soslow RA, et al. Clinical outcome of isolated serous tubal intraepithelial carcinomas (STIC). Int J Gynecol Cancer. 2013;23:1603–1611.

7.6

Bolaji II, Oktaba M, Mohee K, et al. An odyssey through salpingitis isthmica nodosa. Eur J Obstet Gynecol Reprod Biol. 2015;184:73–79.

Vang R, Wheeler JE. Diseases of the fallopian tube and paratubal region. In: Kurman RJ, Ellenson LH, Ronnett BM, eds. Blaustein's Pathology of the Female Genital Tract. 6th ed. New York, NY: Springer; 2011:529–578.

7.7

Delair D, Soslow RA, Gardner GJ, et al. Tumoral displacement into fallopian tubes in patients undergoing robotically assisted hysterectomy for newly diagnosed endometrial cancer. Int J Gynecol Pathol. 2013;32:188–192.

Stewart CJ, Doherty DA, Havlat M, et al. Transtubal spread of endometrial carcinoma: correlation of intra-luminal tumour cells with tumour grade, peritoneal fluid cytology, and extra-uterine metastasis. Pathology. 2013;45:382–387.

7.8 和 7.9

Hes O, Perez-Montiel DM, Alvarado Cabrero I, et al. Thread-likebridging strands: a morphologic feature present in all adenomatoid tumors. Ann Diagn Pathol. 2003;7:273–277.

Rabban JT, Vohra P, Zaloudek CJ. Nongynecologic metastases to fallopian tube mucosa: a potential mimic of tubal high-grade serous carcinoma and benign tubal mucinous metaplasia or nonmucinous hyperplasia. Am J Surg Pathol. 2015;39:35–51.Roma AA. Metastatic gastric adenocarcinoma primarily presenting in the fallopian tube. Ann Diagn Pathol. 2012;16:63–66.

Sangoi AR, McKenney JK, Schwartz EJ, et al. Adenomatoid tumors of the female and male genital tracts: a clinicopathological and immunohistochemical study of 44 cases. Mod Pathol. 2009;22:1228–1235.

Stewart CJ, Leung YC, Whitehouse A. Fallopian tube metastases of non-gynaecological origin: a series of 20 cases emphasizing patterns of involvement including intra-epithelial spread. Histopathology. 2012;60:E106–E114.

Vang R, Wheeler JE. Diseases of the fallopian tube and paratubal region. In: Kurman RJ, Ellenson LH, Ronnett BM, eds. Blaustein's Pathology of the Female Genital Tract. 6th ed. New York, NY: Springer; 2011:529–578.

Wachter DL, Wünsch PH, Hartmann A, et al. Adenomatoid tumors of the female and male genital tract. A comparative clinicopathologic and immunohistochemical analysis of 47 cases emphasizing their site-specific morphologic diversity. Virchows Arch. 2011;458:593–602.

7.10

Daya D, Young RH, Scully RE. Endometrioid carcinoma of the fallopian tube resembling an adnexal tumor of probable wolffian origin: a report of six cases. Int J Gynecol Pathol. 1992;11:122–130.

Devouassoux-Shisheboran M, Silver SA, Tavassoli FA. Wolffian adnexal tumor, so-called female adnexal tumor of probable Wolffian origin (FATWO): immunohistochemical evidence in support of a Wolffian origin. Hum Pathol. 1999;30:856–863.

Goyal A, Masand RP, Roma AA. Value of PAX-8 and SF-1 immunohistochemistry in the distinction between female adnexal tumor of probable wolffian origin and its mimics. Int J Gynecol Pathol. 2016;35:167–175.

Kariminejad MH, Scully RE. Female adnexal tumor of probable Wolffian origin. A distinctive pathologic entity. Cancer. 1973;31:671–677.

Navani SS, Alvarado-Cabrero I, Young RH, et al. Endometrioid carcinoma of the fallopian tube: a clinicopathologic analysis of 26 cases. Gynecol Oncol. 1996;63:371–378.

第八章

妊娠期滋养细胞疾病

8.1 非葡萄胎性水肿性流产与部分性葡萄胎

8.2 部分性葡萄胎与完全性葡萄胎（包括早期变异）

8.3 早期完全性葡萄胎与非葡萄胎性水肿性流产

8.4 完全性葡萄胎伴非典型性滋养细胞增生与绒毛膜癌

8.5 镶嵌/嵌合妊娠与部分性葡萄胎

8.6 胎盘部位过度反应与胎盘部位滋养细胞肿瘤

8.7 胎盘部位结节/斑块与上皮样滋养细胞肿瘤

8.8 胎盘部位滋养细胞肿瘤与上皮样滋养细胞肿瘤

8.9 胎盘部位滋养细胞肿瘤与平滑肌肉瘤/非典型平滑肌瘤

8.10 上皮样滋养细胞肿瘤与鳞状细胞癌

8.11 绒毛膜癌与中间型滋养细胞肿瘤

8.12 绒毛膜癌与低分化子宫内膜样癌

	非葡萄胎性水肿性流产	部分性葡萄胎
年龄	育龄期（15~46 岁）	育龄期（13~45 岁）
部位	子宫，偶见于输卵管异位	子宫，罕见于卵巢和输卵管
症状	通常表现为稽留流产或不完全流产	通常表现为早孕晚期或中孕早期稽留流产或不完全流产
体征	通常表现为稽留流产或不完全流产	通常表现为稽留流产或不完全流产，超声检查可见局灶性囊性改变，血清 β–hCG 升高
病因学	早孕期流产	雄性异配三倍体，几乎均为双精子受精
组织学	1. 绒毛增大、水肿，通常没有部分性葡萄胎那么大 2. 绒毛通常比部分性葡萄胎中的绒毛更为对称，呈圆形；但偶尔也有轻度不规则（图 8.1.1~8.1.3） 3. 通常无绒毛滋养细胞增生，但偶见局灶性轻度增生（图 8.1.4）；绒毛伴有滋养层细胞极化（图 8.1.5） 4. 绒毛中通常没有滋养细胞包涵体 5. 绒毛中可见有核红细胞 6. 可见胎儿成分	1. 绒毛增大、水肿，可能比非葡萄胎性水肿性流产病例大（图 8.1.6） 2. 绒毛轮廓形态不规则（呈"扇贝状"）（图 8.1.7） 3. 不同程度的绒毛滋养细胞增生（图 8.1.8）；通常大于非葡萄胎性水肿性流产病例，但可呈局限性和轻微改变（图 8.1.9 和 8.1.10）；绒毛滋养细胞缺乏极向 4. 绒毛中可见局灶性滋养细胞包涵体（图 8.1.11） 5. 绒毛中可见有核红细胞 6. 可见胎儿成分
特殊检查	● 绒毛细胞滋养层细胞和间质中的 p57 免疫组化染色阳性 ● 基因分型：双亲二倍体（或四倍体），基因分型镶嵌和（或）双亲三倍体的情况并不常见 ● 核型通常为 XX 或 XY，偶见三倍体	● 绒毛的细胞滋养层细胞和间质中的 p57 免疫组化染色阳性 ● 基因分型：几乎总是雄性异配三倍体，罕见四倍体 ● XXY 是最常见的核型，其次是 XXX 和 XYY
治疗	扩宫和清宫 / 刮宫	扩宫和清宫 / 刮宫；监测血清 β–hCG 进行随访，随访期间避孕
预后	不值得关注	持续性妊娠滋养细胞疾病和随后发生绒毛膜癌的风险分别为 0.5%~5% 和 0.5% 以下

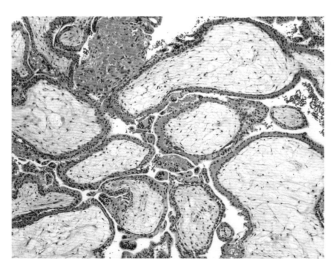

图 8.1.1 **非葡萄胎性水肿性流产** 几乎均为圆形绒毛，仅见少数局限性滋养细胞增生

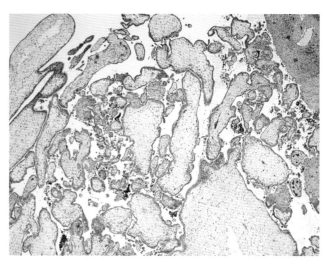

图 8.1.2 **非葡萄胎性水肿性流产** 伴有轻度不规则的绒毛。该病例通过基因分型分为双亲三倍体，这不符合部分性葡萄胎的诊断（后者被定义为雄性异配三倍体型）。双亲三倍体型可能有一些在组织学上与部分性葡萄胎重叠的形态异常的绒毛

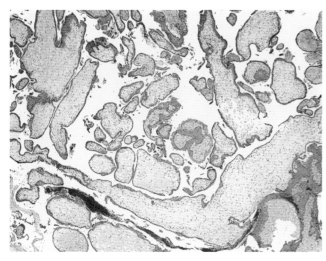

图 8.1.3 **非葡萄胎性水肿性流产** 部分绒毛几乎为圆形，而另一部分则轻度不规则。这种形态可与部分性葡萄胎类似，但无明显的滋养细胞增生

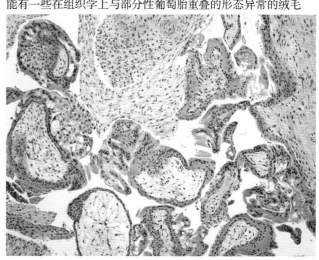

图 8.1.4 **非葡萄胎性水肿性流产** 伴有一定程度的滋养细胞增生。该病例的基因分型为双亲二倍体型，但也有 13 号染色体三体。三染色体性可能与绒毛形态异常有关，这在组织学上类似部分性葡萄胎

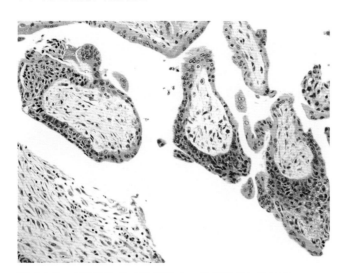

图 8.1.5 **非葡萄胎性水肿性流产** 显示滋养细胞极化

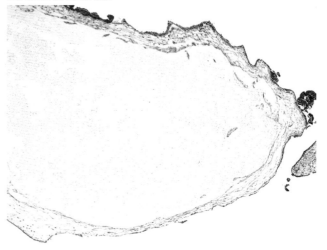

图 8.1.6 **部分性葡萄胎** 伴有绒毛增大，内含中央池

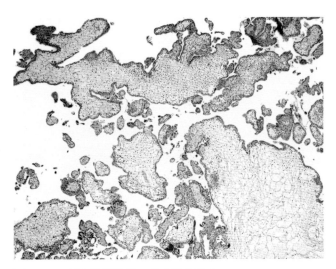

图 8.1.7　部分性葡萄胎　伴扇贝状绒毛

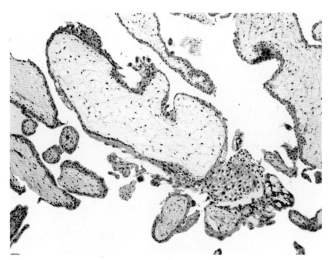

图 8.1.8　部分性葡萄胎　伴滋养细胞增生

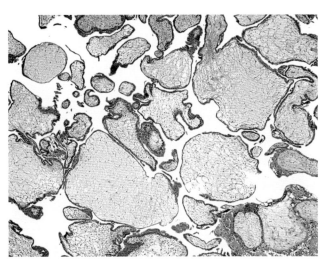

图 8.1.9　部分性葡萄胎　一些绒毛呈圆形，类似非葡萄胎性水肿性流产。然而，一些绒毛表现出轻度扇贝状结构。右下角可见轻度滋养细胞增生

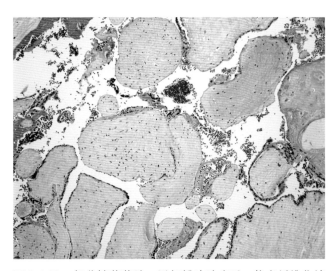

图 8.1.10　部分性葡萄胎　甲氨蝶呤治疗后，伴有纤维化绒毛，无明显的滋养细胞增生。该病例为雄性异配三倍体型，可显示出常见于甲氨蝶呤治疗后的部分性葡萄胎中存在的特征

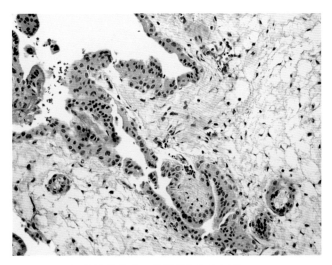

图 8.1.11　部分性葡萄胎　伴滋养细胞包涵体

	部分性葡萄胎	完全性葡萄胎（包括早期变异）
年龄	育龄期（13~45岁）	14~55岁
部位	子宫，罕见于卵巢和输卵管	子宫，罕见于卵巢和输卵管
症状	通常表现为早孕晚期或中孕早期稽留流产或不完全流产	通常表现为早孕晚期或中孕早期稽留流产或不完全流产，可有妊娠剧吐
体征	通常表现为稽留流产或不完全流产，超声检查可见局灶性囊性改变，血清 β-hCG 升高	通常表现为稽留流产或不完全流产，子宫可增大，可有先兆子痫或甲状腺功能亢进，超声检查可见无胎儿成分的暴风雪征象，血清 β-hCG 可明显升高
病因学	雄性异配三倍体，几乎都是散发性的	雄性二倍体受孕，大多数为单精子受精
组织学	1. 绒毛增大、水肿 2. 绒毛轮廓形态不规则 *（图 8.2.1）* 3. 可有绒毛中央池 4. 绒毛间质通常为非黏液样，典型者缺乏小管状血管结构 5. 绒毛间质可含有少量的凋亡碎片，但不像完全性葡萄胎中那样丰富 6. 不同程度的绒毛滋养细胞增生 *（图 8.2.2 和 8.2.3）*，但并不像完全性葡萄胎中那样明显或呈环状分布 7. 通常无非典型性胎盘部位过度反应位点 8. 绒毛中可见局灶性滋养细胞包涵体 9. 绒毛中可见有核红细胞 *（图 8.2.4）* 10. 可见胎儿成分	1. 绒毛增大、水肿，较部分性葡萄胎的绒毛大 2. 典型者常无部分性葡萄胎中所见到的不规则（"扇贝状"）绒毛轮廓，早期完全性葡萄胎可有球形的"菜花状"结构 3. 可有绒毛中央池 4. 绒毛间质可呈黏液样，伴小管状血管结构 5. 绒毛间质可含有大量的凋亡碎片 6. 绒毛滋养细胞增生明显（典型的环周增生）*（图 8.2.6~8.2.9）*，通常较部分性葡萄胎更显著，早期完全性葡萄胎的增生可能是有限的 7. 可见不典型性胎盘部位过度反应 8. 绒毛中可见局灶性滋养细胞包涵体 9. 绒毛中无有核红细胞 10. 除源于多胎妊娠的罕见完全性葡萄胎病例外，缺少胎儿成分 *（图 8.2.10）*
特殊检查	• 绒毛的细胞滋养层细胞和间质中的 p57 免疫组化染色阳性 *（图 8.2.5）* • 基因分型：几乎总是双亲三倍体，罕见四倍体 • XXY 是最常见的核型，其次是 XXX 和 XYY	• 绒毛的细胞滋养层细胞和间质中的 p57 免疫组化染色阴性 *（图 8.2.9~8.2.11）* • 基因分型：几乎总是雄性二倍体，罕见雄性四倍体；罕见报道由 *NALP7/NLRP7* 突变导致的复发性、家族性和双亲性完全性葡萄胎病例 • 多数病例的核型为 XX，少数为 XY
治疗	扩宫和清宫/刮宫；监测血清 β-hCG 进行随访，随访期间避孕	扩宫和清宫/刮宫；监测血清 β-hCG 进行随访，随访期间避孕；血清 β-hCG 未恢复正常的病例需化疗
预后	持续性妊娠滋养细胞疾病和随后发生绒毛膜癌的风险分别为 0.5%~5% 和 0.5% 以下	持续性妊娠滋养细胞疾病和随后发生绒毛膜癌的风险分别为 15%~29% 和 2%~3%

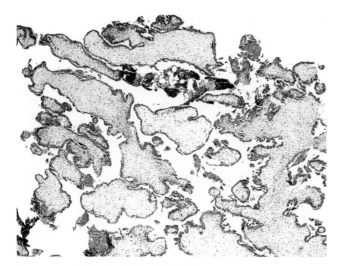

图 8.2.1　部分性葡萄胎　呈扇贝状

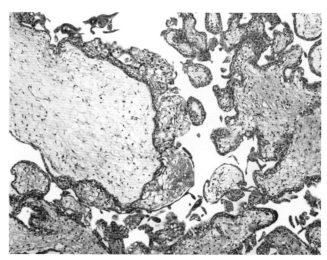

图 8.2.2　部分性葡萄胎　伴明显的滋养细胞增生

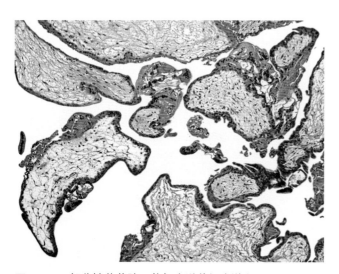

图 8.2.3　部分性葡萄胎　伴轻度滋养细胞增生

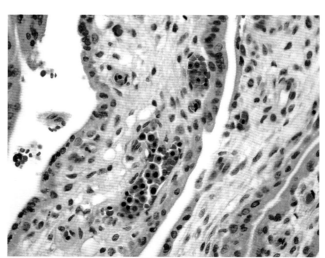

图 8.2.4　部分性葡萄胎　绒毛内可见有核红细胞

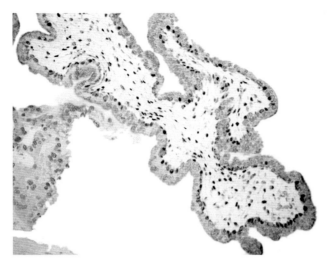

图 8.2.5 部分性葡萄胎 p57 免疫组化染色显示细胞滋养层细胞和绒毛间质呈阳性

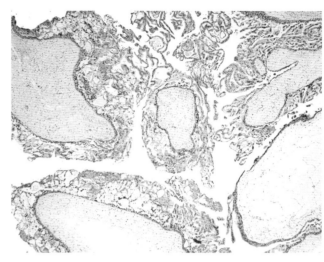

图 8.2.6 完全性葡萄胎 环周绒毛滋养细胞增生

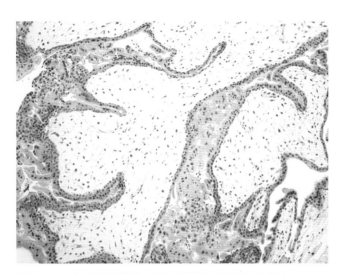

图 8.2.7 完全性葡萄胎 伴有环周绒毛滋养细胞增生

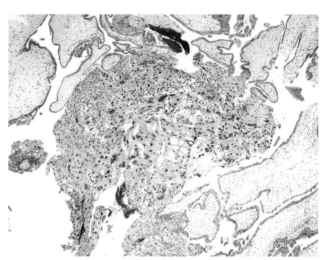

图 8.2.8 完全性葡萄胎 有明显的绒毛滋养细胞增生

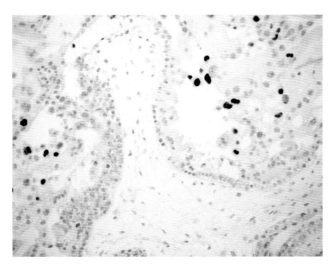

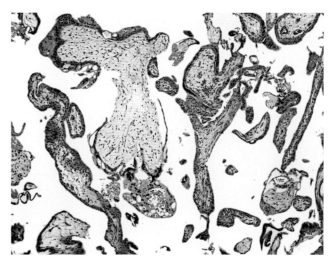

图 8.2.9　完全性葡萄胎　p57 免疫组化染色在绒毛的细胞滋养层细胞和间质中表达缺失。值得注意的是，在完全性葡萄胎中绒毛间的中间滋养层细胞（位于绒毛的两侧）呈阳性，可作为阳性的内对照

图 8.2.10　起源于双胎妊娠的完全性葡萄胎　由两型绒毛组成完全性葡萄胎（左）和正常组织（右），可被误认为是部分性葡萄胎

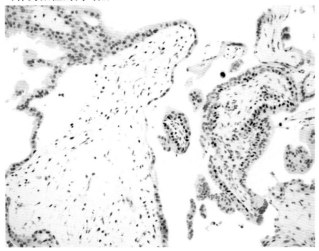

图 8.2.11　完全性葡萄胎　与图 8.2.10 为同一病例，p57 免疫组化染色显示绒毛细胞滋养层细胞和间质（左）表达缺失，在非完全性葡萄胎中绒毛间的滋养层细胞（中间和右侧）呈阳性。由于不能识别两个形态不同的细胞群可能导致对免疫组化染色的不当解读，并因标本中的部分阳性而将其错误地归为部分性葡萄胎

	早期完全性葡萄胎	非葡萄胎性水肿性流产
年龄	14~55岁	育龄期（15~46 岁）
部位	子宫，罕见于卵巢和输卵管	子宫，偶见于输卵管异位
症状	通常表现为早孕期稽留流产或不完全流产	通常表现为稽留流产或不完全流产
体征	通常表现为稽留流产或不完全流产，血清 β –hCG 可正常或升高	通常表现为稽留流产或不完全流产
病因学	雄性二倍体受孕，大多数为单精子体	早孕期流产
组织学	1. 绒毛增大、水肿 2. 绒毛可能有球形的"菜花状"形态*（图 8.3.1）* 3. 可有绒毛中央池*（图 8.3.2）* 4. 绒毛间质可呈黏液样，伴小管状血管结构*（图 8.3.3）* 5. 绒毛间质中可含有大量的凋亡碎片*（图 8.3.3）* 6. 绒毛滋养细胞增生明显，可呈环周样，而在早期完全性葡萄胎中呈局限性增生*（图 8.3.4 和 8.3.5）*；绒毛滋养细胞缺乏极化 7. 可见不典型性胎盘部位过度反应*（图 8.3.6）*（完全性葡萄胎的胎盘部位过度反应较非葡萄胎性水肿性流产病例具有更明显的细胞学非典型性） 8. 绒毛中可见局灶性滋养细胞包涵体 9. 绒毛中无有核红细胞 10. 除源于多胎妊娠的罕见完全性葡萄胎病例外，缺少胎儿成分	1. 绒毛增大、水肿 2. 绒毛呈趋于对称的圆形，但偶见轻度不规则*（图 8.3.8）* 3. 无绒毛中央池 4. 绒毛间质通常同时缺乏黏液样外观和小管状血管结构 5. 绒毛间质中通常缺乏大量的凋亡碎片 6. 通常无绒毛滋养细胞增生*（图 8.3.8）*，但偶见局灶性轻度增生*（图 8.3.9）*；绒毛滋养细胞有极化*（图 8.3.10）* 7. 缺乏非典型性胎盘部位过度反应 8. 绒毛中的滋养细胞通常缺乏包涵体 9. 绒毛中可见有核红细胞 10. 可见胎儿成分
特殊检查	● 绒毛的细胞滋养层细胞和间质中的 p57 免疫组化染色阴性*（图 8.3.7）* ● 基因分型：几乎总是雄性二倍体，罕见雄性四倍体；罕见报道由 *NALP7/NLRP7* 突变导致的复发性、家族性和双亲性完全性葡萄胎病例 ● 多数病例的核型为 XX，少数为 XY	● 绒毛的细胞滋养层细胞和间质中的 p57 免疫组化染色阳性*（图 8.3.11）* ● 基因分型：双亲二倍体（或四倍体），基因分型为镶嵌 / 嵌合或双亲三倍体的情况并不常见 ● 核型通常为 XX 或 XY，偶见三倍体
治疗	扩宫和清宫 / 刮宫；监测血清 β –hCG 进行随访，随访期间避孕；血清 β –hCG 未恢复正常的病例需化疗	扩宫和清宫 / 刮宫
预后	持续性妊娠滋养细胞疾病和随后发生绒毛膜癌的风险分别为 15%~29% 和 2%~3%	不值得关注

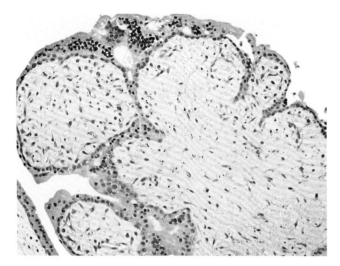

图 8.3.1　早期完全性葡萄胎　伴有球形"菜花状"绒毛

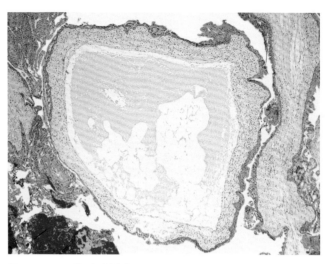

图 8.3.2　早期完全性葡萄胎　伴有中央池形成

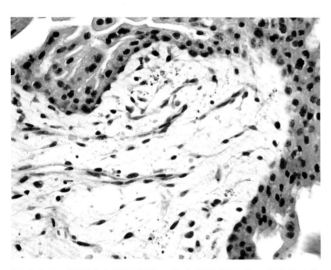

图 8.3.3　早期完全性葡萄胎　伴有黏液样间质、小管状血管结构和绒毛内凋亡碎片

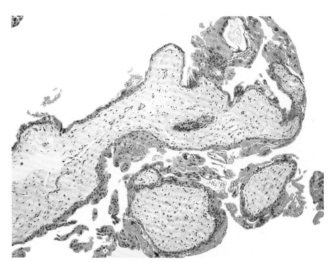

图 8.3.4　早期完全性葡萄胎　表现为轻度滋养细胞增生。值得注意的是，增生缺乏极向性

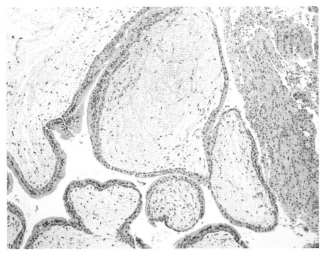

图 8.3.5　**早期完全性葡萄胎**　在该区域，绒毛呈圆形，不伴有明显的滋养细胞增生，类似非葡萄胎性水肿性流产

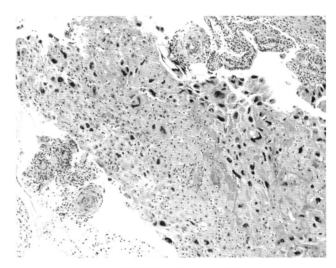

图 8.3.6　**早期完全性葡萄胎**　伴有非典型植入位点

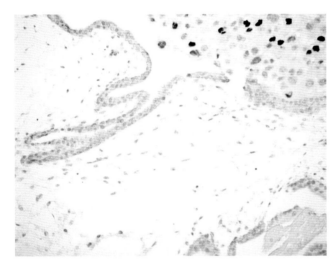

图 8.3.7　**早期完全性葡萄胎**　p57 免疫组化染色显示绒毛细胞滋养层细胞和绒毛间质细胞表达缺失。毗邻绒毛的中间型滋养细胞岛 p57 免疫组化染色阳性表达，可作为阳性内对照

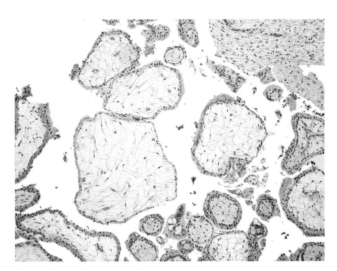

图 8.3.8　**非葡萄胎性水肿性流产**　水肿的绒毛呈圆形，无滋养细胞增生

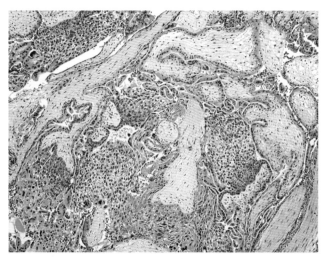

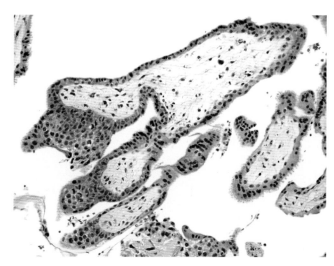

图 8.3.9　非葡萄胎性水肿性流产　这种早期/不成熟的妊娠表现出较通常在非葡萄胎性水肿性流产中更明显的滋养细胞增生，后者通常呈轻微的局限性增生。然而，早期/不成熟的妊娠可类似早期完全性葡萄胎

图 8.3.10　非葡萄胎性水肿性流产　伴滋养细胞极化

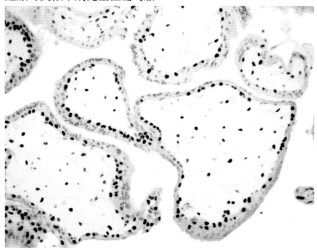

图 8.3.11　非葡萄胎性水肿性流产　p57 免疫组化染色显示绒毛滋养层细胞和绒毛间质细胞呈阳性

	完全性葡萄胎伴非典型性滋养细胞增生	绒毛膜癌
年龄	14~55岁	育龄期
部位	子宫，罕见于卵巢和输卵管	通常发生于子宫，偶见于输卵管或卵巢
症状	通常表现为早孕晚期或中孕早期稽留流产或不完全流产，可有妊娠剧吐	阴道出血
体征	通常表现为稽留流产或不完全流产，子宫可增大，可有先兆子痫或甲状腺功能亢进，超声检查可见无胎儿成分的暴风雪征象，血清 β–hCG 可明显升高	血清 β–hCG 明显升高，可能患有持续性妊娠滋养细胞疾病
病因学	雄性二倍体型，大多为单精子体	部分病例既往有完全性葡萄胎病史，但许多绒毛膜癌可发生于正常妊娠之后
组织学	1. 绒毛伴有明显的广泛的环周滋养细胞增生（*图 8.4.1*） 2. 脱落的非典型性滋养细胞碎片可能在性质上类似绒毛膜癌（*图 8.4.2~8.4.4*） 3. 非典型性的滋养细胞缺乏组织浸润	1. 绒毛可有可无；一些研究者并不认可存在绒毛时可以诊断为绒毛膜癌（然而，也可以有存在正常绒毛的绒毛膜癌，如胎盘内绒毛膜癌）（*图 8.4.5 和 8.4.6*），而其他研究者确实认可完全性葡萄胎背景下的绒毛膜癌的诊断 2. 非典型性滋养细胞增生包含三种形态的片状分布的恶性细胞，包括细胞滋养层细胞、中间滋养层细胞和合体滋养层细胞；这些紧密混合的细胞群类似正常对应细胞的排列方式，其中细胞滋养层细胞被合体滋养层细胞包围（*图 8.4.7 和 8.4.8*）；可见组织浸润（*图 8.4.9*）、出血、坏死，常见淋巴－血管间隙侵犯 3. 完全性葡萄胎中的绒毛膜癌的诊断标准：细胞学上为恶性滋养细胞增殖，与绒毛分离，形态上与绒毛膜癌难以区分，必须呈现组织侵犯的证据
特殊检查	● 绒毛的滋养层细胞和间质中的 p57 免疫组化染色呈阴性 ● 基因分型：几乎总是雄性二倍体，罕见雄性四倍体；罕见报道由 *NALP7/NLRP7* 突变导致的复发性、家族性和双亲性完全性葡萄胎病例 ● 多数病例的核型为 XX，少数为 XY	● 绒毛的滋养层细胞和间质（如果存在绒毛）中的 p57 免疫组化染色呈阴性，作为葡萄胎的一种亚型，绒毛膜癌通常发生在完全性葡萄胎中 ● 可出现复杂核型 ● 大多数病例有 XX 性染色体成分，大多病例缺乏 Y 染色体
治疗	扩宫和清宫 / 刮宫，监测血清 β–hCG 进行随访，随访期间避孕；血清 β–hCG 未恢复正常的病例需化疗	化疗
预后	持续性妊娠滋养细胞疾病和随后发生绒毛膜癌的风险分别为 15%~29% 和 2%~3%	化疗效果良好

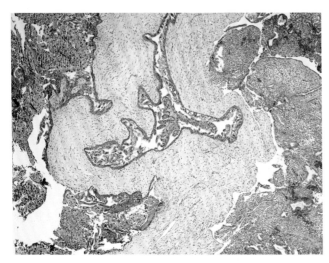

图 8.4.1　完全性葡萄胎伴非典型性滋养细胞增生（左）　葡萄状绒毛位于视野中心，妊娠子宫内膜位于右侧

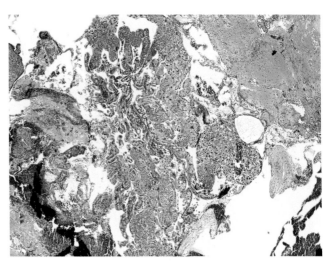

图 8.4.2　完全性葡萄胎伴非典型性滋养细胞增生　显示非典型性滋养细胞脱落碎片

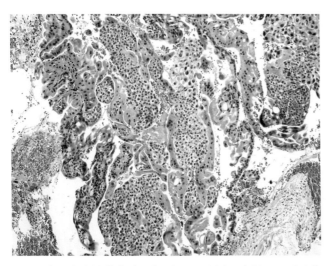

图 8.4.3　完全性葡萄胎　与图 8.4.2 为同一病例，两群滋养细胞紧密排列，与绒毛膜癌相同

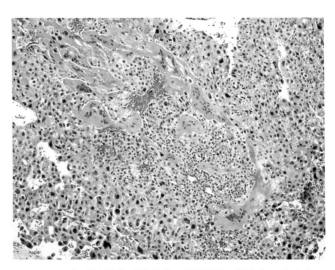

图 8.4.4　完全性葡萄胎伴非典型性滋养细胞增生　成片分布的非典型性滋养细胞，可类似绒毛膜癌

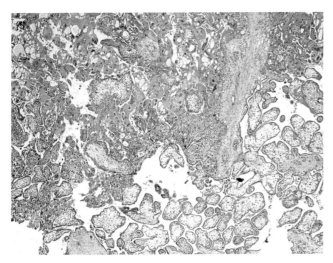

图 8.4.5　**绒毛膜癌**　绒毛膜癌，左上角；成熟胎盘，右下角

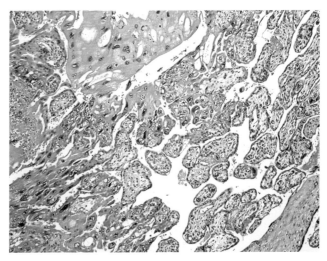

图 8.4.6　**绒毛膜癌**　与图 8.4.5 为同一病例，绒毛膜癌，左上角；成熟胎盘，右下角

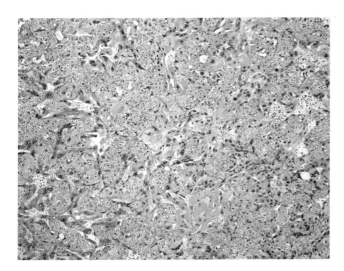

图 8.4.7　**绒毛膜癌**　伴紧密排列的两群滋养细胞

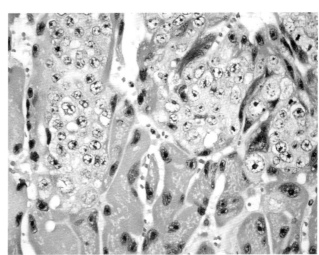

图 8.4.8　**绒毛膜癌**　显示紧密排列的两群滋养细胞。注意，合体滋养层细胞成分具有包围单个细胞核的丰富的双嗜性细胞质成分

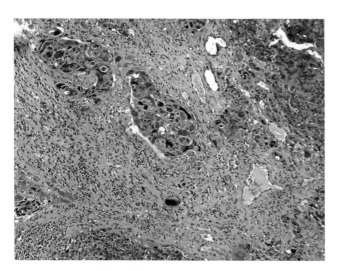

图 8.4.9　绒毛膜癌　伴组织侵犯

	镶嵌/嵌合妊娠	部分性葡萄胎
年龄	育龄期（18~45岁）	育龄期（13~45岁）
部位	子宫	子宫，罕见于卵巢和输卵管
症状	通常表现为早孕晚期或中孕早期稽留流产或不完全流产	通常表现为早孕晚期或中孕早期稽留流产或不完全流产
体征	通常表现为稽留流产或不完全流产；超声检查提示葡萄胎妊娠；如果同时存在完全性葡萄胎，血清 β-hCG 可升高	通常表现为稽留流产或不完全流产，超声检查可见局灶性囊性改变，血清 β-hCG 可升高
病因学	由镶嵌体（单个合子中的有丝分裂错误）或嵌合体（两个不同合子的融合）产生的两个细胞系（一个雄性细胞系，另一个双亲细胞系）的混合	双亲三倍体，几乎均为散发
组织学	1. 绒毛增大、水肿（*图8.5.1*） 2. 绒毛大小不一，形态不规则 3. 一些绒毛会富于细胞间质（*图8.5.2*） 4. 可见绒毛中央池 5. 绒毛中可见局灶性滋养细胞包涵体 6. 非葡萄胎性镶嵌/嵌合绒毛缺乏滋养细胞增生，绒毛滋养细胞有极向 7. 在某些病例中，会同时存在完全性葡萄胎成分（*图8.5.3和8.5.4*） 8. 在非葡萄胎绒毛中可见有核红细胞 9. 可见胎儿成分	1. 绒毛增大、水肿 2. 绒毛轮廓形态不规则（呈"扇贝状"）（*图8.5.7*） 3. 无富于细胞间质的绒毛 4. 可见绒毛中央池 5. 绒毛中可见局灶性滋养细胞包涵体 6. 不同程度的绒毛滋养细胞增生（*图8.5.8*），可呈局限性和轻微改变，绒毛滋养细胞缺乏极向 7. 无完全性葡萄胎成分 8. 绒毛中可见有核红细胞 9. 可见胎儿成分
特殊检查	● p57 免疫组化染色（在单个非葡萄胎绒毛中）的表达模式不定，绒毛的细胞滋养层细胞（双亲群体）呈阳性；绒毛间质（雄性遗传群体）呈阴性（*图8.5.5*） ● p57 免疫组化染色（如存在完全葡萄胎成分）显示绒毛细胞滋养层细胞和间质均呈阴性（*图8.5.6*） ● 基因分型（非葡萄胎绒毛大于绒毛面积大小的样本应予以分析）：父系等位基因过多伴有不同的父本与母本等位基因比值大于2 ● 基因分型（如存在完全性葡萄胎成分）为雄性二倍体 ● FISH 分析（非葡萄胎绒毛成分）：细胞滋养层细胞和间质通常为二倍体（两型细胞常为 XX），但细胞滋养层细胞与间质之间可存在倍性不一致	● 绒毛的细胞滋养层细胞和间质中的 p57 免疫组化染色呈阳性（*图8.5.9*） ● 基因分型：几乎均为雄性异配三倍体，罕见四倍体 ● XXY 是最常见的核型，其次是 XXX 和 XYY
治疗	扩宫和清宫/刮宫；对于无葡萄胎成分的病例，由于存在雄性细胞系，建议监测血清 β-hCG 进行随访；随访期间避孕；伴有完全性葡萄胎成分的病例应进行相应的管理	扩宫和清宫/刮宫；监测血清 β-hCG 进行随访，随访期间避孕
预后	对于无葡萄胎成分的病例，证据有限；有完全性葡萄胎成分的病例的预后与传统的完全性葡萄胎相似	持续性妊娠滋养细胞疾病和随后发生绒毛膜癌的风险分别为 0.5%~5% 和 0.5% 以下

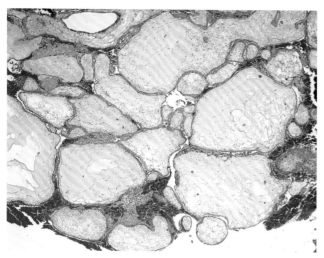

图 8.5.1　**镶嵌 / 嵌合妊娠**　伴大的水肿的绒毛膜绒毛，未见滋养细胞增生

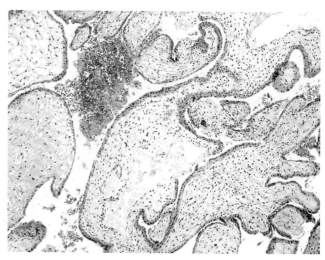

图 8.5.2　**镶嵌 / 嵌合妊娠**　伴绒毛水肿。一些绒毛间质细胞减少，而其他绒毛间质细胞增多；少数绒毛轮廓不规则，类似部分性葡萄胎

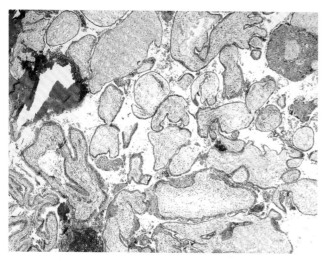

图 8.5.3　**源于镶嵌 / 嵌合妊娠背景下的完全性葡萄胎**　在视野下部的绒毛滋养细胞增生（完全性葡萄胎的成分），而视野上部的绒毛滋养细胞无增生（非葡萄胎性镶嵌 / 嵌合妊娠的成分）

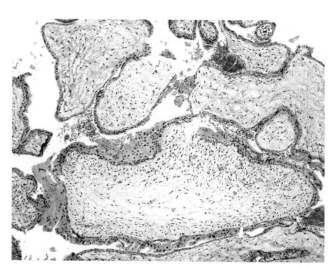

图 8.5.4　**源于镶嵌 / 嵌合妊娠背景下的完全性葡萄胎**　与图 8.5.3 为同一病例，视野下部的绒毛滋养细胞增生（完全性葡萄胎成分），而视野上部的绒毛滋养细胞无增生（非葡萄胎性镶嵌 / 嵌合妊娠成分）

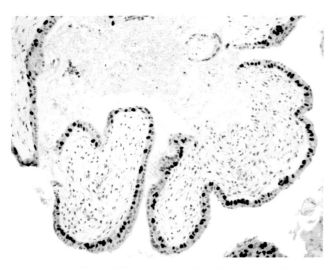

图 8.5.5　镶嵌 / 嵌合妊娠　p57 免疫组化染色显示其在细胞滋养层细胞中表达的特征性模式，但在绒毛间质中表达缺失

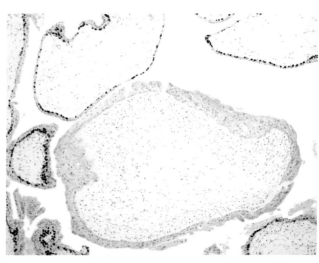

图 8.5.6　镶嵌 / 嵌合妊娠　与图 8.5.4 为同一病例，视野中心的绒毛滋养细胞增生（完全性葡萄胎成分），并显示细胞滋养层细胞和绒毛间质中 p57 表达缺失，而其他绒毛滋养细胞缺乏增生（非葡萄胎性镶嵌 / 嵌合妊娠成分）显示 p57 在非葡萄胎性镶嵌 / 嵌合妊娠中表达的特征性模式，其中，p57 表达于细胞滋养层细胞，而在绒毛间质中表达缺失（与图 8.5.5 相比较）

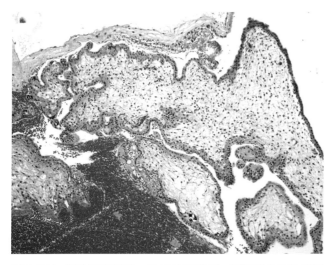

图 8.5.7　部分性葡萄胎　伴扇贝状形态，该视野未见滋养细胞增生

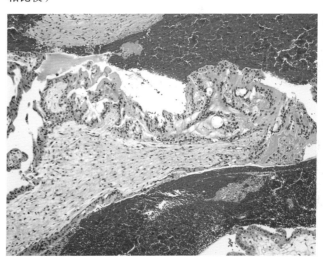

图 8.5.8　部分性葡萄胎　伴滋养细胞增生

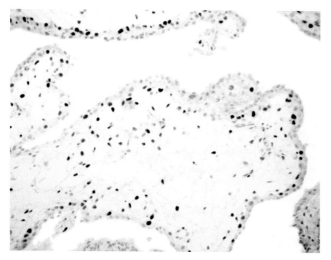

图 8.5.9　部分性葡萄胎　p57 免疫组化染色显示细胞滋养层细胞和绒毛间质均呈阳性

	胎盘部位过度反应	胎盘部位滋养细胞肿瘤
年龄	育龄期	20~63 岁，通常较年轻
部位	子宫	子宫
症状	无特殊症状，通常在妊娠标本中偶然发现	阴道出血，稽留流产
体征	无特定症状；通常在妊娠标本中偶然发现，不形成包块	血清 β-hCG 可轻至中度升高，可见明显包块
病因学	妊娠期中间滋养层细胞谱在植入部位的改变	滋养细胞肿瘤伴有向植入型中间滋养层细胞分化
组织学	1. 未见子宫肌束被病变细胞分割 2. 单核性植入型中间滋养层细胞浸润蜕膜和子宫肌层 *(图 8.6.1 和 8.6.2)*；细胞通常呈上皮样，富于嗜酸性细胞质，但也可呈纺锤形 *(图 8.6.3)* 3. 可富含多核中间滋养层细胞 *(图 8.6.4 和 8.6.5)* 4. 病变细胞可浸润血管壁 5. 可能有一定程度的细胞核非典型性，可与胎盘部位滋养细胞肿瘤重叠（葡萄胎相关的植入部位较非葡萄胎病例有更明显的非典型性）*(图 8.6.6)* 6. 无核分裂活性 7. 标本中的其他部位也可见绒毛膜绒毛	1. 聚集成片的肿瘤细胞分割肌层肌束 *(图 8.6.8 和 8.6.9)* 2. 单核性植入型中间滋养细胞肿瘤；细胞大，呈多边形到圆形，偶为纺锤形；富含双嗜性、嗜酸性或透亮的细胞质 3. 多核肿瘤细胞可以散在分布，但不像某些胎盘部位过度反应病例那样多 4. 肿瘤细胞可取代血管壁 5. 细胞核有非典型性，大而不规则，深染 *(图 8.6.10)* 6. 核分裂活跃，但有丝分裂指数通常较低（通常 2~4/10HPF） 7. 标本通常缺乏绒毛
特殊检查	● HLA-G/Ki-67 双染色显示 HLA-G 阳性细胞的增殖指数未增加（中间滋养层细胞 HLA-G 阳性，淋巴细胞、蜕膜和肌层阴性）*(图 8.6.7)* ● 与非葡萄胎病例相比，葡萄胎相关的植入部位具有更高的增殖指数（5%~30%）	● HLA-G/Ki-67 双染色显示肿瘤细胞的增殖指数增加（通常为 5%~30%）*(图 8.6.11)*
治疗	无	子宫切除术伴（或不伴）化疗
预后	不值得关注	10 年生存率为 70%；部分病例可复发和（或）死于该病；FIGO 分期为晚期，前次妊娠时间大于或等于 48 个月，细胞质透明是独立危险因素

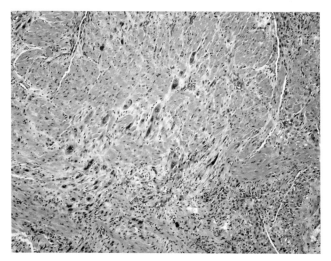

图 8.6.1　胎盘部位过度反应　植入部位显示常见的结构模式伴有肌层浸润

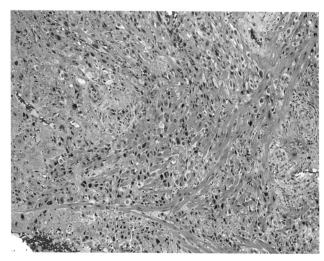

图 8.6.2　胎盘部位过度反应　单个细胞和小的细胞簇肌纤维间浸润，类似胎盘部位滋养层细胞肿瘤

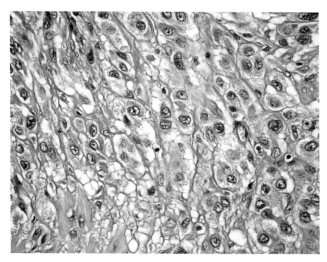

图 8.6.3　胎盘部位过度反应　伴常见细胞学特征。上皮样细胞呈轻度细胞核非典型性。该病灶的细胞密度略高于大多数病例，但如果脱离上下文，可类似胎盘部位滋养层肿瘤

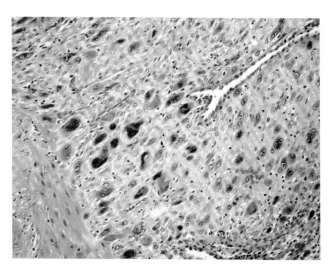

图 8.6.4　胎盘部位过度反应　植入部位伴有丰富的多核中间滋养层细胞

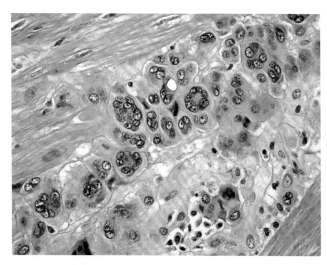

图 8.6.5　胎盘部位过度反应　伴丰富的多核中间滋养层细胞

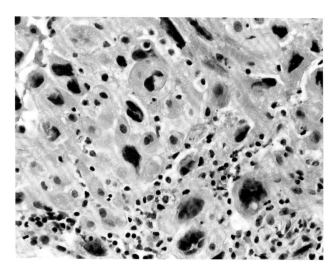

图 8.6.6　完全性葡萄胎相关性非典型性胎盘部位过度反应　相较于非完全性葡萄胎相关病例，完全性葡萄胎相关性胎盘部位过度反应显示更明显的细胞学非典型性。在此，细胞核深染程度可类似胎盘部位滋养细胞肿瘤的细胞学特征

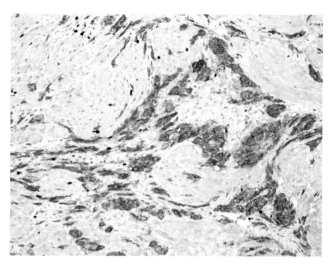

图 8.6.7　胎盘部位过度反应　HLA-G/Ki-67 双染色显示无增殖活性（棕色）伴有中间滋养层细胞 HLA-G 阳性（红色）。仅进行 Ki-67 单染色，可因相关的淋巴细胞会呈阳性，而影响判断

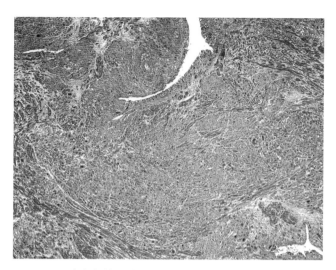

图 8.6.8　胎盘部位滋养细胞肿瘤　伴片状生长

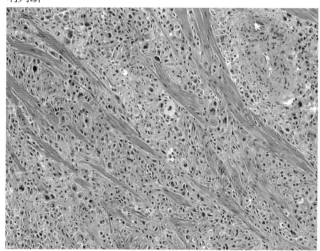

图 8.6.9　胎盘部位滋养细胞肿瘤　显示宽大的小梁分离非肿瘤性肌纤维的典型模式

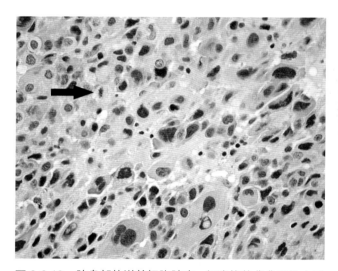

图 8.6.10　胎盘部位滋养细胞肿瘤　细胞核的非典型性大于大多数胎盘部位过度反应病例。可见核分裂（箭头）

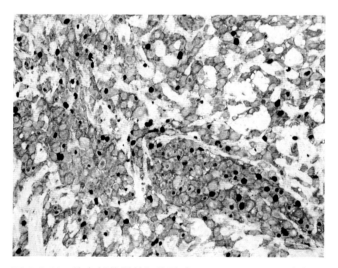

图 8.6.11　胎盘部位滋养细胞肿瘤　HAL-G/Ki-67 双染色显示增殖活性增加（棕色）伴有中间滋养层细胞 HLA-G 阳性（红色）。仅进行 Ki-67 单染色，可因相关的淋巴细胞会呈阳性，从而影响判断

	胎盘部位结节 / 斑块	上皮样滋养细胞肿瘤
年龄	育龄期，偶尔也见于妊娠后多年的老年女性	15~48 岁，通常较年轻
部位	子宫（子宫内膜或宫颈黏膜）	子宫，通常发生在子宫颈或子宫下段
症状	无特殊症状，通常是在子宫内膜或宫颈黏膜刮除术中偶然发现	阴道出血
体征	无特殊症状；通常在子宫内膜或宫颈内膜刮除术中偶然发现；无包块，但胎盘部位的斑块大于 1 cm	血清 β–hCG 可轻度至中度升高，可见明显包块
病因学	由先前妊娠产生的绒毛膜型中间滋养层细胞	滋养细胞肿瘤向绒毛膜型中间滋养层细胞分化
组织学	1. 边界清楚的结节或斑块（*图 8.7.1*） 2. 单个细胞和索状 / 簇状病变细胞被大量玻璃样变间质分割（*图 8.7.2*） 3. 可出现中央坏死（*图 8.7.3*） 4. 细胞密度低 5. 上皮样细胞核增大、深染，但模糊不清（*图 8.7.4*）（伴有较明显的非典型性，细胞数量增多，但不足以诊断为上皮样滋养细胞肿瘤的病例被描述为非典型性胎盘部位结节 / 斑块）（*图 8.7.5*） 6. 大量嗜酸性但不透亮的细胞质 7. 核分裂象罕见 8. 无钙化	1. 结节状生长模式 2. 玻璃样变间质中可见巢状、索状和片状物分布肿瘤细胞（*图 8.7.7*） 3. 常见地图样坏死，坏死区中常见带有中央血管的富于细胞的孤立肿瘤结节（*图 8.7.8*） 4. 通常富于细胞 5. 上皮样细胞伴有中度非典型性细胞核；染色质细腻，核仁小（*图 8.7.9*） 6. 丰富的嗜酸性到透亮的细胞质 7. 有丝分裂指数多少不等（0~9/10HPF） 8. 通常可见钙化（*图 8.7.10*）
特殊检查	● HLA–G/Ki–67 双染色显示 HLA–G 阳性细胞的增殖活性低（小于 8%）（HLA–G 在中间滋养层细胞中呈阳性，在淋巴细胞、蜕膜和肌层中呈阴性）（*图 8.7.6*）（非典型性胎盘部位结节 / 斑块较典型病例有更高的增殖活性）	● HLA–G/Ki–67 双染色显示肿瘤细胞增殖指数增加（通常大于 10%）
治疗	典型胎盘部位结节 / 斑块无须治疗；对于非典型胎盘部位结节 / 斑块（如果在刮宫时诊断出），需进一步进行临床评估和随访	子宫切除术伴（或不伴）化疗
预后	典型的胎盘部位结节 / 斑块无须关注，14% 的非典型性胎盘部位结节 / 斑块病例与并发或继发性恶性妊娠滋养细胞疾病有关	伴和不伴转移的病例生存率分别为接近 100% 和 50%~60%，高有丝分裂指数（大于 6/10HPF）是预后差的一个因素

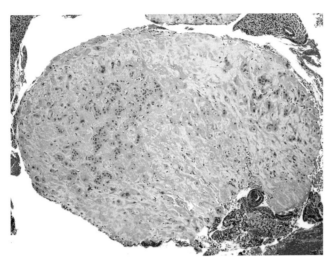

图 8.7.1　胎盘部位结节　显示典型的边界清楚的形态

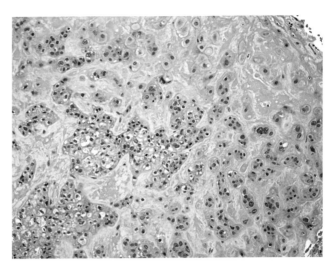

图 8.7.2　胎盘部位结节　细胞呈单个、小簇状和条索状分布

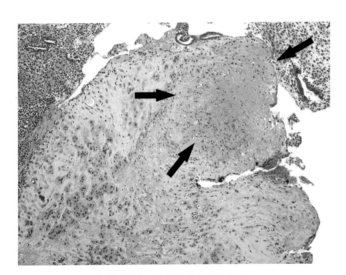

图 8.7.3　胎盘部位结节　内含坏死（箭头）

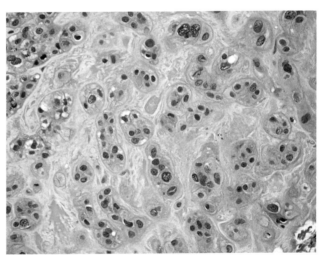

图 8.7.4　胎盘部位结节　玻璃样变间质中巢状分布的非典型上皮样细胞

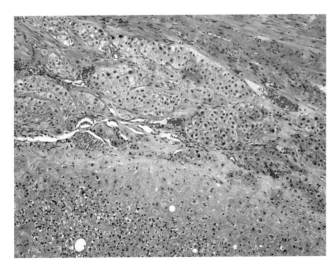

图 8.7.5　非典型性胎盘部位结节 / 斑块　显示出较典型病例更高的细胞密度

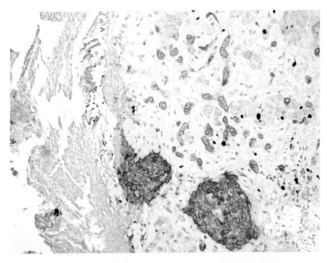

图 8.7.6　胎盘部位结节　HLA-G/Ki-67 双重染色显示 HLA-G 阳性中间滋养层细胞(红色染色原)无增殖活性(棕色染色原)。仅进行 Ki-67 单染,可因相关的淋巴细胞呈阳性而误判。请注意,绒毛膜型中间滋养层细胞（如胎盘部位结节 / 斑块或上皮样滋养细胞肿瘤）的 HLA-G 染色强度弱于植入型中间滋养层细胞（如胎盘部位过度反应或胎盘部位滋养层细胞肿瘤）

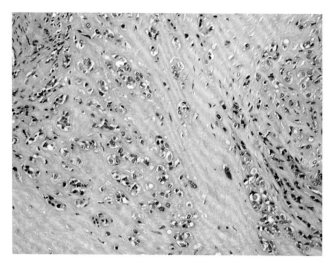

图 8.7.7   上皮样滋养细胞肿瘤   玻璃样变间质中可见簇状分布的肿瘤细胞，类似胎盘部位结节 / 斑块

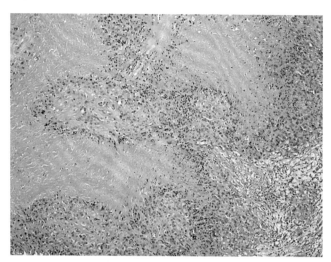

图 8.7.8   上皮样滋养细胞肿瘤   显示地图样坏死，坏死区内残留有小的肿瘤结节

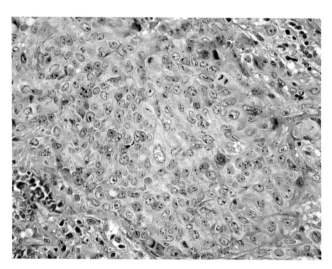

图 8.7.9   上皮样滋养细胞肿瘤   上皮样细胞的非典型性高于胎盘部位结节 / 斑块

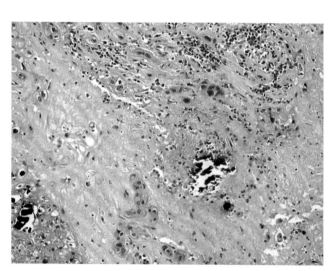

图 8.7.10   上皮样滋养细胞肿瘤   伴钙化

	胎盘部位滋养细胞肿瘤	上皮样滋养细胞肿瘤
年龄	20~63岁，通常较年轻	15~48岁，通常较年轻
部位	子宫，通常是子宫体	子宫，通常发生在子宫颈或子宫下段
症状	阴道出血，稽留流产	阴道出血
体征	血清 β-hCG 可轻度至中度升高，可见明显包块	血清 β-hCG 可轻度至中度升高，可见明显包块
病因学	滋养细胞肿瘤向植入型中间滋养层细胞分化	滋养细胞肿瘤向绒毛膜中间滋养层细胞分化
组织学	1. 浸润性生长模式；聚集成片的肿瘤细胞分割肌层肌束（图 8.8.1 和 8.8.2）；可有玻璃样变，但通常见于血管壁 2. 通常无坏死 3. 大的上皮样细胞，呈多形性，多边形到圆形，偶见纺锤形 4. 富含双嗜性、嗜酸性或透亮的细胞质 5. 细胞核大，呈中度到重度非典型性，深染，不规则（图 8.8.3） 6. 肿瘤细胞可取代血管壁（图 8.8.4） 7. 核分裂活跃，但有些分裂指数通常较低［通常2~4/10HPF］ 8. 无钙化 9. 罕见混合性胎盘部位滋养细胞肿瘤-上皮样滋养细胞肿瘤	1. 膨胀/推挤性生长模式伴有结节状结构，在玻璃样变间质中可见巢状、条索状和片状排列的肿瘤细胞（图 8.8.5） 2. 常见地图样坏死（图 8.8.6），坏死区中常见带有中央血管的孤立的小肿瘤细胞结节（图 8.8.7） 3. 较小、圆形且较均一的上皮样细胞 4. 富含嗜酸性到透亮的细胞质 5. 轻度至中度的核非典型性，染色质细腻，核仁小（图 8.8.8） 6. 无血管侵犯 7. 有丝分裂指数多少不一（0~9/10HPF） 8. 通常可见钙化（图 8.8.9） 9. 罕见混合性胎盘部位滋养细胞肿瘤-上皮样滋养细胞肿瘤
特殊检查	● HLA-G/Ki-67 双染色显示肿瘤细胞的增殖指数增加（通常为 5%~30%）；HLA-G 在中间滋养层细胞中呈阳性，在淋巴细胞和肌层中呈阴性 ● hPL 和 CD146 呈弥漫阳性 ● p63 阴性	● HLA-G/Ki-67 双染色显示肿瘤细胞的增殖指数增加（通常大于 10%） ● hPL 和 CD146 呈局限性表达 ● p63 呈弥漫阳性
治疗	子宫切除术伴（或不伴）化疗	子宫切除术伴（或不伴）化疗
预后	10 年生存率为 70%；部分病例可复发和（或）死于该病；FIGO 分期为晚期，前次妊娠时间大于或等于 48 个月，细胞质透亮是独立危险因素	伴和不伴转移的病例生存率分别为接近 100% 和 50%~60%，高有丝分裂指数（大于 6/10HPF）是预后差的一个因素

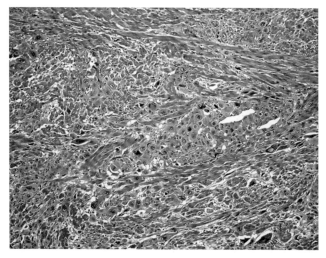

图 8.8.1　胎盘部位滋养细胞肿瘤　伴肿瘤细胞巢分割非肿瘤性平滑肌束

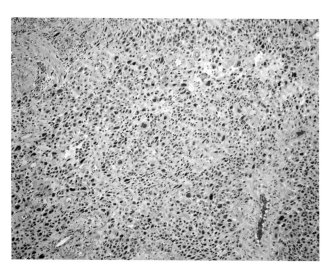

图 8.8.2　胎盘部位滋养细胞肿瘤　伴片状肿瘤细胞结构，类似上皮样滋养细胞肿瘤

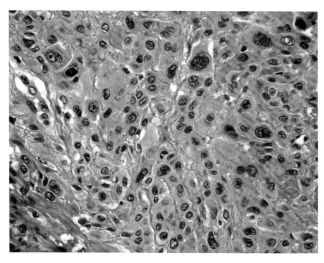

图 8.8.3　胎盘部位滋养细胞肿瘤　伴非典型上皮样细胞，在细胞学上类似上皮样滋养细胞肿瘤，但胎盘部位滋养细胞肿瘤的细胞核往往染色更深

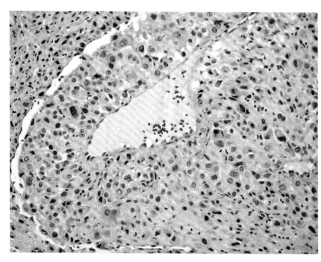

图 8.8.4　胎盘部位滋养细胞肿瘤　显示肿瘤细胞取代血管壁

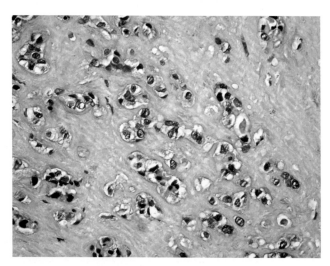

图 8.8.5　上皮样滋养细胞肿瘤　伴间质玻璃样变

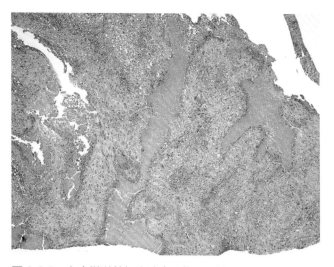

图 8.8.6　上皮样滋养细胞肿瘤　伴地图样坏死

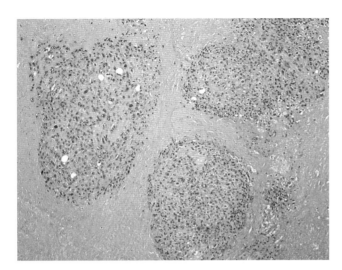

图 8.8.7　**上皮样滋养细胞肿瘤**　坏死区内残留小的肿瘤结节

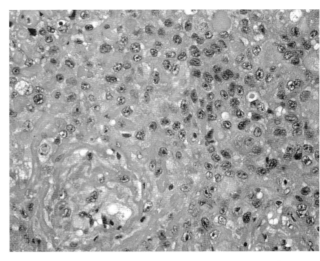

图 8.8.8　**上皮样滋养细胞肿瘤**　伴非典型上皮样细胞，在细胞学上类似胎盘部位滋养细胞肿瘤，但上皮样滋养细胞肿瘤的细胞核染色浅，核仁明显。此外，肿瘤细胞之间具有明显的少量玻璃样变间质

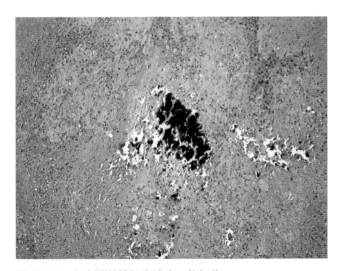

图 8.8.9　**上皮样滋养细胞肿瘤**　伴钙化

	胎盘部位滋养细胞肿瘤	平滑肌肉瘤 / 非典型平滑肌瘤
年龄	20~63 岁，通常较年轻	平滑肌肉瘤病例通常大于 50 岁，非典型性平滑肌瘤病例大多数为 30~40 岁
部位	子宫，通常为子宫体	通常发生于子宫，子宫外盆腔原发性病变并不常见
症状	阴道出血，稽留流产	阴道出血，盆腔痛
体征	血清 β–hCG 可轻度至中度升高，可见明显包块	血清 β–hCG 不升高，可见明显包块
病因学	滋养细胞肿瘤向植入型中间滋养层细胞分化	间叶源性肿瘤伴有平滑肌分化
组织学	1. 浸润性生长模式；聚集成片的肿瘤细胞分割肌层肌束；可有玻璃样变，但通常见于血管壁 *(图 8.9.1)* 2. 通常无坏死 3. 大的上皮样细胞，呈多形性，多边形到圆形，偶见纺锤形 *(图 8.9.2 和 8.9.3)* 4. 可见多核瘤细胞 5. 富含双嗜性、嗜酸性或透亮的细胞质 6. 细胞核大，呈中度到重度非典型性，深染，不规则 7. 肿瘤细胞可取代血管壁 *(图 8.9.4)*，血管壁可见玻璃样变 8. 核分裂活跃，但有丝分裂指数通常较低（通常 2~4/10HPF） 9. 无黏液样特征	1. 通常边缘呈推挤性，但肿瘤周围可见浸润 *(图 8.9.5 和 8.9.6)*；肿瘤细胞排列成束状 *(图 8.9.7)* 2. 平滑肌肉瘤常见坏死，但并非总能看到；非典型性平滑肌瘤中可见玻璃样变 / 梗死 3. 瘤细胞通常呈梭形，但在以上皮样细胞为主的肿瘤中并不常见 *(图 8.9.8 和 8.9.9)* 4. 可见多核瘤细胞 5. 嗜酸性细胞质 6. 中度至重度的细胞核非典型性；有些病例可见均一的中度非典型性 7. 未见肿瘤细胞取代血管壁 *(图 8.9.10)*，血管壁中也未见玻璃样变 8. 有丝分裂指数多少不一（平滑肌肉瘤高，非典型性平滑肌瘤低） 9. 有些病例可含有黏液样成分
特殊检查	● HLA-G、CD146、HSD3B1、hPL 和 GATA-3 呈阳性 ● SMA 和 desmin 呈阴性 ● CK 通常呈弥漫阳性 ● p63 呈阴性	● HLA-G、CD146、HSD3B1、hPL 和 GATA-3 呈阴性 ● SMA 和 desmin 呈阳性 ● CK 通常呈阴性，但在某些病例中也可有表达（通常呈非弥漫性）
治疗	子宫切除术伴（或不伴）化疗	平滑肌肉瘤行子宫切除术［伴（或不伴）化疗，伴（或不伴）放疗］；非典型平滑肌瘤行子宫切除术或子宫肌瘤切除术
预后	10 年生存率为 70%；部分病例可复发和（或）死于该病；FIGO 分期为晚期，前次妊娠时间大于或等于 48 个月，细胞质透亮是独立危险因素	平滑肌肉瘤和非典型性平滑肌瘤的 5 年生存率分别为 15%~25%（所有分期）和 40%~70%（Ⅰ～Ⅱ期），预后取决于分期和其他危险因素，2% 的非典型性平滑肌瘤可复发

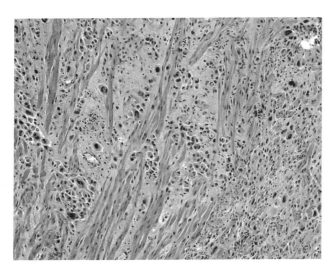

图 8.9.1　胎盘部位滋养细胞肿瘤　肿瘤细胞巢分割非肿瘤性平滑肌束。然而，将非肿瘤性平滑肌束错误地解释为肿瘤的梭形细胞分化可能会导致将该类肿瘤误诊为平滑肌瘤

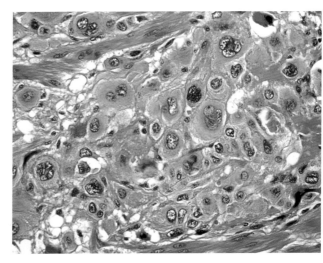

图 8.9.2　胎盘部位滋养细胞肿瘤　通常呈上皮样形态

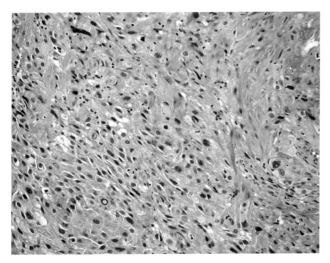

图 8.9.3　胎盘部位滋养细胞肿瘤　轻度梭形细胞形态，可能类似平滑肌瘤

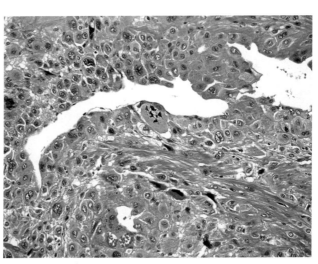

图 8.9.4　胎盘部位滋养细胞肿瘤　显示肿瘤细胞取代血管壁

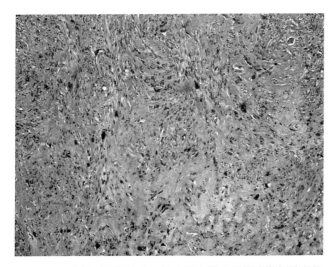

图 8.9.5　非典型平滑肌瘤　该病例中的生长模式类似胎盘部位滋养细胞肿瘤

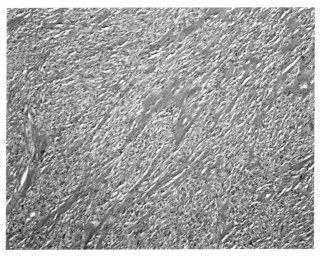

图 8.9.6　平滑肌肉瘤　该病例中肿瘤细胞间玻璃样变的形态学可与胎盘部位滋养细胞肿瘤分割非肿瘤性平滑肌束有重叠

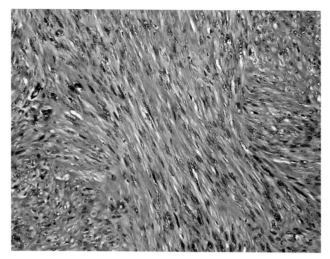

图 8.9.7　非典型平滑肌瘤　呈束状排列

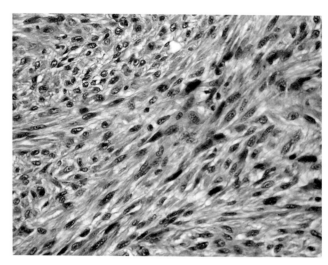

图 8.9.8　平滑肌肉瘤　伴梭形细胞分化

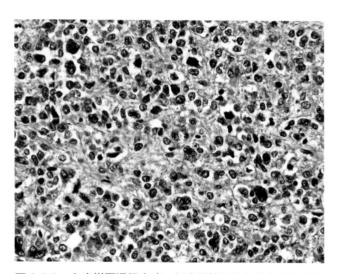

图 8.9.9　上皮样平滑肌肉瘤　细胞学特征类似胎盘部位滋养细胞肿瘤的上皮样形态

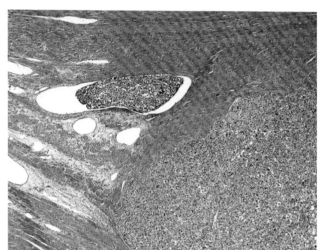

图 8.9.10　上皮样平滑肌肉瘤伴淋巴–血管间隙侵犯　肿瘤位于淋巴血管腔内，这与胎盘部位滋养细胞肿瘤的模式相反，在胎盘部位滋养细胞肿瘤中，肿瘤细胞可取代血管壁

	上皮样滋养细胞肿瘤	鳞状细胞癌
年龄	15~48岁，通常较年轻	中位年龄 55 岁
部位	子宫，通常发生于子宫颈或子宫下段	子宫颈
症状	阴道出血	小肿瘤常无症状，异常阴道出血
体征	血清 β–hCG 可轻度至中度升高，可见明显包块	血清 β–hCG 不高，包块明显，早前可有巴氏涂片或宫颈活检异常；液基巴氏涂片 HPV 阳性
病因学	滋养细胞肿瘤向绒毛膜中间滋养层细胞分化	HPV 感染引起宫颈 HSIL 进展，继而恶性转化，浸润间质
组织学	1. 膨胀／推挤性生长模式伴有结节状结构，在玻璃样变间质中可见巢状、条索状或片状排列的肿瘤细胞（*图 8.10.1*）；无乳头状结构 2. 无角化，但玻璃样变间质可类似角化 3. 非 HSIL 相关，但肿瘤定植于黏膜可类似 HSIL 4. 常见地图样坏死，坏死区内常见孤立的带有中央血管的小肿瘤细胞结节（*图 8.10.2*） 5. 相对较小的圆形、均一的上皮样细胞 6. 富含嗜酸性到透亮的细胞质，无细胞间桥 7. 轻度到中度的细胞核非典型性，染色质细腻，核仁小（*图 8.10.3 和 8.10.4*） 8. 有丝分裂指数多少不一（0~9/10HPF） 9. 通常可见钙化（*图 8.10.5*）	1. 浸润表现为纤维增生性间质内可见不规则癌细胞巢随意排列（*图 8.10.6*），在某些病例中可见片状和乳头状结构（*图 8.10.7 和 8.10.8*） 2. 部分病例中可见明显角化（*图 8.10.9*） 3. 可有相关的 HSIL 病变 4. 可有坏死，但罕见 5. 中等到大的多形性上皮样细胞 6. 细胞质量不等，从少量（基底样外观）到丰富；通常为嗜酸性细胞质，但偶可透亮（糖生成）；可见细胞间桥（*图 8.10.10 和 8.10.11*） 7. 细胞核非典型性不一 8. 核分裂活性不一 9. 无钙化
特殊检查	● HLA-G、HSD3B1 和 GATA-3 呈阳性 ● hPL 和 CD146 呈局限性表达 ● inhibin 偶可呈阳性 ● p63 呈弥漫阳性 ● CK5/6 通常呈阴性 ● p16 呈阴性 ● 原位杂交检测未检出 HPV	● HLA-G、CD146、HSD3B1 和 hPL 呈阴性；GATA-3 可呈阳性，但其表达范围低于上皮样滋养细胞肿瘤 ● inhibin 通常呈阴性 ● p63 呈弥漫阳性 ● CK5/6 通常呈阳性 ● p16 呈弥漫阳性 ● 原位杂交检测显示 HPV 阳性（在某些病例中，该方法可能无法检测到 HPV）
治疗	子宫切除术伴（或不伴）化疗	治疗方式取决于分期：可包括子宫切除术、化疗和（或）放疗
预后	伴和不伴转移的病例生存率分别为接近 100% 和 50%~60%；高有丝分裂指数（大于 6/10HPF）是预后差的一个因素	5 年生存率分别为 90%~95%（Ⅰ 期）和小于 50%（Ⅱ 期 +）

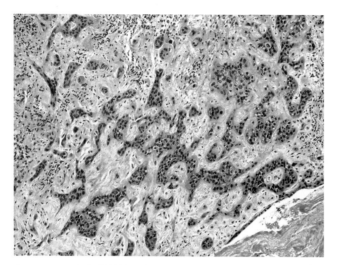

图 8.10.1 上皮样滋养细胞肿瘤 伴条索状和巢状肿瘤细胞，类似鳞状细胞癌

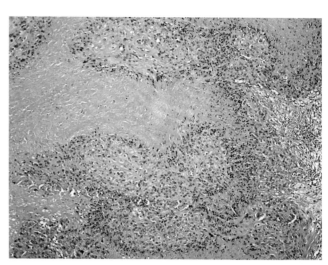

图 8.10.2 上皮样滋养细胞肿瘤 伴地图样坏死，在坏死区内可见残留小的肿瘤细胞结节

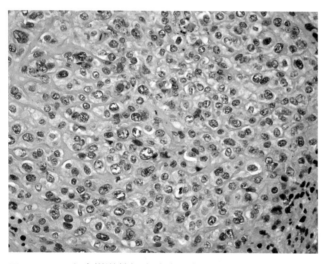

图 8.10.3 上皮样滋养细胞肿瘤 常见细胞学特征为肿瘤细胞之间可见细小的玻璃样变间质

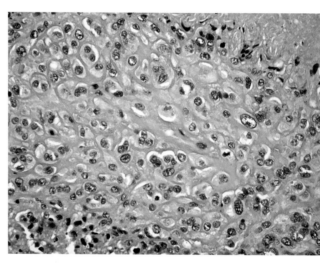

图 8.10.4 上皮样滋养细胞肿瘤 伴常见的细胞学特征；与图 8.10.3 相比，玻璃样变的间质更加明显

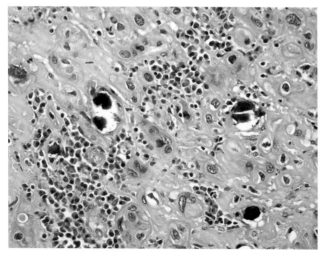

图 8.10.5 上皮样滋养细胞肿瘤 伴钙化

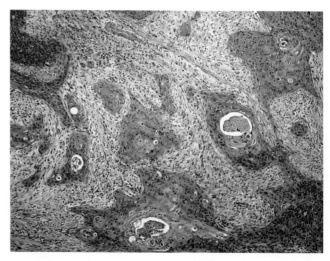

图 8.10.6 鳞状细胞癌 伴促结缔组织性间质和排列杂乱的癌细胞巢

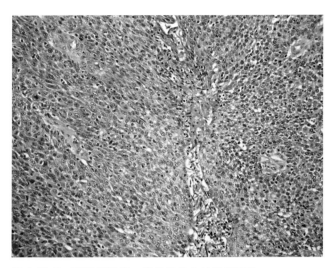

图 8.10.7 鳞状细胞癌 伴片状分布的肿瘤细胞

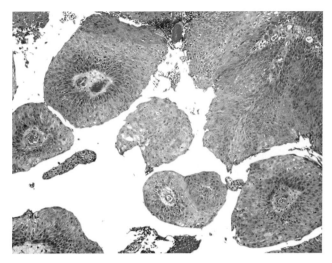

图 8.10.8 鳞状细胞癌 伴乳头状结构

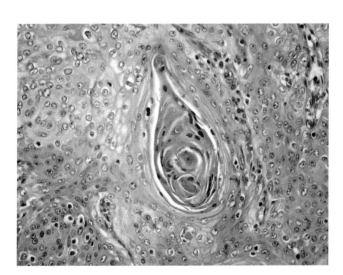

图 8.10.9 鳞状细胞癌 伴角化和角化珠形成

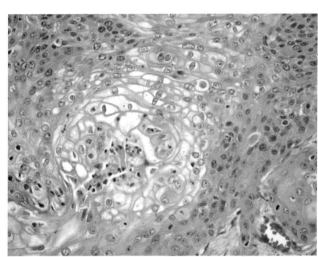

图 8.10.10 鳞状细胞癌 伴嗜酸性细胞膜和细胞糖原化

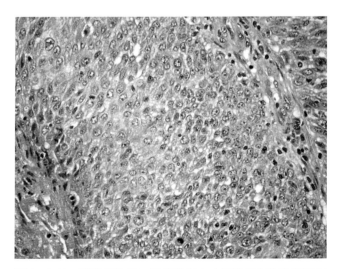

图 8.10.11 鳞状细胞癌 显示类似上皮样滋养细胞肿瘤的细胞学特征

	绒毛膜癌	中间型滋养细胞肿瘤
年龄	育龄期（罕见绝经后病例），通常较年轻	15~63 岁，通常较年轻
部位	通常发生于子宫，偶见于卵巢或输卵管	子宫（子宫体、子宫颈或子宫下段）
症状	阴道出血	阴道出血，稽留流产
体征	血清 β–hCG 明显升高，可罹患持续性妊娠滋养细胞疾病	血清 β–hCG 轻度至中度升高
病因学	部分病例既往有完全性葡萄胎史，但许多绒毛膜癌可发生于正常妊娠之后	滋养细胞肿瘤向中间滋养细胞分化（胎盘部位滋养细胞肿瘤或上皮样滋养细胞肿瘤）
组织学	1. 浸润性生长，肿瘤细胞呈片状分布，血管壁无纤维蛋白样变性 2. 广泛的出血和坏死 3. 肿瘤由三种细胞组成，包括细胞滋养层细胞、中间滋养层细胞和合体滋养层细胞；这些细胞群紧密混合，类似正常对应细胞的排列方式，其中的细胞滋养层细胞被合体滋养层细胞包围；细胞的大小和形状各异 *（图 8.11.1~8.11.5）* 4. 细胞质稀少或富含淡染至双嗜性细胞质 5. 细胞核非典型性显著 6. 可见血管内侵犯 7. 高核分裂活性，包括非典型性核分裂象 8. 无钙化 9. 可见混合性绒毛膜癌 – 中间滋养细胞肿瘤	1. 浸润性或膨胀 / 推挤性生长模式，可见结节状结构；肿瘤细胞可能聚集成片（分割平滑肌束）*（图 8.11.6）*，呈巢状或条索状分布；血管壁玻璃样变；细胞位于玻璃样变间质中 2. 坏死可有或无；存在坏死时，可呈地图样坏死；坏死区内可见带有中央血管的孤立的小肿瘤性细胞结节 *（图 8.11.7）*；无广泛性出血 3. 细胞呈单型性；肿瘤细胞呈大的多形性，多边形到圆形，具有上皮样形态（偶呈纺锤形），也可呈相对较小的圆形、均一的上皮样形态；可见散在的多核中间滋养层细胞 4. 富含双嗜性、嗜酸性或透亮的细胞质 5. 细胞核大，呈中度至重度非典型性，深染，不规则，或呈轻度至中度非典型性伴细腻的染色质和小核仁 *（图 8.11.8 和 8.11.9）* 6. 肿瘤细胞可取代血管壁，或可无血管侵犯 7. 有丝分裂指数多少不一（0~9/10HPF） 8. 钙化可有可无 *（图 8.11.10）* 9. 可见混合性绒毛膜癌 – 中间滋养细胞肿瘤
特殊检查	● 尽管 β–hCG 染色通常比中等滋养细胞肿瘤更广泛，同时 Ki-67 增殖指数通常大于 90%，但免疫组化对鉴别诊断无太大帮助	● 尽管 β–hCG 染色通常并不广泛，而且 Ki-67 增殖指数通常也不如绒毛膜癌高，但免疫组化对鉴别诊断无太大帮助
治疗	化疗	子宫切除术伴（或不伴）化疗
预后	化疗效果良好；如不治疗，病情会进展	中间滋养层细胞肿瘤对化疗的反应不如绒毛膜癌，部分病例可复发和（或）死于该病（预后取决于分期和其他危险因素）

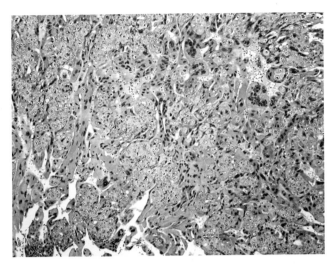

图 8.11.1 绒毛膜癌 显示两种滋养层细胞群紧密排列

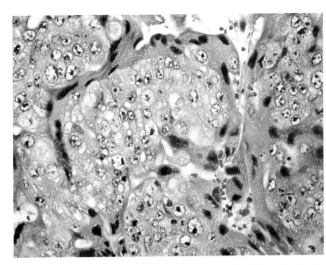

图 8.11.2 绒毛膜癌 显示两种滋养层细胞群紧密排列。注意，伴富含双嗜性细胞质的合体滋养层细胞环绕着单核细胞成分

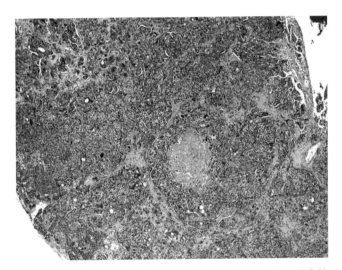

图 8.11.3 绒毛膜癌 数量有限的合体滋养层细胞和形成的巢状生长模式，可类似某些中间滋养层细胞肿瘤

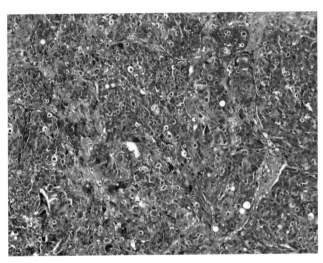

图 8.11.4 绒毛膜癌 与图 8.11.3 为同一病例，细胞主要为单核细胞伴极少数合体滋养层细胞

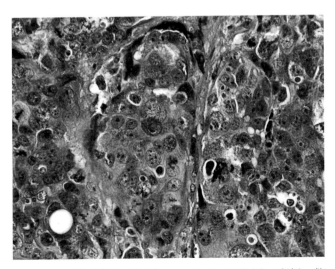

图 8.11.5 绒毛膜癌 与图 8.11.3 和 8.11.4 为同一病例，数量有限的合胞滋养层细胞可导致被误诊为中间滋养层细胞肿瘤

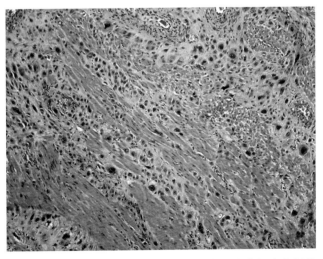

图 8.11.6 胎盘部位滋养细胞肿瘤 伴巢状肿瘤细胞分割的非肿瘤性平滑肌束

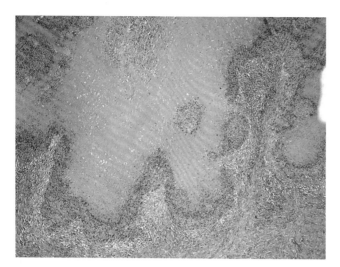

图 8.11.7　上皮样滋养细胞肿瘤　伴地图样坏死

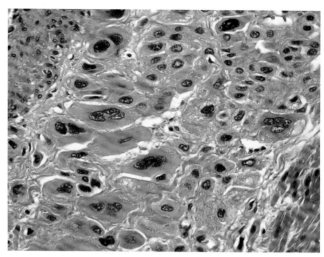

图 8.11.8　胎盘部位滋养细胞肿瘤　伴非典型上皮样细胞，细胞核深染，与部分绒毛膜癌的细胞学特征重叠

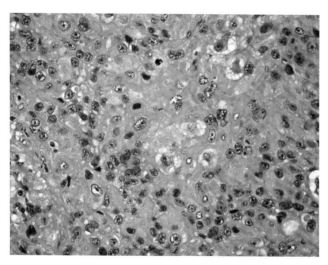

图 8.11.9　上皮样滋养细胞肿瘤伴非典型性上皮样细胞　注意，上皮样滋养细胞肿瘤典型的染色质淡染和小核仁。此外，在肿瘤细胞之间可见玻璃样变的间质

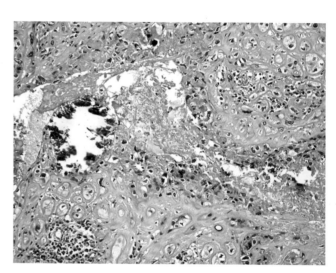

图 8.11.10　上皮样滋养细胞肿瘤　伴钙化

	绒毛膜癌	低分化子宫内膜样癌
年龄	育龄期（罕见绝经后病例），通常较年轻	通常发生于绝经后
部位	通常发生于子宫，偶见于卵巢或输卵管	子宫
症状	阴道出血，既往存在葡萄胎妊娠病史	阴道出血，盆腔痛，通常既往无葡萄胎妊娠病史
体征	血清 β-hCG 明显升高，可患有持续性妊娠滋养细胞疾病	血清 β-hCG 未升高，伴/不伴盆腔包块
病因学	部分病例既往有完全性葡萄胎病史，但许多绒毛膜癌可发生于正常妊娠之后	子宫内膜样癌：无拮抗的雌激素刺激驱动的子宫内膜增生发展并进展为癌
组织学	1. 片状分布的肿瘤细胞（*图 8.12.1*），无腺样、乳头状或鳞状分化 2. 无子宫内膜增生背景 3. 广泛的出血和坏死 4. 肿瘤由三种细胞组成，包括细胞滋养层细胞、中间滋养层细胞和合体滋养层细胞；这些细胞群紧密混合，类似正常对应细胞的排列方式，其中的细胞滋养层细胞被合体滋养层细胞包围（*图 8.12.2~8.12.4*） 5. 细胞质稀少，或富含淡染至双嗜性细胞质 6. 细胞核非典型性显著	1. 可见实体性结构区（*图 8.12.6~8.12.8*），但也可见局灶性腺样、乳头状或鳞状分化（*图 8.12.9 和 8.12.10*） 2. 可见子宫内膜增生背景 3. 可见坏死 4. 无三种细胞群或合体滋养细胞（*图 8.12.11*）（罕见情况下，癌可以有绒毛膜癌分化），子宫内膜样癌的上皮样细胞聚集成片，未分化癌中的上皮样细胞呈松散的片状分布 5. 通常细胞质稀少，核质比增加 6. 细胞核非典型性高低不一，但通常呈高级别
特殊检查	● CK 呈阳性 ● 滋养细胞标记（β-hCG、HLAL-G、CD146、HSD3B1、抑制素、hPL、GATA-3）呈阳性（*图 8.12.5*）	● CK 呈阳性 ● 滋养细胞标记（β-hCG、HLA-G、CD146、HSD3B1、抑制素、hPL、GATA-3）呈阴性，β-hCG 在伴有绒毛膜癌分化的罕见癌中可表达
治疗	化疗	取决于分期及危险因素；子宫切除术伴（或不伴）化疗，伴（或不伴）放疗
预后	化疗效果良好；如不治疗，病情会进展	取决于分期和危险因素性，Ⅰ期和Ⅱ期病例的 5 年生存率分别为 75%~88% 和 15%~69%（所有组织学类型）

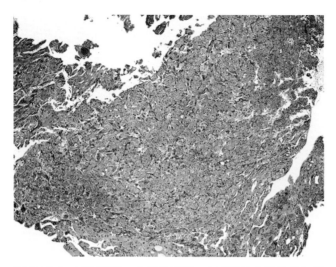

图 8.12.1　绒毛膜癌　在低倍镜下，主要的片状结构类似低分化癌

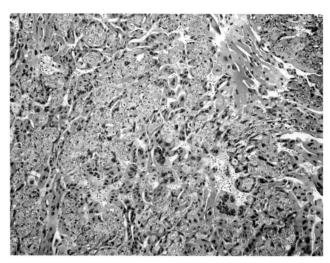

图 8.12.2　绒毛膜癌　伴两种滋养层细胞群。如未能识别这两种特征性的滋养细胞群，则该病例中的腺样间隙可类似腺癌

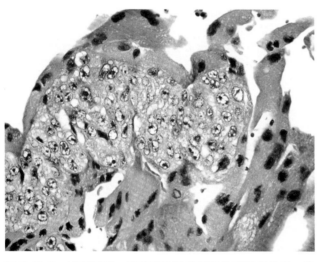

图 8.12.3　绒毛膜癌　显示两种滋养层细胞群紧密排列。值得注意的是，具有富含双嗜性细胞质的合体滋养层细胞环绕着单核细胞成分

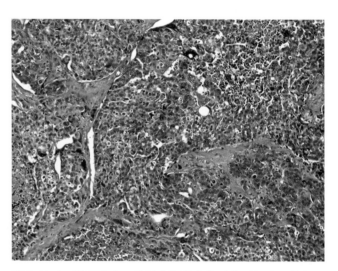

图 8.12.4　绒毛膜癌　数量有限的合体滋养层细胞和巢状生长模式类似低分化癌

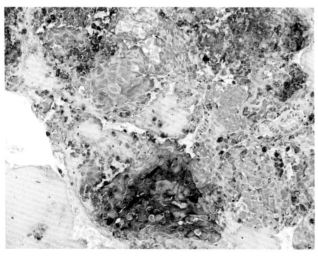

图 8.12.5　绒毛膜癌　显示 β-hCG 免疫组化染色阳性

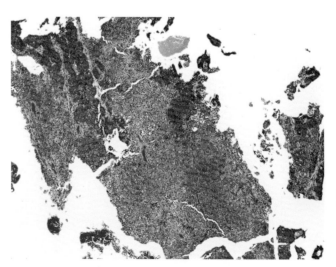

图 8.12.6　FIGO 3 级子宫内膜样癌　伴实体性结构

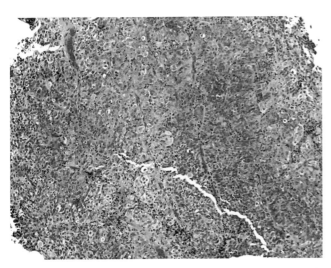

图 8.12.7　FIGO 3 级子宫内膜样癌　与图 8.12.6 为同一病例。该组织学表现可与某些主要由单核细胞组成的绒毛膜癌重叠

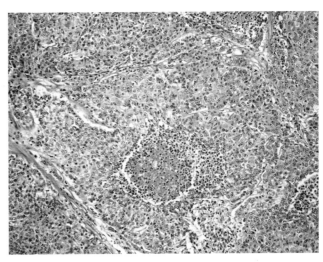

图 8.12.8　FIGO 3 级子宫内膜样癌　伴成片的肿瘤细胞和局灶性坏死

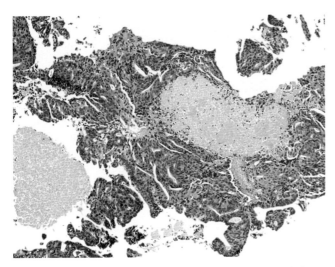

图 8.12.9　FIGO 3 级子宫内膜样癌　伴局灶性腺样分化

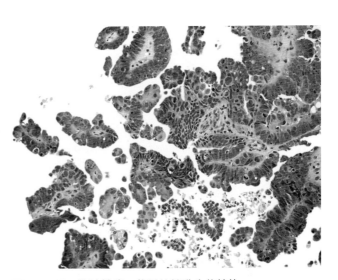

图 8.12.10　浆液性癌　伴局灶性乳头状结构

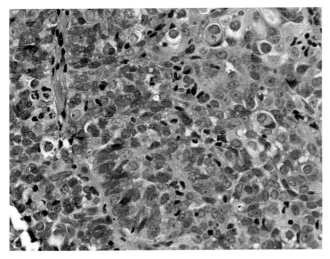

图 8.12.11　FIGO 3 级子宫内膜样癌　注意无合体滋养层细胞的单型性细胞群

参考文献

8.1–8.5

Banet N, DeScipio C, Murphy KM, et al. Characteristics of hydatidiform moles: analysis of a prospective series with p57 immunohistochemistry and molecular genotyping. Mod Pathol. 2014;27:238–254.

Buza N, Hui P. Partial hydatidiform mole: histologic parameters in correlation with DNA genotyping. Int J Gynecol Pathol. 2013;32:307–315.

Bynum J, Murphy KM, DeScipio C, et al. Invasive complete hydatidiform moles: analysis of a case series with genotyping. Int J Gynecol Pathol. 2016;35:134–141.

Castrillon DH, Sun D, Weremowicz S, et al. Discrimination of complete hydatidiform mole from its mimics by immunohistochemistry of the paternally imprinted gene product p57KIP2. Am J Surg Pathol. 2001;25:1225–1230.

Gupta M, Vang R, Yemelyanova AV, et al. Diagnostic reproducibilityof hydatidiform moles: ancillary techniques (p57 immunohistochemistry and molecular genotyping) improve morphologic diagnosis for both recently trained and experienced gynecologic pathologists. Am J Surg Pathol. 2012;36:1747–1760.

Keep D, Zaragoza MV, Hassold T, et al. Very early complete hydatidiform mole. Hum Pathol. 1996;27:708–713. Kim KR, Park BH, Hong YO, et al. The villous stromal constituents of complete hydatidiform mole differ histologically in very early pregnancy from the normally developing placenta. Am J Surg Pathol. 2009;33:176–185.

Lewis GH, DeScipio C, Murphy KM, et al. Characterization of androgenetic/biparental mosaic/chimeric conceptions, including some with a molar component: morphology, p57 immunohistochemistry, molecular genotyping, and risk of persistent gestational trophoblastic disease. Int J Gynecol Pathol. 2013;32: 199–214.

McConnell TG, Murphy K, Hafez M, et al. Diagnosis and subclassification of hydatidiform moles using p57 immunohistochemistry and molecular genotyping: validation and prospective analysis in routine and consultation practice settings with development of an algorithmic approach. Am J Surg Pathol. 2009;33: 805–817.

Murphy KM, McConnell TG, Hafez MJ, et al. Molecular genotyping of hydatidiform moles: analytic validation of a multiplex short tandem repeat assay. J Mol Diagn. 2009;11:598–605.

Redline RW, Hassold T, Zaragoza M. Determinants of villous trophoblastic hyperplasia in spontaneous abortions. Mod Pathol. 1998;11:762–768.

Ronnett BM, DeScipio C, Murphy KM. Hydatidiform moles: ancillary techniques to refine diagnosis. Int J Gynecol Pathol.2011;30:101–116.

Vang R, Gupta M, Wu LSF, et al. Diagnostic reproducibility of hydatidiform moles: ancillary techniques (p57 immunohistochemistry and molecular genotyping) improve morphologic diagnosis. Am J Surg Pathol. 2012;36:443–453.

8.6~8.12

Baergen RN, Rutgers JL, Young RH, et al. Placental site trophoblastic tumor: a study of 55 cases and review of the literature emphasizing factors of prognostic significance. Gynecol Oncol. 2006;100:511–520.

Banet N, Gown AM, Shih IeM, et al. GATA -3 expression in trophoblastic tissues: an immunohistochemical study of 445 cases, including diagnostic utility. Am J Surg Pathol. 2015;39: 101–108.

Bower M, Brock C, Fisher RA, et al. Gestational choriocarcinoma. Ann Oncol. 1995;6:503–508.

Chou YY, Jeng YM, Mao TL. HSD3B1 is a specific trophoblast-associated marker not expressed in a wide spectrum of tumors. Int J Gynecol Cancer. 2013;23:343–347.

Davis MR, Howitt BE, Quade BJ, et al. Epithelioid trophoblastic tumor: a single institution case series at the New England Trophoblastic Disease Center. Gynecol Oncol. 2015;137:456–461.

Huettner PC, Gersell DJ. Placental site nodule: a clinicopathologic study of 38 cases. Int J Gynecol Pathol. 1994;13:191–198.

Kalhor N, Ramirez PT, Deavers MT, et al. Immunohistochemical studies of trophoblastic tumors. Am J Surg Pathol. 2009;33:633–638.

Kaur B, Short D, Fisher RA, et al. Atypical placental site nodule (APSN) and association with malignant gestational trophoblastic disease; a clinicopathologic study of 21 cases. Int J Gynecol Pathol. 2015;34:152–158.

Kurman RJ, Shih IeM. Discovery of a cell: reflections on the checkered history of intermediate trophoblast and update on its nature and pathologic manifestations. Int J Gynecol Pathol. 2014;33:339–347.

Mao TL, Kurman RJ, Huang CC, et al. Immunohistochemistry of choriocarcinoma: an aid in differential diagnosis and in elucidating pathogenesis. Am J Surg Pathol. 2007;31:1726–1732.

Mao TL, Kurman RJ, Jeng YM, et al. HSD3B1 as a novel trophoblast- associated marker that assists in the differential diagnosis of trophoblastic tumors and tumorlike lesions. Am J Surg Pathol. 2008;32:236–242.

Mao TL, Seidman JD, Kurman RJ, et al. Cyclin E and p16 immunoreactivity in epithelioid trophoblastic tumor—an aid in differential diagnosis. Am J Surg Pathol. 2006;30:1105–1110.

Ober WB, Edgcomb JH, Price EB Jr. The pathology of choriocarcinoma. Ann N Y Acad Sci. 1971;172:299–426.

Shih IM, Kurman RJ. Epithelioid trophoblastic tumor: a neoplasm distinct from choriocarcinoma and placental site trophoblastic tumor simulating carcinoma. Am J Surg Pathol. 1998;22: 1393–1403.

Shih IM, Kurman RJ. Expression of melanoma cell adhesion molecule in intermediate trophoblast. Lab Invest. 1996;75:377–388.

Shih IM, Kurman RJ. p63 expression is useful in the distinction of epithelioid trophoblastic and placental site trophoblastic tumors by profiling trophoblastic subpopulations. Am J Surg Pathol. 2004;28:1177–1183.

Shih IM, Kurman RJ. The pathology of intermediate trophoblastic tumors and tumor-like lesions. Int J Gynecol Pathol. 2001;20:31–47.

Shih IM, Seidman JD, Kurman RJ. Placental site nodule and characterization of distinctive types of intermediate trophoblast. Hum Pathol. 1999;30:687–694.

Shih IeM. Trophogram, an immunohistochemistry-based algorithmic approach, in the differential diagnosis of trophoblastic tumors and tumorlike lesions. Ann Diagn Pathol. 2007;11:228–234.

Singer G, Kurman RJ, McMaster MT, et al. HLA-G immunoreactivity is specific for intermediate trophoblast in gestational trophoblastic disease and can serve as a useful marker in differential diagnosis. Am J Surg Pathol. 2002;26:914–920.

Smith HO, Kohorn E, Cole LA. Choriocarcinoma and gestational trophoblastic disease. Obstet Gynecol Clin North Am. 2005;32:661–684.

Young RH, Kurman RJ, Scully RE. Placental site nodules and plaques. A clinicopathologic analysis of 20 cases. Am J Surg Pathol. 1990;14:1001–1009.

第八章　妊娠期滋养细胞病

索引

注：数字前加字母"f"指该页面显示的图片

第一章

34βE12
异位前列腺组织与原发性阴道腺癌，39，40f

AMACR
异位前列腺组织与原发性阴道腺癌，39，40f

Ber-EP4
基底细胞癌与基底样鳞状细胞癌，24，25f-26f

CD10
转移性腺癌与原发性阴道腺癌，41
异位前列腺组织，39

CD34
转移性腺癌，41

CK 7
乳房外 Paget 病与 Paget 样 HSIL，VIN2/3，33

CK20
转移性腺癌，41

CK7
转移性腺癌，41

desmin
富于细胞性血管纤维瘤与平滑肌瘤，58
纤维上皮性（中胚层间质）息肉，52
梭形细胞黑色素瘤与平滑肌肉瘤，67
浅表性肌成纤维细胞瘤与平滑肌瘤，61

ER 和 PR
异位前列腺组织与原发性阴道腺癌，39
纤维上皮性（中胚层间质）息肉与侵袭性血管黏液瘤，52
转移性腺癌与原发性阴道腺癌，41
神经纤维瘤与浅表性肌成纤维细胞瘤，64
梭形细胞黑色素瘤与平滑肌肉瘤，67，69f
浅表性 肌成纤维细胞瘤与平滑肌瘤，61
纤维上皮性（中胚层间质）息肉与侵袭性血管黏液瘤，52，53f

GATA-3
转移性腺癌与原发性阴道腺癌，41
乳腺外 Paget 病与 Paget 样 HSIL，VIN2/3，33
乳头状汗腺瘤与源于乳腺样腺体的外阴腺癌，49，51f
原位黑色素瘤与乳房外 Paget 病，36
Paget 样 HSIL，VIN2/3 与乳房外 Paget 病，33，35f

GCDFP-15
乳房外 Paget 病与 Paget 样 HSIL，VIN2/3，33
原位黑色素瘤与乳房外 Paget 病，36
Paget 样 HSIL，VIN2/3 与乳房外 Paget 病，33，35f

HMB-45
原位黑色素瘤，36，37f
梭形细胞黑色素瘤，67，69f

HMGA2
侵袭性血管黏液瘤，52，56
纤维上皮性（中胚层间质）息肉与侵袭性血管黏液瘤，52
外阴淋巴水肿与侵袭性血管黏液瘤，54

HPV
基底细胞癌与基底样鳞状细胞癌，24
尖锐湿疣
与伴有湿疣样结构的高级别鳞状上皮内病变（HSIL，VIN2/3），15
与脂溢性角化病，8
与鳞状细胞乳头状瘤，5
与寻常疣，10
与疣状癌，12
与前庭乳头状瘤（处女膜处），2
乳房外 Paget 病与 Paget 样 HSIL，VIN2/3，33，35f
伴有湿疣样结构的高级别鳞状上皮内病变（HSIL，VIN2/3）与尖锐湿疣，15
Paget 样 HSIL，VIN2/3 与乳房外 Paget 病，33，35f
脂溢性角化病与尖锐湿疣，8
鳞状上皮乳头状瘤与尖锐湿疣，5
寻常疣与尖锐湿疣，10
疣状癌与尖锐湿疣，12
前庭乳头状瘤（处女膜处）与尖锐湿疣，2

HSIL。见高级别鳞状上皮内病变

Ki-67
良性鳞状上皮（外阴皮肤）
与 HSIL，VIN2/3，18，20f
尖锐湿疣，10
与伴有湿疣样结构的高级别鳞状上皮内病变（HSIL，VIN2/3），15
与脂溢性角化病，8
与鳞状上皮乳头状瘤，5

　　与寻常疣，10
　　与前庭乳头状瘤（处女膜处），2
　分化型外阴上皮内病变（高级别 VIN，单纯型）与反
　　应性 / 修复性非典型增生，21，23f
　HSIL，VIN2/3
　　与良性鳞状上皮（外阴皮肤），18，20f
　　vs. 尖锐湿疣，15
　反应性 / 修复性非典型增生与分化型外阴上皮内病变
　　（高级别 VIN，单纯型），21，23f
　脂溢性角化病与尖锐湿疣，8
　鳞状上皮乳头状瘤与尖锐湿疣，5
　寻常疣与尖锐湿疣，10
　前庭乳头状瘤（处女膜处）与尖锐湿疣，2，4f
MART1
　原位黑色素瘤，36，37f
Melan-A
　原位黑色素瘤，36，37f
　梭形细胞黑色素瘤，67，69f
MITF
　原位黑色素瘤，36，37f
　梭形细胞黑色素瘤，67，69f
myosin
　前庭大腺增生 / 腺瘤与原发性黏液癌（前庭大腺癌），
　　47
　神经纤维瘤与浅表性肌成纤维细胞瘤，64，65f-66f
p16
　基底细胞癌与基底样鳞状细胞癌，24，25f，26f
　基底样鳞状细胞癌与基底细胞癌，24，25f，26f
　良性鳞状上皮（外阴皮肤）与 HSIL，VIN2/3，18，
　　20f
　乳房外 Paget 病与 Paget 样 HSIL，VIN2/3，33，35f
　HSIL，VIN2/3
　　与良性鳞状上皮（外阴皮肤），18，20f
　　与尖锐湿疣，15，17f
p53
　分化型外阴上皮内病变与反应性 / 修复性非典型增生，
　　21，23f
p63
　前庭大腺增生 / 腺瘤与原发性黏液癌（前庭大腺癌），
　　47
　乳头状汗腺瘤与源于乳腺样腺体的外阴腺癌，49，
　　51f
Paget 病
　与原位黑色素瘤，36，37f-39f
　与 Paget 样 HSIL，VIN2/3，33，34f-35f
Paget 样 HSIL，VIN 2 / 3

　　与乳房外 Paget 病，33，35f
PAX8
　异位前列腺组织与原发性阴道腺癌，39，40f
　转移性腺癌与原发性阴道腺癌，41
PSA 或 PSAP
　异位前列腺组织与原发性阴道腺癌，39，40f
S100
　神经纤维瘤与浅表性肌成纤维细胞瘤，64，65f
　梭形细胞黑色素瘤，67，69f
SMA
　浅表性肌成纤维细胞瘤与平滑肌瘤，61
SOX10
　原位黑色素瘤，36，37f
VIN。见高级别鳞状上皮内病变
WT-1
　转移性腺癌与原发性阴道腺癌，41
　输卵管脱垂与阴道腺癌，44
阿尔辛蓝
　侵袭性血管黏液瘤，52，56
　纤维上皮性（中胚层间质）息肉与侵袭性血管黏液瘤，
　　52
　外阴淋巴水肿与侵袭性血管黏液瘤，54
癌。见腺癌；基底细胞癌；基底样鳞状细胞癌；侵袭性
　鳞状细胞癌；疣状癌
反应性 / 修复性非典型增生
　　与分化型外阴上皮内病变（高级别 VIN，单纯型），
　　21，22f-23f
分化型外阴上皮内病变。见高级别鳞状上皮内病变
富于细胞性血管纤维瘤
　　与平滑肌瘤，58，59f-60f
高级别鳞状上皮内病变
　　与良性鳞状上皮（外阴皮肤），18，19f-20f
　　伴有湿疣样结构的高级别鳞状上皮内病变（HSIL，
　　VIN2/3）与尖锐湿疣，15，16f-17f
　　HSIL，VIN2/3 具有卷曲 结构和（或）切面方向相关
　　性与浸润性鳞状细胞癌，30，31f-32f
　　分化型外阴上皮内病变（高级别 VIN，单纯型）与反
　　应性 / 修复性非典型性，21，22f-23f
　　HSIL，VIN2/3 累及皮肤附件与浸润性鳞状细胞癌，
　　27，28f-29f
　　Paget 样 HSIL，VIN2/3 与 Paget 病，33，34f-35f
黑色素瘤
　　原位黑色素瘤与乳房外 Paget 病，36，37f-39f
　　梭形细胞黑色素瘤与平滑肌肉瘤，67，68f-69f
肌成纤维细胞瘤。见浅表性肌成纤维细胞瘤
基底细胞癌

与基底样鳞状细胞癌，24，25f–26f
基底样鳞状细胞癌
　　与基底细胞癌，24，25f–26f
尖锐湿疣
　　与伴有湿疣样结构的高级别鳞状上皮内病变（HSIL，VIN2/3），15，16f–17f
　　与脂溢性角化病，8，9f
　　与鳞状上皮乳头状瘤，5，6f–7f
　　与寻常疣，10，11f
　　与疣状癌，12，13f–14f
　　与前庭乳头状瘤（处女膜处），2，3f–4f
浸润性鳞状细胞癌
　　与 HSIL，VIN2/3 具有卷曲结构和（或）切面方向相关性，30，31f–32f
　　与 HSIL，VIN 2/3 累及皮肤附件，27，28f–29f
酪氨酸酶
　　梭形细胞黑色素瘤，67，69f
良性鳞状上皮
　　与 HSIL，VIN2/3，18，19f–20f
鳞状上皮乳头状瘤
　　与尖锐湿疣，5，6f–7f
平滑肌肌球蛋白重链
　　前庭大腺增生/腺瘤与原发性黏液癌（前庭大腺癌），47
　　乳头状汗腺瘤与源于乳腺样腺体的外阴腺癌，49
平滑肌瘤
　　与富于细胞性血管纤维瘤，58，59f–60f
　　与浅表性肌成纤维细胞瘤，61，62f–63f
　　平滑肌肉瘤与梭形细胞黑色素瘤，67，68f–69f
　　外阴淋巴水肿与侵袭性血管黏液瘤，54，55f
前庭大腺增生
　　与原发性黏液癌（前庭大腺癌），47，48f
浅表性肌成纤维细胞瘤
　　与平滑肌瘤，61，62f–63f
　　与神经纤维瘤，64，65f–66f
侵袭性血管黏液瘤
　　与血管肌成纤维细胞瘤，56，57f
　　与纤维上皮（中胚层间质）息肉，52，53f
　　与外阴淋巴水肿，54，55f
乳头状汗腺瘤
　　与源于乳腺样腺体的外阴腺癌，49，50f–51f
特异性肌动蛋白
　　浅表性肌成纤维细胞瘤与平滑肌瘤，61
外阴上皮内病变。见高级别鳞状上皮内病变
细胞角蛋白
　　原位黑色素瘤与乳房外 Paget 病，36

腺癌。另见 Paget 病
　　转移性腺癌与原发性阴道腺癌，41，42f–43f
　　原发性黏液癌（前庭大腺癌）与前庭大腺增生/腺瘤，47，48f
　　原发性阴道腺癌与异位前列腺组织，39，40f
　　源于乳腺样腺体的外阴腺癌与乳头状汗腺瘤，49，50f–51f
　　与输卵管脱垂，44，45f–46f
血管肌成纤维细胞瘤
　　与侵袭性血管黏液瘤，56，57f
寻常疣
　　与尖锐湿疣，10，11f
异位前列腺组织
　　与原发性阴道腺癌，39，40f
疣状癌
　　与尖锐湿疣，12，13f–14f
　　前庭乳头状瘤（处女膜处）与尖锐湿疣，2，3f–4f
原位黑色素瘤
　　与乳房外 Paget 病，36，38f
脂溢性角化病
　　与尖锐湿疣，8，9f
输卵管脱垂
　　与腺癌，44，45f–46f

第二章

AIM。见非典型未成熟鳞状上皮化生
CD10
　　中肾管增生（增生的中肾管残件）与普通型浸润性宫颈腺癌，127
　　中肾管增生与子宫内膜的子宫内膜样腺癌继发性累及宫颈，124
CD45
　　胚胎性横纹肌肉瘤（葡萄簇样型）与炎性良性宫颈息肉，140
CD56
　　神经内分泌癌，136
CK18
　　胎盘部位结节/斑块与鳞状细胞癌（高分化，角化），133，135f
CK20
　　膀胱尿路上皮癌上皮内播散累及宫颈与 HSIL，104
GATA –3
　　膀胱尿路上皮癌上皮内播散累及宫颈与 HSIL，104
　　中肾管增生（增生的中肾管残件）与普通型浸润性宫颈腺癌，127
　　中肾管增生与子宫内膜的子宫内膜样腺癌继发性累及

宫颈（FIGO 1 级），124

HSIL

HSIL 消退 与非典型未成熟鳞状上皮化生，89，90f–91f

累及宫颈腺体

与腺样基底细胞上皮瘤，95，96f–97f

与浅表浸润性鳞状细胞癌，92，93f–94f

与未成熟鳞状上皮化生，83，84f–85f

与膀胱尿路上皮癌上皮内播散累及宫颈，104，105f–106f

与 LSIL，77，78f–79f

与产黏液的复层上皮内病变（SMILE），98，99f–100f

与移行细胞化生 / 萎缩，86，87f–88f

炎性良性宫颈息肉与胚胎性横纹肌肉瘤（葡萄簇样型），140，141f–142f

宫颈腺癌

恶性腺瘤 [（微偏腺癌）MDA] 与宫颈腺体叶状增生（LEGH），116，117f–118f

普通型浸润性宫颈腺癌

与中肾管增生（增生的中肾管残件），127，128f–129f

与子宫内膜样腺癌继发性累及宫颈，FIGO 1 级，121，122f–123f

普通型浸润性高分化腺癌伴原位腺癌

与原位旺炽型腺癌，110，111f–112f

与微腺体增生，113，114f–115f

Ki–67

HSIL 消退与非典型未成熟鳞状上皮化生，89，90f，91f

胚胎性横纹肌肉瘤（葡萄簇样型）与炎性良性宫颈息肉，140

宫颈原位腺癌与输卵管子宫内膜样化生，107

宫颈腺癌与微腺体增生，113，115f

HSIL

与未成熟鳞状上皮化生，83，85f

与产黏液的复层上皮内病变（SMILE），101，102f

与移行细胞化生 / 萎缩，86，88f

低级别鳞状上皮内病变

与 HSIL，77

与不能诊断的非典型鳞状上皮，74

中肾管增生

与普通型浸润性宫颈腺癌，127

与子宫内膜的子宫内膜样癌继发性累及宫颈（FIGO 1 级），124

乳头状未成熟鳞状上皮化生（未成熟尖锐湿疣）与

乳头状鳞状细胞癌，80，81f

LSIL。见低级别鳞状上皮内病变

MYOD1

胚胎性横纹肌肉瘤（葡萄簇样型）与炎性良性宫颈息肉，140

myogenin

胚胎性横纹肌肉瘤（葡萄簇样型）与炎性良性宫颈息肉，140

p16

腺样基底细胞上皮瘤，95

HSIL 与非典型未成熟鳞状上皮化生，89，90–91f

宫颈原位腺癌（AIS）与输卵管子宫内膜样化生，107

宫颈腺癌与微腺体增生，113，115f

HSIL

与未成熟鳞状上皮化生，83，85f

与产黏液的复层上皮内病变（SMILE），101–102，103f

与移行细胞化生 / 萎缩，86，88f

膀胱尿路上皮癌上皮内播散累及宫颈

与 HSIL，104

普通型浸润性宫颈腺癌

与子宫内膜的子宫内膜样癌继发性累及宫颈（FIGO 1 级），121

低级别鳞状上皮内病变

与 HSIL，77

与不能诊断的非典型鳞状上皮，74

中肾管增生（增生的中肾管残件）与普通型浸润性宫颈腺癌，127

乳头状未成熟鳞状上皮化生（未成熟尖锐湿疣）与乳头状鳞状细胞癌，80，81f

胎盘部位结节 / 斑块与鳞状细胞癌，133，135f

子宫内膜的子宫内膜样癌继发性累及宫颈（FIGO 3 级）与低分化宫颈鳞状细胞癌或腺鳞癌，130，131f

p40

神经内分泌癌，13

p63

HSIL 与产黏液的复层上皮内病变（SMILE），98

神经内分泌癌，136

PAX2

恶性腺瘤［微偏腺癌（MDA）］与宫颈腺体叶状增生（LEGH），116

中肾管增生

与普通型浸润性宫颈腺癌，127

与子宫内膜的子宫内膜样腺癌继发性累及宫颈，124

PAX8

中肾管增生（增生的中肾管残件）与普通型浸润性宫颈腺癌，127

SMILE。见产黏液的复层上皮内病变（SMILE）

TTF-1
  神经内分泌癌，136

癌。见宫颈腺癌；原位腺癌；腺鳞癌；膀胱尿路上皮癌上皮内播散累及宫颈；HSIL；神经内分泌癌；子宫内膜样癌继发性累及宫颈；鳞状细胞癌

不能诊断的非典型鳞状上皮
  与低级别鳞状上皮内病变(LSIL)，74，75f-76f

产黏液的复层上皮内病变（SMILE）
  与 HSIL，98，99f-100f
  与 被 覆 黏 液 上 皮 的 鳞 状 上 皮 化 生，101，102f-103f

大细胞神经内分泌癌。见神经内分泌癌

低级别鳞状上皮内病变（LSIL）
  与 HSIL，77，78f-79f
  与不能诊断的非典型鳞状上皮，74，75f-76f

恶性腺瘤。见宫颈腺癌

非典型鳞状上皮。见不能诊断的非典型鳞状上皮

非典型未成熟鳞状上皮化生
  与 HSIL 消退，89，90f-91f

宫颈腺癌
  恶性腺瘤 [（微偏腺癌）MDA]
    与宫颈腺体叶状增生（LEGH），116，117f-118f
  普通型浸润性宫颈腺癌
    与中肾管增生（增生的中肾管残件），127，128f-129f
    与子宫内膜的子宫内膜样腺癌继发性累及宫颈（FIGO 1 级），121，122f-123f
  普通型浸润性高分化腺癌伴 AIS 结构
    与旺炽型 AIS，110，111f-112f
    与微腺体增生，113，114f-115f

宫颈腺体叶状增生（LEGH）
  与 恶 性 腺 瘤 [（微 偏 腺 瘤）MDA]，116，117f-1-18f

横纹肌肉瘤。见胚胎性横纹肌肉瘤（葡萄簇样型）

鳞状上皮非典型增生。见不能诊断的非典型鳞状上皮

鳞状上皮化生。另见非典型未成熟鳞状上皮化生；未成熟鳞状上皮化生
  被覆黏液上皮与产黏液的复层上皮内病变（SMILE），101，102f-103f

鳞状上皮内病变。见 HSIL；LSIL

鳞状上皮萎缩。见移行细胞化生 / 萎缩

鳞状细胞癌

乳头状鳞状细胞癌
  与乳头状未成熟鳞状上皮化生（未成熟尖锐湿疣），80，81f-82f
  与胎盘部位结节 / 斑块，133-134，134f-135f

黏液卡红染色
  HSIL 与 产 黏 液 的 复 层 上 皮 内 病 变（SMILE），98

尿路上皮癌。见膀胱尿路上皮癌上皮内播散累及宫颈

膀胱尿路上皮癌上皮内播散累及宫颈
  与 HSIL，104，105f-106f

胚胎性横纹肌肉瘤（葡萄簇样型）与炎性良性宫颈息肉，140，141f-142f
  浅表浸润性鳞状细胞癌。见鳞状细胞癌
  与 HSIL 累及宫颈腺体，92，93f-94f
  与神经内分泌癌，136-137，137f-139f
  与胎盘部位结节 / 斑块，133-134，134f- 135f
  与子宫内膜的子宫内膜样癌继发性累及宫颈（FIGO 3 级），130，131f-132f

乳头状鳞状细胞癌。见鳞状细胞癌

乳头状未成熟鳞状上皮化生（未成熟尖锐湿疣）
  与乳头状鳞状细胞癌，80，81f-82f

胎盘部位结节 / 斑块
  与 鳞 状 细 胞 癌（高 分 化，角 化），133-134，134f-135f

突触小泡蛋白
  鳞状细胞癌与神经内分泌癌，136

微偏腺癌（恶性腺瘤）。见宫颈腺癌

微腺体增生
  与宫颈腺癌，113，114f- 115f

萎缩。见移行细胞化生 / 萎缩

未成熟尖锐湿疣。见乳头状未成熟鳞状上皮化生

未成熟鳞状上皮化生
  与 HSIL，83，84f-85f

细胞角蛋白
  胎盘部位结节 / 斑块与鳞状细胞癌（高分化，角化），133

腺鳞癌
  与子宫内膜的子宫内膜样癌继发性累及宫颈（FIGO 3 级），130，131f- 132f

腺样基底细胞上皮瘤
  与 HSIL 累及宫颈腺体，95，96f-97f

小细胞神经内分泌癌。见神经内分泌癌

移行细胞化生 / 萎缩
  与 HSIL，86，87f-88f

原位腺癌（AIS）

旺炽型
　　与普通型浸润性高分化腺癌伴 AIS 结构，110，
　　111f–112f
　　与输卵管子宫内膜样化生，107，108f–109f
子宫内膜癌。见子宫内膜样癌继发性累及宫颈
子宫内膜样癌继发性累及宫颈
　宫颈间质浸润
　　与局限于宫颈黏膜，119，120f
　　与普通型浸润性宫颈腺癌，121，122f–123f
　　与中肾管增生（增生的中肾管残件），124，
　　125f–126f
　　与低分化宫颈鳞状细胞癌或腺鳞癌，130，
　　131f–132f
中肾管增生（增生的中肾管残件）
　与普通型浸润性宫颈腺癌，127，128f–129f
　与子宫内膜的子宫内膜样腺癌继发性累及宫颈，
　124，125f–126f
神经内分泌癌
　与鳞状细胞，136–137，137f–139f
嗜铬粒蛋白
　鳞状细胞癌与神经内分泌癌，136
输卵管子宫内膜样化生
　与宫颈原位腺癌（AIS），107，108f–109f

第三章
CD10
　中肾管腺癌与子宫内膜样癌，201，203f
CD56
　高级别神经内分泌癌与 FIGO 3 级子宫内膜样癌，181
CK20
　转移性非妇科癌伴腺样结构累及子宫内膜与子宫内膜
　的子宫内膜样癌，217，219f
CK7
　转移性非妇科癌伴腺样结构累及子宫内膜与子宫内膜
　的子宫内膜样癌，217，219f
desmin
　子宫内膜样癌伴性索样结构和玻璃样变与恶性苗勒管
　混合瘤（MMMT；癌肉瘤），192
　高级别子宫内膜样癌（FIGO 3 级子宫内膜样癌 / 浆液
　性癌）与 MMMT，195
ER 和 PR
　子宫内膜样癌与浆液性癌伴腺样结构，176
　子宫内膜样癌伴透明细胞与透明细胞癌，185
　子宫内膜样癌伴乳头状结构与子宫内膜浆液性癌，
　170
　子宫内膜样癌伴小的无绒毛性乳头与子宫内膜浆液性

癌，173
高级别神经内分泌癌与 FIGO 3 级子宫内膜样癌，181
中肾管腺癌与子宫内膜样癌，201
转移性非妇科癌伴腺样结构累及子宫内膜与子宫内膜
的子宫内膜样癌，217，219f
宫颈普通型高分化腺癌继发性累及子宫内膜与原发性
FIGO 1 级子宫内膜样癌，223，226f
FIGO 1 级子宫内膜样癌
　与复杂性非典型增生，162，163f
　伴有化生性分化与化生，164，165f–166f
　伴明显鳞状上皮分化与 FIGO 2 级子宫内膜样癌，
　167，168f–169f
FIGO 2 级子宫内膜样癌
　与 FIGO 1 级子宫内膜样癌伴明显鳞状上皮分化，
　167，168f–169f
FIGO 3 级子宫内膜样癌。见高级别子宫内膜样癌
　与高级别神经内分泌癌，181，182f–183f
GATA–3
　中肾管腺癌与子宫内膜样癌，201
Ki–67
　阿 – 斯反应与透明细胞癌，189
　子宫内膜样癌伴性索样结构和玻璃样变与恶性苗勒管
　混合瘤（MMMT；癌肉瘤），192
　子宫内膜增生 / 癌伴分泌性分化与分泌期子宫内膜，
　156，158f
　高级别子宫内膜样癌（FIGO 3 级子宫内膜样癌 / 浆
　液性癌）与 MMMT，195
　浆液性上皮内癌与良性子宫内膜样组织伴反应性 / 退
　行性非典型性，179，180f
MMMT。见恶性苗勒管混合瘤
myogenin
　子宫内膜样癌伴性索样结构和玻璃样变与恶性苗勒管
　混合瘤（MMMT；癌肉瘤），192
　高级别子宫内膜样癌（FIGO 3 级子宫内膜样癌 / 浆液
　性癌）与 MMMT，195
p16
　子宫内膜样癌伴性索样结构和玻璃样变与恶性苗勒管
　混合瘤（MMMT；癌肉瘤），192
　子宫内膜样癌与浆液性癌伴腺样结构，176，
　177f–178f
　子宫内膜样癌伴乳头状结构与子宫内膜浆液性癌，
　170
　子宫内膜样癌伴小的无绒毛性乳头与子宫内膜浆液性
　癌，173，175f
　高级别子宫内膜样癌（FIGO 3 级子宫内膜样癌 / 浆
　液性癌）与恶性苗勒管混合瘤（MMMT；癌肉瘤），

195
　　宫颈普通型高分化腺癌继发性累及子宫内膜与原发性
　　FIGO 1 级子宫内膜样癌，223，226f
　　宫颈低分化鳞癌累及子宫体与原发性 FIGO 3 级子宫
　　内膜样癌，220，222f
　　浆液性上皮内癌与良性子宫内膜样组织伴反应性 / 退
　　行性非典型性，179，180f
p53
　　子宫内膜样癌伴性索样结构和玻璃样变与恶性苗勒管
　　混合瘤（MMMT；癌肉瘤），192
　　子宫内膜样癌与浆液性癌伴腺样结构，176，178f
　　子宫内膜样癌伴透明细胞与透明细胞癌，185
　　子宫内膜样癌伴乳头状结构与子宫内膜浆液性癌，
　　170
　　子宫内膜样癌伴小的无绒毛性乳头与子宫内膜浆液性
　　癌，173，175f
　　高级别子宫内膜样癌（FIGO 3 级子宫内膜样癌 / 浆液
　　性癌）与 MMMT，195
　　浆液性上皮内癌与良性子宫内膜样组织伴反应性 / 退
　　行性非典型性，179，180f
p63
　　FIGO 1 级子宫内膜样癌伴明显鳞状上皮分化与 FIGO
　　2 级子宫内膜样癌，167
PAX8
　　去分化癌与 MMMT/ FIGO3 级子宫内膜样癌，199
　　高级别神经内分泌癌与 FIGO 3 级子宫内膜样癌，181
　　转移性非妇科癌伴腺样结构累及子宫内膜与子宫内膜
　　的子宫内膜样癌，217，219f
PTEN
　　子宫内膜样癌与浆液性癌伴腺样结构，176
　　子宫内膜样癌伴乳头状结构与子宫内膜浆液性癌，
　　170
　　子宫内膜样癌伴小的无绒毛性乳头与子宫内膜浆液性
　　癌，173
WT-1
　　子宫活检 / 刮宫样本中卵巢 / 输卵管高级别浆液性癌
　　的微小和脱落碎片与原发性子宫内膜浆液性癌，214
阿 – 斯反应
　　与透明细胞癌，188 –189，189f–190f
癌肉瘤。见恶性苗勒管混合瘤
恶性苗勒管混合瘤（MMMT；癌肉瘤）。见高级别子宫
内膜样癌
　　与子宫内膜样癌伴性索样结构和玻璃样变，191–
　　192，192f–194f
　　与高级别子宫内膜样癌（FIGO 3 级子宫内膜样癌 / 浆
　　液性癌），195–196，1996f–197f

反应性非典型性。见反应性 / 退行性非典型增生
　　良性子宫内膜样组织伴反应性 / 退行性非典型性与浆
　　液性上皮内癌，179，180f
分泌期子宫内膜
　　与子宫内膜增生 / 癌伴有分泌性分化，156，157f–58f
　　与孕激素治疗有效的子宫内膜增生 / 癌，159–160，
　　161f
高级别子宫内膜样癌
　　高级别子宫内膜样癌（FIGO 3 级子宫内膜样癌 / 浆液
　　性癌）与 MMMT，195– 196，196f–197f
　　MMMT/ FIGO 3 级子宫内膜样癌与去分化癌，198–
　　199，199f–200f
高级别神经内分泌癌
　　与 FIGO 3 级子宫内膜样癌，181，182f–183f
宫颈。见宫颈普通型高分化腺癌继发性累及子宫内膜；
宫颈低分化鳞状细胞癌继发性累及子宫体
宫颈低分化鳞状细胞癌继发性累及子宫体
　　与原发性 FIGO 3 级子宫内膜样癌，220–221，
　　221f–222f
宫颈普通型高分化腺癌继发性累及子宫内膜
　　与原发性 FIGO 1 级子宫内膜样癌，223–224，
　　224f–226f
化生
　　与活检 / 刮除样本中伴有化生性分化的 FIGO 1 级子
　　宫内膜样癌碎片，164，165f–166f
假性腺体拥挤
　　与子宫内膜增生，151，152f–153f
浆液性癌。见高级别子宫内膜样癌
　　浆液性上皮内癌与良性子宫内膜样组织伴反应性 / 退
　　行性非典型性，179，180f
　　子宫内膜样癌伴假性血管侵犯与子宫内膜样癌伴真性
　　淋巴 – 血管间隙侵犯（LVSI），210–211，211f–213f
　　与子宫内膜样癌伴乳头状结构，170，171f–172f
　　与子宫内膜样癌伴小的无绒毛性乳头，173，
　　174f–175f
　　伴腺样结构与子宫内膜样癌，176，177f–178f
浆液性上皮内癌
　　与良性子宫内膜样组织伴反应性 / 退行性非典型性，
　　179，180f
卵巢高级别浆液性癌
　　与原发性子宫内膜浆液性癌，214，215f– 216f
去分化癌
　　与 MMMT/FIGO 3 级子宫内膜样癌，198 –199，199f–
　　200f
妊娠期子宫内膜。见分泌期子宫内膜
透明细胞癌

与阿－斯反应，188－189，189f-19f
与子宫内膜样癌伴透明细胞，184-185，18 5f-187f
突触小泡蛋白
高级别神经内分泌癌与FIGO 3级子宫内膜样癌，181
退行性非典型性。见反应性／退行性非典型性
无排卵相关性子宫内膜间质崩解／功能失调性子宫出血
与月经期子宫内膜，148，149f-150f
细胞角蛋白
子宫内膜样癌伴性索样结构和玻璃样变与恶性苗勒管混合瘤（MMMT；癌肉瘤），192
去分化癌与MMMT/FIGO 3级子宫内膜样癌，199
高级别子宫内膜样癌（FIGO 3级子宫内膜样癌／浆液性癌）与MMMT，195
细胞角蛋白（标记物）
高级别神经内分泌癌与FIGO 3级子宫内膜样癌，181
原发性子宫内膜浆液性癌
与子宫活检／刮宫样本中卵巢／输卵管高级别浆液性癌的微小和脱落碎片，214，215f-216f
月经期子宫内膜
与无排卵相关性子宫内膜间质崩解／功能失调性子宫出血，148，149f-150f
增生
复杂性非典型增生
与无非典型性的复杂性增生（伴或不伴化生性改变），154，155f
与FIGO 1级子宫内膜样癌，162，163f
与假性腺体拥挤，151，152f-153f
孕激素治疗有效的子宫内膜增生／癌与分泌／妊娠期子宫内膜，159，160f-161f
子宫内膜增生／癌伴有分泌性分化与分泌期子宫内膜，156，157f-158f
子宫内膜的子宫内膜样癌
与转移性非妇科癌伴腺样结构累及子宫内膜，217-218，218f-219f
与宫颈普通型高分化腺癌继发性累及子宫内膜，223-224，224f-226f
与宫颈低分化鳞状细胞癌继发性累及子宫体，220-221，221f-222f
子宫内膜样癌
子宫内膜样癌累及子宫腺肌病与子宫内膜样癌伴肌层浸润，207-208，208f-209f
子宫内膜样癌伴性索样结构和玻璃样变
与恶性苗勒管混合瘤（MMMT；癌肉瘤），191-192，192f-194f
子宫内膜样癌累及不规则的子宫内膜－肌层交界区与子宫内膜样癌伴浅表肌层浸润，204-205，205f-206f

浸润
与子宫内膜样癌累及不规则的子宫内膜－肌层交界区，204-205，205f-206f
与子宫内膜样癌累及子宫腺肌病，207-208，208f-209f
与中肾管腺癌，201-202，202f-203f
与浆液性癌伴腺样结构，176，177f-178f
伴透明细胞与透明细胞癌，184-185，185f-187f
伴乳头状结构 vs.子宫内膜浆液性癌，170，171f-172f
伴有分泌性分化与分泌／妊娠期子宫内膜，159，160f-161f
伴小的无绒毛性乳头与子宫内膜浆液性癌，173，174f-175f
子宫腺肌病。见子宫内膜样癌累及子宫腺肌病
子宫内膜样癌伴真性淋巴－血管间隙侵犯（LVSI）
与子宫内膜样癌伴假性血管侵犯，210-211，211f-213f
中肾管腺癌
与子宫内膜样癌，201-202，202f-203f
转移性非妇科癌伴腺样结构累及子宫内膜
与子宫内膜的子宫内膜样癌，217-218，218f-219f
嗜铬粒蛋白
高级别神经内分泌癌与FIGO 3级子宫内膜样癌，181
输卵管高级别浆液性癌
与原发性子宫内膜浆液性癌，214，215f-216f

第四章

ALK
炎性肌成纤维细胞瘤与黏液样平滑肌肉瘤，273
calretinin
腺瘤样瘤
与淋巴管／静脉扩张，276
与脂肪平滑肌瘤，279
CD10
富于细胞性平滑肌瘤与子宫内膜间质结节，244
高级别子宫内膜间质肉瘤与低级别子宫内膜间质肉瘤，261
CD31
腺瘤样瘤与淋巴管／静脉扩张，276
富于细胞性平滑肌瘤与子宫内膜间质结节，244-245，245f-246f
CK
腺瘤样瘤
与淋巴管／静脉扩张，276
与脂肪平滑肌瘤，279
类似卵巢性索肿瘤的子宫肿瘤（UTROSCT）与上皮

样平滑肌瘤，264

Cyclin D1
　高级别子宫内膜间质肉瘤与低级别子宫内膜间质肉瘤，261

D2-40
　腺瘤样瘤与淋巴管 / 静脉扩张，276

desmin/ SMA
　腺瘤样瘤与脂肪平滑肌瘤，279
　富于细胞性平滑肌瘤与子宫内膜间质结节，244
　淋巴管肌瘤与平滑肌瘤，270
　血管周上皮样细胞肿瘤（PEComa）与上皮样平滑肌肿瘤（平滑肌瘤 / 平滑肌肉瘤），267

Embspheres / EmboGold。见子宫动脉明胶微球栓塞

ER 和 PR
　高级别子宫内膜间质肉瘤与低级子宫内膜间质肉瘤，261
　炎性肌成纤维细胞瘤与黏液样平滑肌肉瘤，273

FISH 检测（ALK）
　炎性肌成纤维细胞瘤与黏液样平滑肌肉瘤，273

HMB-45
　淋巴管肌瘤与平滑肌瘤，270
　血管周上皮样细胞肿瘤（PEComa）与上皮样平滑肌肿瘤（平滑肌瘤 / 平滑肌肉瘤），267

Ki-67
　腺肉瘤伴肉瘤样过生长与 MMMT，291
　非典型平滑肌瘤与平滑肌肉瘤，232
　分隔性平滑肌瘤与平滑肌肉瘤，238
　高级别子宫内膜间质肉瘤与低级别子宫内膜间质肉瘤，261

MART1
　淋巴管肌瘤与平滑肌瘤，270

Melan-A
　血管周上皮样细胞肿瘤（PEComa）与上皮样平滑肌肿瘤（平滑肌瘤 / 平滑肌肉瘤），267

MMMT
　与腺肉瘤伴肉瘤样过生长，291-292，292f-293f

p16
　腺肉瘤伴肉瘤样过生长与 MMMT，291
　非典型平滑肌瘤与平滑肌肉瘤，232
　分隔性平滑肌瘤与平滑肌肉瘤，238

p53
　腺肉瘤伴肉瘤样过生长与 MMMT，291
　非典型平滑肌瘤与平滑肌肉瘤，232
　分隔性平滑肌瘤与平滑肌肉瘤，238

TFE3
　血管周上皮样细胞肿瘤（PEComa）与上皮样平滑肌

肿瘤（平滑肌瘤 / 平滑肌肉瘤），267
UTROSCT。见类似卵巢性索肿瘤的子宫肿瘤

癌
　浸润性 FIGO 1 级子宫内膜样癌与非典型息肉样腺肌瘤，282，283f-284f
低级别子宫内膜间质肉瘤
　与子宫内膜间质结节伴不规则边缘，247-248，248f-249f
　与腺样缺乏的子宫腺肌病，257，258f-259f
　伴腺样分化
　　与子宫腺肌病 / 子宫内膜异位症，253-254，254f-256f
　　与腺肉瘤，250-251，251f-252f
　　与高级别子宫内膜间质肉瘤，260-261，261f-263f
低级别子宫内膜间质肉瘤。见子宫内膜间质肉瘤
恶性潜能未定的平滑肌瘤（STUMP）
　与梗死型富于细胞性平滑肌瘤，235-236，236f-237f
非典型息肉样腺肌瘤（APA）
　与浸润性 FIGO 1 级子宫内膜样癌伴鳞状上皮化生，282，283f-284f
分隔性平滑肌瘤
　与平滑肌肉瘤，238-239，239f-240f
高级别子宫内膜间质肉瘤
　与低级别子宫内膜间质肉瘤，260-261，261f-263f
高级别子宫内膜间质肉瘤。见子宫内膜间质肉瘤
梗死型富于细胞性平滑肌瘤
　与恶性潜能未定的平滑肌瘤（STUMP），235-236，236f-237f
静脉。见淋巴管 / 静脉扩张
静脉内平滑肌瘤
　与平滑肌肉瘤，238-239，239f-240f
类似卵巢性索肿瘤的子宫肿瘤（UTROSCT）
　与上皮样平滑肌瘤，264，265f-266f
良性子宫内膜息肉
　与腺肉瘤，288-289，289f-290f
淋巴管 / 静脉扩张
　与腺瘤样瘤，276，277f-278f
　与子宫动脉明胶微球栓塞，294，295f-296f
淋巴管肌瘤
　与平滑肌瘤，270，271f-272f
淋巴瘤。见淋巴管 / 静脉扩张
黏液样平滑肌肉瘤
　与炎性肌成纤维细胞瘤，273-274，274f-275f
平滑肌瘤。见非典型平滑肌瘤；富于细胞性平滑肌瘤；分隔性平滑肌瘤；梗死型富于细胞性平滑肌瘤；静脉内平滑肌瘤；脂肪平滑肌瘤

与淋巴管肌瘤，270，271f–272f
平滑肌瘤伴生长模式变异。见分隔性平滑肌瘤；静脉内平滑肌瘤
平滑肌肉瘤。另见上皮样平滑肌肉瘤；黏液样平滑肌肉瘤
　　与非典型平滑肌瘤，232–233，233f–234f
　　与分隔性平滑肌瘤，238–239，239f–240f
　　与静脉内平滑肌瘤，238–239，239f–240f
腺瘤样瘤
　　与淋巴管/静脉扩张，276，277f–278f
　　与脂肪平滑肌瘤，279，280f–281f
腺肉瘤
　　与腺纤维瘤，285，286f–287f
　　与良性子宫内膜息肉，288–289，289f–29f
　　与低级别子宫内膜间质肉瘤伴腺样分化，250–251，251f–252f
　　伴肉瘤样过生长与MMMT，291–292，292f–293f
腺纤维瘤
　　与腺肉瘤，285，286f–287f
血管周上皮样细胞肿瘤（PEComa）
　　与上皮样平滑肌瘤，267–268，268f–269f
　　与上皮样平滑肌瘤，267–268，268f–269f
炎性肌成纤维细胞瘤
　　与黏液样平滑肌瘤，273–274，274f–275f
子宫动脉明胶微球栓塞
　　与淋巴管/静脉扩张，294，295f–296f
子宫内膜间质结节
　　与富于细胞性平滑肌瘤，244–245，245f–246f
子宫内膜间质结节伴不规则边缘
　　与低级别子宫内膜间质肉瘤，247–248，248f–249f
子宫内膜息肉。见良性子宫内膜息肉
子宫内膜异位症
　　与低级别子宫内膜间质肉瘤伴腺样分化，253–254，254f–256f
子宫腺肌病
　　腺样缺乏的子宫腺肌病与低级别子宫内膜间质肉瘤，257，258f–259f
　　腺肉瘤与低级别子宫内膜间质肉瘤伴腺样分化，250–251，251f–252f
脂肪平滑肌瘤
　　与腺瘤样瘤，279，280f–281f
上皮样平滑肌瘤
　　与上皮样平滑肌肉瘤，241–242，242f–243f
　　与血管周上皮样细胞肿瘤（PEComa），267–268，268f–269f
　　与类似卵巢性索肿瘤的子宫肿瘤（UTROSCT），

264，265f–266f
上皮样平滑肌肉瘤
　　与上皮样平滑肌瘤，241–242，242f–243f
　　与血管周上皮样细胞肿瘤（PEComa），267–268，268f–269f

第五章
AFP
　　透明细胞癌与卵黄囊（内胚窦）瘤，359
　　具有分泌特征的子宫内膜样癌与卵黄囊（内胚窦）瘤，356
APST/SBT自体种植。见非典型增生性/交界性浆液性肿瘤
Bcl–2
　　低级别未成熟性畸胎瘤与成熟性囊性畸胎瘤伴未成熟神经管，377
Ber–EP4
　　HGSC与MMMT，323
BRG1
　　幼年型颗粒细胞瘤（JGCT）与高钙血症型小细胞癌，395
　　高钙血症型小细胞癌与卵巢原发性弥漫大B细胞淋巴瘤，411
calretinin
　　腺纤维瘤样透明细胞癌与支持细胞瘤，367
　　假乳头状成人型颗粒细胞瘤与HGSC伴移行细胞样变异，390
　　幼年型颗粒细胞瘤（JGCT）与高钙血症型小细胞癌，395
　　假性子宫内膜样高分化支持–间质细胞瘤与子宫内膜样癌，399
　　支持细胞瘤与卵巢原发性类癌，402
　　类固醇（脂质）细胞瘤与无性细胞瘤，408
　　间质卵泡膜细胞增生症与转移性印戒细胞癌，442
CAM5.2
　　HGSC与MMMT，323
CD117（c–kit）
　　类固醇（脂质）细胞瘤与无性细胞瘤，408
CD56
　　支持细胞瘤与卵巢原发性类癌，402
CD99
　　低级别未成熟性畸胎瘤与成熟性囊性畸胎瘤伴未成熟神经管，377
CDX2
　　子宫内膜样癌与转移性结肠癌，340
　　具有分泌特征的子宫内膜样癌与卵黄囊（内胚窦）瘤，

356

CK

　幼年型颗粒细胞瘤（JGCT）与高钙血症型小细胞癌，
　395

　高钙血症型小细胞癌 vs. 卵巢原发性弥漫大 B 细胞淋
　巴瘤，411

　间质卵泡膜细胞增生症 与转移性印戒细胞癌，442

CK20

　子宫内膜样癌与转移性结肠癌，340

　普通型转移性宫颈腺癌与 APMT 伴上皮内癌 421

　转移性结肠黏液癌与原发性卵巢黏液癌，418

　转移性胰腺癌与 APMT，424

　低级别阑尾黏液性肿瘤继发性累及卵巢与 APMT，
　432

CK7

　腺纤维瘤样透明细胞癌与支持细胞瘤，367

　假乳头状成人型颗粒细胞瘤与 HGSC 伴移行细胞样变
　异，390

　透明细胞癌与卵黄囊（内胚窦）瘤，359

　子宫内膜样癌

　　与成人型颗粒细胞瘤，353

　　与转移性结肠癌，340

　具有分泌特征的子宫内膜样癌

　　与卵黄囊（内胚窦）瘤，356

　子宫内膜样癌伴梭形鳞状上皮成分与 MMMT，349

　HGSC 与 MMMT，323

　转移性结肠黏液癌与原发性卵巢黏液癌，418

　转移性胰腺癌与 APMT，424

　假性子宫内膜样高分化支持 – 间质细胞瘤与子宫内膜
　样癌，399

　低级别阑尾黏液性肿瘤继发性累及卵巢与 APMT，
　432

　支持细胞瘤与卵巢原发性类癌，402

D2–40

　类固醇（脂质）细胞瘤与无性细胞瘤，408

Dpc4

　转移性胰腺癌与 APMT，424

EMA

　腺纤维瘤样透明细胞癌与支持细胞瘤，367

　假乳头状成人型颗粒细胞瘤与 HGSC 伴移行细胞样变
　异，390

　透明细胞癌与卵黄囊（内胚窦）瘤，359

　子宫内膜样癌，支持细胞样变异与支持细胞瘤，346

　子宫内膜样癌与成人型颗粒细胞瘤，353

　具有分泌特征的子宫内膜样癌与卵黄囊（内胚窦）瘤，
　356

　子宫内膜样癌伴梭形鳞状上皮成分与 MMMT，349

　幼年型颗粒细胞瘤（JGCT）与高钙血症型小细胞癌，
　395

　假性子宫内膜样高分化支持 – 间质细胞瘤与子宫内膜
　样癌，399

　支持细胞瘤与卵巢原发性类癌，402

　高钙血症型小细胞癌与卵巢原发性弥漫大 B 细胞淋巴
　瘤，411

　间质卵泡膜细胞增生症 与转移性印戒细胞癌，442

ER 和 PR

　腺纤维瘤样透明细胞癌与支持细胞瘤，367

　假乳头状成人型颗粒细胞瘤与 HGSC 伴移行细胞样变
　异，390

　APST/SBT 累及淋巴结与淋巴结子宫内膜异位，311

　APST/SBT 伴微浸润 / 微浸润癌与 APST/SBT 自体种植，
　307–308

　APST/SBT 与透明细胞癌伴乳头状结构，362

　透明细胞癌，365

　卵黄囊（内胚窦）瘤，359

　子宫内膜样癌

　　与成人型颗粒细胞瘤，353

　　与转移性结肠癌，340

　　与卵巢原发黏液癌，344

　子宫内膜样癌，支持细胞样变异与支持细胞瘤，346

　具有分泌特征的子宫内膜样癌与卵黄囊（内胚窦）瘤，
　356

　子宫内膜样癌伴梭形鳞状上皮成分与 MMMT，349

　子宫内膜异位囊肿伴上皮非典型性与子宫内膜囊肿伴
　早期透明细胞癌［包括非典型增生性透明细胞肿瘤
　（囊性型）伴上皮内癌］，435

　转移性乳腺癌与子宫内膜样癌，427

　普通型转移性宫颈腺癌与 APMT 伴上皮内癌，421

　转移性胰腺癌与 APMT，432

　假性子宫内膜样高分化支持 – 间质细胞瘤与子宫内膜
　样癌，399

　支持细胞瘤与卵巢原发性类癌，402

GATA–3

　转移性乳腺癌与子宫内膜样癌，427

GCDFP–15

　转移性乳腺癌与子宫内膜样癌，427

GFAP

　低级别未成熟性畸胎瘤与成熟性囊性畸胎瘤伴未成熟
　神经管 .377

glypican–3

　透明细胞癌与卵黄囊（内胚窦）瘤，359

　具有分泌特征的子宫内膜样癌与卵黄囊（内胚窦）瘤，

356

低级别未成熟性畸胎瘤与成熟性囊性畸胎瘤伴未成熟神经管，377

HNF1β

　　腺纤维瘤样透明细胞癌与支持细胞瘤，367

　　APST/SBT与透明细胞癌伴乳头状结构，362

　　透明细胞癌与卵黄囊（内胚窦）瘤，359

　　子宫内膜异位囊肿伴上皮非典型性与子宫内膜囊肿伴早期透明细胞癌［包括非典型增生性透明细胞肿瘤（囊性型）伴上皮内癌］，435

　　HGSC伴透明细胞与透明细胞癌，365

HPV

　　普通型转移性宫颈腺癌与非APMT伴上皮内癌，421

inhibin

　　腺纤维瘤样透明细胞癌与支持细胞瘤，367

　　假乳头状成人型颗粒细胞瘤与HGSC伴移行细胞样变异，390

　　幼年型颗粒细胞瘤（JGCT）与高钙血症型小细胞癌，395

　　假性子宫内膜样高分化支持-间质细胞瘤与子宫内膜样癌，399

　　支持细胞瘤与卵巢原发性类癌，402

　　类固醇（脂质）细胞瘤与无性细胞瘤，408

　　间质卵泡膜细胞增生症与转移性印戒细胞癌，442

Ki-67

　　APST/SBT

　　　　与HGSC伴APST样结构，320

　　APST/SBT伴微浸润/微浸润癌与APST/SBT自体种植，307-308

　　高级别浆液性癌（HGSC）与LGSC，317

　　低级别未成熟性畸胎瘤与成熟性囊性畸胎瘤伴未成熟神经管，377

Melan-A / MART1

　　类固醇（脂质）细胞瘤与无性细胞瘤，408

MMMT

　　与子宫内膜样癌伴梭形鳞状上皮成分，349-350，350f-351f

　　与HGSC，323-324，324f-325f

Napsin A

　　腺纤维瘤样透明细胞癌与支持细胞瘤，367

　　透明细胞癌

　　　　与卵黄囊（内胚窦）瘤，359

NSE

　　低级别未成熟性畸胎瘤与成熟性囊性畸胎瘤伴未成熟神经管，377

OCT-4

类固醇（脂质）细胞瘤与无性细胞瘤，408

p16

　　APST/SBT

　　　　与HGSC伴APST样结构，320

　　子宫内膜样癌伴梭形鳞状上皮成分与MMMT，349

　　高级别浆液性癌（HGSC）

　　　　与MMMT，323

　　　　与高级别子宫内膜样癌，327

　　　　与LGSC，317

　　普通型转移性宫颈腺癌与APMT伴上皮内癌，421

p53

　　APST/SBT

　　　　与HGSC伴APST样结构，320

　　高级别浆液性癌（HGSC）

　　　　与MMMT，323

　　　　与高级别子宫内膜样癌，327

　　　　与LGSC，317

　　HGSC伴透明细胞与透明细胞癌，365

PAS

　　间质卵泡膜细胞增殖症与转移性印戒细胞癌，442

PAX8

　　腺纤维瘤样透明细胞癌与支持细胞瘤，367

　　透明细胞癌与卵黄囊（内胚窦）瘤，359

　　子宫内膜样癌

　　　　与成人型颗粒细胞瘤，353

　　　　与原发性卵巢黏液癌，344

　　子宫内膜样癌，支持细胞样变异与支持细胞瘤，346

　　伴有分泌特征的子宫内膜样癌与卵黄囊（内胚窦）瘤，356

　　HGSC与MMMT，323

　　转移性乳腺癌与子宫内膜样癌，427

　　转移性胰腺癌与APMT，424

　　假性子宫内膜样高分化支持-间质细胞瘤与子宫内膜样癌，399

　　妊娠黄体瘤与类固醇（脂质）细胞瘤，438，439f-440f

SALL4

　　透明细胞癌与卵黄囊（内胚窦）瘤，359

　　具有分泌特征的子宫内膜样癌与卵黄囊（内胚窦）瘤，356

　　低级别未成熟性畸胎瘤与成熟性囊性畸胎瘤伴未成熟神经管，377

　　类固醇（脂质）细胞瘤与无性细胞瘤，408

SCTAT。见环状小管性索肿瘤（SCTAT）

SF-1

　　假乳头状成人型颗粒细胞瘤与HGSC伴移行细胞样变

异，390

子宫内膜样癌，支持细胞样变异与支持细胞瘤，346

子宫内膜样癌与成人型颗粒细胞瘤，353

幼年型颗粒细胞瘤（JGCT）与高钙血症型小细胞癌，395

假性子宫内膜样高分化支持 – 间质细胞瘤与子宫内膜样癌，399

支持细胞瘤与卵巢原发性类癌，402

类固醇（脂质）细胞瘤与无性细胞瘤，408

间质卵泡膜细胞增生症与转移性印戒细胞癌，442

SOX2

低级别未成熟性畸胎瘤与成熟性囊性畸胎瘤伴未成熟神经管，377

TP53。另见 HGSC 伴透明细胞

WT-1

腺纤维瘤样透明细胞癌与支持细胞瘤，367

假乳头状成人型颗粒细胞瘤与 HGSC 伴移行细胞样变异，390

APST/SBT 累及淋巴结与淋巴结子宫内膜异位，311

APST/SBT 伴微浸润 / 微浸润癌与 APST/SBT 自体种植，307–308

APST/SBT 与透明细胞癌伴乳头状结构，362

子宫内膜样癌，支持细胞样变异与支持细胞瘤，346

子宫内膜样癌与成人型颗粒细胞瘤，353

子宫内膜样癌伴梭形鳞状上皮成分与 MMMT，349

HGSC

　与 MMMT，323

　与高级别子宫内膜样癌，327

HGSC 伴透明细胞与透明细胞癌，365

假性子宫内膜样高分化支持 – 间质细胞瘤与子宫内膜样癌，399

支持细胞瘤与卵巢原发性类癌，402

癌。见透明细胞癌；子宫内膜样癌；高级别子宫内膜样癌；高级别浆液性癌；低级别浆黏液性癌；低级别浆液性癌；转移癌；黏液性癌；非侵袭性低级别（微乳头状）浆液性癌

布伦纳瘤

非典型增生性（交界性）布伦纳瘤

　与良性布伦纳瘤，370，371f–372f

　与恶性布伦纳瘤，373，374f–375f

良性布伦纳瘤

　与非典型增生性（交界性）布伦纳瘤，370，371f–372f

恶性布伦纳瘤

　与非典型增生性（交界性）布伦纳瘤，373，374f–375f

低度恶性潜能的浆液性肿瘤。见非典型增生性 / 交界性浆液性肿瘤；非侵袭性低级别（微乳头状）浆液性癌

低度恶性潜能的黏液性肿瘤。见非典型增生性 / 交界性黏液性肿瘤

低级别浆黏液性癌

　与非典型增生性 / 交界性浆黏液性肿瘤（APSMT），304，305f–306f

低级别浆液性癌。参见非侵袭性低级别（微乳头状）浆液性癌

　与高级别浆液性癌（HGSC），317，318f–319f

　侵袭性 LGSC，大乳头型

　　与浆液性腺纤维瘤 / 囊腺纤维瘤，314，315f–316f

低级别阑尾黏液性肿瘤继发性累及卵巢

　与 APMT，432–433，433f–434f

恶性性索 – 间质肿瘤（成人型颗粒细胞瘤 / 低分化支持 – 间质细胞瘤 / 未分类性索 – 间质肿瘤）

　与细胞性纤维瘤，379，380f–381f

非典型增生性 / 交界性浆黏液性肿瘤（APSMT）

　与低级别浆黏液性癌，304，305f–306f

非典型增生性 / 交界性浆液性癌（APST/SBT）

　与 APST/SBT 伴微浸润 / 微浸润癌，307– 308，310f

　与透明细胞癌伴乳头状结构，361–362，362f–363f

　与 HGSC 伴 APST 样结构，320，321f–322f

　累及淋巴结与淋巴结子宫内膜异位，311，312f–313f

　与非浸润性低级别浆液性癌（LGSC）/ 非侵袭性微乳头状浆液性癌 301，302f–303f

非典型增生性（交界性）黏液性肿瘤（APMT）

　与 APMT 伴上皮内癌，329，330f

　伴腺体破裂

　　与 APMT 伴微浸润，331–332，332f–333f

　与原发性卵巢浸润性黏液癌，334，335f–336f

　与普通型转移性宫颈腺癌，420–421，421f–422f

　　转移性宫颈非 HPV 相关性腺癌（包括恶性腺瘤 / 微偏腺癌），429–430，430f–431f

　与普通型转移性宫颈腺癌，420–421，421f–422f

　与转移性胰腺癌，423–424，424f–425f

　伴微浸润

　　与 APMT 伴腺体破裂，331–332，332f–333f

　与低级别阑尾黏液性肿瘤继发累及卵巢，432–433，433f–434f

非典型增生性（交界性）黏液性肿瘤（APMT）伴上皮内癌

　与 APMT，329，330f

　与普通型转移性宫颈腺癌，420–421，421f–422f

非典型增生性（交界性）子宫内膜样肿瘤（APET）

　与 FIGO 1 级子宫内膜样癌，337–338，338f–339f

非浸润性低级别浆液性癌（LGSC）/ 非侵袭性微乳头状浆液性癌
　　与非典型增生性 / 交界性浆液性肿瘤（APST/SBT），301，302f–303f
非肿瘤性因素。见子宫内膜异位囊肿伴上皮非典型性；淋巴结子宫内膜异位；卵泡囊肿；妊娠黄体瘤；间质卵泡膜细胞增生症
高钙血症型小细胞癌
　　与幼年型颗粒细胞瘤（JGCT），395，396f–397f
　　与卵巢原发性弥漫大 B 细胞淋巴瘤，411，412f–413f
高级别浆液性癌（HGSC）
　　与假乳头状成人型颗粒细胞瘤，389–390，390f–391f
　　伴 APST 样结构
　　　　与 APST，320，321f–322f
　　伴透明细胞
　　　　与透明细胞癌，364–365，365f–366f
　　与高级别子宫内膜样癌，326–327，327f–328f
　　与 LGSC，317，318f–319f
　　与 MMMT，323–324，324f–325f
高级别子宫内膜样癌
　　与 HGSC，326–327，327f–328f
环状小管性索肿瘤（SCTAT）
　　与微滤泡型成人型颗粒细胞瘤，405，406f–407f
畸胎瘤
　　低级别未成熟性畸胎瘤
　　　　与成熟性囊性畸胎瘤伴未成熟神经管，376–377，377f–378f
　　成熟性囊性畸胎瘤伴未成熟神经管
　　　　与低级别未成熟性畸胎瘤，376–377，377f–378f
间质卵泡膜细胞增生症
　　与转移性印戒细胞癌，441，442f–443f
浆黏液性交界性肿瘤。见非典型增生性 / 交界性浆黏液性肿瘤
浆液性癌。见高级别浆液性癌；低级别浆液性癌
浆液性交界性肿瘤。见非典型增生性 / 交界性浆液性肿瘤；非侵袭性低级别（微乳头状）浆液性癌
浆液性腺纤维瘤
　　与侵袭性 LGSC，大乳头型，314，315f– 316f
颗粒细胞瘤。见 calretinin，成人型颗粒细胞瘤；幼年型颗粒细胞瘤（JGCT）
类固醇（脂质）细胞瘤
　　与无性细胞瘤，408，409f–410f
　　与妊娠黄体瘤，438，439f–440f
淋巴结。见 APST/SBT 累及淋巴结
卵巢原发性类癌
　　与支持细胞瘤，402–403，403f–404f

卵巢原发性弥漫大 B 细胞淋巴瘤
　　与高钙血症型小细胞癌，411，412f–413f
卵黄囊（内胚窦）瘤
　　与透明细胞癌，358–359，359f–360f
　　与具有分泌特征的子宫内膜样癌，355–356，356f–357f
卵泡膜细胞瘤
　　与黄素化成人型颗粒细胞瘤，386，387f–388f
卵泡囊肿
　　与囊性成人型颗粒细胞瘤，392，393f–394f
黏蛋白
　　间质卵泡膜细胞增生症 与转移性印戒细胞癌，442
黏液癌
　　与子宫内膜样癌，343–344，344f–345f
　　浸润性
　　　　与 APMT，肠型，334，335f–336f
　　原发性卵巢黏液癌
　　　　与转移性结肠黏液癌，417–418，418f–419f
黏液性交界性肿瘤，宫颈样型。见非典型增生性 / 交界性浆黏液性肿瘤
黏液性交界性肿瘤，浆黏液型。见非典型增生性 / 交界性浆液黏液性肿瘤
黏液性交界性肿瘤。见非典型增生性（交界性）黏液性肿瘤
淋巴结子宫内膜异位
　　与 APST/SBT 累及淋巴结，311，312f–313f
透明细胞癌
　　腺纤维瘤样
　　　　与支持细胞瘤，367–368，368f–369f
　　伴乳头状结构
　　　　与 APST/SBT，361–362，362f–363f
子宫内膜囊肿伴早期透明细胞癌［包括非典型增生性透明细胞肿瘤（囊性型）伴上皮内癌］
　　　　与子宫内膜异位囊肿伴上皮非典型性，435–436，436f–437f
　　　　与 HGSC 伴透明细胞，364–365，365f–366f
　　　　与卵黄囊（内胚窦）瘤，358–359，359f–360f
突触小泡蛋白
　　支持细胞瘤与卵巢原发性类癌，402
微浸润。见非典型增生性（交界性）黏液性肿瘤；非典型增生性 / 交界性浆液性肿瘤
微乳头状浆液性癌。见非侵袭性低级别（微乳头状）浆液性癌
未分类性索 – 间质肿瘤
　　与细胞性纤维瘤，379，380f–381f
无性细胞瘤

与类固醇（脂质）细胞瘤，408，409f-410f
细胞性纤维瘤
　　与成人型颗粒细胞瘤，379，380f-381f
　　与低分化支持 - 间质细胞瘤，379，380f-381f
　　与未分类性索 - 间质肿瘤，379，380f-381f
性索 - 间质肿瘤。参见 calretinin，成人型颗粒细胞瘤；
细胞性纤维瘤；幼年型颗粒细胞瘤（JGCT）；支持细胞瘤；
支持 - 间质细胞瘤；环状小管性索肿瘤；类固醇（脂质）
细胞瘤；未分类性索 - 间质肿瘤
幼年型颗粒细胞瘤（JGCT）
　　与高钙血症型小细胞癌，395，396f-397f
子宫内膜样癌。见高级别子宫内膜样癌
　　与成人型颗粒细胞瘤，352-353，353f-354f
　　FIGO 1 级子宫内膜样癌
　　　　与非典型增生性（交界性）子宫内膜样癌（APET），
　　　　337-338，338f-339f
　　与转移性乳腺癌，426-427，427f-428f
　　与转移性结肠癌，340-341，341f-342f
　　与转移性子宫内膜起源的子宫内膜样腺癌，414-
　　415，415f-416f
　　与原发性卵巢黏液癌，343-344，344f-345f
　　与假性子宫内膜样高分化支持 - 间质细胞瘤，398-
　　399，400f-401f
　　伴分泌特征
　　　　与卵黄囊（内胚窦）瘤，355-356，356f-357f
　　伴支持细胞样变异
　　与支持细胞瘤，346-347，347f-348f
　　伴梭形鳞状上皮成分 与 MMMT，349-350，350f-351f
子宫内膜样交界性肿瘤。参见非典型增生性（交界性）
子宫内膜样肿瘤
子宫内膜异位囊肿伴上皮非典型性
　　与子宫内膜囊肿伴早期透明细胞癌［包括非典型增
　　生性透明细胞肿瘤（囊性型）伴上皮内癌］，435-
　　436，436f-437f
转移性胰腺癌
　　与 APMT，423-424，424f-425f
转移性印戒细胞癌
　　与间质卵泡膜细胞增生症，441-442，442f-443f
支持 - 间质细胞瘤
　　假性子宫内膜样高分化支持 - 间质细胞瘤与子宫内膜
　　样癌，398-399，400f-401f
　　低分化支持 - 间质细胞瘤与细胞性纤维瘤，379，
　　380f-381f
支持细胞瘤
　　与腺纤维瘤样透明细胞癌，367-368，368f-369f
　　与卵巢原发性类癌，402-403，403f-404f

与子宫内膜样癌，支持细胞样变异，346-347，
347f-348f
转移癌
　　阑尾（低级别阑尾黏液性肿瘤继发性累及卵巢）
　　　　与 APMT 伴上皮内癌，420-421，421f-422f
　　乳腺
　　　　与子宫内膜样癌，426-427，427f-428f
　　结肠
　　　　与子宫内膜样癌，340-341，341f-342f
　　　　与原发性卵巢黏液癌，417-418，418f-419f
　　宫颈
　　　　非 HPV 相关性腺癌（包括恶性腺瘤 / 微偏腺癌）
　　　　与 APMT，429-430，430f-431f
　　　　与 APMT 伴上皮内癌，420-421，421f-422f
　　子宫内膜起源的子宫内膜样腺癌
　　　　与卵巢原发性子宫内膜样癌，414-415，415f-416f
　　印戒细胞癌
　　　　与间质卵泡膜细胞增生症，441-442，442f-443f
成人型颗粒细胞瘤
　　与细胞性纤维瘤，379，380f-381f
　　囊性
　　　　与卵泡囊肿，392，393f-394f
　　　　与子宫内膜样癌，352-353，353f-354f
　　黄素化
　　　　与卵泡膜细胞瘤，386，387f-388f
　　假乳头状
　　　　与 HGSC 伴移行细胞样变异，389-390，390f-391f
　　　　与支持 - 间质细胞瘤，382-383，383f-385f
　　　　与环状小管性索肿瘤（SCTAT），405，406f-407f
上皮内癌。见非典型增生性（交界性）黏液性肿瘤伴上
皮内癌
嗜铬粒蛋白
　　支持细胞瘤与卵巢原发性类癌，402

第六章
Ber- EP4
　　高级别浆液性癌与恶性间皮瘤，467
　　旺炽型间皮增生与卵巢肿瘤继发性累及（浆液性交界
　　性肿瘤种植 / 转移性低级浆液性癌），476
　　高分化乳头状间皮瘤与非典型增生性（交界性）浆液
　　性肿瘤 / 低级浆液性癌，463
calretinin
　　高级别浆液性癌与恶性间皮瘤，467
　　旺炽型间皮增生与卵巢肿瘤继发性累及（浆液性交界
　　性肿瘤种植 / 转移性低级浆液性癌），476
　　高分化乳头状间皮瘤与非典型增生性（交界性）浆液

性肿瘤 / 低级别浆液性癌，463

ER 和 PR
　高级别浆液性癌与恶性间皮瘤，467
　旺炽型间皮增生与卵巢肿瘤继发性累及（浆液性交界性肿瘤种植 / 转移性低级浆液性癌），476
　高分化乳头状间皮瘤与非典型增生性（交界性）浆液性肿瘤 / 低级别浆液性癌，463

MOC-31
　高级别浆液性癌与恶性间皮瘤，467
　旺炽型间皮增生与卵巢肿瘤继发性累及（浆液性交界性肿瘤种植 / 转移性低级浆液性癌），476
　高分化乳头状间皮瘤与非典型增生性（交界性）浆液性肿瘤 / 低级浆液性癌，463

PAX8
　高级别浆液性癌与恶性间皮瘤，467
　旺炽型间皮增生与卵巢肿瘤继发性累及（浆液性交界性肿瘤种植 / 转移性低级浆液性癌），476
　高分化乳头状间皮瘤与非典型增生性（交界性）浆液性肿瘤 / 低级别浆液性癌，463

WT-1
　高级别浆液性癌与恶性间皮瘤，467
　旺炽型间皮增生与卵巢肿瘤继发性累及（浆液性交界性肿瘤种植 / 转移性低级浆液性癌），476
　高分化乳头状间皮瘤与非典型增生性（交界性）浆液性肿瘤 / 低级浆液性癌，463

癌。见高级别浆液性癌；低级别浆液性癌（见转移性子宫内膜样癌伴鳞状上皮分化）.
播散性腹膜平滑肌瘤病
　与转移性平滑肌肉瘤，473，474f–475f
低级别浆液性癌
　浸润性种植
　　与非浸润性种植，455，456f–458f
　与旺炽型间皮增生，476，477f–478f
　与非诊断性低级别浆液性增生，459，461f–462f
　与高分化乳头状间皮瘤，463，464f–466f
非典型增生性（交界性）浆液性肿瘤
　与高分化乳头状间皮瘤，463，464f–466f
非浸润性种植
　与输卵管子宫内膜异位症，452，453f–454f
　与低级别浆液性癌（浸润性种植），455，456f–458f
非诊断性低级别浆液性增生
　与低级别浆液性癌，459，461f–462f
高分化乳头状间皮瘤。见恶性间皮瘤
高级别浆液性癌
　与恶性间皮瘤，467，468f–469f
间皮瘤

恶性
　与高级别浆液性癌，467，468f — 469f
高分化乳头状
　与非典型增生性（交界性）浆液性肿瘤，463，464f–466f
　与低级别浆液性癌，463，464f–466f
浸润性种植。见低级别浆液性癌
浆液性癌。见高级别浆液性癌；低级别浆液性癌
角质肉芽肿
　与转移性子宫内膜样癌伴鳞状上皮分化，470，471f–472f
卵巢肿瘤继发性累及（浆液性交界性肿瘤种植 / 转移性低级浆液性癌）
　与旺炽型间皮增生，476 477f–479f
平滑肌瘤病。见播散性腹膜平滑肌瘤病
平滑肌肉瘤。见转移性平滑肌肉瘤
输卵管子宫内膜异位症
　与非浸润性种植，452，453f–454f
旺炽型间皮增生
　与卵巢肿瘤继发性累及（浆液性交界性肿瘤种植 / 转移性低级浆液性癌），476，477f–479f
种植。另见低级别浆液性癌；非浸润性种植
　与旺炽型间皮增生，476，477f– 479f
转移性平滑肌肉瘤
　与播散性腹膜平滑肌瘤病，473，474f–475f
转移性子宫内膜样癌伴鳞状上皮分化
　与角质肉芽肿，470，471f–472f
子宫内膜样癌。见转移性子宫内膜样癌伴鳞状上皮分化

第七章
Ber- EP4
　腺瘤样肿瘤与转移性非妇科癌，504
calretinin
　腺瘤样肿瘤与转移性非妇科癌，504
　中肾管起源的女性附件肿瘤（FATWO）与子宫内膜样癌，510
CD10
　中肾管起源的女性附件肿瘤（FATWO）与子宫内膜样癌，510
CK20
　转移性非妇科癌与原发性输卵管癌，507
CK7
　中肾管起源的女性附件肿瘤（FATWO）与子宫内膜样癌，510
　转移性非妇科癌与原发性输卵管癌，507
EMA

中肾管起源的女性附件肿瘤（FATWO）与子宫内膜样癌，510

ER 和 PR

中肾管起源的女性附件肿瘤（FATWO）与子宫内膜样癌，510

转移性非妇科癌与原发性输卵管癌，507

Ki-67

结节性峡部输卵管炎 与浸润性癌，498

分泌细胞增生（SCOUT）与浆液性输卵管上皮内癌（STIC），494

浆液性输卵管上皮内癌

与黏膜移行细胞化生，491

与不能诊断的黏膜非典型性，488，490f

MOC-31

腺瘤样肿瘤与转移性非妇科癌，504

p53

结节性峡部输卵管炎与浸润性癌，498

分泌细胞增生（SCOUT）与浆液性输卵管上皮内癌（STIC），494，496f

浆液性输卵管上皮内癌

与黏膜移行细胞化生，491

与不能诊断的黏膜非典型性，488，489f-490f

PAX8

中肾管起源的女性附件肿瘤（FATWO）与子宫内膜样癌，510

转移性非妇科癌与原发性输卵管癌，507

STIC。见浆液性输卵管上皮内癌

WT-1

腺瘤样肿瘤与转移性非妇科癌，504

输卵管乳头状瘤与分化良好的输卵管肿瘤 [FIGO 1 级子宫内膜样癌 / 低级别浆液性癌 / 非典型增生性（交界性）浆液性肿瘤]，485

转移性非妇科癌与原发性输卵管癌，507

癌。另见浸润癌

子宫内膜样癌

累及输卵管的 FIGO 3 级子宫内膜样癌与输卵管腔内子宫内膜样癌脱落碎片，501，502f-503f

输卵管腔内子宫内膜样癌脱落碎片与累及输卵管的 FIGO 3 级子宫内膜样癌 501，502f-503f

子宫内膜样癌。另见癌

与输卵管乳头状瘤，485，486f-487f

与中肾管起源的女性附件肿瘤（FATWO），510，511f-512f

上皮内癌（见浆液性输卵管上皮内癌）

低级别浆液性癌

与输卵管乳头状瘤，485，486f-487f

转移性非妇科癌

与腺瘤样肿瘤，504，505f-506f

与原发性输卵管癌，507，508f-509f

原发性输卵管癌

与转移性非妇科癌，507，508f-509f

浆液性癌。见癌，低级别浆液性癌，浆液性输卵管上皮内癌

STIC 。见浆液性输卵管上皮内癌

低级别浆液性癌。见癌

非典型性，不能诊断的

与浆液性输卵管上皮内癌（STIC），488，489f-490f

非典型增生性（交界性）浆液性肿瘤

与输卵管乳头状瘤，485，486f-487f

分泌细胞增生（SCOUT）

与浆液性输卵管上皮内癌（STIC），494，495f-497f

广谱角蛋白

中肾管起源的女性附件肿瘤（FATWO）与子宫内膜样癌，510

结节性峡部输卵管炎

与浸润性癌，498，499f-500f

浸润性癌

与结节性峡部输卵管炎，498，499f-500f

浆液性癌。见癌；浆液性输卵管上皮内癌

浆液性输卵管上皮内癌

与不能诊断的黏膜非典型性，488，489f-490f

与分泌细胞增生（SCOUT），494，495f-497f

与黏膜移行细胞化生，491，492f-493f

黏膜移行细胞化生

与浆液性输卵管上皮内癌（STIC），491，492f-493f

黏膜。见正常输卵管黏膜

乳头状瘤

与分化良好的输卵管肿瘤 [FIGO 1 级子宫内膜样癌 / 低级别浆液性癌 / 非典型增生性（交界性）浆液性肿瘤]，485，486f-487f

乳头状输卵管增生

与正常输卵管黏膜，482，483f-484f

输卵管腔内子宫内膜样癌脱落碎片

与累及输卵管的 FIGO 3 级子宫内膜样癌，501，502f-503f

输卵管乳头状瘤。见中肾管起源的女性附件肿瘤（FATWO）与子宫内膜样癌，510，511f-512f

腺瘤样肿瘤

与转移性非妇科癌，504，505f-506f

抑制素

中肾管起源的女性附件肿瘤（FATWO）与子宫内膜样癌，510

原发性输卵管癌。见癌，原发性输卵管癌

增生，乳头状输卵管增生

正常输卵管黏膜

　　与乳头状输卵管增生，482，483f-484f

转移性非妇科癌。见癌，转移性非妇科癌

子宫内膜样癌。见癌

第八章

β-hCG

　　绒毛膜癌与低分化子宫内膜样癌，553，555f

CD146

　　绒毛膜癌与低分化子宫内膜样癌，553

　　上皮样滋养细胞肿瘤与鳞状细胞癌，547

　　胎盘部位滋养细胞肿瘤

　　　　与上皮样滋养细胞肿瘤，541

　　　　与平滑肌肉瘤 / 非典型性平滑肌瘤，544

CK5 / 6

　　上皮样滋养细胞肿瘤与鳞状细胞癌，547

desmin

　　胎盘部位滋养细胞肿瘤与平滑肌肉瘤 / 非典型性平滑
肌瘤，544

GATA-3

　　绒毛膜癌与低分化子宫内膜样癌，553

　　上皮样滋养细胞肿瘤与鳞状细胞癌，547

　　胎盘部位滋养细胞肿瘤与平滑肌肉瘤 / 非典型性平滑
肌瘤，544

HLA-G

　　绒毛膜癌与低分化子宫内膜样癌，553

　　上皮样滋养细胞肿瘤与鳞状细胞癌，547

　　胎盘部位过度反应与胎盘部位滋养细胞肿瘤，535，
537f

　　胎盘部位结节 / 斑块与上皮样滋养细胞肿瘤，538，
540f

　　胎盘部位滋养细胞肿瘤与上皮样滋养细胞肿瘤，541

　　胎盘部位滋养细胞肿瘤与平滑肌肉瘤 / 非典型性平滑
肌瘤，544

hPL

　　绒毛膜癌与低分化子宫内膜样癌，553

　　上皮样滋养细胞肿瘤与鳞状细胞癌，547

　　胎盘部位滋养细胞肿瘤与平滑肌肉瘤 / 非典型性平滑
肌瘤，544

HSD3B1

　　绒毛膜癌与低分化子宫内膜样癌，553

　　上皮样滋养细胞肿瘤与鳞状细胞癌，547

　　胎盘部位滋养细胞肿瘤与平滑肌肉瘤 / 非典型性平滑
肌瘤，544

Ki-67

　　绒毛膜癌与中间型滋养细胞肿瘤，550

　　胎盘部位过度反应与胎盘部位滋养细胞肿瘤，535，
537f

　　胎盘部位结节 / 斑块与上皮样滋养细胞肿瘤，538，
540f

　　胎盘部位滋养细胞肿瘤与上皮样滋养细胞肿瘤，541

p16

　　上皮样滋养细胞肿瘤与鳞状细胞癌，547

p57

　　完全性葡萄胎伴非典型性滋养细胞增生与绒毛膜癌，
527

　　早期完全性葡萄胎与非葡萄胎性水肿性流产，523

　　镶嵌 / 嵌合妊娠与部分性葡萄胎，531

　　非葡萄胎性水肿性流产与部分性葡萄胎，516

　　部分性葡萄胎与完全性葡萄胎（包括早期变异），
519

p63

　　胎盘部位滋养细胞肿瘤与上皮样滋养细胞肿瘤，541

癌。见低分化子宫内膜样癌

部分性葡萄胎

　　与完全性葡萄胎

　　与镶嵌 / 嵌合妊娠，531，532f-534f

　　与非葡萄胎性水肿性流产，516，517f-518f

低分化子宫内膜样癌

　　与绒毛膜癌，553，555f-556f

非葡萄胎性水肿性流产。另见镶嵌 / 嵌合妊娠

　　与早期完全性葡萄胎，523，524f-526f

　　与部分性葡萄胎，516，517f-518f

核型

　　完全性葡萄胎伴非典型性滋养细胞增生与绒毛膜癌，
527

　　早期完全性葡萄胎与非葡萄胎性水肿性流产，523

　　非葡萄胎性水肿性流产与部分性葡萄胎，516

　　部分性葡萄胎与完全性葡萄胎（包括早期变异型），
519

基因分型

　　完全性葡萄胎伴非典型性滋养细胞增生与绒毛膜癌，
527

　　早期完全性葡萄胎与非葡萄胎性流产型，523

　　镶嵌 / 嵌合妊娠与部分性葡萄胎，531

　　非葡萄胎性水肿性流产与部分性葡萄胎，516

　　部分性葡萄胎与完全性葡萄胎（包括早期变异型），
519

鳞状细胞癌

　　与上皮样滋养细胞肿瘤，547，548f-550f

平滑肌肌动蛋白
　　胎盘部位滋养细胞肿瘤与平滑肌肉瘤／非典型性平滑
　　肌瘤，544
葡萄胎。见完全性葡萄胎；早期完全性葡萄胎；部分性
葡萄胎
绒毛膜癌
　　与完全性葡萄胎伴非典型性滋养细胞增生，527，
　　528f-53f
　　与上皮样滋养细胞肿瘤。见中间型滋养细胞肿瘤
　　与中间型滋养细胞肿瘤（胎盘部位滋养细胞肿瘤／上
　　皮样滋养细胞肿瘤），550，551f-552f
　　与胎盘部位滋养细胞肿瘤。见中间型滋养细胞肿瘤
　　与低分化子宫内膜样癌，553，555f-556f
上皮样滋养细胞肿瘤
　　与胎盘部位结节／斑块，538，539f-540f
　　与胎盘部位滋养细胞肿瘤，541，542f-543f
　　与鳞状细胞癌，547，548f-550f
水肿性流产。见非葡萄胎性水肿性流产
胎盘部位过度反应
　　与胎盘部位滋养细胞肿瘤，535，536f-537f
胎盘部位结节／斑块
　　与上皮样滋养细胞肿瘤，538，539f-540f
胎盘部位滋养细胞肿瘤

　　与平滑肌肉瘤／非典型性平滑肌瘤，544，545f-546f
　　与上皮样滋养细胞肿瘤，538，539f-540f
　　与胎盘部位过度反应，535，536f-537f
　　与平滑肌肉瘤／非典型性平滑肌瘤，544，545f-546f
完全性葡萄胎。另见早期完全性葡萄胎伴非典型性滋养
细胞增生
　　与绒毛膜癌，527，528f-530f
　　与部分性葡萄胎 516，519
细胞角蛋白
　　绒毛膜癌与低分化子宫内膜样癌，553
　　胎盘部位滋养细胞肿瘤与平滑肌肉瘤／非典型性平滑
　　肌瘤，544
镶嵌／嵌合妊娠
　　与部分性葡萄胎，531，532f-534f
镶嵌／嵌合妊娠。见镶嵌／嵌合妊娠
抑制素
　　绒毛膜癌与低分化子宫内膜样癌，553
　　上皮样滋养细胞肿瘤与鳞状细胞癌，547
　　中间型滋养细胞肿瘤（胎盘部位滋养细胞肿瘤／上皮
　　样滋养细胞肿瘤）与绒毛膜癌，550 0，551f-552f
早期完全性葡萄胎
　　与非葡萄胎性水肿性流产，523，524f-526f